Original-Prüfungsfragen
mit Kommentar

Ebert

GK3
Urologie

CHAPMAN & HALL
London · Glasgow · Weinheim · New York · Tokyo · Melbourne · Madras

© Chapman & Hall GmbH; D-69451 Weinheim, Bundesrepublik Deutschland, 1994

ISBN 3-527-15689-5

Original-Prüfungsfragen mit Kommentar

GK 3 Urologie

neunte Auflage
bearbeitet von W. Ebert

 CHAPMAN & HALL
London · Glasgow · Weinheim · New York · Tokyo · Melbourne · Madras

Dr. med. Wolfram Ebert
Kreiskrankenhaus Lüdenscheid
Abt. für Urologie
Postfach 2009
D-58505 Lüdenscheid

Autoren und Verlag haben sich bei der Zusammenstellung der Fragen, bei der Zuordnung der Lösungen sowie bei der Kommentierung von Fragen und Lösungen um größtmögliche sachliche Richtigkeit bemüht. Dennoch wird eine Gewähr für die in diesem Band enthaltenen Angaben nicht übernommen.

---

1. Auflage 1982, Bearbeitung M. Engel, M. Gericke
2. Auflage 1983
3. Auflage 1984
4. Auflage 1986
5. Auflage 1987
6. Auflage 1988
7. Auflage 1990, Bearbeitung W. Ebert
8. Auflage 1991
9. Auflage 1993

Lektorat: Rosemarie M. Gerlach

Herstellerische Betreuung: Myriam Nothacker

Die Deutsche Bibliothek – CIP-Einheitsaufnahme

Original-Prüfungsfragen mit Kommentar GK 3. – Weinheim ;
Basel (Schweiz) ; Cambridge ; New York, NY ; Tokyo : VCH.
Urologie. – 9. Aufl. / bearb. von W. Ebert. – 1993
   ISBN 3-527-15689-5
NE: Ebert, Wolfram

© Chapman & Hall GmbH; D-69451 Weinheim, Bundesrepublik Deutschland, 1994
Gedruckt auf säurefreiem und chlorfrei gebleichtem Papier.

Alle Rechte, insbesondere die der Übersetzung in andere Sprachen, vorbehalten. Kein Teil dieses Buches darf ohne schriftliche Genehmigung des Verlages in irgendeiner Form – durch Photokopie, Mikroverfilmung oder irgendein anderes Verfahren – reproduziert oder in eine von Maschinen, insbesondere von Datenverarbeitungsmaschinen, verwendbare Sprache übertragen oder übersetzt werden. Die Wiedergabe von Warenbezeichnungen, Handelsnamen oder sonstigen Kennzeichen in diesem Buch berechtigt nicht zu der Annahme, daß diese von jedermann frei benutzt werden dürfen. Vielmehr kann es sich auch dann um eingetragene Warenzeichen oder sonstige gesetzlich geschützte Kennzeichen handeln, wenn sie nicht eigens als solche markiert sind.

All rights reserved (including those of translation into other languages). No part of this book may be reproduced in any form – by photoprint, microfilm, or any other means – nor transmitted or translated into a machine language without written permission from the publishers. Registered names, trademarks, etc. used in this book, even when not specifically marked as such, are not to be considered unprotected by law.

Satz und Druck: Zechnersche Buchdruckerei, D-67346 Speyer. Bindung: Progressdruck GmbH, D-67346 Speyer.
Printed in the Federal Republic of Germany

Vorwort

Der vorliegende Band enthält Original-Prüfungsfragen zum Fachgebiet Urologie, die in den Examina 1977 bis einschließlich Herbst 1992 gestellt wurden. Doppelte und sehr ähnliche Fragen wurden nur einmal aufgenommen. Die aktuellen Fragen wurden markiert (z.B. F 85); bei den Abbildungen handelt es sich um Abdrucke der Original-Prüfungsabbildungen.

Wie in kaum einem anderen Fach haben in die Urologie in den letzten zehn Jahren neue Diagnostik- und Therapieformen Einzug gefunden. Dem Wandel der Urologie wurde dadurch Rechnung getragen, daß ältere Fragen mit Hinweisen auf aktuelle Modalitäten kommentiert sind. In den Lerntexten wurde ebenfalls auf neue Therapien eingegangen, die in den bisherigen Fragen zwar noch nicht aufgetaucht sind, aber mit Sicherheit in den nächsten Examina abgefragt werden.

Die Ausführlichkeit der jeweiligen Lerntexte orientiert sich daran, wie häufig Fragen aus dem betreffenden Themenkreis vorkamen.

Lüdenscheid, März 1993   Wolfram Ebert

Inhalt

Die **fettgedruckte** Seitenzahl verweist auf den Kommentarteil

Bearbeitungshinweise IX

Gegenstandskatalog 3: Urologie XI

1 Pathomechanismen, allgemeine Symptomatologie und Prinzipien der Therapie

1.1 Niereninsuffizienz 2, **90**
1.2 Störungen des Harntransports 4, **93**
1.3 Renale Hypertonie 5, **94**
1.4 Blasenfunktion und ihre Störungen 5, **95**

2 Urologische Leitsymptome

2.1 Krankhafte Veränderungen des Harns (keine Fragen)
2.2 Störung der Harnbereitung und Harnausscheidung (keine Fragen)
2.3 Störung der Harnentleerung 6, **95**
2.4 Hämaturie 7, **97**
2.5 Schmerz 8, **98**
2.6 Begleiterscheinungen urologischer Erkrankungen (keine Fragen)

3 Urologische Diagnostik

3.1 Anamnese- und Befunderhebung (keine Fragen)
3.2 Bakteriologische und klinisch-chemische Untersuchungen 9, **99**
3.3 Funktionsdiagnostik (keine Fragen)
3.4 Bildgebende Verfahren 10, **101**
3.5 Transurethrale Diagnostik 18, **112**
3.6 Punktionsverfahren 19, **114**

4 Urologische Therapie

4.1 Grundlagen (keine Fragen)
4.2 Operative Therapie 20, **114**
4.3 Transurethrale endoskopische Eingriffe 21, **117**

5 Fehlbildungen und urologische Erkrankungen im Kindesalter

5.1 Urologische Erkrankungen im Kindesalter (keine Fragen)
5.2 Nierenanomalien 21, **117**
5.3 Harnleiter 24, **123**
5.4 Blase und Harnröhre 26, **125**
5.5 Genitale 28, **128**
5.6 „Akutes Skrotum" im Kindesalter (keine Fragen)
5.7 Tumoren im Kindesalter 31, **132**
5.8 Harnsteinleiden (keine Fragen)

6 Entzündungen

6.1 Niere und Nierenhüllen 34, **135**
6.2 Harnleiter (keine Fragen)
6.3 Retroperitonealraum (keine Fragen)
6.4 Blase 36, **138**
6.5 Harnwegsinfektionen 37, **140**
6.6 Harnröhre 38, **141**
6.7 Prostata, Samenblasen 38, **141**
6.8 Hoden und Nebenhoden 40, **144**
6.9 Urogenitaltuberkulose 41, **145**
6.10 Parasitäre und virale Erkrankungen (keine Fragen)

7 Tumoren

- 7.1 Nierenparenchym 43, **148**
- 7.2 Nierenbecken und Harnleiter 47, **152**
- 7.3 Blase 48, **153**
- 7.4 Penis 50, **156**
- 7.5 Hoden, Nebenhoden 51, **158**
- 7.6 Prostata 56, **164**

8 Urolithiasis

- 8.1 Steinarten 61, **171**
- 8.2 Ätiologie und Pathogenese 62, **172**
- 8.3 Nierenstein 65, **175**
- 8.4 Harnleiterstein 66, **177**
- 8.5 Blasenstein 68, **181**

9 Verletzungen von Niere, Harnleiter, Blase, Harnröhre und Genitale 68, **182**

10 Nebenniere

- 10.1 Operable Erkrankungen 72, **186**

11 Urologische Andrologie

- 11.1 Fertilitätsstörungen 73, **188**
- 11.2 Erektile Dysfunktion (keine Fragen)
- 11.3 Sterilisierung des Mannes 76, **192**

12 Urologische Erkrankungen der Frau

- 12.1 Bakteriurie 76, **192**
- 12.2 Erkrankungen der Harnwege in der Schwangerschaft 76, **193**
- 12.3 Harnwegsfisteln und -strikturen 78, **195**
- 12.4 Inkontinenz 79, **197**

13 Neuropathische Blase 81, **201**

14 Urologische Notfallsituation

- 14.1 Harnverhaltung – Anurie 82, **204**
- 14.2 Steinkolik (Harnstauung) (keine Fragen)
- 14.3 „Akutes Skrotum" 84, **206**
- 14.4 Priapismus 87, **210**
- 14.5 Paraphimose 88, **210**
- 14.6 Blasentamponade (keine Fragen)
- 14.7 Urosepsis 88, **211**

15 Nierentransplantation (keine Fragen)

16 Grundlagen der urologischen Begutachtung (keine Fragen)

Bildanhang 213

Anhang I: Examen Herbst 1992 253, **257**
Bildanhang zu Anhang I 261

Anhang II: Examen Frühjahr 1993 265
Bildanhang zu Anhang II 275

Bearbeitungshinweise

In den Original-Aufgabenheften, die die Grundlage der Prüfung bilden, sind die Fragen nicht nach Fächern, sondern nach Aufgaben-Typen geordnet.

Zur Prüfungsvorbereitung erscheint eine fachbezogene Fragenordnung, wie sie in diesem Band praktiziert wird, geeigneter.

Die Lösung zu jeder Frage ist am Unterrand derselben Seite vermerkt.

Bei einigen Fragen gibt das IMPP zwei mögliche Lösungen an. In Ausnahmefällen wurden sogar alle Möglichkeiten als richtig gewertet. In solchen Fällen ist die Lösung, die das IMPP gerne als Antwort gesehen hätte, unterstrichen.

Es ist zweckmäßig, beim ersten Durchgang die falsch beantworteten Fragen zu markieren, um sie kurz vor dem Prüfungstemin erneut durchzugehen.

Aber Vorsicht! Manche Fragen werden im Examen wortgetreu wiederholt, doch kann die Reihenfolge der möglichen Antworten geändert sein.

Aufgabentypen:

Aufgabentypen A1 und A2: Einfachauswahl

Erläuterung: Auf eine Frage oder unvollständige Aussage folgen bei diesen Aufgabentypen 5 mit (A) – (E) gekennzeichnete Antworten oder Ergänzungen, von denen Sie *eine* auswählen sollen, und zwar entweder die einzig richtige oder die beste von mehreren möglichen.

Lesen Sie immer alle Antwortmöglichkeiten durch, bevor Sie sich für eine Lösung entscheiden!

Aufgabentyp A3: Einfachauswahl

Erläuterung: Diese Aufgaben sind so formuliert, daß Sie aus den angebotenen Antworten jeweils die einzig *nicht* zutreffende wählen sollen.

Aufgabentyp B: Aufgabengruppe mit gemeinsamen Antwortangebot – Zuordnungsaufgaben –

Erläuterung: Jede dieser Aufgabengruppen besteht aus:

    a) eine Liste mit numerierten Begriffen, Fragen und Aussagen (Liste 1 = Aufgabengruppe)

    b) einer Liste von 5 durch die Buchstaben (A) – (E) gekennzeichneten Antwortmöglichkeiten (Liste 2)

Sie sollen zu jeder numerierten Aufgabe der Liste 1 aus der Liste 2 *eine* Antwort (A) bis (E) auswählen, die Sie für zutreffend halten oder von der Sie meinen, daß sie im engsten Zusammenhang mit dieser Aufgabe steht. Bitte beachten Sie, daß jede Antwortmöglichkeit (A) bis (E) für mehrere Aufgaben der Liste 1 die Lösung darstellen kann.

Aufgabentyp C: Kausale Verknüpfung

Erläuterung: Dieser Aufgabentyp besteht aus drei Teilen:

Teil 1: Aussage 1

Teil 2: Aussage 2

Teil 3: Kausale Verknüpfung (weil)

Jede der beiden Aussagen kann unabhängig von der anderen richtig oder falsch sein. Wenn beide Aussagen richt sind, so kann die Verknüpfung durch „weil" richtig oder falsch sein. Nach Prüfung der einzelnen Teile entnehmen Sie den richtigen Lösungsbuchstaben dem Lösungsschema, das hier wiedergegeben ist.

Antwort	Aussage 1	Aussage 2	Verknüpfung
A	richtig	richtig	richtig
B	richtig	richtig	falsch
C	richtig	falsch	–
D	falsch	richtig	–
E	falsch	falsch	–

Aufgabentyp D: Aussagenkombination

Erläuterung: Bei diesem Aufgabentyp werden mehrere durch eingeklammerte Zahlen gekennzeichnete Aussagen gemacht. Wählen Sie bitte die zutreffende Lösung unter den 5 vorgegebenen Aussagenkombinationen (A) – (E) aus.

Aufgabentyp E: Aufgaben mit Fallbeschreibung und Aufgaben mit Abbildung.

Erläuterung: In dieser Gruppe könne sich Aufgaben der Typen A – D befinden.

Gegenstandskatalog 3: Urologie

1 Pathomechanismen, allgemeine Symptomatologie und Prinzipien der Therapie

1.1 Niereninsuffizienz
- **1.1.1 Pathogenese** — akutes und chronisches Nierenversagen (prärenal, renal, postrenal), s. a. GK3, Innere Med.: postrenale Ursachen: Harnleiterobstruktion verschiedener Genese (z.B. Stein, Stenose), Blasenentleerungsstörung
- **1.1.2 Symptomatik** — Schmerzen im Nierenlager, Veränderungen der Harnqualität und -menge, Anämie; s. a. GK 3, Innere Med.
- **1.1.3 Therapie** — palliative und definitive Maßnahmen zur Wiederherstellung des Harntransportes und der Nierenfunktion; Dialyse, Nierentransplantation
- **1.1.4 Prognose** — Abhängigkeit vom Zeitpunkt der therapeutischen Maßnahme

1.2 Störung des Harntransportes
- **1.2.1 Pathogenese** — angeborene und erworbene Harntransportstörungen unter Berücksichtigung der Lokalisation funktioneller oder mechanischer Ursachen
- **1.2.2 Symptomatik** — klinische Symptome (z.B. Koliken, dumpfe Schmerzen im Nierenlager, Fieber, Leukozyturie)
- **1.2.3 Folgezustände** — Einschränkung der Nierenfunktion durch intrarenale Drucksteigerung und Pyelonephritis; Elektrolytstörung, Azotämie, Urosepsis
- **1.2.4 Therapie** — allgemeine Prinzipien, Sofortmaßnahmen (z.B. transkutane Nephrostomie), rekonstruktive definitive Maßnahmen

1.3 renale Hypertonie
- **1.3.1 Ätiologie** — Schrumpfniere verschiedener Genese, Zystennieren, Nierenarterienstenose (s. a. GK 3, Innere Med.)
- **1.3.2 Therapie** — Prinzipien der Therapie, Prognose in Abhängigkeit vom Zeitpunkt medikamentöser und operativer Maßnahmen

1.4 Blasenfunktion und ihre Störungen
- **1.4.1 funktionelle Anatomie** — muskulärer Aufbau von Blase, Blasenhals und hinterer Harnröhre, neurogene Koordination von Blasenmuskelkontraktion und Urethral- bzw. Sphinkterrelaxation; s. a. GK 1, Anatomie
- **1.4.2 Pathophysiologie** — angeborene und erworbene Formen von Blasenentleerungsstörungen, Reaktion der Blasenmuskulatur, Rückwirkung auf die oberen Harnwege und die Nierenfunktion (s. a. GK 3, Nervenheilkunde)
- **1.4.3 Therapie** — transurethraler Katheterismus, suprapubische Harnableitung, Prinzipien der Pharmakotherapie

2 Urologische Leitsymptome

2.1 krankhafte Veränderungen des Harns
Harntrübung, Proteinurie, Leukozyturie, Bakteriurie, Hämaturie: Ursachen und Differentialdiagnose

2.2 Störung der Harnbereitung und Harnausscheidung
Oligoanurie (z.B. akutes Nierenversagen), Polyurie (z.B. nach Beseitigung von Stauungszuständen)

2.3 Störung der Harnentleerung
Miktionsstörung (Pollakisurie und Restharn, z.B. bei Prostatahyperplasie), Harninkontinenz (Ursachen und Definition der verschiedenen Erscheinungsformen); Harnverhaltung: akut oder rezidivierend

2.4 Hämaturie
Definition (Mikro- und Makrohämaturie), Ursachen und Lokalisationen, diagnostische Methoden und ihre Wertigkeit (Labordiagnostik, bildgebende Verfahren, Endoskopie)

2.5 Schmerz
akut, kolikartig oder permanent; für urologische Erkrankungen typische Schmerzen und ihre Projektionszonen; Differentialdiagnose zu chirurgischen Erkrankungen (s. a. GK 3, Chirurgie); mögliche Maskierung durch Analgesie

2.6 Begleiterscheinungen urologischer Erkrankungen
z. B. Darmatonie bei Harnleiterkolik, Inappetenz bei chronischer Niereninsuffizienz

3 Urologische Diagnostik

3.1 Anamnese- und Befunderhebung
spezielle urologische Anamnese unter Berücksichtigung der Leitsymptome und körperliche Untersuchung

3.2 bakteriologische und klinisch-chemische Untersuchungen
- **3.2.1 Blut** — Blutbild, Elektrolyte, Transaminasen, Phosphatasen, harnpflichtige Substanzen, Tumormarker (s. a. GK Innere Med.)
- **3.2.2 Harn** — Gewinnung und Aufbewahrung (s. a. GK 2, Med. Mikrobiologie und GK 2, Klinische Chemie); qualitative und quantitative chemische, physikalische, mikroskopische und mikrobiologische Untersuchungsverfahren: Indikation, Prinzip, Interpretation der Ergebnisse bei urologischen Erkrankungen (s. a. GK 2, Med. Mikrobiologie und GK 2, Klin. Chemie)
- **3.2.3 Harnkonkremente** — Art der Steinzusammensetzung, z. B. Calciumoxalatstein, Harnsäurestein, Infektsteine, organische Bestandteile; durch Urin- und Serumuntersuchung faßbare Stoffwechselstörungen (z. B. primärer HPT), s. a. GK 3, Innere Med.; qualitative und quantitative Untersuchungsverfahren (z. B. Infrarotspektroskopie)
- **3.2.4 Sekrete der ableitenden Harnwege und des Genitals** — Materialgewinnung: Harnröhrenabstrich, Prostataexprimat; Spermazytogramm, mikroskopische Untersuchungen, mikrobiologischer Erregernachweis; bei sexuell übertragbaren Erkrankungen Partneruntersuchungen (s. a. GK 2, Med. Mikrobiologie, GK 3, Dermatologie)

3.3 Funktionsdiagnostik
- **3.3.1 Indikation** — Prinzip und Interpretation von Untersuchungen zur Beurteilung der Nierenfunktion (z. B. endogene Kreatinin-Clearance, nuklearmedizinische Diagnostik)
- **3.3.2 Untersuchungen** — bei Funktionsstörung des unteren Harntraktes: Uroflowmetrie und sonstige urodynamische Diagnostik, Beckenboden-EMG
- **3.3.3 Verfahren zur Diagnostik der erektilen Dysfunktion** — Doppler-Sonographie, Tumeszenzmessung, Schwellkörperpharmakon-Test

3.4 bildgebende Verfahren
- **3.4.1 Ausscheidungsurographie** — als Entscheidungshilfe zur Diagnostik und Therapie urologischer Erkrankungen
- **3.4.2 spezielle urologische Röntgendiagnostik** — z. B. retrograde und antegrade Pyelo- und Urethrographie, Miktionszystourethrographie, dynamische Kavernosographie: Indikationen
- **3.4.3 weitere diagnostische Verfahren** — Sonographie, Angiographie, Cavographie, Lymphographie, Computertomographie, Kernspintomographie
- **3.4.4 Kontrastmittelzwischenfälle** — Maßnahmen bei Reaktionen auf Kontrastmittelgabe

3.5 transurethrale Diagnostik
- **3.5.1 Katheterismus** — verschiedene Kathetertypen und Bedeutung des Einmalkatheters; Katheterismus bei Mann, Frau und Kind: Technik, Indikationen, Komplikationsmöglichkeiten
- **3.5.2 Endoskopie** — urologisches Instrumentarium, Anwendungsbereich, Komplikationen

3.6 Punktionsverfahren
z. B. Feinnadelbiopsie des Nierenparenchyms, Punktion der Nierenhohlräume auch zur Anlage einer Nephrostomie, suprapubische Blasenpunktion, Prostatabiopsie: Indikationen, Komplikationen

4 Urologische Therapie

4.1 Grundlagen
konservative Therapie von Erkrankungen der Harnwege und männlichen Genitalorgane (s. a. die einzelnen Kap. über urologische Erkrankungen und Funktionsstörungen)

4.2	**operative Therapie**	
4.2.1	Organentfernung	bei Tumoren und im Falle irreversibler Funktionsstörungen
4.2.2	organerhaltende Operationen	z.B. plastische und rekonstruktive Operationen an Niere, Nierenbecken, Harnleiter, Harnblase und Harnröhre
4.2.3	Harnableitung, Harnumleitung	Prinzip der temporären und definitiven Harnableitungs- und -umleitungsverfahren (z.B. Nephrostomie, Harnleiter-Darm-Implantation, Harnleiterhautfistel)
4.2.4	Blasenersatzoperation	Konduit und Pouchbildung, Neoblase
4.2.5	perkutane endoskopische Eingriffe	Prinzip des Verfahrens, Indikationen
4.2.6	extrakorporale Stoßwellenlithotripsie (ESWL)	Prinzip des Verfahrens, Indikationen
4.3	**transurethrale endoskopische Eingriffe**	
		zur Diagnostik oder Therapie von Erkrankungen der Harnröhre, Prostata, Blase und des Harnleiters; endoskopische Entfernung von Blasen- und Harnleitersteinen (instrumentelle Lithotripsie), Einsatz von Laser und Ultraschall (US): Indikationen und Komplikationsmöglichkeiten
5	**Fehlbildungen und urologische Erkrankungen im Kinsdesalter**	
5.1	**urologische Erkrankungen im Kindesalter**	
		Möglichkeiten der Früherkennung kongenitaler Fehlbildungen (pränatale und postnatale US-Diagnostik), laufende Kontrolluntersuchung zur Verlaufsbeobachtung und Prognose
5.2	**Nierenanomalien**	
		Agenesie, Hypoplasie, Lageanomalien, polyzystische Nierenveränderungen, einfache Nierenzysten, Fusionsanomalien, Doppelanlagen: Symptomatik, Diagnostik, Grundzüge korrigierender Operationsverfahren und deren Indikation
5.3	**Harnleiter**	
		subpelvine Abgangsstenose, Doppelbildungen, Ureterozele, ektope Harnleitermündungen, kongenitale Harnleitermündungsinsuffizienz und Harnleiterobstruktion (Reflux, Megaureter): Symptomatik, Grundzüge der Diagnostik und Therapie
5.4	**Blase und Harnröhre**	
		Harnblasendivertikel, Urachuspersistenz, Blasenektrophie, Epispadie, Harnröhrenklappen, Hypospadie, Meatusstenose: Symptomatik, Diagnostik, Grundzüge der Therapie
5.5	**Genitale**	
		verschiedene Formen der Zwitterbildung, kongenitale Penisverkrümmungen: therapeutische Grundsätze; Lageanomalien des Hodens: verschiedene Formen, Häufigkeit der malignen Entartung, Zeitpunkt der operativen Korrektur; Phimose: Krankheitswert, Zeitpunkt einer Zirkumzision, Folgeerkrankungen der unbehandelten Phimose
5.6	**„akutes Skrotum" im Kindesalter**	
		Differentialdiagnose des akut geschwollenen Skrotums bzw. Skrotalinhaltes (z.B. Hodentorsion, akute Entzündung, inkarzerierte Hernie), Diagnostik (z.B. Dopplersonographie), therapeutische Prinzipien
5.7	**Tumoren im Kindesalter**	
		Formen, Häufigkeit, Diagnose, Differentialdiagnose und Grundzüge der Therapie von Tumoren der Nieren, Nebennieren und Harnblase (s.a. GK 3, Pädiatrie)
5.8	**Harnsteinleiden**	
		Besonderheiten im Kindesalter, angeborene Stoffwechselstörungen (z.B. renale tubuläre Azidose)

6 Entzündungen
6.1 Niere und Nierenhüllen
abszedierende Pyelonephritis, Pyonephrose, paranephritischer Abszeß, Nierenkarbunkel: Symptomatik, Diagnostik, Grundzüge der konservativen und operativen Therapie

6.2 Harnleiter
z. B. Ureteritis cystica, Tuberkulose, Bilharziose

6.3 Retroperitonealraum
z. B. Morbus Ormond

6.4 Blase
Blasenentzündungen: Ursachen (z. B. Steine, Tumoren, Fremdkörper, Divertikel), allgemeine Symptomatik, Grundzüge der Diagnostik und Therapie; Besonderheiten bei der Frau

6.5 Harnwegsinfektionen
Ursachen, Infektionswege, klinische Verläufe (z. B. Urosepsis), häufige pathogene Keime, Chemotherapie (s. a. GK 3, Spezielle Pharmakologie)

6.6 Harnröhre
Ursachen (z. B. Striktur oder sexuell übertragbare Erkrankungen), Symptomatik, Grundzüge von Diagnostik und Therapie; s. a. GK 3, Dermatologie

6.7 Prostata, Samenblasen
Ursachen und klinische Symptomatik der akuten und chronischen Prostatovesikulitis (z. B. Harnröhrenstriktur), spezielle Erreger, therapeutische Maßnahmen; Differentialdiagnose der chronischen Prostatitis (z. B. Prostatakarzinom, granulomatöse Prostatitis, Prostatatuberkulose)

6.8 Hoden und Nebenhoden
Ätiologie und Symptomatik der akuten und chronischen Nebenhodenentzündungen, differentialdiagnostische Abgrenzung der nichtentzündlichen Erkrankungen dieser Region (z. B. Hodentumor, Hodentorsion), Grundzüge von Diagnostik und Therapie

6.9 Urogenitaltuberkulose
Ätiologie, Pathogenese, Symptomatik, Diagnostik, Differentialdiagnose, Grundzüge der konservativen und operativen Therapie, Prognose (s. a. GK 3, Spezielle Pharmakologie)

6.10 parasitäre und virale Erkrankungen
z. B. Bilharziose, HIV, Herpes

7 Tumoren
7.1 Nierenparenchym
Symptomatik, Diagnostik, präoperatives Staging (US, CT, NMR), Differentialdiagnose, operative Therapie, Prognose (s. a. GK 3, Innere Med.)

7.2 Nierenbecken und Harnleiter
ätiologische Faktoren (z. B. Karzinogene), Symptomatik, Diagnostik, Differentialdiagnose, Grundzüge der Therapie

7.3 Blase
Alters- und Geschlechtsverteilung, Symptomatik; Diagnostik: Wertigkeit der allgemeinen und speziellen urologischen Diagnostik (Zystourethroskopie, Biopsie, Zytologie, Grading, s. a. GK 3, Spezielle Pathologie); weiterführende präoperative Diagnostik zur klinischen Stadieneinteilung nach dem TNM-System, Grundzüge der stadienorientierten Therapie, Komplikationen

7.4 Penis
ätiologische Faktoren, Präkanzerosen; Diagnostik, Differentialdiagnostik: Abgrenzung zu anderen Erkrankungen des Penis (z. B. Condylomata acuminata, luetischer Primäraffekt); wichtige Metastasierungswege, therapeutische Grundsätze

7.5 Hoden, Nebenhoden
Häufigkeit und Altersverteilung der wichtigsten Tumorarten (s. a. GK 3, Spezielle Pathologie), Metastasierungswege, Symptomatik, diagnostischer Untersuchungsgang (bildgebende Verfahren, Marker), Stadieneinteilung, Differentialdiagnose, Therapie und Prognose in Abhängigkeit von der Tumorart und Tumorausbreitung (stadienorientiert)

7.6 Prostata

7.6.1 Prostatahyperplasie — Pathogenese, Symptomatik, Diagnostik und differentialdiagnostische Abgrenzung zum Prostatakarzinom; Folgeerscheinung: Restharnbildung, bakterielle Infektionen, Überlaufblase, Einschränkung der Nierenfunktion; Grundzüge der konservativen und operativen Therapie

7.6.2 Prostatakarzinom — Pathogenese, klinische Symptomatik, Diagnostik mit Stadieneinteilung, Möglichkeiten der operativen und konservativen Therapie, Prognose in Abhängigkeit von Staging und Grading (s. a. GK 3, Spezielle Pathologie), Bedeutung der Früherkennungsuntersuchung

8 Urolithiasis

8.1 Steinarten
Unterschiede in Zusammensetzung und Darstellung im Röntgenbild

8.2 Ätiologie und Pathogenese
formale und kausale Genese der Steinbildung, z. B. Faktoren, die die Steinbildung fördern, Beziehung zum Purin- und Calciumstoffwechsel (s. a. GK 3, Innere Med.)

8.3 Nierenstein

8.3.1 Symptomatik — Hauptsymptome der Steine im Nierenbeckenkelchsystem, verschiedene Formen von Nierensteinen und ihre Folgen für die Niere (Infektion, Stauung)

8.3.2 Diagnostik — Urographie, US, mikrobiologische Harnuntersuchung

8.3.3 Differentialdiagnose — des nicht-schattengebenden Steines

8.3.4 Therapie — Grundzüge der Therapie: Extrakorporale Stoßwellenlithotripsie (ESWL), perkutane Nephrolitholapaxie (PNL), selten offene Operation; Indikationen und Komplikationsmöglichkeiten der einzelnen Methoden

8.4 Harnleiterstein

8.4.1 Symptomatik — Hauptsymptome des Harnleitersteines, Folgen eines Steinverschlusses für die Niere

8.4.2 Diagnostik — Röntgenleeraufnahmen, US, evtl. Urogramm mit Spätaufnahmen

8.4.3 Differentialdiagnose — bei nicht-schattengebendem Stein (z. B. Harnleitertumor bzw. -stenose verschiedener Genese)

8.4.4 Therapie — therapeutische Maßnahmen in Abhängigkeit von der Lokalisation des Harnleitersteines, bei kompletter bzw. inkompletter Abflußstörung; symptomatische Behandlung im Kolikstadium (innere Schienung, Nephrostomie, Infektprophylaxe)

8.5 Blasenstein

8.5.1 Ätiologie — z. B. Entleerungsstörung der Blase, bakterieller Harnwegsinfekt

8.5.2 Symptomatik — z. B. Tenesmen, Hämaturie, Infekt

8.5.3 Diagnostik — Röntgendiagnostik, Endoskopie

8.5.4 Therapie — transurethrale Behandlung des Blasensteines, verschiedene Formen der instrumentellen Lithotriopsie, selten offene Operationen

9 Verletzungen von Niere, Harnleiter, Blase, Harnröhre und Genitale

9.1 Verletzungsarten
Ursachen, Häufigkeit und Wertigkeit der wesentlichen Verletzungen, die isoliert und kombiniert besonders beim Polytrauma vorkommen, speziell: Pfählungsverletzung und iatrogene Verletzung; Harnleiter: Seltenheit isolierter Verletzungen, z. B. penetrierende Verletzungen (Schuß, Messerstich); s. a. GK 3, Chirurgie

9.2 Symptomatik
wichtige Symptome bei Verletzung von Niere, Blase, Harnröhre und Genitale

9.3 Diagnostik
Reihenfolge und Wertigkeit der diagnostischen Maßnahmen bei Verdacht auf Verletzungen der Harnwege (US, Urethrographie, CT des Abdomens, Magnetresonanztomographie)

9.4	**Therapie**	
9.4.1	Niere	Indikation zur konservativen und operativen Therapie in Abhängigkeit von Primärbefund und Verlaufsbeobachtung; Prinzip: Organerhaltung
9.4.2	Blase und Harnröhre	therapeutische Maßnahmen bei extra- bzw. intraperitonealer Blasenruptur oder Blasenhalsabriß; initiale und sekundäre Maßnahmen
9.4.3	Genitale	differenzierte Behandlungsmaßnahmen bei stumpfen und offenen Verletzungen des Penis (z. B. Penisfraktur), des Skrotums und der Hoden
9.5	**Früh- und Spätfolgen nach Verletzung der Harnorgane**	
		z. B. hämorrhagischer Schock, Peritonitis, Urosepsis, chronische Pyelonephritis mit Schrumpfung, Hypertonus, Harnröhrenstriktur

10 Nebenniere

10.1	**operable Erkrankungen** (s. a. GK 3, Chirurgie)	
		z. B. endokrin wirksame Tumoren, Malignome
10.1.1	Symptomatik	z. B. paroxysmale oder permanente Hypertonie, Cushing-Syndrom
10.1.2	Diagnostik	endokrin: z. B. Phäochromozytom, Conn-Syndrom, M. Cushing (s. a. GK 3, Innere Med.); topische Diagnostik: US, CT, NMR
10.1.3	Therapie	vorbereitende Maßnahmen zur operativen Therapie der Nebennierentumoren; Zugangswege

11 Urologische Andrologie

s. a. GK 3, Dermatologie

11.1	**Fertilitätsstörungen**	
11.1.1	Ätiologie	Ursachen der männlichen Infertilität (z. B. Epididymitis, Varikozele, Hodenatrophie, Deszensusstörung des Hodens)
11.1.2	Diagnostik	Untersuchungsgang zur Klärung der männlichen Infertilität (z. B. Spermiogramm, Hodenbiopsie), Nomenklatur der einzelnen Befunde (s. a. GK 3, Gynäkologie)
11.1.3	Therapie	Behandlungsmöglichkeiten bei Infertilitäten infolge Varikozele oder Samenleiterverschluß (Mikrochirurgie); Möglichkeiten und Grenzen der medikamentösen Therapie von Fertilitätsstörungen
11.2	**erektile Dysfunktion**	
11.2.1	Ätiologie	psychogen, neurogen, endokrin, medikamentös, vaskulär
11.2.2	Diagnostik	Wichtigkeit der Anamnese; spezielle Untersuchungen zur Feststellung bzw. zum Ausschluß der genannten ätiologischen Faktoren (s. a. 3.3.3)
11.2.3	Therapie	Schwellkörperautoinjektionstherapie (SKAT), operative Revaskularisation, Schwellkörperprothese, operative Korrektur bei Penisdeviation oder Induratio penis plastica, Psychotherapie
11.3	**Sterilisierung des Mannes**	
		Vasoresektion, Erfolgskontrollen, Möglichkeiten der spontanen und operativen Rekanalisation

12 Urologische Erkrankungen der Frau

12.1	**Bakteriurie**	
		Diagnostik und Therapie bakterieller und hormonabhängiger Entzündungsformen; asymptomatische Bakteriurie
12.2	**Erkrankung der Harnwege in der Schwangerschaft**	
		z. B. Stauungszustände, Schwangerschaftspyelonephritis; Besonderheiten der Diagnostik und Therapie (s. a. GK 3, Gynäkologie)
12.3	**Harnwegsfisteln und -strikturen**	
		Fisteln (Ureter-Scheide, Blase-Scheide) und Strikturen als mögliche Folgeerscheinung gynäkologischer und geburtshilflicher Eingriffe sowie bei Karzinomerkrankungen und gynäkologischer Strahlentherapie (z. B. chronische Harnstauung, postrenale Niereninsuffizienz); Art und Zeitpunkt von Kontrolluntersuchung, typische Symptome, klinische Diagnostik, Grundzüge der Untersuchungsverfahren zur Erkennung von Früh- und Spätkomplikationen
12.4	**Inkontinenz**	
		verschiedene Formen des unwillkürlichen Harnabganges: Diagnostik, Differentialdiagnose, konservative und operative Therapie

13 Neuropathische Blase
13.1 Definition, Symptomatik
Formen, Besonderheiten aufgrund der Lokalisation der Nervenausfälle (s. a. 1.4.2)

13.2 Diagnostik
Grundzüge des Untersuchungsganges unter Einschluß urodynamischer und radiologischer Verfahren

13.3 Therapie
konservativ: z.B. intermittierender Einmalkatheterismus, medikamentöse Behandlung zur Tonussenkung bzw. -steigerung des Detrusors, des Blasenhalses und Beckenbodens; operativ: Harnum- bzw. -ableitung, Blasenersatz

14 Urologische Notfallsituation
14.1 Harnverhaltung – Anurie
Grundzüge der Diagnostik, Differentialdiagnose und Therapie

14.2 Steinkolik (Harnstauung)
Symptomatik (auch bei Fornixruptur), Diagnostik, Abgrenzung der Harnsteinkolik gegenüber akuten intraabdominellen Erkrankungen; Erstmaßnahmen zur Schmerzbekämpfung, temporäre und definitive Entlastung einer bestehenden Harnstauung

14.3 „akutes Skrotum"
akute Schmerz- und Schwellungszustände im Inguinal- und Skrotalbereich: Diagnostik, Differentialdiagnostik, Therapie in Abhängigkeit von auslösender Ursache

14.4 Priapismus
Definition, Grundzüge der konservativen und operativen Therapie (z.B. Alphamimetika, Shunt)

14.5 Paraphimose
Definition, Grundzüge der konservativen und operativen Therapie

14.6 Blasentamponade
Definition, Ursachen, Möglichkeiten der konservativen und operativen Therapie

14.7 Urosepsis
Pathogenese, Symptomatik, wichtige klinisch-chemische Befunde (z.B. Thrombozytensturz, Azidose, Verbrauchskoagulopathie), Therapiemaßnahmen

15 Nierentransplantation
Indikationen, Grundzüge der Durchführung, postoperativer Verlauf, Komplikationen, Prognose

16 Grundlagen der urologischen Begutachtung
Grundzüge der ärztlichen Begutachtung bei Erkrankungen der Harnwege und des männlichen Genitales

Fragen

1 Pathomechanismen, allgemeine Symptomatologie und Prinzipien der Therapie

1.1 Niereninsuffizienz

[H 86]
1.1 Welche Aussage trifft **nicht** zu?

Das akute Nierenversagen

(A) bedeutet eine kritische Einschränkung der Nierenfunktion
(B) kann Folge eines hypovolämischen Schocks sein
(C) ist eine prognostisch ungünstige Komplikation einer Sepsis
(D) kann im Stadium der kompensierten Retention ohne klinische Zeichen der Niereninsuffizienz verlaufen
(E) erfordert eine bilanzierte Flüssigkeitszufuhr

1.2 Das an- oder oligurisch verlaufende akute Nierenversagen ist mögliche Folge einer/s

(1) chronischen Glomerulonephritis
(2) chronischen Pyelonephritis
(3) hämorrhagischen Schocks
(4) kardiogenen Schocks
(5) Transfusionszwischenfalls

(A) nur 1 und 2 sind richtig
(B) nur 3 und 4 sind richtig
(C) nur 4 und 5 sind richtig
(D) nur 1, 2 und 5 sind richtig
(E) nur 3, 4 und 5 sind richtig

[F 89]
1.3 Das akute Nierenversagen kann zum Tod durch Herzinsuffizienz in der Urämie führen,

weil

das akute Nierenversagen in der Mehrzahl der Fälle durch einen Kreislaufschock ausgelöst wird.

1.4 Welche Folge eines akuten Nierenversagens ist für einen Patienten vital am bedrohlichsten?

(A) Hyperkaliämie
(B) Ketoazidose
(C) Hyperosmolarität
(D) Hypernatriämie
(E) Azotämie

1.5 Der sicherste Hinweis auf eine beginnende Niereninsuffizienz ist ein Anstieg der Serumkonzentration von

(A) Harnsäure
(B) Kreatinin
(C) Harnstoff-Stickstoff
(D) Kalium
(E) Renin

1.6 Bei einem Patienten mit chronischer Niereninsuffizienz unklarer Genese spricht welche Angabe bzw. welcher Befund **gegen** eine Pyelonephritis als Ursache?

(A) Hypertonie
(B) Anämie
(C) Proteinurie von mehr als 5 g/24 h
(D) Mikrohämaturie
(E) ADH-refraktärer Konzentrierdefekt

[H 86]
1.7 Die fortgeschrittene chronische Niereninsuffizienz ist u. a. durch eine metabolische Azidose gekennzeichnet,

weil

bei chronischer Niereninsuffizienz mit Einschränkung des Glomerulumfiltrats u. a. die Ammoniakausscheidung der Niere vermindert ist.

1.8 Bei Patienten mit chronischer Niereninsuffizienz kommt es mit fortschreitendem Parenchymuntergang zu einer renal bedingten metabolischen Azidose,

weil

die Sauerstoffaffinität des Hämoglobins mit Verminderung des pH-Wertes abnimmt.

■1.1 D   ■1.2 E   ■1.3 B   ■1.4 A   ■1.5 B   ■1.6 C   ■1.7 A   ■1.8 B

1.9 Welche Aussage trifft zu?

Bei einem 17jährigen Patienten mit einer chronischen Nephropathie finden Sie ein Serum-Kreatinin von 2,7 mg% (239 µmol/l). Daraus läßt sich hinsichtlich der Nierenfunktion welche Feststellung ableiten?

(A) Es muß ein vesiko-ureteraler Reflux vorliegen.
(B) Die PAH-Clearance beträgt 680 ml/min (11,4 ml/sec).
(C) Es muß sich um eine einseitige Nierenfunktionsstörung handeln.
(D) Die renale Ausscheidungsfunktion ist nicht gestört.
(E) Das Glomerulumfiltrat ist auf über die Hälfte der Norm eingeschränkt.

1.10 Welche der folgenden Behauptungen sind richtig?

(1) Bei der diabetischen Nephropathie handelt es sich um eine doppelseitige Nierenerkrankung.
(2) Die akute Glomerulonephritis nach Streptokokkeninfekt wird pathogenetisch der sog. „Immunkomplexnephritis" zugerechnet.
(3) Bei der sog. renalen Glukosurie ist die tubuläre Glucoseresorption vermindert.
(4) Bei fortgeschrittener chronischer Niereninsuffizienz ist die Fähigkeit zur renalen Natriumchloridkonservierung in der Regel eingeschränkt.
(5) Die einseitige Nephrektomie (etwa nach Trauma) hat in der Regel eine Hypertonie zur Folge.

(A) nur 2 und 4 sind richtig
(B) nur 3 und 5 sind richtig
(C) nur 1, 2 und 3 sind richtig
(D) nur 1, 3 und 5 sind richtig
(E) nur 1, 2, 3 und 4 sind richtig

1.11 Welche Aussage trifft **nicht** zu?

Die hypertone Dehydratation ist gekennzeichnet durch

(A) erhöhte Serumosmolalität
(B) erniedrigtes Serumkalium
(C) vermindertes Extrazellulärvolumen
(D) erhöhtes Serumnatrium
(E) erhöhten Hämoglobinwert

1.12 Als Ursache einer postrenalen Anurie kommt am ehesten in Betracht:

(A) Morbus Cushing
(B) Kimmelstiel-Wilson-Syndrom
(C) Morbus Addison
(D) adrenogenitales Syndrom
(E) Morbus Ormond

1.13 Urologische Ursachen für Nierenparenchymschäden können sein

(1) Harnröhrenstriktur
(2) Prostataadenom
(3) Uretersteine
(4) Nierenbeckenausgußsteine

(A) nur 1 und 4 sind richtig
(B) nur 2 und 3 sind richtig
(C) nur 3 und 4 sind richtig
(D) nur 2, 3 und 4 sind richtig
(E) 1–4 = alle sind richtig

1.14 Welche Aussage trifft **nicht** zu?

Mögliche Folgen einer Überwässerung bei akutem Nierenversagen sind:

(A) Hochdruck
(B) Herzinsuffizienz
(C) interstitielles Lungenödem
(D) Cor pulmonale
(E) Hirnödem

Antwort	Aussage 1	Aussage 2	Verknüpfung
A	richtig	richtig	richtig
B	richtig	richtig	falsch
C	richtig	falsch	–
D	falsch	richtig	–
E	falsch	falsch	–

■ 1.9 E   ■ 1.10 E   ■ 1.11 B   ■ 1.12 E   ■ 1.13 E   ■ 1.14 D

1.15 Welche der nachfolgenden Erkrankungen werden zu den Ursachen des postrenalen Nierenversagens gerechnet?

(1) hypovolämischer Schock
(2) Prostatakarzinom
(3) Crush-Syndrom
(4) Retroperitoneale Fibrose

(A) nur 1 und 2 sind richtig
(B) nur 2 und 3 sind richtig
(C) nur 2 und 4 sind richtig
(D) nur 3 und 4 sind richtig
(E) nur 1, 3 und 4 sind richtig

1.16 Für das akute Nierenversagen gilt:

(1) Oligurie-Anurie
(2) plasmaisotoner Urin
(3) Natriumkonzentration im Urin unter 20 mmol/l

(A) nur 1 ist richtig
(B) nur 1 und 2 sind richtig
(C) nur 1 und 3 sind richtig
(D) nur 2 und 3 sind richtig
(E) 1–3 = alle sind richtig

1.17 Die Prognose eines akuten Nierenversagens ist am schlechtesten

(A) für Schwangere während oder nach der Entbindung
(B) für chirurgische Patienten nach schwerem Polytrauma oder ausgedehnter abdomineller Operation
(C) für Patienten mit nichtoligurischem akuten Nierenversagen
(D) für Kinder mit hämolytisch-urämischem Syndrom ohne Anurie
(E) bei Tetrachlorkohlenstoffvergiftung

1.2 Störungen des Harntransports

1.18 Folge(n) einer prävesikalen Harnleiterstenose kann (können) sein:

(1) Harnleiterdilatation
(2) Hydronephrose
(3) Atrophie des Nierenmarks
(4) Infektneigung in den ableitenden Harnwegen

(A) nur 4 ist richtig
(B) nur 1 und 4 sind richtig
(C) nur 2 und 3 sind richtig
(D) nur 1, 2 und 3 sind richtig
(E) 1–4 = alle sind richtig

1.19 In erster Linie zwingt welche Spätfolge einer retroperitonealen Fibrose zur operativen Behandlung?

(A) Stenosierung der Aorta und der Vena cava
(B) Kompression der großen Beckengefäße
(C) Harnleiterkompression
(D) Ummauerung des Nervus iliohypogastricus
(E) Lymphabflußstörungen des Beckens und der unteren Extremitäten

1.20 Welche der nachfolgenden Erkrankungen werden zu den Ursachen des postrenalen Nierenversagens gerechnet?

(1) hypovolämischer Schock
(2) Prostatakarzinom
(3) Crush-Syndrom
(4) idiopathische retroperitoneale Fibrose (Morbus Ormond)

(A) nur 1 und 2 sind richtig
(B) nur 2 und 3 sind richtig
(C) nur 2 und 4 sind richtig
(D) nur 3 und 4 sind richtig
(E) nur 1, 3 und 4 sind richtig

■1.15 C   ■1.16 B   ■1.17 B   ■1.18 E   ■1.19 C   ■1.20 C

1.21 Bei beidseitiger Nierenbeckenkelchektasie bei Knaben muß (müssen) ätiologisch bedacht werden

(1) Harnröhrenklappen
(2) extreme Phimose
(3) refluxive Megaureteren
(4) prävesikale Harnleiterstenosen

(A) nur 1 ist richtig
(B) nur 3 ist richtig
(C) nur 2 und 4 sind richtig
(D) nur 2, 3 und 4 sind richtig
(E) 1–4 = alle sind richtig

1.3 Renale Hypertonie

1.22 Urologische Ursachen eines Bluthochdrucks können sein:

(1) Nierenarterien-Stenose
(2) fibromuskuläre Nierenarterien-Hyperplasie
(3) Page-Effekt nach Nierenruptur
(4) einseitige pyelonephritische Schrumpfniere

(A) nur 1 und 2 sind richtig
(B) nur 2 und 4 sind richtig
(C) nur 1, 2 und 4 sind richtig
(D) nur 1, 3 und 4 sind richtig
(E) 1–4 = alle sind richtig

1.23 Der frühzeitige Nachweis einer funktionell wirksamen Nierenarterienstenose ist therapeutisch wichtig,

weil

eine operative Beseitigung der Nierenarterienstenose in der Regel nur dann eine Besserung des Hochdrucks erwarten läßt, wenn es in der Niere der nichtstenosierten Seite noch nicht zu schweren Hypertonieveränderungen gekommen ist.

1.24 Bei der funktionell wirksamen einseitigen Nierenarterienstenose ist die Reninkonzentration im Nierenvenenblut der betroffenen Niere erhöht,

weil

die Natriumkonzentration im Urin der von einer Nierenarterienstenose betroffenen Niere niedriger ist als im Urin der kontralateralen Niere.

1.4 Blasenfunktion und ihre Störungen

1.25 Ursachen eines vesiko-renalen Refluxes können sein:

(1) Insuffizienz des Trigonum vesicae
(2) kurzer intramuraler Harnleiterabschnitt
(3) lateralektopes Ureterostium
(4) Erkrankungen des Rückenmarks
(5) Ureter duplex

(A) nur 2 ist richtig
(B) nur 1 und 2 sind richtig
(C) nur 2 und 4 sind richtig
(D) nur 3 und 5 sind richtig
(E) 1–5 = alle sind richtig

1.26 An welcher (welchen) der folgenden Lokalisationen kommen Obstruktionen der unteren ableitenden Harnwege vor?

(1) Blasenhals
(2) hintere Harnröhre
(3) vordere Harnröhre
(4) Meatus urethrae externus (Ostium urethrae externum)

(A) nur 1 ist richtig
(B) nur 4 ist richtig
(C) nur 1 und 2 sind richtig
(D) nur 3 und 4 sind richtig
(E) 1–4 = alle sind richtig

1.27 Sehr große Restharnmengen führen zum prärenalen Nierenversagen,

weil

sehr große Restharnmengen die Ursachen für eine Druckatrophie des Nierenparenchyms sein können.

Antwort	Aussage 1	Aussage 2	Verknüpfung
A	richtig	richtig	richtig
B	richtig	richtig	falsch
C	richtig	falsch	–
D	falsch	richtig	–
E	falsch	falsch	–

■1.21 E   ■1.22 E   ■1.23 A   ■1.24 B   ■1.25 E   ■1.26 E   ■1.27 D

2 Urologische Leitsymptome

2.3 Störung der Harnentleerung

2.1 Unter Algurie versteht man:

(A) schmerzhaftes Wasserlassen
(B) nächtliches Wasserlassen
(C) erschwertes Wasserlassen
(D) Unvermögen, Wasser zu lassen
(E) häufiges Wasserlassen

2.2 Die akute Zystitis im Erwachsenenalter verursacht in aller Regel folgende Symptome:

(1) Pollakisurie
(2) initiale Makrohämaturie
(3) Algurie
(4) Fieber

(A) nur 1 und 3 sind richtig
(B) nur 1, 2 und 3 sind richtig
(C) nur 1, 2 und 4 sind richtig
(D) nur 1, 3 und 4 sind richtig
(E) nur 2, 3 und 4 sind richtig

Ordnen Sie die Erkrankungen (Liste 2) den für sie charakteristischen Symptomen (Liste 1) zu.

Liste 1

2.3 Polyurie

2.4 Dysurie

Liste 2

(A) renale Glukosurie
(B) Nierenzyste
(C) akute Zystitis
(D) Hypernephrom
(E) akute Glomerulonephritis

2.5 Beurteilen Sie folgende Aussagen:

(1) Eine Pollakisurie ist oft Zeichen einer akuten Entzündung der ableitenden Harnwege.
(2) Die Hypertonie gehört zu den typischen Zeichen des nephrotischen Syndroms.
(3) Eine Oligurie infolge einer Exsikkose ist ein typisches Beispiel für eine prärenal bedingte Funktionsstörung.
(4) Bei plötzlich einsetzender Anurie muß differentialdiagnostisch immer eine obstruktive Uropathie als Ursache in Erwägung gezogen werden.

(A) nur 1 ist richtig
(B) nur 1 und 3 sind richtig
(C) nur 1, 3 und 4 sind richtig
(D) nur 2, 3 und 4 sind richtig
(E) 1–4 = alle sind richtig

2.6 Das Symptom „Pollakisurie" kann Ausdruck sein eines (einer)

(1) akuten Zystitis
(2) Prostataadenoms
(3) Harnröhrenstenose
(4) Blasentumors

(A) nur 1, 2 und 3 sind richtig
(B) nur 1, 2 und 4 sind richtig
(C) nur 1, 3 und 4 sind richtig
(D) nur 2, 3 und 4 sind richtig
(E) 1–4 = alle sind richtig

2.7 Welche der folgenden in Zusammenhang mit dem Syndrom „Pollakisurie" stehenden Aussagen trifft **nicht** zu?

(A) Pollakisurie ist ein typisches Symptom bei Prostataadenom.
(B) Zu den charakteristischen Symptomen der akuten Zystitis zählt die Pollakisurie
(C) Eine Pollakisurie kann Symptom einer Urethritis sein.
(D) Beim Symptom „Pollakisurie" kann ein ausgedehnter Blasentumor vorliegen.
(E) Pollakisurie ist das wichtigste Leitsymptom der akuten diffusen Glomerulonephritis.

■2.1 A   ■2.2 A   ■2.3 A   ■2.4 C   ■2.5 C   ■2.6 E   ■2.7 E

2.8 Restharn kann ein Symptom sein für:

(1) subpelvine Ureterstenose
(2) Ureterstein
(3) Uterus myomatosus
(4) infravesikale Obstruktion
(5) neurologisch bedingte Detrusorschwäche

(A) nur 1 und 3 sind richtig
(B) nur 4 und 5 sind richtig
(C) nur 1, 3 und 5 sind richtig
(D) nur 3, 4 und 5 sind richtig
(E) 1–5 = alle sind richtig

2.9 Ein 83jähriger Patient klagt über Druck im Unterbauch, Harnträufeln und Brennen beim Wasserlassen.

Von den genannten Maßnahmen sind vordinglich:

(1) rektale Untersuchung
(2) Harnblasenperkussion
(3) retrograde Urethrozystographie
(4) suprapubische Blasenpunktion nach intramuskulärer Gabe von Furosemid

(A) nur 1 ist richtig
(B) nur 3 ist richtig
(C) nur 4 ist richtig
(D) nur 1 und 2 sind richtig
(E) nur 1 und 4 sind richtig

2.10 In welcher der folgenden Zuordnungen passen Erkrankung und urologisches Symptom **nicht** zusammen?

(A) Harnblasenstein – Harnstottern (stakkatoartiges Harnlassen)
(B) Harnblasenscheidenfistel – Ischuria paradoxa
(C) distale Harnröhrenstriktur – gespaltener und gedrehter Harnstrahl
(D) Prostataadenom (Stadium 3) – Harnträufeln
(E) Harnblasendivertikel – zweizeitige Miktion

2.4 Hämaturie

2.11 Für welche Erkrankung(en) ist die Makrohämaturie typisch?

(1) hämorrhagische Zystitis
(2) Nierenbeckenkarzinom
(3) Harnröhrenstriktur
(4) Harnblasenkarzinom

(A) nur 1 ist richtig
(B) nur 1 und 3 sind richtig
(C) nur 2 und 4 sind richtig
(D) nur 3 und 4 sind richtig
(E) nur 1, 2 und 4 sind richtig

2.12 Das Symptom „Makrohämaturie" kann beruhen auf

(1) einem Harnleiterstein
(2) einer Blasenbilharziose
(3) einer akuten primären Zystitis
(4) autosomal-dominant vererbten Zystennieren
(5) einem Nierenbeckenpapillom

(A) nur 3 und 4 sind richtig
(B) nur 3 und 5 sind richtig
(C) nur 1, 2, 4 und 5 sind richtig
(D) nur 1, 3, 4 und 5 sind richtig
(E) 1–5 = alle sind richtig

2.13 Welches ist die wichtigste diagnostische Maßnahme während einer Hämaturie?

(A) Nierenangiographie
(B) Isotopennephrographie
(C) retrograde Pyelographie
(D) Katheterismus der Blase
(E) Zysto-Urethroskopie

[H 88]
2.14 Ein 64jähriger Patient bekommt plötzlich eine Hämaturie. Er hat anhaltenden, nicht kolikartigen Schmerz im rechten Nierenlager. Bei der klinischen Untersuchung fällt eine absolute Arrhythmie auf. Der Blutdruck ist zunächst normal, steigt aber nach einigen Tagen an. Sonographisch keine Stauung der Nieren.

Welche Diagnose ist am wahrscheinlichsten?

(A) Nierensteine
(B) Niereninfarkt
(C) Papillennekrose
(D) Urotheliom

[H 88]
2.15 Die Erythrozyturie kann beruhen auf

(1) autosomal-dominant vererbten Zystennieren
(2) Urolithiasis
(3) Papillennekrosen
(4) Urotuberkulose
(5) Nierenzellkarzinom

(A) nur 5 ist richtig
(B) nur 2 und 4 sind richtig
(C) nur 1, 2, 3 und 4 sind richtig
(D) nur 2, 3, 4 und 5 sind richtig
(E) 1–5 = alle sind richtig

2.16 Bei einem 47jährigen Patienten finden Sie im i.v. Ausscheidungsurogramm einen erbsengroßen Steinschatten im rechten Nierenbecken.

Welcher der folgenden Befunde kann dadurch erklärt werden?

(A) 3–5 Erythrozyten pro Gesichtsfeld im Urin
(B) Serum-Kreatinin 186 µmol/l (2,1 mg%)
(C) Proteinurie von 3,5 g/24 Std.
(D) Pollakisurie
(E) erniedrigte Inulin-Clearance

2.5 Schmerz

2.17 Bei Nierenerkrankungen können Schmerzen in der Leistenregion auftreten,

weil

bei Nierenerkrankungen der hinter der Niere verlaufende N. iliohypogastricus gereizt werden kann und dieser Hautäste zur Leistenregion abgibt.

[H 88]
2.18 Ein 46jähriger Patient berichtet, daß er seit einiger Zeit Luftabgang mit dem Urin bemerkt habe. Seit mehreren Monaten wurde er wegen eines chronischen Harnwegsinfektes behandelt.

Es handelt sich am ehesten um eine(n)

(A) Simulanten
(B) Zystitis durch gasbildende Bakterien
(C) chronische Appendizitis
(D) Sigma-Blasen-Fistel
(E) Colitis ulcerosa

[H 91]
2.19 Bei kolikartigen Schmerzen nach operativen Eingriffen im kleinen Becken ist am ehesten zu denken an:

(1) spontane Darmperforation
(2) Harnleiterstein
(3) bei der Operation zurückgelassenen Fremdkörper
(4) Ureterligatur
(5) Beckenvenenthrombose

(A) nur 1 und 3 sind richtig
(B) nur 1 und 5 sind richtig
(C) nur 2 und 5 sind richtig
(D) nur 3 und 4 sind richtig
(E) nur 3 und 5 sind richtig

■2.14 B   ■2.15 E   ■2.16 A   ■2.17 A   ■2.18 D   ■2.19 D

3 Urologische Diagnostik

3.2 Bakteriologische und klinisch-chemische Untersuchungen

3.1 Welche Aussage trifft zu?

Der häufigste Grund für anhaltende und sog. sterile Leukozyturie ist die/das

(A) Divertikulitis der Blase
(B) chronische Prostatitis
(C) Blasenpapillom
(D) Nierentuberkulose
(E) Pyonephrose

3.2 Welche Aussage trifft zu?

Eine Proteinurie über 5 g/24 h spricht am ehesten für ein(e)

(A) Pyelonephritis
(B) nephrotisches Syndrom
(C) Endocarditis lenta
(D) maligne Hypertonie
(E) Nephrolithiasis

[F 84]
3.3 Eine sog. „signifikante Bakteriurie" liegt vor beim Nachweis von

(A) 10^2 Keimen/ml Urin
(B) Bakterien im Urinsediment
(C) Trichomonaden im Urin
(D) 10^6 Keimen/ml Nativurin
(E) Bakterien im Urethralabstrich

[H 90]
3.4 Der Nachweis von Eiweißzylindern im Urinsediment spricht für das Vorliegen einer Erkrankung von

(A) Urethra
(B) Harnblase
(C) Nierenparenchym
(D) Nierenbecken
(E) Prostata

[H 90]
3.5 Welche beiden der folgenden Keime stellen die häufigste Ursache von Harnwegsinfekten außerhalb des Krankenhauses dar?

(1) Escherichia coli
(2) Pseudomonas aeruginosa
(3) Enterokokken
(4) Staphylococcus aureus

(A) nur 1 und 2 sind richtig
(B) nur 1 und 3 sind richtig
(C) nur 1 und 4 sind richtig
(D) nur 2 und 3 sind richtig
(E) nur 2 und 4 sind richtig

[H 90]
3.6 Die Serumkreatininkonzentration übersteigt die obere Normgrenze erst, wenn die glomeruläre Filtrationsrate eingeschränkt ist um mehr als

(A) 1 %
(B) 10 %
(C) 50 %
(D) 80 %
(E) 95 %

[H 90]
3.7 Bei der Untersuchung des spontan gelassenen Urins eines Patienten finden sich:
– ein saurer pH-Wert: 5,4–5,6
– Leukozyten: $100 \cdot 10^6$/l
– Erythrozyten: $60 \cdot 10^6$/l

Diese Befundkonstellation spricht in erster Linie für:

(A) Harnblasentumor
(B) chronische unspezifische Zystitis
(C) Urogenital-Tuberkulose
(D) chronische Pyelonephritis
(E) unauffällige Verhältnisse im Urogenitaltrakt

Antwort	Aussage 1	Aussage 2	Verknüpfung
A	richtig	richtig	richtig
B	richtig	richtig	falsch
C	richtig	falsch	–
D	falsch	richtig	–
E	falsch	falsch	–

■3.1 D   ■3.2 B   ■3.3 D   ■3.4 C   ■3.5 B   ■3.6 C   ■3.7 C

3.8 Eine sekundäre Hyperoxalurie kommt vor im Gefolge von

(1) Morbus Crohn
(2) Colitis ulcerosa
(3) Pankreatitis
(4) Dünndarmresektion

(A) nur 3 ist richtig
(B) nur 1, 2 und 3 sind richtig
(C) nur 1, 2 und 4 sind richtig
(D) nur 2, 3 und 4 sind richtig
(E) 1–4 = alle sind richtig

3.9 Permanent niedrige Urin-pH-Werte unter 5,4 sind gekennzeichnet

(A) primären Hyperparathyreoidismus
(B) renal-tubuläre Azidose vom distalen Typ
(C) Harnwegsinfekt mit ureasepositiven Keimen
(D) vegetarische Ernährung
(E) Keine der Aussagen (A)–(D) trifft zu.

3.4 Bildgebende Verfahren – Ausscheidungsurogramm

3.10 Mit Hilfe der i.v. Ausscheidungsurographie lassen sich folgende Verdachtsdiagnosen stellen:

(1) Nierentumor
(2) chronische Pyelonephritis
(3) nicht schattengebende Nierenbeckenkonkremente
(4) Harnstauungsniere

(A) nur 2 und 3 sind richtig
(B) nur 3 und 4 sind richtig
(C) nur 1, 2 und 4 sind richtig
(D) nur 1, 3 und 4 sind richtig
(E) 1–4 = alle sind richtig

3.11 Welche Aussage trifft zu?

Ein Ausscheidungsurogramm, bei dem auch 20 min nach Kontrastmittelinjektion nur das Nierenparenchym angefärbt ist, spricht für

(A) akuten Harnleiterverschluß
(B) intrarenale Blutung
(C) Nierentuberkulose
(D) Verschluß der Nierenarterie
(E) Keine der Aussagen trifft zu

3.12 Die Durchführung eines Infusionsurogramms bei Patienten mit hochgradiger (dialysepflichtiger) chronischer Niereninsuffizienz ist nicht sinnvoll,

weil

es bei Infusionsurogrammen zu Kontrastmittelzwischenfällen kommen kann.

3.13 Als Ursache(n) für eine im Urogramm erkennbare Aussparung im Kontrastbild des Nierenhohlsystems kommt (kommen) in Frage:

(1) Nierenbeckenstein (kontrastarm)
(2) Blutkoagel
(3) Detritus (z. B. abgestoßene Papilla renalis)

(A) nur 1 ist richtig
(B) nur 1 und 2 sind richtig
(C) nur 1 und 3 sind richtig
(D) nur 2 und 3 sind richtig
(E) 1–3 = alle sind richtig

3.14 Welche Aussage trifft **nicht** zu?

Eine urographisch sich darstellende, nicht schattengebende Aussparung des Nierenbeckens kann verursacht sein durch ein(en)

(A) Hypernephrom
(B) Nierenbeckenpapillom
(C) Uratstein
(D) Nierenbeckenkarzinom
(E) Oxalatstein

■3.8 E   ■3.9 E   ■3.10 E   ■3.11 A   ■3.12 B   ■3.13 E   ■3.14 E

3.15 Welche Aussage trifft **nicht** zu?

Folgende Erkrankungen kommen differentialdiagnostisch bei urographisch nachgewiesenem raumforderndem Prozeß im Bereich der Niere in Betracht:

(A) paranephritischer Abszeß
(B) Nierenzyste
(C) polyzystische Degeneration (Zystennieren vom Erwachsenentyp)
(D) hypernephroides Karzinom
(E) Nierenbeckentumor

3.16 Welche Aussage trifft **nicht** zu?

Für folgende Erkrankungen ist die Ausscheidungsurographie von diagnostischer Bedeutung:

(A) akute Glomerulonephritis
(B) destruierende Pyelonephritis
(C) Nierentumor
(D) nicht schattengebende Nierenbeckenkonkremente
(E) Hydronephrose

[H 84]

3.17 Bei einem 87jährigen Patienten mit schmerzloser Makrohämaturie wird im Rahmen der Ausscheidungsurographie eine Schichtaufnahme angefertigt (siehe Abbildung Nr. 1 des Bildanhangs).

Der Befund an der rechten Niere spricht am ehesten für eine

(A) Hydronephrose
(B) Tuberkulose
(C) Raumforderung
(D) Glomerulonephritis
(E) Malrotation

3.18 Bei einer Patientin, die während einer Marcumar®-Behandlung eine Hämaturie hatte, zeigt die Ausscheidungsurographie eine Kontrastmittelaussparung im Nierenbecken.

Es kann sich handeln um:

(1) Nierenbeckentumor
(2) Nierenbeckenstein
(3) Blutkoagel
(4) Nierenbeckenruptur

(A) nur 2 ist richtig
(B) nur 1 und 2 sind richtig
(C) nur 1 und 4 sind richtig
(D) nur 1, 2 und 3 sind richtig
(E) 1–4 = alle sind richtig

3.19 Welche Aussage trifft zu?

Bei dem dargestellten Ausscheidungsurogramm (Abb. 2 des Bildanhangs) ist von den angegebenen Diagnosen am wahrscheinlichsten:

(A) Transplantatniere links
(B) Blasendivertikel bei linksseitiger Nierenagenesie
(C) linksseitige Beckenniere
(D) Zustand nach Beckenfraktur mit Blasenruptur und Pseudodivertikeln
(E) Urachusdivertikel

Antwort	Aussage 1	Aussage 2	Verknüpfung
A	richtig	richtig	richtig
B	richtig	richtig	falsch
C	richtig	falsch	–
D	falsch	richtig	–
E	falsch	falsch	–

■3.15 A   ■3.16 A   ■3.17 C   ■3.18 D   ■3.19 C

3.20 Die abgebildeten Röntgenbilder (s. Abb. Nr. 3 und Nr. 4 des Bildanhangs) zeigen Leeraufnahme sowie Schichtaufnahme der Nieren nach Gabe eines nierengängigen Kontrastmittels.

Es handelt sich am wahrscheinlichsten um eine(n)

(A) Markschwammniere rechts
(B) hypoplastische Niere rechts, unauffälligen Nierenbefund links
(C) rechte Schrumpfniere bei Nephrolithiasis, entzündliche Veränderungen links
(D) linksseitige Harnstauungsniere, hypoplastische Niere rechts, Gallenblasenkonkrement
(E) rechtsseitigen Nierentumor

3.21 Das Urogramm (Abb. 5 des Bildanhangs) zeigt bei dieser Niere die typischen Befunde für:

(A) Kelcherweiterung mit normalen Abflußverhältnissen
(B) Nierenarterienstenose mit vaskulärer Organschrumpfung
(C) Zystenniere mit tubulosekretorischer Funktionseinschränkung
(D) Harnstauungsniere mit Entleerungsverzögerung
(E) funktionslose Niere mit komplettem Ausgußstein

3.22 Welche Aussage trifft zu?

Bei einem 59jährigen Patienten bestehen seit einem Jahr Schmerzen in der Nierengegend, Pollakisurie und Koliken. Die Routinethoraxaufnahme ist abgesehen von einem alten Primärkomplex unauffällig.

Das Tomogramm bei einer Ausscheidungsurographie (Abb. 6, siehe Bildanhang) gibt einen Hinweis auf

(A) Megaureter links
(B) Nierentuberkulose links
(C) hypernephroides Karzinom
(D) chronische Glomerulonephritis links
(E) Nierenzyste

3.23 Ein 45jähriger Mann hat im Verlauf der letzten 2 Monate einen dumpfen Druckschmerz im Bereich der rechten Flanke. Im Urogramm Kontrastmittelaussparung im Bereich des rechten Nierenbeckens mit Kelchstauung ohne konkrementverdächtige Verschattung in der Übersichtsaufnahme (Röntgennativaufnahme).

Wie lauten die beiden wahrscheinlichsten Vermutungsdiagnosen?

(1) Kalziumoxalat-Nierenbeckenstein
(2) Nierenbeckentumor
(3) Harnsäurestein
(4) Kalziumphosphat-Nierenbeckenausgußstein
(5) Kelchhalsstenosen (z.B. Tuberkulose)

(A) nur 1 und 2 sind richtig
(B) nur 1 und 3 sind richtig
(C) nur 1 und 4 sind richtig
(D) nur 2 und 3 sind richtig
(E) nur 4 und 5 sind richtig

3.24 Welche Aussage trifft zu?

Bei einem Patienten wurde als erste Kontrastmitteluntersuchung ein Urogramm angefertigt. Dieses Urogramm (Abb. 7 des Bildanhangs) zeigt eine(n)

(A) Reflux links bei Doppelniere und Megaureter
(B) Zustand nach linksseitiger Uretersigmoidostomie
(C) Zustand nach Blasenerweiterungsplastik (Kolozystoplastik)
(D) gedeckte retroperitoneale Blasenperforation
(E) Blasensigmafistel

3.25 Welche Aussage trifft zu?

Das Tomogramm (in Abb. 8 des Bildanhangs) eines Ausscheidungsurogramms bei einer 35jährigen Frau mit labiler Hypertonie zeigt

(A) einen Normalbefund
(B) eine chronische Pyelonephritis
(C) eine Nierenarterienstenose
(D) einen Ureterstein rechts mit Harnstauung
(E) Zystennieren

[F 86]
3.26 Nach dem Abklingen einer Nieren-/Harnleiterkolik ohne Steinabgang sollte man dem bis zu diesem Schmerzereignis beschwerdefreien Patienten im allgemeinen raten, von den angegebenen Maßnahmen als nächste durchführen zu lassen:

(A) Ausscheidungsurographie bei Wiederauftreten von Beschwerden
(B) umgehende Untersuchung durch Ausscheidungsurographie
(C) Szintigraphie der Nieren
(D) Computertomographie
(E) retrograde Pyelographie

[H 87]
3.27 Unter Harnstauungsniere Grad I versteht man:

(A) Niere vergrößert, Verschmälerung des Parenchyms, vollständige Abplattung der Papillen
(B) Parenchym röntgenologisch nur noch als schmaler Saum abgebildet
(C) unveränderte Nierengröße, normale Parenchymbreite mit Ausweitung der Kelchnischen, zudem eine Vergrößerung des Hohlsystems der Niere
(D) jede durch eine subpelvine Ureterstenose bedingte Harnstauungsniere
(E) lediglich die nur durch Druckmessung im Pyelon feststellbare, also radiologisch noch nicht erkennbare Harnstauungsniere

3.28 Bei einem nicht traumatischen Patienten findet sich im Ausscheidungsurogramm auf einer Nierenseite bis 30 Minuten nach Kontrastmittelinjektion keine Anreicherung des Kontrastmittels in den ableitenden Harnwegen.

Welches weitere Vorgehen ist zunächst angezeigt?

(A) retrograde Pyelographie
(B) Angiographie
(C) Pneumoretroperitoneum
(D) zusätzliche Spätaufnahmen
(E) Sonographie

[F 85]
3.29 Ein 53jähriger Patient klagt über plötzlich einsetzenden rechtsseitigen Flankenschmerz. Es besteht Erbrechen. Eine Temperaturerhöhung liegt nicht vor. Im Sonogramm erweisen sich beide Nieren als nicht gestaut. Im Ausscheidungsurogramm findet sich eine stumme Niere rechts.

An welche Erkrankung ist bei dieser Symptomatik in erster Linie zu denken?

(A) nicht schattengebender Harnleiterverschlußstein
(B) Nierenarterienverschluß
(C) infiltrierender Nierentumor
(D) konstriktive perinephritische Fibrose
(E) Ureterabgangsstenose

[F 89]
3.30 Eine Abdomenübersichtsaufnahme zeigt Verkalkungen in Projektion auf die Nebennieren.

Ursachen können sein:

(1) Phäochromozytom
(2) Tuberkulose
(3) Hämatom
(4) Neuroblastom

(A) nur 1 ist richtig
(B) nur 2 ist richtig
(C) nur 1 und 4 sind richtig
(D) nur 2 und 3 sind richtig
(E) 1–4 = alle sind richtig

[F 86]
3.31 Nach einem Ausscheidungsurogramm mit 5 Röntgenaufnahmen des Unterbauches bei einer jungen Frau in der ersten Zyklushälfte ist bei einer anschließenden Schwangerschaft

(A) in nahezu allen Fällen mit Mißbildungen des Kindes zu rechnen
(B) gehäuft mit Mißbildungen zu rechnen
(C) mit vermehrten Frühaborten zu rechnen
(D) mit vermehrt kindlichen Leukämien zu rechnen
(E) diese Strahlenexposition ohne klinische Konsequenz

■ 3.26 B   ■ 3.27 C   ■ 3.28 D   ■ 3.29 B   ■ 3.30 E   ■ 3.31 E

[F 90]
3.32 Die vorliegende Beckenaufnahme bei einem Patienten nach Ausscheidungsurographie (siehe Abbildung Nr. 9 des Bildanhangs) zeigt:

(A) verkalkte Harnleiter
(B) Dermoidtumoren
(C) Verkalkung der Samenleiter
(D) Verkalkungen der Aa. iliacae ext.
(E) Verkalkungen der Ligamenta sacrospinalia

[H 90]
3.33 Folgende Diagnosen sind aufgrund des vorliegenden i.v. Urogramms (30 Min. nach Injektion) zu stellen (siehe Abbildung Nr. 10 des Bildanhangs):

(1) akute Pyelonephritis rechts
(2) chronische Pyelonephritis rechts
(3) Harnstauungsniere rechts
(4) Nierenaplasie links

(A) nur 1 ist richtig
(B) nur 2 ist richtig
(C) nur 3 ist richtig
(D) nur 2 und 4 sind richtig
(E) nur 3 und 4 sind richtig

[F 90]
3.34 Eine Vergrößerung des Nierenschattens im Röntgenbild kommt vor bei folgenden Erkrankungen:

(1) Zystenniere
(2) Nierenvenenthrombose
(3) chronische Pyelonephritis
(4) Tumor

(A) nur 2 ist richtig
(B) nur 4 ist richtig
(C) nur 1 und 3 sind richtig
(D) nur 1, 2 und 4 sind richtig
(E) 1–4 = alle sind richtig

[H 90]
3.35 Sie wollen bei einem Patienten folgende Untersuchungen durchführen:
1. Magen-Darm-Passage
2. i.v. Urogramm
3. Kolon-Kontrast-Einlauf
4. Schilddrüsen-Szintigramm

In welcher Reihenfolge sollen diese Untersuchungen vorgenommen werden?

(A) 3→1→2→4
(B) 4→3→1→2
(C) 3→2→1→4
(D) 3→4→1→2
(E) 4→2→3→1

[F 92]
3.36 Auf der Abdomenübersichtsaufnahme im Liegen ist der Psoasbereich normalerweise glatt begrenzt.

Bei welchen Erkrankungen kann der Psoasrand nicht mehr abgrenzbar sein?

(1) retroperitoneale Fibrose
(2) paranephritischer Abszeß
(3) Senkungsabszeß
(4) chronische Pankreatitis
(5) Skoliose

(A) nur 2 und 3 sind richtig
(B) nur 1, 2 und 3 sind richtig
(C) nur 1, 3 und 4 sind richtig
(D) nur 2, 3 und 4 sind richtig
(E) nur 1, 2, 4 und 5 sind richtig

■3.32 C   ■3.33 E   ■3.34 D   ■3.35 E   ■3.36 B

3.37 Bei einer 48jährigen Patientin mit Mikrohämaturie wurden ein Ausscheidungsurogramm und ein Sonogramm der linken Niere angefertigt (siehe Abbildungen Nr. 11 und 12 des Bildanhangs).

Die Aufnahmen zeigen:

(1) Impression und Verlagerung des Nierenbeckens der linken Niere durch soliden Tumor
(2) Impression und Verlagerung des Nierenbeckens der linken Niere durch Nierenzyste
(3) mehrere unterschiedlich große Zysten der linken Niere
(4) Stauung der oberen Kelchgruppe der linken Niere
(5) Nierenbeckenkonkrement

(A) nur 3 ist richtig
(B) nur 5 ist richtig
(C) nur 1 und 4 sind richtig
(D) nur 2, 3 und 4 sind richtig
(E) nur 2, 3, 4 und 5 sind richtig

– Spezielle Röntgendiagnostik

3.38 Retrograde Ureterdarstellungen mit Kontrastmittel bei obstruktiven Prozessen im Bereich der oberen Harnwege erfordern eine strenge Indikation,

weil

durch retrograde Ureterdarstellungen mit Kontrastmittel bei obstruktiven Prozessen im Bereich der oberen Harnwege ein septischer Schock ausgelöst werden kann.

3.39 Bei einem 54jährigen Patienten bestehen Pollakisurie und Algurie mit Nachtröpfeln des Harns; der Restharn liegt bei 150 ml. Seit einigen Wochen haben die Beschwerden zugenommen.

Auf Grund des retrograden Urethrogramms (siehe Abbildung Nr. 13 des Bildanhangs) ist als wahrscheinlichste Ursache des Krankheitsbildes zu diagnostizieren:

(A) Urethrastriktur
(B) Urethralklappe
(C) Prostatahyperplasie
(D) Urethratumor
(E) Prostatahypoplasie

3.40 Welche Aussage trifft **nicht** zu?

Indikationen für eine retrograde Urethrographie sind: Verdacht auf

(A) Harnröhrenstriktur
(B) Harnröhrentrauma
(C) prävesikale Harnleiterstenose
(D) Prostatakaverne
(E) Harnröhrendivertikel

3.41 Welche Aussage trifft zu?

Das Urethrozystogramm (in Abb. 14 des Bildanhangs) zeigt

(A) einen Normalbefund
(B) eine Einengung der Harnröhre durch den Sphincter externus
(C) eine Doppelstriktur
(D) peristaltische Urethraleinschnürungen
(E) Harnröhrenklappen

Antwort	Aussage 1	Aussage 2	Verknüpfung
A	richtig	richtig	richtig
B	richtig	richtig	falsch
C	richtig	falsch	–
D	falsch	richtig	–
E	falsch	falsch	–

■3.37 D ■3.38 A ■3.39 A ■3.40 C ■3.41 C

3.42 54jähriger Patient mit chronischem Harnwegsinfekt. Nach der vorliegenden retrograden Urethrographie (siehe Abb. Nr. 15 des Bildanhangs) ist am wahrscheinlichsten:

(A) Prostataadenom
(B) multiple Urethrastrikturen
(C) Blasenkarzinom
(D) Blasenstein
(E) Prostatakarzinom

F88
3.43 Das Urethrozystogramm (siehe Abbildung Nr. 16 des Bildanhangs) spricht für das Vorliegen einer (eines)

(A) akuten Harnröhrenverletzung
(B) Harnröhrenstriktur
(C) Harnröhrentumors
(D) Penisfraktur
(E) Keine der Aussagen (A)–(D) trifft zu

H87
3.44 Röntgenologisch wird der vesikoureterale Reflux durch ein Miktionszystourethrogramm bewiesen.
In der Schlußphase der Miktion kommt es bei diesem Mädchen zu dem dargestellten Reflux links (siehe Abbildung Nr. 17 des Bildanhangs).

Welches Refluxstadium (nach Parkkulainen) läßt sich aus der Abbildung diagnostizieren?

(A) Stadium I
(B) Stadium II
(C) Stadium III
(D) Stadium IV
(E) Stadium V

– Weitere diagnostische Verfahren

3.45 Welche Diagnose ist am wahrscheinlichsten bei Beurteilung des Röntgenbildes in Abb. 18 (siehe Bildanhang)?

(A) Nierenzyste links
(B) primär organunabhängiger retroperitonealer Tumor
(C) Doppelnierenanlage links
(D) Hypernephrom links
(E) Milzzyste

3.46 Welche Aussage trifft zu?

Das nach einem stumpfen Bauchtrauma angefertigte Angiogramm bei einem 30jährigen Patienten (siehe Bildanhang Abb. Nr. 19) zeigt eine(n)

(A) Milzruptur
(B) Ruptur eines Aortenaneurysmas
(C) Magenperforation
(D) Nierenruptur
(E) Nierenstielabriß

F91
3.47 Zur Restharnbestimmung sollte heutzutage vorzugsweise eingesetzt werden:

(A) Katheterisierung nach Miktion
(B) Harnblasenperkussion
(C) Ultraschalluntersuchung der Harnblase nach Miktion
(D) bimanuelle abdominorektale Untersuchung
(E) retrograde Zystourethrographie

H91
Ordnen Sie den Nierenerkrankungen (Liste 1) die jeweils am ehesten zutreffenden sonograpisch erhobenen Befunde (Liste 2) zu!

Liste 1

3.48 unilaterale Nierenarterienstenose

3.49 chronische Pyelonephritis

3.50 chronische mesangioproliferative Glomerulonephritis

Liste 2

(A) beiderseits kleine, relativ glatt begrenzte Nieren
(B) grobe Narben im Nierenparenchym bei einseitig verkleinerter Niere
(C) einseitige kleine Niere mit glatter Begrenzung, normale kontralaterale Niere
(D) beiderseits große, glatt begrenzte Nieren
(E) zystische Veränderungen in beiderseits vergrößerten Nieren

■3.42 B   ■3.43 B   ■3.44 A   ■3.45 D   ■3.46 D   ■3.47 C   ■3.48 C   ■3.49 B   ■3.50 A

[H 91]
3.51 Ein 58jähriger adipöser Patient hatte nach geringfügigen Flankenschmerzen vor 4 Tagen eine plötzliche Reduktion der Harnausscheidung. Seit 2 Tagen ist keine Blasenentleerung mehr erfolgt. Das Serum-Kreatinin beträgt 424 µmol/l (48 mg/l).

Welche der aufgeführten Maßnahmen ist an erster Stelle indiziert?

(A) Gabe von diuretisch wirksamen Medikamenten
(B) Computertomographie des Beckens
(C) Harnblasen-Ureteren-Katheterismus
(D) i.v.-Urographie
(E) Ultraschalldiagnostik von Nieren und ableitenden Harnwegen

[F 92]
3.52 Welche der genannten Methoden sollte zur routinemäßigen Restharnbestimmung in erster Linie eingesetzt werden?

(A) Ausscheidungsurographie
(B) Katheterismus
(C) Sonographie
(D) Szintigraphie
(E) suprapubische Harnblasenpunktion

[F 87]
3.53 Zur Abschätzung, wieviel Restharn sich in der Blase befindet, ist die Sonographie grundsätzlich ungeeignet,

weil

Ultraschall flüssigkeitsgefüllte Hohlorgane prinzipiell nicht zu durchdringen vermag.

[H 87]
3.54 Zur Abschätzung der Prostatagröße ist die Sonographie prinzipiell ungeeignet,

weil

Ultraschall die prallgefüllte Harnblase wegen ihres großen akustischen Widerstands nicht zu durchdringen vermag.

[H 84]
3.55 Die Skelettszintigraphie ist indiziert bei, oder bei Verdacht auf folgende Erkrankungen:

(1) Mammakarzinom
(2) Prostatakarzinom
(3) Osteomyelitis
(4) Bronchialkarzinom

(A) nur 1 ist richtig
(B) nur 1 und 2 sind richtig
(C) nur 2 und 4 sind richtig
(D) nur 1, 2 und 4 sind richtig
(E) 1–4 = alle sind richtig

3.56 Der bei einer Nierenfunktionsszintigraphie erhobene Befund eines seitengleich konfigurierten, normalen Szintigramms erlaubt folgende Aussage(n):

(1) Eine einseitige Nierenerkrankung ist ausgeschlossen
(2) Beide Nieren sind funktionstüchtig
(3) Eine Abflußbehinderung der oberen Harnwege liegt nicht vor
(4) Eine beidseitige Nierenerkrankung liegt nicht vor

(A) nur 2 ist richtig
(B) nur 2 und 3 sind richtig
(C) nur 1, 2 und 3 sind richtig
(D) nur 2, 3 und 4 sind richtig
(E) 1–4 = alle sind richtig

[H 84]
3.57 Die Skelettszintigraphie kann bei der Suche nach Knochenmetastasen früher richtig-positive Befunde liefern als die Röntgendiagnostik,

weil

die Skelettszintigraphie im Vergleich zur Röntgennativdiagnostik eine feinere morphologische Auflösung ermöglicht.

Antwort	Aussage 1	Aussage 2	Verknüpfung
A	richtig	richtig	richtig
B	richtig	richtig	falsch
C	richtig	falsch	–
D	falsch	richtig	–
E	falsch	falsch	–

■3.51 E   ■3.52 C   ■3.53 E   ■3.54 E   ■3.55 E   ■3.56 B   ■3.57 C

[H 86]
3.58 Im Ausscheidungsurogramm findet sich eine kleine Niere links bei normalgroßer Niere rechts. Über die Leistungsfähigkeit dieser kleinen Niere gibt am besten Auskunft:

(A) Sonographie
(B) endogene Kreatininclearance
(C) Nierenfunktionsszintigraphie
(D) Übersichtsaortographie
(E) selektive Angiographie

[H 91]
3.59 Welche Aussage über die nuklearmedizinische Nierenfunktionsdiagnostik trifft **nicht** zu?

(A) Die Clearance-Leistung beider Nieren kann getrennt quantitativ bestimmt werden.
(B) J-123-Hippuran ist gut geeignet zur Bestimmung der tubulären Sekretion.
(C) Die Diagnostik sollte bevorzugt mit Technetium-99-m-Verbindungen oder Jod-123-Hippuran durchgeführt werden.
(D) Die Diagnostik sollte wegen der hohen Strahlenbelastung bei Kindern unterlassen werden.
(E) Die Diagnostik kann auch bei bekannter Kontrastmittelallergie vorgenommen werden.

3.5 Transurethrale Diagnostik

[F 87]
3.60 Bei der schmerzlosen Makrohämaturie sollte noch während der Blutung zystoskopiert werden. Welche der folgenden Aussagen beschreibt den Hauptgrund für obigen Grundsatz, die Zystoskopie noch in der akuten Blutungsphase durchzuführen?

(A) Unter dem frischen Eindruck der alarmierenden Symptomatik gibt der Patient bereitwilliger seine Einwilligung in die subjektiv unangenehme, aber notwendige Maßnahme als später im blutungsfreien Intervall
(B) Mit dieser Vorgehensweise lassen sich die technischen Schwierigkeiten, die sich bei der nach Sistieren der Blutung vorgenommenen Zystoskopie infolge obstruierender Blutkoagel in der Urethra ergäben, umgehen
(C) Wird derart verfahren, kann man Aufschluß über die Blutungsquellenlokalisation erlangen.
(D) Man zielt darauf hin, der als Folgeerkrankung drohenden akuten hämorrhagischen Zystitis, die eine Kontraindikation für die Zystoskopie darstellen würde, zuvorzukommen.
(E) Der Zeitpunkt der Untersuchung ist für die Entdeckung der im Falle der schmerzlosen Makrohämaturie wahrscheinlichsten Verdachtsdiagnose „Ulcus simplex vesicae" am günstigsten.

3.61 Der Katheterismus beim Mann wird wie folgt durchgeführt:

(1) Desinfektion der Glans
(2) Harnröhrenanästhesie bzw. Benetzen des Katheters mit einem Gleitmittel
(3) Einführung des Katheters mit einer sterilen Pinzette
(4) Verwendung eines Katheters von 14–16 Charrière
(5) Verwendung eines Katheters von 20–22 Charrière

(A) nur 1, 2 und 4 sind richtig
(B) nur 1, 2 und 5 sind richtig
(C) nur 1, 2, 3 und 4 sind richtig
(D) nur 1, 2, 3 und 5 sind richtig
(E) Keine der Aussagen trifft zu

■3.58 C   ■3.59 D   ■3.60 C   ■3.61 C

3.62 Welche Aussage trifft zu?

Bei einem 80jährigen Patienten in sehr schlechtem Allgemeinzustand mit einer Prostatahyperplasie mit hohen Restharnvolumina ist folgendes Behandlungsverfahren am wenigsten belastend:

(A) Dauerkatheterbehandlung
(B) intermittierender Katheterismus
(C) kryochirurgische Behandlung
(D) Anlegen einer suprapubischen Blasenfistel
(E) transurethrale Resektion

[H 89]
3.63 Der 72jährige Mann hat vor wenigen Tagen eine einmalige kurzdauernde, schmerzlose Makrohämaturie beobachtet. Bei der Vorstellung in der Praxis ist der Harn makroskopisch völlig unauffällig. Jedoch liegt eine Erythrozyturie von $50 \cdot 10^6/l$ vor. Das Urogramm (siehe Abbildung Nr. 20 des Bildanhangs) zeigt Kontrastmittelaussparungen im Bereich des Blasenschattens. Es besteht der Verdacht auf Blasentumor.

Welche Untersuchung sollte zur weiteren Klärung vorrangig durchgeführt werden?

(A) Zystoskopie in TUR-Bereitschaft (TUR: Transurethrale Resektion)
(B) CEA-Bestimmung im Urin und im Blut
(C) Lymphographie
(D) Angiographie der Arterien des kleinen Beckens
(E) harnzytologische Untersuchung des ersten Morgenurins

[H 89]
3.64 Welche der folgenden, in Zusammenhang mit Harnblasenkathetern getroffenen Aussagen ist richtig?

(A) Der Tiemann-Katheter ist ein durchgehend gerader Katheter.
(B) Ein Katheter von 18 Charrière hat einen Außendurchmesser von 3 mm.
(C) Als „Katheternase" bezeichnet man das proximale, stumpfe Ende des Nélaton-Katheters.
(D) Bei akuter Harnverhaltung infolge Prostatavergrößerung sollten zum Katheterismus in aller Regel Einmalkatheter von 24 Charrière oder mehr Durchmesser verwendet werden.
(E) Keine der Aussagen (A)–(D) trifft zu.

[F 88]
3.65 Zur Therapie der fehlenden Urinausscheidung (Harnverhaltung) bei infravesikaler Obstruktion kommt (kommen) in Frage:

(1) Durchführung der suprapubischen Blasenpunktion
(2) Einlegen eines transurethralen Katheters
(3) Gabe von Furosemid

(A) nur 1 ist richtig
(B) nur 2 ist richtig
(C) nur 1 und 2 sind richtig
(D) nur 2 und 3 sind richtig
(E) 1–3 = alle sind richtig

[F 90]
3.66 Bei der Uroflowmetrie wird neben anderen Parametern die maximale Harnflußrate bestimmt.

Diese gilt beim Erwachsenen als normal, wenn sie mindestens

(A) 2 ml/s beträgt
(B) 4 ml/s beträgt
(C) 6 ml/s beträgt
(D) 8 ml/s beträgt
(E) Keine der Angaben (A)–(D) trifft zu.

3.6 Punktionsverfahren

[F 89]
3.67 Bei der Prostatanadelbiopsie zur Bestätigung der Verdachtsdiagnose „Prostatakarzinom" gibt es folgende Punktionswege:

(1) perineal
(2) transurethral
(3) transrektal
(4) retropubisch

(A) nur 1 und 2 sind richtig
(B) nur 1 und 3 sind richtig
(C) nur 1 und 4 sind richtig
(D) nur 2 und 4 sind richtig
(E) nur 3 und 4 sind richtig

■3.62 A   ■3.63 A   ■3.64 E   ■3.65 C   ■3.66 E   ■3.67 B

4 Urologische Therapie

4.2 Operative Therapie

4.1 Ein 19jähriger Patient mußte wegen eines schweren Traumas linksseitig nephrektomiert werden. 2 Jahre nach Wiederaufnahme seiner Arbeit als Elektriker finden sie bei ihm im Rahmen einer Lebensversicherungsuntersuchung ein Serum-Kreatinin von 186 µmol/l (2,1 mg-%).

Welche Aussage trifft in diesem Fall zu?

(A) Es handelt sich in diesem Fall um einen Normalbefund bei Einnierigkeit
(B) Nach durchgemachtem Trauma bleibt das Serum-Kreatinin erhöht
(C) Die Funktion der Restniere ist eingeschränkt
(D) Bei Einnierigkeit ist die Serum-Kreatininbestimmung wertlos
(E) Der Patient hat eine Immunkomplex-Nephritis als Spätfolge nach zahlreichen Transfusionen

– Plastische Operationen

4.2 Die klassische Indikation zur Nierenbeckenplastik ist:

(A) retroperitoneale Fibrose
(B) parapelvine Zyste
(C) Megaureter
(D) pyeloureterale Stenose
(E) Hufeisenniere

[F 86]
4.3 Die urodynamisch wirksame kongenitale Stenose am pyeloureteralen Übergang mit Pyelokaliektasie und beginnenden Nierenparenchymschwund sollte operative behandelt werden,

weil

die konservative Behandlung der angeborenen subpelvinen Harnleiterstenose regelmäßig zur pyelonephritischen Schrumpfniere führt.

– Harnableitung

4.4 Das „Ileum Conduit" wird am treffendsten definiert als

(A) Enteroanastomose
(B) Blasenerweiterungs-Plastik im Ileum-Transplantat
(C) Osteotomie des Os ileum
(D) äußere Harnableitung über ein Ileum-Segment
(E) ileokolische Invagination

[H 87]
4.5 Auf welche Weise kann Harn supravesikal abgeleitet werden?

Mittels

(1) Ureterokutaneostomie
(2) Ureterosigmoideostomie
(3) perkutaner Nephrostomie
(4) Colon-Conduit
(5) Ileum-Conduit

(A) nur 4 und 5 sind richtig
(B) nur 1, 2 und 3 sind richtig
(C) nur 1, 4 und 5 sind richtig
(D) nur 1, 3, 4 und 5 sind richtig
(E) 1–5 = alle sind richtig

[F 86]
4.6 Nach einer beidseitigen Harnleiterimplantation in das Sigma sollte der Säure-Basen-Haushalt kontrolliert werden,

weil

eine durch beidseitige Ureterosigmoidostomie bewirkte Harneinleitung in das Sigma zur Verschiebung des Elektrolythaushaltes im Sinne einer hypochlorämischen Alkalose führt.

■4.1 C   ■4.2 D   ■4.3 C   ■4.4 D   ■4.5 E   ■4.6 C

[F87]
4.7 Als Folge(n) einer Ureterosigmoidostomie kann (können) auftreten:

(1) Pyelonephritis
(2) hyperchlorämische Azidose
(3) hypochlorämische Azidose
(4) hypochlorämische Alkalose

(A) nur 1 ist richtig
(B) nur 2 ist richtig
(C) nur 1 und 2 sind richtig
(D) nur 1 und 3 sind richtig
(E) nur 1 und 4 sind richtig

[H88]
4.8 Nach Ureterosigmoidostomie wird als typische laborchemische Veränderung beobachtet:

(A) Hyperkaliämie
(B) Hyponatriämie
(C) Hypochlorämie
(D) hyperchlorämische Azidose
(E) metabolische Alkalose

[H91]
4.9 Gebräuchliche Möglichkeiten der supravesikalen Harnableitung sind:

(1) suprapubische Vesikostomie
(2) Ileum-Conduit
(3) transurethraler Dauerkatheter
(4) Harnleiter-Darm-Implantation

(A) nur 1 ist richtig
(B) nur 1 und 2 sind richtig
(C) nur 2 und 4 sind richtig
(D) nur 1, 2 und 4 sind richtig
(E) nur 2, 3 und 4 sind richtig

4.3 Transurethrale endoskopische Eingriffe

4.10 Welche Aussage trifft **nicht** zu?

Bei einer transurethralen Elektroresektion ist zu rechnen mit:

(A) Einschwemmung von Spülflüssigkeit in die Blutbahn
(B) Hyponatriämie
(C) Nachblutung
(D) Hyperkaliämie
(E) Hypervolämie

5 Fehlbildungen

5.2 Nierenanomalien

[H87]
5.1 Zystennieren des Erwachsenen

(1) sind in der Mehrzahl der Fälle dominant erblich
(2) enthalten bis hühnereigroße Zysten, die durch lokale Wachstumsexzesse hervorgerufen werden
(3) sind häufig mit Zysten des Hodens bzw. der Ovarien kombiniert
(4) werden meist in der 5.–6. Lebensdekade insuffizient
(5) gehen überzufällig häufig mit einer karzinomatösen Entartung einher

(A) nur 3 und 4 sind richtig
(B) nur 1, 2 und 4 sind richtig
(C) nur 1, 4 und 5 sind richtig
(D) nur 2, 3 und 5 sind richtig
(E) 1–5 = alle sind richtig

5.2 Aus eugenischen Gründen ist einer Patientin mit solitärer Nierenzyste von der Fortpflanzung abzuraten,

weil

es sich bei Zystennieren (polyzystische Degeneration) um ein vererbbares Leiden mit hohem Erkrankungsrisiko der Nachkommen handelt.

Antwort	Aussage 1	Aussage 2	Verknüpfung
A	richtig	richtig	richtig
B	richtig	richtig	falsch
C	richtig	falsch	–
D	falsch	richtig	–
E	falsch	falsch	–

■4.7 C   ■4.8 D   ■4.9 C   ■4.10 D   ■5.1 B   ■5.2 D

5.3 Welche Aussage trifft **nicht** zu?

Zystennieren beim Erwachsenen

(A) manifestieren sich klinisch häufig zwischen dem 30. und 40. Lebensjahr
(B) sind vererbbar
(C) können im Röntgenbild Kelchdeformationen zeigen
(D) stellen eine benigne Erkrankung ohne wesentliche Funktionsstörungen dar
(E) treten oftmals beidseitig auf

5.4 Die polyzystische Nierendegeneration ist charakterisiert durch:

(1) dominante Heredität
(2) Entwicklung einer Hypertonie
(3) Nierenvergrößerung
(4) Assoziation mit tuberöser Hirnsklerose
(5) progrediente Niereninsuffizienz

(A) nur 1 und 2 sind richtig
(B) nur 1, 3 und 5 sind richtig
(C) nur 2, 3 und 4 sind richtig
(D) nur 1, 2, 3 und 5 sind richtig
(E) 1–5 = alle sind richtig

H 88
5.5 Welche Aussage trifft **nicht** zu?

Zystennieren des Erwachsenen

(A) sind den Nierenmißbildungen zuzuordnen
(B) sind in der Regel einseitig entwickelt
(C) können familiär auftreten
(D) können eine Polyglobulie hervorrufen
(E) können eine arterielle Hypertonie erzeugen

F 87
5.6 Welche Aussage trifft **nicht** zu?

Autosomal-dominant vererbte Zystennieren (polyzystische Nierendegeneration)

(A) führen zu progredienter Niereninsuffizienz
(B) sind im fortgeschrittenen Stadium als große retroperitoneale Tumoren tastbar
(C) werden im allgemeinen bis zum Ende des 5. Lebensjahres klinisch manifestiert
(D) treten in der Regel beidseitig auf
(E) können zu renalem Hypertonus führen

5.7 Bei welcher Nephropathie findet sich typischerweise ein pathologischer Tastbefund bei der Palpation des Abdomen?

(A) polyzystische Degeneration der Nieren
(B) Nierenbeckenkarzinom
(C) Nierenvenenthrombose
(D) Amyloidnephrose
(E) Plasmozytomniere

F 91
5.8 Welche der folgenden Diagnosen ist bei einem Patienten nach computertomographischer Untersuchung des Abdomens mit oraler und i.v.-Kontrastmittel-Gabe (siehe Abbildungen Nr. 21 und 22 des Bildanhangs) zu stellen?

(A) retroperitoneale Blutung
(B) ausgedehnte paraaortale Lymphome bei Morbus Hodgkin
(C) polyzystische Nierendegeneration
(D) Nierenkarzinom
(E) mechanischer Dünndarmileus

5.9 Welche Aussage trifft **nicht** zu?

In Abb. 23 (siehe Bildanhang) ist die operativ freigelegte Niere einer 51jährigen Patientin mit charakteristischen pathologischen Veränderungen dargestellt.

(A) Diese Erkrankung geht häufig mit einem Bluthochdruck einher
(B) Es handelt sich um eine meist bilaterale hereditäre Erkrankung
(C) Die operative Freilegung ist bei dieser Erkrankung nur sehr selten indiziert
(D) Es handelt sich um eine maligne Erkrankung
(E) Viele Patienten mit dieser Erkrankung müssen im Spätstadium dialysiert bzw. nierentransplantiert werden

F 84
5.10 Der makroskopische und histologische Befund entspricht folgender Organkrankheit (siehe Abbildung Nr. 24 und Nr. 25 des Bildanhangs):

(A) Zystenleber
(B) Zystennieren des Erwachsenen
(C) Echinokokkose
(D) sog. Schwammniere
(E) Hydronephrose

▌5.3 D   ▌5.4 D   ▌5.5 B   ▌5.6 C   ▌5.7 A   ▌5.8 C   ▌5.9 D   ▌5.10 B

5.11 Welche Diagnose ist anhand des beigefügten Röntgenbildes eines rechtsseitigen Nierenarteriogramms (s. Abb. Nr. 26 des Bildanhangs) zu stellen?

(A) Nierentumor
(B) solitäre Nierenzyste
(C) multiple Nierenzysten
(D) Harnstauungsniere
(E) Kompression der Niere

5.12 Bei einer 24jährigen Patientin wird zufällig im i. v. Urogramm eine tischtennisballgroße solitäre Zyste rechts ohne Impression des Nierenbeckens festgestellt und sonographisch betätigt.

Welche Aussage trifft zu?

(A) Von einer Schwangerschaft sollte man der Patientin dringend abraten.
(B) Wegen der Gefahr eines Zystenwandkarzinoms ist eine baldige Operation (Resektion) indiziert.
(C) Mit großer Wahrscheinlichkeit wird die Patientin im Laufe ihres Lebens eine Hypertonie entwickeln.
(D) Der Befund ist in der Regel als harmlos zu betrachten.
(E) Eine angiographische (Renovasographie) Überprüfung des Befundes ist dringend erforderlich.

[H 88]
5.13 Solitäre Nierenzysten müssen nach Diagnosestellung unbedingt so bald wie möglich operativ entfernt werden,

weil

solitäre Nierenzysten in hohem Prozentsatz (über 30%) maligne entarten.

[F 84]
5.14 Zu den Fehl-(Miß-)Bildungen bzw. Lageanomalien der Niere zählen:

(1) Kuchenniere
(2) Hufeisenniere
(3) Zystenniere
(4) Beckenniere
(5) Markschwammniere

(A) nur 1 und 2 sind richtig
(B) nur 4 und 5 sind richtig
(C) nur 3, 4 und 5 sind richtig
(D) nur 1, 2, 3 und 4 sind richtig
(E) 1–5 = alle sind richtig

5.15 Welches ist die im Vordergrund stehende diagnostische Maßnahme zur Unterscheidung der angeborenen Lageanomalie einer Niere von einer Nephroptose?

(A) Sequenzszintigraphie im Liegen und Sitzen
(B) Nierenangiographie im Liegen und Stehen
(C) retrograde Pyelographie im Liegen
(D) Ausscheidungsurographie im Liegen und Stehen
(E) Keine Antwort ist richtig

5.16 Welche Aussage trifft zu?

Zum Nachweis einer Nephroptose als Ursache einer intermittierenden Harnabflußstörung durch Ureterabknickung eignet sich am ehesten ein(e)

(A) Ausscheidungsurogramm mit Aufnahmen im Liegen und Stehen
(B) retrograde Pyelographie
(C) selektive Katheterangiographie der Niere
(D) Nierenszintigramm
(E) Übersichtsaortographie

[H 90]
5.17 Welche Aussage trifft **nicht** zu?

Die Nephroptose

(A) tritt vorwiegend rechts in Erscheinung
(B) manifestiert sich mit Lumboabdominalbeschwerden, die jedoch im Liegen typischerweise abklingen
(C) bevorzugt das weibliche Geschlecht
(D) ist durch einen tastbaren, fixierten Tumor im Unterbauch charakterisiert
(E) bedarf häufig keiner operativen Therapie

Antwort	Aussage 1	Aussage 2	Verknüpfung
A	richtig	richtig	richtig
B	richtig	richtig	falsch
C	richtig	falsch	–
D	falsch	richtig	–
E	falsch	falsch	–

▮5.11 C ▮5.12 D ▮5.13 E ▮5.14 E ▮5.15 D ▮5.16 A ▮5.17 D

[F 89]
5.18 Bei jeder Hufeisenniere muß die Verschmelzungsbrücke (Isthmus) operativ durchtrennt werden,

weil

die Hufeisenniere, deren Verschmelzungsbrücke (Isthmus) therapeutisch nicht durchtrennt wird, infolge progredienter beidseitiger Harnstauung in jedem Falle zum terminalen Nierenversagen führt.

[H 88]
5.19 Unter einer gekreuzten Nierendystopie versteht man:

(A) Drehung der Niere nach dorsal bei ansonsten regelrechten Verhältnissen
(B) überzählige Niere, die sich im Urogramm auf die Lendenwirbelsäule projiziert
(C) Lage der Niere auf der Gegenseite unterhalb der normotopen anderen Niere
(D) symmetrische Verschmelzung der Nieren zur Hufeisenniere
(E) Senkniere, die im Röntgenbild die Ilioskralfuge „kreuzt"

[F 92]
5.20 Eine 28jährige Patientin stellt sich wegen Rückenschmerzen in der Praxis vor. Im Rahmen der Untersuchung wird eine Urographie (siehe Abbildung Nr. 27 des Bildanhangs) in liegender (a) und stehender (b) Position durchgeführt.

Welche Diagnose trifft zu?

(A) Beckennieren
(B) Nephroptosen
(C) konnatale Nierenektopien
(D) angeborene, tiefe Nierendystopien
(E) gekreuzte Nierendystopie

[F 91]
5.21 Bei einem Kind bestand eine linksseitige Harnstauungsniere (siehe Abbildung Nr. 28 des Bildanhangs). Vor einem Jahr ist eine operative Therapie erfolgt. Danach sind die Harnabfluß-Verhältnisse regelrecht (siehe Abbildung 29 des Bildanhangs).

Als Ursache dieser Harnstauungsniere ist am wahrscheinlichsten anzunehmen:

(A) Nierenbeckenstein
(B) Harnleiterstein
(C) subpelvine Harnleiterstenose
(D) distale Ureterstenose
(E) vesikorenaler Reflux Grad V

5.22 Als Ursachen einer Harnstauungsniere im Kindesalter kommen in Betracht ein(e):

(1) aberrierendes Gefäß
(2) Harnleiterstein
(3) subpelvine Stenose
(4) Nierenbeckenstein
(5) Ureterozele

(A) nur 1 und 2 sind richtig
(B) nur 2 und 3 sind richtig
(C) nur 3 und 5 sind richtig
(D) nur 1, 4 und 5 sind richtig
(E) 1–5 = alle sind richtig

5.3 Harnleiter

5.23 Beim Ureter duplex ist zystoskopisch auf der mißgebildeten Seite nur ein Ostium zu erkennen,

weil

sich beim Ureter duplex beide Harnleiter dicht oberhalb der Blase vereinigen.

▪5.18 E   ▪5.19 C   ▪5.20 B   ▪5.21 C   ▪5.22 E   ▪5.23 E

5.24 Die Meyer-Weigertsche Regel besagt:

(A) Bei Ureter fissus liegt auf jeder Seite nur ein Nierenbecken vor.
(B) Bei Ureter duplex mündet der Ureter des kranialen Nierenbeckens im kaudalen Ostium, der Ureter des kaudalen Nierenbeckens im kranialen Ostium.
(C) Doppelbildungen des Harnleiters werden autosomal-rezessiv vererbt.
(D) Die komplette Doppelanlage des Ureters ist häufig mit der Ureterozele kombiniert.
(E) Der Ureter duplex tritt in etwa zwei Drittel der Fälle beidseitig auf.

5.25 Was versteht man unter einem Ureter fissus?

(A) partielle Duplikatur des Ureters bei Doppelniere
(B) komplett gedoppelter Ureter bei Doppelniere
(C) ballonartige Mündung des Ureters in die Blase
(D) Ureter mit ektoper Mündung in die Urethra
(E) Ureter mit Stenose am pyeloureteralen Übergang

5.26 Bei einem 66jährigen Patienten mit Harnblasenentleerungsstörung wird eine retrograde Zystographie mit dem in Abbildung Nr. 30 des Bildanhangs wiedergegebenen Ergebnis durchgeführt.

Welche Feststellung läßt sich an Hand dieses Untersuchungsergebnisses treffen?

(A) normale Kontrastdarstellung der unauffälligen, rechten Harnwege
(B) Funktionsausfall der linken Niere
(C) rechtsseitiger Ureter fissus mit hoher Gabelung
(D) vesiko-uretero-renaler Reflux bei Doppelniere und Ureter duplex rechts
(E) intraperitoneale Harnblasenruptur

5.27 Folgende Harnwegsmißbildungen sind geeignet, Harnwegsinfekte zu unterhalten:

(1) Urachusfistel
(2) Doppelniere ohne Reflux
(3) Blasendivertikel
(4) Blasenekstrophie

(A) nur 2 ist richtig
(B) nur 1 und 2 sind richtig
(C) nur 1 und 4 sind richtig
(D) nur 2 und 3 sind richtig
(E) nur 1, 3 und 4 sind richtig

5.28 Welche Aussage trifft **nicht** zu?

Ein doppelseitiger Megaureter wird häufig von folgenden Symptomen begleitet:

(A) Niereninsuffizienz
(B) Inkontinenz
(C) Gedeihstörungen
(D) Leibschmerzen
(E) Pyurie

5.29 Die ektope Ureterozele bei Doppelniere

(1) entsteht bei Mädchen durch Senkung der hinteren Harnröhrenwand
(2) prolabiert bei Mädchen gelegentlich vor das Ostium urethrae externum
(3) ist eine zystische Erweiterung des intravesikalen Harnleiteranteils
(4) kann beim Kind die Blasenkapazität einschränken
(5) wird vorwiegend konservativ behandelt

(A) nur 1 und 2 sind richtig
(B) nur 1 und 5 sind richtig
(C) nur 2, 3 und 4 sind richtig
(D) nur 2, 4 und 5 sind richtig
(E) nur 3, 4 und 5 sind richtig

Antwort	Aussage 1	Aussage 2	Verknüpfung
A	richtig	richtig	richtig
B	richtig	richtig	falsch
C	richtig	falsch	–
D	falsch	richtig	–
E	falsch	falsch	–

■ 5.24 B   ■ 5.25 A   ■ 5.26 D   ■ 5.27 E   ■ 5.28 B   ■ 5.29 C

– Vesikoureteraler Reflux

5.30 Welche Aussage trifft zu?

Das geeignetste diagnostische Hilfsmittel zur Erkennung eines vesikoureteralen Refluxes ist die

(A) Sequenzszintigraphie
(B) Isotopennephrographie
(C) Infusionsurographie
(D) Miktionszystographie
(E) Zystoskopie

5.31 Welche Aussage trifft zu?

Die häufigste Folge des vesikoureteralen Refluxes ist die (der)

(A) Enuresis nocturna
(B) Steinbildung
(C) Hydronephrose
(D) Blasenatonie
(E) therapieresistente Harnwegsinfekt

5.32 Bei einem 4jährigen Jungen mit rezidivierenden Harnwegsinfekten ist/sind folgende Erkrankung(en) als Ursache hierfür relativ häufig:

(1) chronische Tonsilitis
(2) vesikoureteraler Reflux
(3) Nierenzyste
(4) Nephroptose

(A) nur 1 ist richtig
(B) nur 2 ist richtig
(C) nur 1 und 2 sind richtig
(D) nur 2 und 4 sind richtig
(E) nur 1, 2 und 3 sind richtig

5.33 Was bedeutet ein Golfloch-Ostium?

(A) eine Anomalie der Harnleitermündung
(B) eine Fehlbildung im Bereich des Nierenbeckenkelchsystems
(C) eine Formvariante im Bereich der Harnröhre
(D) das Hautstoma bei Ileum-Conduit
(E) das Lumen des „ummauerten" Ureters bei M. Ormond

5.34 Ein vesikorenaler Reflux muß auf jeden Fall operativ behandelt werden,

weil

ein vesikorenaler Reflux zur Destruktion einer Niere führen kann.

5.4 Blase und Harnröhre

5.35 Welche Aussage trifft für Harnblasendivertikel **nicht** zu?

(A) Solitäre Blasendivertikel können angeboren sein.
(B) Eine Blasenekstrophie ist in der Regel mit multiplen Blasendivertikeln assoziiert.
(C) Bei einer sog. neurogenen Blase können sich Pseudodivertikel ausbilden.
(D) Paraureterale Divertikel begünstigen einen vesiko-ureteralen Reflux.
(E) Bei einer infravesikalen Obstruktion kann es zur Ausbildung von multiplen Blasendivertikeln kommen.

5.36 Bei einem 26jährigen Patienten findet sich am äußeren Genitale der dargestellte Befund (siehe Abbildung Nr. 31 des Bildanhangs).

Wie lautet die Diagnose?

(A) penile Hypospadie
(B) komplette Epispadie
(C) penoskrotale Hypospadie
(D) Blasenekstrophie
(E) adrenogenitales Syndrom (AGS)

5.37 Es handelt sich um einen 53jährigen Patienten mit chronisch-rezidivierender signifikanter Bakteriurie und Leukozyturie. Im Anschluß an das Urogramm wird nach Miktion eine Blasenübersichtsröntgenaufnahme (siehe Abbildung Nr. 32 des Bildanhangs) angefertigt.

Welche Diagnose trifft zu?

(A) Doppelblase
(B) einfache (orthotope) Ureterozele
(C) Urachuszyste
(D) Blasendivertikel
(E) ektope Ureterozele

5.38 Die Blasenekstrophie ist Folge

(A) einer gestörten Entwicklung der Müllerschen Gänge
(B) einer gestörten embryonalen Entwicklung in der Kloakenmembran-Region
(C) eines Offenbleibens des Allantoisgangs
(D) einer Persistenz der Gartnerschen Gänge
(E) einer Perforation eines großen Harnblasendivertikels

5.39 Die häufigste Hemmungsmißbildung der Harnblase ist die

(A) Hypoplasie
(B) Agenesie
(C) Dysplasie
(D) Ekstrophie
(E) Ektopie

5.40 Bei einem 1jährigen Knaben (s. Abb. 33 des Bildanhangs) erkennt man im Bereich des Unterbauches eine

(A) Hypospadie
(B) Omphalozele
(C) Urachusfistel
(D) Blasenekstrophie
(E) mazerierte Nabelhernie

5.41 Das äußere Genitale des 4jährigen Knaben (Abb. 34, siehe Bildanhang) zeigt einen Befund, der charakteristisch ist für:

(A) männliche Pseudohermaphroditismus
(B) andrenogenitales Syndrom
(C) Kloake
(D) Hypospadie
(E) Epispadie

5.42 Der Penis des 5jährigen Knaben zeigt den in der Abbildung Nr. 35 des Bildanhangs erkennbaren Befund.

Wie lautet die Diagnose?

(A) Phimose
(B) Hypospadia glandis
(C) Hypospadia penis mit Chorda
(D) Zustand nach Einriß des Präputiums
(E) Zustand nach Zirkumzision mit Frenulotomie

5.43 Bei der auf Abbildung Nr. 36 des Bildanhangs gezeigten Fehlbildung handelt es sich um eine

(A) Hypospadia glandularis
(B) Hypospadia coronaria
(C) Paraphimose
(D) Epispadie
(E) Virga palmata

5.44 Die Epispadie ist häufig verbunden mit einem (einer)

(A) Hermaphroditismus
(B) Penisduplikatur
(C) kongenitalen Urethralfistel
(D) Blasenekstrophie
(E) Harnverhalt

Antwort	Aussage 1	Aussage 2	Verknüpfung
A	richtig	richtig	richtig
B	richtig	richtig	falsch
C	richtig	falsch	–
D	falsch	richtig	–
E	falsch	falsch	–

■5.37 D   ■5.38 B   ■5.39 D   ■5.40 D   ■5.41 E   ■5.42 B   ■5.43 D   ■5.44 D

5.45 Welche Aussage trifft zu?

Eine komplette Epispadie wird begleitet von

(A) Niereninsuffizienz
(B) Pyurie
(C) Gedeihstörungen
(D) Inkontinenz
(E) Leibschmerzen

[H 86]
5.46 Ein 18jähriges Mädchen ist seit seiner Geburt tags und nachts harnnaß, hat aber einen normalen Miktionsrhythmus.

Es handelt sich am ehesten um:

(A) hintere Urethralklappen
(B) Streßinkontinenz
(C) große Blasen-Scheiden-Fistel
(D) heterotope Uretermündung
(E) Harnblasendivertikel

[H 91]
5.47 Die primäre Enuresis nocturna

(A) tritt familiär gehäuft auf
(B) hat überwiegend eine ungünstige Prognose hinsichtlich spontaner Normalisierung
(C) steht in der Regel mit Stenosen der ableitenden Harnwege in ursächlichem Zusammenhang
(D) ist bei Mädchen häufiger als bei Knaben
(E) ist seltener als die primäre Enuresis diurna

5.48 Harnröhrenklappen

(A) kommen bei Knaben und Mädchen mit derselben Häufigkeit vor
(B) sind belanglos, da es sich um Schleimhautfalten handelt
(C) können eine Ursache von beidseitigen Megaureteren sein
(D) sind ausschließlich im distalen Teil der Harnröhre lokalisiert
(E) werden in der Regel durch eine Bougierungsbehandlung beseitigt

[F 89]
5.49 Die Dilatation der oberen ableitenden Harnwege und der Harnblase ist bei Knaben am häufigsten verursacht durch:

(A) Phimosen
(B) beidseitige Ureterstenosen
(C) Urethralklappen
(D) Hypospadien
(E) Epispadien

[H 91]
5.50 Wegen rascher Ermüdung, Appetitmangel und Wachstumsstörung erfolgt die Allgemeinuntersuchung eines 8jährigen Jungen. Die erhobenen Labordaten sind normal. Sonographisch finden sich im Bereich der Nieren große liquide Hohlräume, starke Reduzierung des Nierenparenchyms und Dilatation beider Harnleiter. Die Harnblase bleibt nach Miktion mit ca. 400 ml gefüllt. Zur Anamnese wird von der Mutter weiter angegeben, daß im Alter von zwei Jahren eine beidseitige Orchidopexie erfolgte und der Junge sich schon als Kleinkind bei der Miktion sehr anstrengen mußte.

An welches Krankheitsbild ist zuerst zu denken?

(A) bilaterale polyzystische Nieren
(B) chronische Harnstauung infolge Urethralklappe
(C) kongenitale Ureterabgangsstenosen beiderseits
(D) primäre Megaloureteren beiderseits
(E) Prune-Belly-Syndrom (Harnwegsanomalien, Kryptorchismus, Bauchwandschwäche)

5.5 Genitale

[H 87]
5.51 Ein 18jähriger Patient kommt mit einer Autofotographie (siehe Abbildung Nr. 37 des Bildanhangs) in die Sprechstunde. Der Meatus liegt an normaler Stelle, die Miktion ist ungestört.

Welche Diagnose ist unter Berücksichtigung des Fotos am ehesten zu stellen?

(A) Priapismus
(B) Penisfraktur
(C) Hypospadie
(D) Induratio penis plastica
(E) kongenitale Penisdeviation

■5.45 D   ■5.46 D   ■5.47 A   ■5.48 C   ■5.49 C   ■5.50 B   ■5.51 E

Phimose

[F 89]
5.52 Beim männlichen Säugling läßt sich das Präputium in der Regel nicht vollständig zurückschieben,

weil

das Präputium beim männlichen Säugling physiologischerweise mit der Glans verklebt ist.

5.53 Bei Patienten mit einer Phimose kommt es seltener zur Ausbildung eines Peniskarzinoms als bei Patienten ohne Phimose,

weil

durch eine Phimose die Glans penis gegen kanzerogen wirkende mechanische Dauerreize geschützt ist.

[H 90]
5.54 Bei einem 18 Monate alten Jungen läßt sich das Präputium nur so weit zurückschieben, daß der Meatus urethrae frei sichtbar wird.

Die richtige Beratung der Eltern ist folgende:

(A) Es handelt sich um eine Verklebung der Vorhaut; Lösung und vorsichtiges Dehnen mit Knopfsonde ist angezeigt.
(B) Eine Zirkumzision zur Vermeidung von Balanitiden ist angezeigt.
(C) Entspricht im Alter von 18 Monaten einem Normalbefund; eine Behandlung ist nicht erforderlich.
(D) Dehnung der Vorhaut durch vorsichtiges Zurückstreifen im warmen Bad ist angezeigt.
(E) Fehlbildung; Korrektur vor dem Schuleintritt ist angezeigt.

Lageanomalien des Hodens

[H 84]
5.55 Bei einem reifgeborenen Kind wird im 7. Lebensmonat ein behandlungsbedürftiger Maldescensus testis diagnostiziert. Der Maldescensus testis sollte behandelt werden

(A) vor Abschluß des 2. Lebensjahres
(B) zwischen dem 4. und 6. Lebensjahr
(C) zwischen dem 7. und 10. Lebensjahr
(D) zu Beginn der Pubertät
(E) nach abgeschlossener Pubertät

[F 87]
5.56 Wann ist die Behandlung der Lageanomalie des Hodens zur Verminderung von Funktionsstörungen erforderlich?

(A) vor Abschluß des 1. Lebensjahres
(B) vor Abschluß des 2. Lebensjahres
(C) zwischen dem 5. und 10. Lebensjahr
(D) unmittelbar vor der Pubertät
(E) unmittelbar mit Ende der Pubertät

[F 84]
5.57 Mit der Behandlung eines einseitigen Hodenhochstandes (Retentio testis inguinalis) kann bis zum 10. Lebensjahr abgewartet werden,

weil

der Hoden bis zum Eintritt der Pubertät in das Skrotum verlagert werden muß.

[H 85]
5.58 Bei einem 2jährigen Knaben liegen beide Hoden zeitweise im Skrotum, zeitweise im Leistenkanal. Bei diesem Kind ist baldmöglichst eine Orchidopexie durchzuführen,

weil

nicht im 2. Lebensjahr ins Skrotum verlagerte Inguinalhoden zur Infertilität führen können.

Antwort	Aussage 1	Aussage 2	Verknüpfung
A	richtig	richtig	richtig
B	richtig	richtig	falsch
C	richtig	falsch	–
D	falsch	richtig	–
E	falsch	falsch	–

■5.52 A   ■5.53 E   ■5.54 C   ■5.55 A   ■5.56 B   ■5.57 E   ■5.58 D

5.59 Wie soll eine einseitige Retentio testis inguinalis behandelt werden, wenn 1–2 im zweiten Lebensjahr durchgeführte Gonadotropinkuren (HCG) ohne Erfolg sind?

(A) weitere konservative Therapie mit je 12 000 E. Gonadotropin im 4., 6. und 12. Lebensjahr
(B) Abwarten des Spontandescensus testis bis zum Eintritt der Pubertät
(C) baldige Orchidolyse und Orchidopexie
(D) Abwarten des Spontandescensus testis. Bei fehlendem Descensus Orchidolyse und Orchidopexie im 14. Lebensjahr
(E) Zu keinem Zeitpunkt ist eine Operation notwendig, da im Gegensatz zum doppelseitigen Kryptorchismus die Fertilität bei einseitiger Retentio testis nie beeinträchtigt ist.

[H-88]
5.60 Bei einem Schulanfänger stellt der Schularzt fest, daß beide Hoden im Leistenkanal liegen; durch leichtes manuelles Verschieben lassen sie sich in das Skrotum verlagern und verbleiben dort. Beim Auslösen des Cremasterreflexes, z.B. durch Kälte, steigen die Hoden in den Leistenkanal hoch, gleiten dann aber wieder in das Skrotum zurück.

(1) Es handelt sich höchstwahrscheinlich um nicht behandlungsbedürftige Pendelhoden.
(2) Eine Überweisung zur Operation ist dringlich.
(3) Eine Kur mit HCG muß baldigst durchgeführt werden.
(4) Da der optimale Zeitpunkt der Behandlung verpaßt wurde, ist bereits mit einer Schädigung der Hoden zu rechnen.

(A) nur 1 ist richtig
(B) nur 2 ist richtig
(C) nur 3 ist richtig
(D) nur 2 und 4 sind richtig
(E) nur 3 und 4 sind richtig

5.61 Die besonderen Risiken des kryptorchen Hodens liegen in

(1) Hydrocele testis nondescendentis
(2) Impotentia ejaculandi
(3) Infertilität
(4) maligner Entartung
(5) Eunuchoidismus

(A) nur 1 und 2 sind richtig
(B) nur 2 und 3 sind richtig
(C) nur 3 und 4 sind richtig
(D) nur 1, 3 und 4 sind richtig
(E) 1–5 = alle sind richtig

5.62 Das Verbleiben **eines** Hodens im Leistenkanal (Leistenhoden)

(1) ist als Deszensusstörung zu bewerten, die bis zur Pubertät keiner therapeutischen Behandlung bedarf
(2) sollte schon beim Kleinkind hormonell behandelt werden, da Choriongonadotropininjektionen einen günstigen Effekt zeigen können
(3) erfordert nach erfolgloser Hormonbehandlung ein chirurgisches Vorgehen
(4) ist beim jungen Säugling ein kontrollbedürftiger, aber nicht zu behandelnder Befund

(A) nur 1 ist richtig
(B) nur 1 und 4 sind richtig
(C) nur 2 und 3 sind richtig
(D) nur 2 und 4 sind richtig
(E) nur 2, 3 und 4 sind richtig

5.63 Bei einem 20jährigen Patienten wurde eine doppelseitige Retentio testis im Alter von 8 Jahren durch Orchidopexie behandelt.

Welche der Aussagen trifft (treffen) zu?

(1) Die normale Zeugungsfähigkeit ist gewährleistet
(2) Eine Zeugungsfähigkeit ist lediglich bei hochdosierten Testosterongaben gewährleistet
(3) Es besteht wahrscheinlich keine Fertilität
(4) Von einer Vaterschaft ist wegen der erhöhten Mißbildungsrate abzuraten

(A) nur 1 ist richtig
(B) nur 2 ist richtig
(C) nur 3 ist richtig
(D) nur 1 und 4 sind richtig
(E) nur 2 und 4 sind richtig

■ 5.59 C   ■ 5.60 A   ■ 5.61 C   ■ 5.62 E   ■ 5.63 C

5.64 Bei einem 25jährigen Patienten wurde ein unilateraler Hodenmaldeszensus im Alter von 8 Jahren durch Orchidopexie behandelt.

Welche Aussage(n) trifft (treffen) zu?

(1) Mit einer Einschränkung der Chancen zur Zeugungsfähigkeit muß gerechnet werden.
(2) Die Potentia coeundi wird durch die behandelte Deszensusstörung in der Regel nicht wesentlich beeinträchtigt.
(3) Von einer Vaterschaft ist wegen der erhöhten Mißbildungsrate abzuraten.
(4) Mit einem erhöhten Risiko zur malignen Entartung des betroffenen Hodens muß gerechnet werden.

(A) nur 2 ist richtig
(B) nur 1 und 3 sind richtig
(C) nur 1, 2 und 3 sind richtig
(D) nur 1, 2 und 4 sind richtig
(E) 1–4 = alle sind richtig

5.6 „Hodenschwellung"

5.65 In das Skrotum kann sich am ehesten vorschieben:

(A) direkte Leistenhernie
(B) indirekte Leistenhernie
(C) Hernia femoralis
(D) Hernia obturatoria
(E) Senkungsabszeß

5.66 Welche Aussage trifft für die Leistenhernie im Kindesalter **nicht** zu?

(A) Bis zu 5% aller Kinder erkranken an einer Leistenhernie.
(B) Knaben sind überwiegend betroffen.
(C) Im Gegensatz zum Erwachsenen handelt es sich fast immer um eine direkte Leistenhernie.
(D) Inkarzerationsgefahr besteht besonders bei Säuglingen.
(E) Der Bruchsack wird durch den offenen Processus vaginalis peritonei gebildet.

5.67 Ein 10jähriger Knabe mit der Länge eines 12jährigen wird wegen allgemeiner Fettsucht vorgestellt. Penis und Skrotum sind klein, die Hoden (2 ml) sind im Skrotum.

Es handelt sich am ehesten um

(A) Hyperthyreose
(B) Cushing-Syndrom
(C) alimentäre Adipositas, Adiposogigantismus
(D) Klinefelter-Syndrom
(E) hypophysären Hochwuchs

5.7 Tumoren im Kindesalter

5.68 Welches ist der häufigste Tumor des Urogenitaltrakts des Kindes?

(A) Hodentumor
(B) Urachuskarzinom
(C) Rhabdomyosarkom der Blase
(D) Wilms-Tumor
(E) Nierenbeckenkarzinom

5.69 Welche Aussage trifft **nicht** zu?

Für das Nephroblastom gilt:

(A) Es befällt vor allem Kinder im Schulalter.
(B) Es führt oft zu einer sichtbaren Vergrößerung des Bauches.
(C) Eine Hämaturie ist prognostisch ungünstig.
(D) Im Pyelogramm zeigen sich Verdrängung und Deformierung der Nierenkelche.
(E) Mißbildungen sind bei Kindern mit Nephroblastom häufiger zu finden.

■5.64 D   ■5.65 B   ■5.66 C   ■5.67 C   ■5.68 D   ■5.69 A

[H 88]
5.70 Prüfen Sie bitte folgende Aussagen über das Nephroblastom im Kindesalter:

(1) Es ist häufige Ursache für Hämaturie im Schulalter.
(2) Es muß nicht immer Beschwerden verursachen, sondern kann durch sein Größenwachtum auffallen.
(3) Es metastasiert bevorzugt in die Lunge.
(4) Es kommt gehäuft bei Kindern mit Aniridie vor.
(5) Zytostatische Therapie kann die Prognose nicht entscheidend beeinflussen.

(A) nur 1 und 3 sind richtig
(B) nur 1, 2 und 4 sind richtig
(C) nur 2, 3 und 4 sind richtig
(D) nur 2, 3 und 5 sind richtig
(E) 1–5 = alle sind richtig

[F 92]
5.71 Mit welchem Erstsymptom manifestiert sich der Wilms-Tumor (Nephroblastom) am häufigsten?

(A) Tumorschwellung
(B) Erbrechen
(C) Fieber
(D) Makrohämaturie
(E) Harnwegsinfekt

5.72 Welche Aussage trifft **nicht** zu?

Für das Nephroblastom im Kindesalter gilt:

(A) Fieber kann ein Symptom sein
(B) Ein Nephroblastom muß nicht immer Beschwerden verursachen. Es kann durch sein Größenwachstum auffallen
(C) Es kann zu Anämie und Hämaturie führen
(D) Operative Therapie ist indiziert
(E) Eine zytostatische Therapie ist in der Regel wirkungslos

[F 84]
5.73 Bei einem Kleinkind wurde im rechten Mittelbauch ein rasch wachsender Tumor getastet. Das Operationspräparat und der histologische Befund stellen folgende Tumorform dar (siehe Abbildung Nr. 38 und Nr. 39 des Bildanhangs):

(A) Neuroblastom der rechten Niere
(B) embryonales Rhabdomyosarkom
(C) malignes Phäochromozytom
(D) Nephroblastom (Wilms-Tumor)
(E) Adenokarzinom der Niere

[F 88]
5.74 Es handelt sich um ein 4jähriges Mädchen mit großer, seit 2 Wochen rasch zunehmender Abdominalschwellung (siehe Abbildung 40 des Bildanhangs). Bei der Vorstellung ist ein großer Abdominaltumor tastbar. Seit einigen Tagen erhebliche Obstipation. Jetzt subfebrile Körpertemperaturen, BSG maximal erhöht, Kreatinin normal; es bestehen ein Harnwegsinfekt sowie eine Mikrohämaturie.

Welche Verdachtsdiagnose ist primär zu stellen?

(A) polyzystische Nierendegeneration
(B) multizystische Nierendysplasie
(C) Hydronephrose
(D) Wilmstumor
(E) Grawitztumor

[H 85]
5.75 Bei einem 5jährigen Kind werden eine Makrohämaturie und eine linksseitige Bauchdeckenvorwölbung beobachtet. Bei der vorsichtigen Palpation des Abdomens wird ein „Bauchtumor" links festgestellt.

Die wahrscheinlichste Diagnose lautet:

(A) Hydronephrose
(B) hypernephroides Nierenkarzinom
(C) Wilms-Tumor
(D) große Nierenzyste links
(E) Urogenitaltuberkulose

5.76 Die Palpation eines Wilms-Tumors muß auf ein Mindestmaß beschränkt bleiben,

weil

der Wilms-Tumor aufgrund einer erhöhten Catecholaminausschüttung zur hypertonen Krise führen kann.

■5.70 C   ■5.71 A   ■5.72 E   ■5.73 D   ■5.74 D   ■5.75 C   ■5.76 C

5.77 Bei einem 6jährigen Jungen zeigt die Ausscheidungsurographie eine weichteildichte Verschattung im Bereich der linken Niere sowie eine fehlende Darstellung der mittleren und oberen Kelchgruppe der linken Niere. Der Mutter war schon seit längerer Zeit eine Zunahme des Bauchumfanges aufgefallen. Eine Hämaturie besteht nicht.

Es handelt sich am ehesten um eine(n)

(A) Steinpyonephrose
(B) Hydronephrose
(C) Wilms-Tumor
(D) polyzystische Nierendegeneration
(E) Hufeisenniere

5.78 Welche der genannten Diagnosen kommt bei einer Geschwulst in der Lendengegend mit frühzeitiger Metastasierung bei Kindern unter 3 Jahren differentialdiagnostisch am ehesten in Betracht?

(A) Hypernephrom
(B) Nierenbeckenkarzinom
(C) solitäre Nierenzyste
(D) Neuroblastom des Nebennierenmarks
(E) Phäochromozytom

[F 86]
5.79 Bei einem Kleinkind wurde wegen allgemeiner Mattigkeit eine hämatologische Untersuchung durchgeführt. Dabei wurden im Blutausstrich atypische Zellverbände nachgewiesen. Die weitere Untersuchung deckte einen metastasierenden Tumor auf, welcher im Bereich der rechten Nebennierenregion lokalisiert war (siehe Abbildung Nr. 41 und Nr. 42 der Bildanhangs).

Es handelt sich am ehesten um ein(en)

(A) malignes Lymphom
(B) Wilms-Tumor
(C) Ewing-Sarkom
(D) Neuroblastom
(E) Nebennierenrindenkarzinom

[F 88]
5.80 Es handelt sich um ein 3jähriges Mädchen mit seit einigen Wochen bestehender Algurie und Dysurie und mit seit einigen Tagen bestehendem intermittierendem Harnverhalt. Bei der Untersuchung findet sich vor dem Meatus urethrae ein traubenförmiger Prolaps (siehe Abbildung Nr. 43 des Bildanhangs) mit Kontaktblutung.

An welche Erkrankung ist primär zu denken?

(A) Urethralprolaps
(B) ektope Ureterozele
(C) Rhabdomyosarkom
(D) Hämangiom
(E) urotheliales Karzinom

[H 89]
5.81 Welcher ist der klinisch häufigste Harnblasentumor des Kindes?

(A) Neurofibrom
(B) Rhabdomyosarkom
(C) urotheliales Blasenkarzinom
(D) Hamartom
(E) Hämangiom

Antwort	Aussage 1	Aussage 2	Verknüpfung
A	richtig	richtig	richtig
B	richtig	richtig	falsch
C	richtig	falsch	–
D	falsch	richtig	–
E	falsch	falsch	–

■5.77 C   ■5.78 D   ■5.79 D   ■5.80 C   ■5.81 B

6 Entzündungen

6.1 Niere und Nierenhüllen

6.1 Welche Aussage trifft **nicht** zu?

(A) Die akute Pyelonephritis ist ein typisches Beispiel für eine primäre glomeruläre Nephropathie
(B) Die renale Beteiligung bei Leptospirose (Morbus Weil) ist ein typisches Beispiel für eine parainfektiöse Nephritis
(C) Die Papillennekrose ist ein häufiger Befund bei der sog. Analgetikanephropathie (Phenacetinniere)
(D) Die polyzystische Degeneration (Zystennieren) ist eine kongenitale vererbbare Nephropathie
(E) Die Nephrosklerose im Rahmen einer essentiellen Hypertonie ist ein Beispiel für eine vaskuläre Nephropathie

[F 92]
6.2 Welche Aussage trifft **nicht** zu?

Folgende Nierenveränderungen finden sich gehäuft bei chronischem Schmerzmittelabusus (z.B. Phenacetin):

(A) Kapillarosklerose
(B) chronische interstitielle Nephritis
(C) Papillenspitzennekrosen
(D) Urothelkarzinom des Nierenbeckens
(E) noduläre Glomerulosklerose

6.3 Welche Aussage trifft **nicht** zu?

Bei der akuten eitrigen Pyelonephritis

(A) enthalten die Sammelrohre viele Leukozytenzylinder
(B) besteht nicht selten gleichzeitig eine Harnwegsobstruktion
(C) findet man kleine Abszesse über Mark und Rinde verstreut
(D) sind die Nieren stark geschwollen
(E) handelt es sich um eine durch Bakterien angestoßene, infektallergische Herdnephritis

6.4 Welche Aussage trifft **nicht** zu?

Typische Befunde bei einer akuten unspezifischen Pyelonephritis sind:

(A) Fieber, auch kombiniert mit Schüttelfrost
(B) mäßiggradige Proteinurie
(C) Leukozyturie
(D) massenhaft säurefeste Stäbchen im Urin
(E) über 100000 Bakterien pro ml im frisch gelassenen Mittelstrahlurin

[H 87]
6.5 Welche Aussage trifft **nicht** zu?

Prädisponierende Faktoren der rezidivierenden (chronischen) Pyelonephritis sind:

(A) Diabetes mellitus
(B) vesikorenaler Reflux
(C) Harnwegsobstruktionen (angeboren und erworben)
(D) Proteinurie
(E) neurogene Blasenentleerungsstörungen

[H 86]
6.6 Folgende Faktoren können die Entstehung einer chronischen Pyelonephritis begünstigen:

(1) Prostataadenom mit Harnverhaltung
(2) Schwangerschaft
(3) Diabetes mellitus
(4) Gichtnephropathie
(5) Nephrolithiasis

(A) nur 1 und 3 sind richtig
(B) nur 1 und 5 sind richtig
(C) nur 4 und 5 sind richtig
(D) nur 2, 4 und 5 sind richtig
(E) 1–5 = alle sind richtig

[H 86]
6.7 Bei der fieberhaften Exazerbation der chronisch-rezidivierenden Pyelonephritis mit erhöhtem Serumkreatinin (z.B. 707 µmol/l; 8 mg%) ist eine Gentamycintherapie mit einer täglichen Dosierung von 5 mg/kg Körpergewicht indiziert,

weil

Gentamycin eines der wirksamsten Antibiotika bei Harnwegsinfektionen ist.

■6.1 A   ■6.2 E   ■6.3 E   ■6.4 D   ■6.5 D   ■6.6 E   ■6.7 D

6.8 Welche Aussage trifft zu?

Primäre Folge(n) des chronischen Phenazetinabusus ist (sind)

(A) Glomerulonephritis
(B) akute diffuse doppelseitige interstitielle Nephritis
(C) dunkel verfärbte Nekrosen der Markpapillen
(D) chronische Pyelonephritis
(E) Keine der Aussagen trifft zu

6.9 Eine Papillennekrose der Niere wird häufig bei folgenden Nierenerkrankungen beobachtet:

(1) chronische Glomerulonephritis mit nephrotischem Syndrom
(2) rapid progressive Glomerulonephritis
(3) arzneimittelinduzierte Nephropathie (z. B. Phenacetinniere)
(4) akutes Nierenversagen
(5) Nierenamyloidose

(A) nur 3 ist richtig
(B) nur 1 und 2 sind richtig
(C) nur 2 und 4 sind richtig
(D) nur 1, 2 und 3 sind richtig
(E) 1–5 = alle sind richtig

6.10 Ein 45jähriger Patient klagt über Schmerzen seitlich im rechten Oberbauch.

Welche Diagnose ist anhand des Röntgenbildes (siehe Abbildung Nr. 44 des Bildanhangs) am wahrscheinlichsten?

(A) linksseitiger Nierentumor
(B) Markschwammniere
(C) pyelonephritische Schrumpfniere
(D) hydronephrotische Schrumpfniere
(E) akute interstitielle Nephritis

6.11 Das Obduktionspräparat (siehe Abbildung Nr. 45 des Bildanhangs) zeigt in Verbindung mit dem zugehörigen histologischen Bild (siehe Abbildung Nr. 46 des Bildanhangs) die typischen Veränderungen bei

(A) einer doppelseitigen verkäsenden Nierentuberkulose
(B) einer metastatischen Karzinominfiltration beider Nieren
(C) hydronephrotischen Schrumpfnieren
(D) einer eitrigen abszedierenden doppelseitigen Nephritis
(E) einer chronischen interstitiellen Nephritis nach Analgetikaabusus

6.12 Auf der Abdomenübersichtsaufnahme im Liegen ist der Psoasbereich normalerweise glatt begrenzt.

Bei welchen Erkrankungen kann der Psoasrand nicht mehr abgrenzbar sein?

(1) retroperitoneale Fibrose
(2) paranephritischer Abszeß
(3) Senkungsabszeß
(4) chronische Pankreatitis
(5) Skoliose

(A) nur 2 und 3 sind richtig
(B) nur 1, 2 und 3 sind richtig
(C) nur 1, 3 und 4 sind richtig
(D) nur 2, 3 und 4 sind richtig
(E) nur 1, 2, 4 und 5 sind richtig

Antwort	Aussage 1	Aussage 2	Verknüpfung
A	richtig	richtig	richtig
B	richtig	richtig	falsch
C	richtig	falsch	–
D	falsch	richtig	–
E	falsch	falsch	–

■ 6.8 C   ■ 6.9 A   ■ 6.10 C   ■ 6.11 E   ■ 6.12 B

[H 84]
6.13 Für einen paranephritischen Abszeß können sprechen:

(1) druckschmerzhafte Vorwölbung im Kostovertebralwinkel
(2) Erhöhung der Blutkörperchensenkungsgeschwindigkeit
(3) einseitige Einschränkung der Zwerchfellbeweglichkeit
(4) stark verminderte Atemverschieblichkeit der Niere im Urogramm

(A) nur 1 und 4 sind richtig
(B) nur 2 und 3 sind richtig
(C) nur 1, 3 und 4 sind richtig
(D) nur 2, 3 und 4 sind richtig
(E) 1–4 = alle sind richtig

[F 85]
6.14 Welche ist die Therapie der Wahl beim infolge hämatogener Staphylokokkeninfektion entstandenen paranephritischen Abszeß des Erwachsenen?

(A) Gabe von Analgetika, Verordnung von Bettruhe und Kurzwellenbehandlung
(B) gezielte massive Antibiotikatherapie
(C) intensive Wärmebehandlung und Gabe von Antibiotika
(D) Antibiotikagabe, Inzision und Drainage
(E) perkutane Punktion des Abszesses

6.4 Blase

6.15 Die akute Zystitis wird von folgenden Symptomen begleitet:

(1) Nykturie
(2) Pollakisurie
(3) Leukozyturie
(4) Bakteriurie
(5) Inkontinenz

(A) nur 1, 2 und 3 sind richtig
(B) nur 2, 3 und 4 sind richtig
(C) nur 1, 2, 3 und 4 sind richtig
(D) 1–5 = alle sind richtig
(E) keine der Aussagen trifft zu

[F 86]
6.16 Typische Symptome der akuten Zystitis ohne Nierenbeteiligung sind:

(1) Pollakisurie
(2) hohes Fieber
(3) Leukozyturie
(4) Mikrohämaturie
(5) stark erhöhte BSG

(A) nur 1, 2 und 5 sind richtig
(B) nur 1, 3 und 4 sind richtig
(C) nur 2, 3 und 4 sind richtig
(D) nur 3, 4 und 5 sind richtig
(E) 1–5 = alle sind richtig

[H 86]
6.17 Eine Leukozyturie (mehr als 20×10^6 Leukozyten/l) ohne Nachweis von Bakterien schließt aus, daß das Krankheitsbild „Zystitis" vorliegt,

weil

sich bei der Zystitis immer eine signifikante Bakteriurie nachweisen läßt.

6.18 Welche Aussage trifft zu?

Häufigste Ursache einer Harnwegsinfektion beim Manne ist ein/eine

(A) Diabetes mellitus
(B) Harnröhrenstriktur
(C) Hypospadie
(D) Blasenhalsobstruktion mit Restharn
(E) Phimose

6.19 Welche Aussage trifft zu?

Bei einem Patienten, bei dem ein Blasenverweilkatheter liegt, ist eine ständige Infektionsprophylaxe erforderlich.

Sie wird am besten erreicht durch:

(A) Einnahme eines Breitbandantibiotikums
(B) Einnahme von Nitrofurantoin
(C) Blasenspülungen mit Neomycin-Sulfat oder Sulfacarbamid-Na (z. B. Cystomyacine)
(D) Einnahme eines harngängigen Sulfonamids (z. B. Sulfadiazin)
(E) Einnahme von Ammoniumchlorid zur Ansäuerung des Urins

[H 89]
6.20 Zur Prophylaxe der Harnwegsinfektion bei der Verweilkatheterdrainage der Harnblase wird im Krankenhaus ein geschlossenes Harnableitungssystem gefordert.

Darunter versteht man

(A) das Abstöpseln des Katheters nach Entleerung der Blase
(B) die suprapubische Katheterdrainage, und zwar wegen des Vorteils, daß bei dieser Methode die Blasenschließmuskulatur geschlossen bleibt
(C) das Abklemmen des Katheters oder des Drainageschlauchs zum Blasentraining
(D) das Ankoppeln eines Drainageschlauchs mit Urinauffangbeutel, wobei dieser Beutel mit einer Abflußvorrichtung ausgestattet ist
(E) das Ankoppeln eines Drainageschlauchs mit Urinauffangbeutel, wobei dieser Beutel keine Abflußvorrichtung aufweist

[H 87]
6.21 Die Schistosomiasis, endemisch in Afrika, Madagaskar, Südportugal, Griechenland sowie im Nahen und Mittleren Osten, erlangt infolge des heutigen Massentourismus in zunehmendem Maße auch in unseren Breiten eine Bedeutung.

Zu den Komplikationen der Erkrankung zählen

(1) Schrumpfblase
(2) Blasenhalsobstruktion
(3) Blasensteine
(4) Plattenepithelkarzinom der Harnblase
(5) Harnleiterstenosen sowie vesikoureteraler Reflux

(A) nur 1 und 3 sind richtig
(B) nur 1, 2 und 5 sind richtig
(C) nur 2, 3 und 5 sind richtig
(D) nur 2, 3, 4 und 5 sind richtig
(E) 1–5 = alle sind richtig

[H 88]
6.22 Im Verlauf der Bilharziose (Schistosomiasis) kann es zu zahlreichen Veränderungen im Urogenitalsystem kommen.

Mit welcher Veränderung muß dabei **nicht** gerechnet werden?

(A) Harnstauungsnieren
(B) Schrumpfblase
(C) vesiko-renaler Reflux
(D) Blasendivertikel
(E) Blasenkarzinom

6.23 Welche Aussage trifft **nicht** zu?

Folgen einer Bilharziose der Harnblase können sein:

(A) Solitäre Harnblasen-Divertikel
(B) Schrumpfblase
(C) Plattenepithel-Karzinom der Harnblase
(D) Mikrohämaturie
(E) chronische Zystitis

6.5 Harnwegsinfektionen

[F 88]
6.24 Bei der akuten unkomplizierten Zystitis der jungen Frau wird als Erreger am häufigsten gefunden

(A) Staphylococcus aureus
(B) Escherichia coli
(C) Streptococcus faecalis
(D) Proteus vulgaris
(E) Pseudomonas aeruginosa

Antwort	Aussage 1	Aussage 2	Verknüpfung
A	richtig	richtig	richtig
B	richtig	richtig	falsch
C	richtig	falsch	–
D	falsch	richtig	–
E	falsch	falsch	–

■6.20 D   ■6.21 E   ■6.22 D   ■6.23 A   ■6.24 B

6.25 Welche Bakterien werden am häufigsten als Erreger bei primären Infektionen der Harnwege gefunden?

(1) Staphylococcus aureus
(2) Kolibakterien
(3) Enterokokken
(4) Proteus
(5) hämolysierende Streptokokken

(A) nur 1, 2 und 4 sind richtig
(B) nur 1, 3 und 4 sind richtig
(C) nur 1, 4 und 5 sind richtig
(D) nur 2, 3 und 4 sind richtig
(E) nur 2, 3 und 5 sind richtig

[H 91]
6.26 Bei einem 10jährigen Mädchen wurde ein unkomplizierter Harnwegsinfekt durch E. coli erfolgreich mit Amoxicillin behandelt. Es trat jedoch eine Urtikaria auf.

Welcher der folgenden Arzneistoffe kommt bei einer erneuten Infektion mit dem gleichen Erreger am ehesten zur Behandlung in Frage?

(A) Cotrimoxazol
(B) Gentamicin
(C) Propicillin
(D) Erythromycin
(E) Ofloxazin

[H 91]
6.27 Bei Patienten mit Morbus Crohn treten häufig Fisteln auf.

Welche der nachfolgend genannten Fisteln stellt eine absolute Operationsindikation dar?

(A) enteroenterale Fistel
(B) enterovesikale Fistel
(C) enterokutane Fistel
(D) enterovaginale Fistel
(E) Keine der oben erwähnten Fisteln, da Fisteln unter konservativer Therapie gut abheilen.

[F 92]
6.28 Ein 84jähriger adipöser Patient, der in letzter Zeit unter linksseitigen Unterbauchschmerzen litt, bemerkte beim Wasserlassen, daß der Harnstrahl durch Gasblasen unterbrochen wurde.

Die Ursache der Beschwerden dieses Patienten kann eine abszedierende Divertikulitis des Sigma sein,

weil

sich als Folge einer abszedierenden Divertikulitis des Sigma eine Fistel zwischen Darm und Harnblase ausbilden kann, durch die Darmgase in den Urin gelangen.

6.6 Harnröhre
6.7 Prostata, Samenblasen

6.29 Ein 56jähriger Diabetiker wird wegen einer kompletten Harnverhaltung zur stationären Behandlung eingewiesen. Es bestehen seit einem Tag septische Temperaturen und Krämpfe des Analsphinkters. Bei der rektalen Untersuchung ist eine fluktuierende Vorwölbung im Bereich der Prostata tastbar.

Welche der genannten Erkrankungen kommt als Verdachtsdiagnose am ehesten in Betracht?

(A) perianale Fistelbildung bei Morbus Crohn
(B) tuberkulöse Prostatakaverne
(C) zerfallendes Karzinom der Prostata
(D) Prostataabszeß
(E) metastasierendes anorektales Karzinom

[F 84]
6.30 Der Prostataabszeß ist stets nur konservativ zu behandeln,

weil

nach operativer Therapie des Prostataabszesses regelmäßig sexuelle Impotenz, insbesondere der Verlust der Erektionsfähigkeit, als Dauerfolge eintritt.

■ 6.25 D   ■ 6.26 A   ■ 6.27 B   ■ 6.28 A   ■ 6.29 D   ■ 6.30 E

[F 90]
6.31 Ein 34jähriger Mann erkrankt unter Ausbildung septischer Temperaturen und klagt über Miktionsbeschwerden.

Woran muß in erster Linie gedacht werden? An

(A) eine Urogenital-Tuberkulose
(B) eine akute Prostatitis bzw. einen Prostataabszeß
(C) einen hochsitzenden Harnleiterstein
(D) ein Prostatakarzinom
(E) einen Zoster im Innervationsgebiet S_2

[F 92]
6.32 Bei einem Patienten mit akuter Prostatitis ist es zur Abszedierung gekommen.

Welche Therapie ist in einem derartigen Fall typischerweise indiziert?

(1) Gabe von Antibiotika und Analgetika
(2) Abszeßeröffnung (z.B. transurethral)
(3) perineale Abszeßpunktion

(A) Keine der Aussagen 1–3 ist richtig
(B) nur 1 ist richtig
(C) nur 3 ist richtig
(D) nur 1 und 2 sind richtig
(E) nur 1 und 3 sind richtig

[F 91]
6.33 Ein 53jähriger Patient klagt in Ihrer Praxis über ziehende Beschwerden im Dammbereich, einen abgeschwächten Harnstrahl und subfebrile Temperaturen. Differentialdiagnostisch kommt eine Prostatitis in Betracht; diesem Verdacht soll nachgegangen werden.

Welche Untersuchung empfiehlt sich dazu am ehesten?

(A) Miktionszystourethrographie
(B) Uroflowmetrie
(C) Dreigläserprobe
(D) Ausscheidungsurographie
(E) Leukozytenszintigraphie

[H 88]
6.34 Die unspezifische granulomatöse Prostatitis

(A) tritt am häufigsten kurz vor der Pubertät auf
(B) ist histologisch durch knötchenartige Herde aus Histiozyten, Lymphozyten, Plasmazellen und mehrkernigen Riesenzellen gekennzeichnet
(C) ist eine Sonderform der Urogenitaltuberkulose
(D) weist stets auf ein Prostatakarzinom hin
(E) ist histologisch durch ein dichtes, vorwiegend aus eosinophilen Granulozyten bestehendes Infiltrat gekennzeichnet

[H 86]
6.35 Als Ursache der unspezifischen granulomatösen Prostatitis gilt/gelten:

(A) Sekret, das aus der Lichtung geschädigter Drüsen in das Stroma austritt
(B) Immunkomplexe bei Drogenallergie
(C) Mumpsviren bei Parotitisepidemien
(D) Spirochäten im Tertiärstadium der Syphilis
(E) Begleitreaktion beim latenten Prostatakarzinom

[H 90]
6.36 Der häufigste Erreger der nicht-gonorrhoischen Urethritis (NGU) des Mannes ist:

(A) Mycoplasma hominis
(B) Chlamydia trachomatis
(C) Candida albicans
(D) Escherichia coli
(E) Trichomonas vaginalis

Antwort	Aussage 1	Aussage 2	Verknüpfung
A	richtig	richtig	richtig
B	richtig	richtig	falsch
C	richtig	falsch	–
D	falsch	richtig	–
E	falsch	falsch	–

■6.31 B   ■6.32 D   ■6.33 C   ■6.34 B   ■6.35 A   ■6.36 B

Folgende Angaben beziehen sich auf die Aufgaben Nr. 6.37 und Nr. 6.38.

Zu Ihnen kommt ein junger Mann, der über seit zwei Tagen zunehmendes Brennen beim Wasserlassen sowie Ausfluß klagt. Vor vier Tagen habe er Geschlechtsverkehr mit einer neu kennengelernten Partnerin gehabt. Bei der Untersuchung sehen Sie rahmigen, eitrigen Ausfluß aus der Harnröhre; eine tastbare Lymphknotenvergrößerung findet sich nicht.

6.37 Welche Verdachtsdiagnose ist am wahrscheinlichsten?

(A) Gonorrhoe
(B) Mykoplasmenurethritis
(C) Trichomonadenurethritis
(D) Lues I
(E) Ulcus molle

6.38 Die wahrscheinlichste Verdachtsdiagnose soll gesichert werden. Dazu ist von den nachfolgend aufgeführten Verfahren nur eines geeignet.

Welches?

(A) mikroskopische Untersuchung eines Methylenblau-gefärbten Ausstrichpräparates
(B) kulturelle Erregeranzüchtung mit Keimidentifizierung
(C) mikroskopische Untersuchung eines Gram-gefärbten Ausstrichpräparates
(D) TPHA-Test
(E) VDRL-Test

6.39 Gibt es eine Adnexitis des Mannes?

(A) Ja, und zwar als eine auf die hintere Harnröhre begrenzte Entzündung.
(B) Ja, und zwar als Entzündung von Prostata und Vesiculae seminales.
(C) Ja, und zwar als Ureterentzündung.
(D) Ja; es handelt sich dabei hauptsächlich um eine Infektion der Glandulae bulbourethrales.
(E) Nein; eine Adnexitis des Mannes gibt es nicht.

6.40 Zur Behandlung einer Mykoplasmen-Urethritis ist (sind) am ehesten geeignet:

(A) Penicillin G
(B) Tetrazykline
(C) Sulfonamide
(D) Aminoglykoside
(E) Cephalosporine

6.8 Hoden und Nebenhoden

6.41 Ein 41jähriger Patient klagt über eine seit zwei Tagen zunehmende schmerzhafte Schwellung der rechten Skrotalhälfte. Seit einem Tag habe er Fieber bis 38,5 °C.
Befund: Die rechte Skrotalhälfte ist angeschwollen und die äußere Haut hochrot. Hinter dem Hoden ist eine wurstförmige stark druckschmerzhafte Schwellung tastbar. Das Anheben des Hodens wird als Erleichterung empfunden. Ein Ausfluß aus der Harnröhre liegt nicht vor. Im Urin finden sich 40 Leukozyten/ml sowie vereinzelt Bakterien.

Welche der genannten Diagnosen trifft am ehesten zu?

(A) Orchitis
(B) Epididymitis
(C) Samenstrangtorsion
(D) Hodentumor
(E) genuine Hydrocele funiculi spermatici

6.42 Zu den Symptomen der akuten Epididymitis gehören:

(1) schmerzhafte Schwellung des Nebenhodens
(2) Ödembildung im Skrotalbereich
(3) Fieber
(4) allgemeines Krankheitsgefühl
(5) in die Leiste ausstrahlende Schmerzen

(A) nur 1 und 3 sind richtig
(B) nur 2 und 4 sind richtig
(C) nur 3, 4 und 5 sind richtig
(D) nur 1, 3, 4 und 5 sind richtig
(E) 1–5 = alle sind richtig

■6.37 A   ■6.38 B   ■6.39 B   ■6.40 B   ■6.41 B   ■6.42 E

6.43 Welche Aussage trifft zu?

Eine akute Epididymitis ist meist Folge einer

(A) hämatogenen Streuung einer Pyelonephritis
(B) kanalikulär-aszendierenden Keiminvasion einer Prostatitis
(C) hämatogenen Streuung bei einer Prostatitis
(D) akute Blasenentzündung
(E) Keine Aussage trifft zu.

6.44 Begünstigende Faktoren für die Entstehung einer Epididymitis sind:

(1) Adenome der Prostata
(2) Harnröhenstrikturen
(3) Zystourethritis
(4) Harnröhrenverletzungen
(5) Dauerkatheter

(A) nur 1 und 2 sind richtig
(B) nur 2 und 4 sind richtig
(C) nur 1, 4 und 5 sind richtig
(D) nur 2, 3, 4 und 5 sind richtig
(E) 1–5 = alle sind richtig

6.45 Bei der akuten Epididymitis ist der Hoden fast immer in den entzündlichen Prozeß miteinbezogen,

weil

die auf hämatogener Streuung beruhende, primäre eitrige Orchitis häufigste Ursache von Entzündungen im männlichen Genitalbereich ist.

6.46 Welche der folgenden, in Zusammenhang mit Erkrankungen des Nebenhodens gemachten Aussagen treffen zu?

(1) Die indolente, harte Nebenhodenvergrößerung kann Symptom einer Genitaltuberkulose sein.
(2) Die Epididymitis kann auf kanalikulärem Wege als Folge einer Urethritis entstehen.
(3) Zu den Faktoren, die die Entstehung der Epididymitis begünstigen, zählt die Harnröhrenstriktur.
(4) Die Epididymitis kann auf kanalikulärem Wege als Folge einer Prostatitis entstehen.
(5) Für die Epididymitis ist ursächlich zumeist ein Ureterstein verantwortlich.

(A) nur 1 und 4 sind richtig
(B) nur 1, 2 und 3 sind richtig
(C) nur 2, 3 und 4 sind richtig
(D) nur 1, 2, 3 und 4 sind richtig
(E) 1–5 = alle sind richtig

6.9 Urogenitaltuberkulose

6.47 Welche Aussage trifft zu?

Eine Nierentuberkulose entsteht in der Regel durch hämatogene Streuung

(A) aus einem Herd im Intestinaltrakt
(B) aus einem Herd im Respirationstrakt
(C) von einer Prostatatuberkulose
(D) von einer Nebenhodentuberkulose
(E) Keine der Aussagen trifft zu

Antwort	Aussage 1	Aussage 2	Verknüpfung
A	richtig	richtig	richtig
B	richtig	richtig	falsch
C	richtig	falsch	–
D	falsch	richtig	–
E	falsch	falsch	–

■6.43 B   ■6.44 E   ■6.45 E   ■6.46 D   ■6.47 B

6.48 Welche Aussage zur Urotuberkulose trifft zu?

(1) Die Urotuberkulose verläuft symptomlos
(2) Sie spielt heute keine Rolle mehr, da sie praktisch nicht mehr vorkommt
(3) Die Bedeutung ist gering, da gute Tuberkulostatika verfügbar sind
(4) Trotz primärer Therapie behandlungsbedürftiger Lungentuberkulosen wird fast immer ein Befall an Niere, Ureter und Prostata beobachtet

(A) Keine der Aussagen trifft zu
(B) nur 2 ist richtig
(C) nur 4 ist richtig
(D) nur 1 und 3 sind richtig
(E) nur 3 und 4 sind richtig

6.49 Welche Aussage trifft **nicht** zu?

Verdächtig auf das Vorliegen einer Urogenitaltuberkulose sind:

(A) persistierende therapieresistente zystitische Beschwerden mit Pollakisurie und Nykturie
(B) Mikrohämaturie
(C) sogenannte sterile Leukozyturie
(D) Restharn
(E) regellos angeordnete Verkalkungen mit Projektion auf die Niere (Röntgenbefund)

6.50 Die Diagnose einer granulomatösen Orchitis berechtigt zu einer tuberkulostatischen Therapie,

weil

mindestens 90% der granulomatösen Orchitiden auf einer hämatogenen Streuung des Mycobacterium tuberculosis beruhen.

6.51 Eine Urogenitaltuberkulose sollte differentialdiagnostisch in Erwägung gezogen werden bei

(1) sogenannter „therapieresistenter" Zystitis
(2) Mikrohämaturie
(3) schmerzloser Nebenhodenverdickung
(4) Prostataindurationen
(5) Skrotalfistel

(A) nur 1 und 3 sind richtig
(B) nur 2 und 4 sind richtig
(C) nur 2 und 5 sind richtig
(D) nur 1, 2 und 3 sind richtig
(E) 1–5 = alle sind richtig

6.52 Bei der Sektion wurden Nierenveränderungen gefunden, die in Abbildung Nr. 47 des Bildanhangs makroskopisch und in Abbildung Nr. 48 mikroskopisch dargestellt sind.

Welche Diagnose ist zutreffend?

(A) Nierenkarzinom
(B) multiple Metastasen eines Plattenepithelkarzinoms
(C) verkäsende Nierentuberkulose
(D) abszedierende unspezifische Pyelonephritis
(E) Gichtniere

6.53 Ein 44jähriger Patient klagt seit Wochen über Pollakisurie. In der 2-Gläser-Probe weist die erste Portion $250 \cdot 10^6$ Leukozyten/l, die zweite Portion $50 \cdot 10^6$ Leukozyten/l auf. Bakteriologisch finden sich im Urin keine unspezifischen Keime („sterile" Leukozyturie). Das retrograde Urethrogramm zeigt einen typischen Befund (siehe Abbildung Nr. 49 des Bildanhangs).

Welche Erkrankung ist aufgrund der vorgestellten Befunde am ehesten anzunehmen?

(A) Striktur der Pars bulbosa der Harnröhre
(B) Zustand nach transurethraler Elektroresektion der Prostata
(C) Zustand nach distaler Harnröhrenruptur
(D) kavernöse Prostatatuberkulose
(E) granulomatöse Prostatitis

6.54 Welche Aussage trifft zu?

Bei der Entstehung von Prostatakavernen kommt ätiologisch am ehesten in Betracht

(A) ein kavernöses Hämangiom
(B) Schistosomiasis
(C) Tuberkulose
(D) Prostatakarzinom
(E) Gonorrhoe

6.55 Welche Aussage(n) zur einseitigen Nierentuberkulose im ulzerokavernösen Stadium (Stadium II) trifft (treffen) zu?

(1) Im Urogramm finden sich oftmals Hinweise auf Papillendestruktionen.
(2) In der Regel wird eine Frühnephrektomie angestrebt.
(3) Eine von der befallenen Niere ausgehende aszendierende Infektion der kontralateralen gesunden Niere stellt eine häufig zu beobachtende Komplikation dar.

(A) nur 1 ist richtig
(B) nur 2 ist richtig
(C) nur 3 ist richtig
(D) nur 1 und 3 sind richtig
(E) 1–3 = alle sind richtig

6.56 Bei der einseitigen Nierentuberkulose wird die Frühnephrektomie angestrebt,

weil

bei der einseitigen Nierentuberkulose die Gefahr einer Infektion der kontralateralen Niere von der befallenen Niere aus besteht.

[F 86]
6.57 Beim sicheren Nachweis einer einseitigen Nierentuberkulose im parenchymatösen Stadium muß die erkrankte Niere mit dem dazugehörigen Harnleiter operativ entfernt werden,

weil

die Nephro-Ureterektomie das einzige erfolgreiche Behandlungsverfahren bei der Urotuberkulose im parenchymatösen Stadium darstellt.

[H 85]
6.58 Welche Aussage trifft **nicht** zu?

Hinsichtlich der Urogenitaltuberkulose gilt:

(A) Die mikrobiologische Untersuchung mit Kultur und Tierversuch von Urin und gegebenenfalls Sperma sichert die Diagnose.
(B) Die Latenzzeit der Urogenitaltuberkulose kann 20 Jahre betragen.
(C) Bei einseitiger kavernöser Nierentuberkulose ist die sofortige Uretero-Nephrektomie indiziert.
(D) Die „Triple-Drug"-Therapie mit Antituberkulotika ist im allgemeinen die Therapiemethode der Wahl in der Intitialphase der Behandlung.
(E) Tuberkulöse Prostatakavernen können sich bei der retrograden Urethrographie röntgenologisch darstellen.

7 Tumoren

7.1 Nierenparenchym

7.1 Synonyme Bezeichnungen für das Hypernephrom sind

(1) Nierensarkom
(2) Hypernephroides Nierenkarzinom
(3) Nierenzellkarzinom
(4) Angiomyolipom
(5) Grawitz-Tumor
(6) Nebennierenkarzinom

(A) nur 2 und 6 sind richtig
(B) nur 1, 4 und 5 sind richtig
(C) nur 2, 3 und 5 sind richtig
(D) nur 4, 5 und 6 sind richtig
(E) nur 1, 2, 3 und 5 sind richtig

Antwort	Aussage 1	Aussage 2	Verknüpfung
A	richtig	richtig	richtig
B	richtig	richtig	falsch
C	richtig	falsch	–
D	falsch	richtig	–
E	falsch	falsch	–

■6.55 A   ■6.56 D   ■6.57 E   ■6.58 C   ■7.1 E

7.2 Zur klinischen Symptomatik bei einem Adenokarzinom (hypernephroidem Karzinom) der Niere gehören vor allem

(A) eine massive Albuminurie
(B) Ödeme
(C) erhöhtes Kreatinin
(D) Makro-/Mikrohämaturie
(E) Kalkschatten im Lungen-Röntgenbild

F92

7.3 Ein 46jähriger Patient sucht Ihre Praxis auf, weil er im Laufe der letzten 4 Wochen die Ausbildung einer linksseitigen skrotalen Schwellung beobachtet hat, die sich bei der Untersuchung als Varikozele herausstellt. Auf Befragen versichert Ihnen der Patient, daß er früher ganz bestimmt eine derartige Veränderung nicht gehabt habe. Im Urin können keine pathologischen Bestandteile nachgewiesen werden. Auffallend bei den Blutuntersuchungen sind eine Polyglobulie, auf Leberfunktionsstörungen hinweisende Befunde und eine Hyperkalzämie. Die Blutdruckmessung ergibt einen Hypertonus.

Als ursächlich für die Symptomatik muß in erster Linie in Betracht gezogen werden:

(A) Leberzellkarzinom
(B) Nierenbeckentumor (Übergangszellkarzinom)
(C) angeborene Anomalie der linken Niere
(D) linksseitiges Nierenzellkarzinom
(E) Thrombose des Plexus pampiniformis

F90

7.4 Ein 43jähriger Mann sucht Sie in der Sprechstunde wegen linksseitiger Varikozelenbildung auf. Sie haben den Verdacht, daß die Veränderung Folge eines Nierenzellkarzinoms ist, und fordern den Patienten auf, sich hinzulegen, weil Sie prüfen wollen, wie sich die Varikozele nach diesem Lagewechsel verhält.

Was passiert höchstwahrscheinlich, wenn wirklich ein solches Karzinom für die Varikozelenbildung ursächlich ist?

(A) Die Varikozele entleert sich im Liegen vollständig.
(B) Die Varikozele entleert sich im Liegen nicht oder nur geringfügig.
(C) Nach dem Lagewechsel fließen größere Mengen Exsudat, das durch die Neoplasie bedingt ist, in die Tunica vaginalis testis hinein, wodurch sich die Varikozele zum zystischen Tumor aufbläht.
(D) Die Varikozele dehnt sich rapide aus, weil infolge des Lagewechsels zusätzlich Abflußbehinderungen durch Lymphknotenmetastasen im Leistenkanalbereich auftreten.
(E) Die Varikozele schwillt an, weil sich das ihr zugrundeliegende Lymphödem des Skrotums infolge des Lagewechsels verstärkt.

F88

7.5 Als Folge des Nierenzellkarzinoms („Hypernephrom") können auftreten:

(1) Polyglobulie
(2) Stauffer-Syndrom
(3) Hyperkalzämie
(4) Conn-Syndrom (primärer Hyperaldosteronismus)
(5) hyperreninämische Hypertonie

(A) nur 1 und 2 sind richtig
(B) nur 2 und 3 sind richtig
(C) nur 3, 4 und 5 sind richtig
(D) nur 1, 2, 3 und 4 sind richtig
(E) nur 1, 2, 3 und 5 sind richtig

▪7.2 D   ▪7.3 D   ▪7.4 B   ▪7.5 E

7.6 In Abb. 50 (siehe Bildanhang) sehen Sie das makroskopische Präparat einer pathologisch veränderten Niere.

Es handelt sich um

(A) ein großes Adenokarzinom der Niere
(B) eine chronische Pyelonephritis
(C) einen großen Niereninfarkt
(D) eine Nierenamyloidose
(E) eine Nierentuberkulose

H 84

7.7 Der Befund der Organschnittfläche und des histologischen Aufbaues (siehe Abbildungen Nr. 51 und Nr. 52 des Bildanhangs) entspricht folgender Organkrankheit:

(A) Glykogenspeicherkrankheit der Niere
(B) Nephroblastom der Niere
(C) hypernephroides Nierenkarzinom (Adenokarzinom der Niere)
(D) Nierenmetastase eines Adenokarzinoms des Magens
(E) Keine der Aussagen (A) bis (D) trifft zu.

H 90

7.8 Welche Aussage über das typische Nierenkarzinom trifft **nicht** zu?

(A) Es besteht aus Epithelien mit einem an Glykogen und Lipiden reichen Zytoplasma.
(B) Es besitzt ein nur spärliches, aber kapillarenreiches Stroma.
(C) Durch Arrosion der Gefäße können ausgedehnte Blutungen entstehen.
(D) Lymphogene Metastasen in den regionären Lymphknoten bilden sich meist erst im Stadium III.
(E) Die Neigung zur Bildung hämatogener Metastasen ist gering.

F 87

7.9 Die Abbildung Nr. 53 des Bildanhangs zeigt eine längs aufgeschnittene total exstirpierte Niere einer 65jährigen Frau, bei der radiologisch ein einseitiger tumoröser Nierenprozeß diagnostiziert wurde.

Welche Aussage(n) trifft (treffen) zu?

(1) Das Bild ist typisch für eine verkäsende Nierentuberkulose.
(2) Das Bild ist typisch für ein Nierenkarzinom (hypernephroides Nierenkarzinom).
(3) Dieser Tumor metastasiert typischerweise überwiegende lymphogen.
(4) Dieser Tumor metastasiert häufig in die Lungen und in das Skelettsystem.
(5) Diese Veränderung findet sich bei Frauen doppelt so häufig wie bei Männern.

(A) nur 1 ist richtig
(B) nur 1 und 5 sind richtig
(C) nur 2 und 3 sind richtig
(D) nur 2 und 4 sind richtig
(E) nur 2, 3 und 5 sind richtig

H 89

7.10 Bei einer Nierenoperation wurde ein Tumor von ca. 4 cm Durchmesser freigelegt und biopsiert. Der daraus stammende histologische Schnitt (HE-Färbung) wurde bei schwächerer (siehe Abbildung Nr. 54 des Bildanhangs) und bei stärkerer Vergrößerung (siehe Abbildung Nr. 55 des Bildanhangs) aufgenommen. Welche Aussagen treffen zu?

Der Tumor

(1) ist bösartig
(2) ist gutartig
(3) metastasiert häufig in die Lungen
(4) bricht häufig in die Nierenvenen ein
(5) kann häufig in die regionalen Lymphknoten metastasieren

(A) nur 2 ist richtig
(B) nur 1 und 5 sind richtig
(C) nur 1, 3 und 5 sind richtig
(D) nur 1, 4 und 5 sind richtig
(E) nur 1, 3, 4 und 5 sind richtig

■ 7.6 A   ■ 7.7 C   ■ 7.8 E   ■ 7.9 D   ■ 7.10 E

7.11 Bei einem Patienten mit einem Nierentumor wurde eine Kavographie durchgeführt (s. Röntgenbild Nr. 56 des Bildanhangs).

Diese zeigt

(A) einen Normalbefund
(B) ein Einstromphänomen aus den Nierenvenen
(C) einen Artefakt (Luftüberlagerung)
(D) einen Tumorzapfen
(E) eine Impression durch einen gutartigen Wirbeltumor

H 86

Die folgenden Angaben beziehen sich auf die Aufgaben Nr. 7.12 und 7.13.

Bei einem 65 Jahre alten Mann wird eine Makrohämaturie festgestellt. Die bei der Nephrektomie entfernte Geschwulst ist in Abbildung Nr. 51 des Bildanhangs dargestellt, im histologischen Schnitt in Abbildung Nr. 52 des Bildanhangs.

7.12 Welche Diagnose trifft zu?

(A) Lipom der Niere
(B) Metastase eines Nebennierenrindenkarzinoms
(C) Adenokarzinom der Niere
(D) Lymphogranulom der Niere
(E) embryonales Nephroblastom

7.13 Welche Voraussage über den weiteren Verlauf hat die größte Wahrscheinlichkeit für sich?

(A) Die baldige Entstehung einer globalen Niereninsuffizienz ist zu erwarten, weil diese Nierengeschwulst fast immer beidseitig entsteht
(B) Der weitere Verlauf wird durch zusätzliche, meist schwerwiegende Fehlbildungen ungünstig beeinflußt
(C) Metastasen entstehen selten und spät
(D) Die 10 Jahres-Überlebensrate liegt bei annähernd 100%
(E) Die 10 Jahres-Überlebensrate dürfte mit etwa 20 bis 25% anzusetzen sein

7.14 Hämatogene Lungenmetastasen entstehen besonders häufig bei

(1) Adenokarzinom der Nieren (sog. hypernephroides Karzinom)
(2) Karzinom der Portio bzw. Cervix uteri
(3) Choriokarzinom (Chorionepitheliom)
(4) Struma maligna
(5) Ösophaguskarzinom

(A) nur 1 ist richtig
(B) nur 1 und 3 sind richtig
(C) nur 1, 3 und 4 sind richtig
(D) nur 2, 3 und 4 sind richtig
(E) nur 1, 3, 4 und 5 sind richtig

F 86

7.15 Hämatogene Lungenmetastasen entstehen besonders häufig bei einem

(1) Adenokarzinom der Nieren (sog. hypernephroides Karzinom)
(2) Karzinom der Portio bzw. Cervix uteri
(3) Choriokarzinom der Plazenta
(4) Mammakarzinom
(5) distalen Ösophaguskarzinom

(A) nur 1 ist richtig
(B) nur 2 und 3 sind richtig
(C) nur 1, 3 und 4 sind richtig
(D) nur 2, 4 und 5 sind richtig
(E) nur 1, 2, 4 und 5 sind richtig

H 84

7.16 Als Ursache von pathologischen Frakturen kommen Metastasen folgender Primärtumoren in Betracht:

(1) Schilddrüsenkarzinom
(2) Mammakarzinom
(3) Bronchialkarzinom
(4) Hypernephrom

(A) nur 2 und 3 sind richtig
(B) nur 2 und 4 sind richtig
(C) nur 1, 2 und 3 sind richtig
(D) nur 2, 3 und 4 sind richtig
(E) 1–4 = alle sind richtig

■7.11 D   ■7.12 C   ■7.13 E   ■7.14 C   ■7.15 C   ■7.16 E

[H 86]
7.17 Der Nachweis einer Solitärmetastase in der Lunge verbietet es im typischen Falle nicht, den Primärtumor „hypernephroides Nierenkarzinom" operativ zu entfernen,

weil

die Metastasen des hypernephroiden Nierenkarzinoms nach operativer Entfernung des Primärtumors auf eine zytostatische Therapie sehr gut ansprechen und sich aufgrund dieser Behandlung vollständig zurückbilden.

7.2 Nierenbecken und Harnleiter

7.18 Welche Aussage trifft zu?

Primäre Karzinome des Nierenbeckens oder Harnleiters sind meist:

(A) solide Tumoren
(B) Plattenepithelkarzinome
(C) mesodermale Tumoren
(D) papilläre epitheliale Tumoren
(E) Keine der Aussagen trifft zu.

7.19 Das häufigste Symptom von Tumoren der ableitenden Harnwege ist der Schmerz,

weil

die invasiv wachsenden Geschwülste der ableitenden Harnwege deren Wandmuskulatur irritieren und zu spastischen Kontraktionen anregen.

7.20 Papilläre Karzinome des Nierenbeckens können zu kolikartigen Schmerzen führen,

weil

bei papillären Karzinomen des Nierenbeckens die Harnwege durch Blutkoagel verstopft werden können.

7.21 Ein urographisch zu erkennender raumfordernder Prozeß im Bereich des Nierenbeckenkelchsystems kann sprechen für:

(1) Urotuberkulose
(2) Nierenzyste
(3) malignen Nierentumor
(4) extrarenalen Tumor

(A) nur 1 und 3 sind richtig
(B) nur 1 und 4 sind richtig
(C) nur 2 und 3 sind richtig
(D) nur 1, 2 und 3 sind richtig
(E) 1–4 = alle sind richtig

[F 85]
7.22 Die diagnostisch bedeutsamste Untersuchungsmethode in der Diagnostik des malignen Nierenbeckentumors ist die Nierenangiographie,

weil

sich der maligne Nierenbeckentumor mittels der Nierenangiographie – infolge der dabei fast ausnahmslos guten Darstellung der zahlreich vorhandenen pathologischen Gefäße im Nierenbecken – bereits im Frühstadium sicher diagnostizieren läßt.

7.23 Welche Aussage trifft zu?

Die Therapie eines ausgedehnten Harnleiterpapilloms besteht in der Regel in

(A) Nephroureterektomie mit Blasenwandteilresektion
(B) Nephrektomie und Nachbestrahlung
(C) Zytostatischer Therapie
(D) ausschließlicher Röntgenbestrahlung
(E) Harnleiterteilresektion

Antwort	Aussage 1	Aussage 2	Verknüpfung
A	richtig	richtig	richtig
B	richtig	richtig	falsch
C	richtig	falsch	–
D	falsch	richtig	–
E	falsch	falsch	–

■7.17 C   ■7.18 D   ■7.19 E   ■7.20 A   ■7.21 E   ■7.22 E   ■7.23 A

7.3 Blase

7.24 Welche Aussage(n) über Harnblasentumoren trifft (treffen) zu?

(1) Papilläre Harnblasentumore mit mehr als sechs oder sieben Kernlagen des Urothels weisen damit ein Zeichen maligner Entartung auf.
(2) Harnblasenkarzinome zeigen einen Häufigkeitsgipfel im 6. bis 8. Lebensjahrzehnt.
(3) Raucher erkranken häufiger als Nichtraucher an papillären Harnblasenkarzinomen.
(4) Harnblasenkarzinome finden sich gehäuft an den lateralen und posterioren Blasenwandabschnitten.

(A) nur 3 ist richtig
(B) nur 1 und 2 sind richtig
(C) nur 2 und 3 sind richtig
(D) nur 3 und 4 sind richtig
(E) 1–4 = alle sind richtig

7.25 Welche Aussage(n) über das Harnblasenkarzinom trifft (treffen) zu:

(1) Es kommt vorwiegend bei Männern vor.
(2) Es kommt vorwiegend bei Frauen vor.
(3) Es tritt gehäuft bei der Bilharziose auf.
(4) Es kann sich aus einem Papillom entwickeln.

(A) nur 1 ist richtig
(B) nur 2 ist richtig
(C) nur 2 und 4 sind richtig
(D) nur 1, 3 und 4 sind richtig
(E) nur 2, 3 und 4 sind richtig

7.26 Welche Aussage trifft **nicht** zu?

Hinsichtlich des Harnblasenkarzinoms gilt:

(A) Der überwiegende Anteil der Fälle von Harnblasenkarzinom wird bei Personen über 45 Jahre diagnostiziert.
(B) Beim Symptom „schmerzlose Makrohämaturie" kann ein Harnblasenkarzinom vorliegen.
(C) Bei Personen, die wegen Karzinogenexposition gefährdet sind, ein Harnblasenkarzinom zu entwickeln, kann die harnzytologische Untersuchung als Früherkennungsmaßnahme dienen.
(D) Zystoskopie und Biopsie sind wichtige Maßnahmen bei der Diagnostik des Harnblasenkarzinoms.
(E) Unabhängig von Infiltrationstiefe, Metastasierungsverhalten und histologischem Differenzierungsgrad muß jedes Harnblasenkarzinom durch radikale Zystektomie behandelt werden.

7.27 Die bei einem 50jährigen Mann durchgeführte Zystoskopie ergab einen „Tumorbefund". Durch eine Biopsie soll die Diagnose geklärt werden. Das Bildpaar stellt die charakteristischen Veränderungen bei einer schwächeren (siehe Abbildung Nr. 57 des Bildanhangs) und bei einer stärkeren Vergrößerung (siehe Abbildung Nr. 58 des Bildanhangs) dar.

Welche Diagnose ist zutreffend?

(A) pseudopolypöse Hyperplasie der Harnblasenschleimhaut
(B) Carcinoma in situ der Harnblase
(C) papilläres Harnblasenkarzinom
(D) Metastase eines Nierenkarzinoms
(E) Einbruch eines tubulären Adenokarzinoms des Rektums in die Harnblase

7.28 Bei einem 50jährigen Mann wurde eine sog. Quadrantenbiopsie der Harnblase durchgeführt, weil die Urinzytologie atypische Zellen ergeben hatte. Die Abbildung Nr. 59 des Bildanhangs zeigt die charakteristischen histologischen Veränderungen.

Welche Diagnose trifft zu?

(A) einfache Plattenepithelmetaplasie des Urothels
(B) schwere Dysplasie
(C) Plattenepithelkarzinom
(D) chronische unspezifische Urozystitis
(E) normales Urothel

■7.24 E   ■7.25 D   ■7.26 E   ■7.27 C   ■7.28 B

[H 91]
7.29 Bei einem 70jährigen Mann ergab die Zystoskopie einen verdächtigen Herd seitlich des rechten Ostiums. Die hieraus entnommene Gewebeprobe wurde histologisch untersucht. Die Abbildungen Nr. 60 und Nr. 61 des Bildanhangs zeigen den wesentlichen Befund in der HE-Färbung (schwächere bzw. stärkere Vergrößerung).

Welche Diagnose trifft zu?

(A) hochdifferenziertes papilläres Urothelkarzinom
(B) verhornendes Plattenepithelkarzinom
(C) schleimbildendes tubuläres Karzinom
(D) undifferenziertes Karzinom
(E) Adenokarzinom vom intestinalen Typ

[F 84]
Ordnen Sie die aufgeführte bösartige Neubildung (Liste 2) dem verursachenden exogenen Schadensfaktor (Liste 1) zu.

Liste 1

7.30 β-Naphthylamin

Liste 2

(A) Hämangioendothelsarkom
(B) Pleuramesotheliom
(C) Leukämie
(D) Hautkrebs
(E) Harnblasenkrebs

[F 87]
Ordnen Sie bitte den Harnblasentumoren in Liste 1 die entsprechenden Definitionen der Liste 2 zu.

Liste 1

7.31 Papillome der Harnblase

7.32 Karzinome der Harnblase Grad G 3

Liste 2

(A) kribriforme Karzinome
(B) Adenokarzinome mit verschiedener Differenzierung
(C) Aufbau aus differenzierten papillären Urothelverbänden
(D) atypische Urothelverbände mit reichlich Mitosen und Aufhebung der Epithelschichtung
(E) häufiges Vorkommen von Skelettmetastasen

7.33 Als Ursache einer schmerzlosen Makrohämaturie muß in erster Linie in Betracht gezogen werden ein(e)

(A) akute, den Harnabfluß behindernde Steineinklemmung im Ureter
(B) bakterielle unspezifische Zystitis
(C) neurogene Blasenentleerungsstörung
(D) maligner Tumor des Harntraktes
(E) Zystozele

7.34 Das Hauptsymptom von Blasentumoren ist

(A) Pollakisurie
(B) Harnverhaltung
(C) Leukozyturie
(D) Hämaturie
(E) Schmerz

[F 90]
7.35 Ein 60jähriger Patient bemerkt „Materialabgang" im Urin. Der Hausarzt läßt dieses „Material" histologisch untersuchen. Der entscheidende Befund ist im HE-Schnitt in den Abbildungen Nr. 62 und Nr. 63 des Bildanhangs (Übersicht bzw. Detail-Vergrößerung) dargestellt.

Welche Diagnose trifft zu?

(A) Urothelkarzinom
(B) normales Urothel
(C) unspezifische Entzündung
(D) spezifische Entzündung, z. B. Tuberkulose
(E) Rhabdomyosarkom

7.36 Welche Aussage trifft zu?

Wichtigste diagnostische Maßnahme bei Verdacht auf einen Blasentumor ist die

(A) Zystographie
(B) Urographie
(C) Zystoskopie
(D) bimanuelle rektale Untersuchung
(E) Lymphangiographie

■7.29 D   ■7.30 E   ■7.31 C   ■7.32 D   ■7.33 D   ■7.34 D   ■7.35 A   ■7.36 C

[H 86]
7.37 Für die Verlaufsbeobachtung nach der Elektroresektion des Harnblasenkarzinoms ist (sind) welche Untersuchung(en) am wichtigsten?

(A) Zystoskopie und Urinzytologie
(B) Röntgenuntersuchung der Harnblase
(C) Sonographie der Harnblase
(D) pedale Lymphographie
(E) Blutuntersuchung (BSG, Elektrophorese, Bestimmung der harnpflichtigen Substanzen)

7.4 Penis

7.38 Welches ist der häufigste begünstigende Faktor für die Entstehung von Penistumoren?

(A) Kondylome
(B) rezidivierender Herpes progenitalis
(C) Ulkusbildung bei Leukose
(D) Phimose
(E) Zirkumzision

[F 90]
7.39 Maligne Tumoren des Penis sind in den weitaus meisten Fällen Plattenepithelkarzinome.

Diese Plattenepithelkarzinome metastasieren überwiegend

(A) auf hämatogenem Weg
(B) in die mesenterialen Lymphknoten
(C) in die parailiacalen Lymphknoten
(D) in die inguinalen Lymphknoten
(E) in die paraaortalen Lymphknoten

[H 90]
7.40 Welche der folgenden Aussagen zum Peniskarzinom ist richtig?

Das Peniskarzinom ist in den allermeisten Fällen

(A) Folge einer unsachgemäßen Zirkumzision
(B) ein Adenokarzinom
(C) ein Übergangszellkarzinom
(D) ein Uothelkarzinom
(E) ein Plattenepithelkarzinom

[F 90]
7.41 Bei den Veränderungen im Bereich des Sulcus coronarius und der Glans penis (siehe Abbildung Nr. 64 des Bildanhangs) handelt es sich am ehesten um:

(A) Condylomata lata
(B) Condylomata acuminata
(C) Peniskarzinom
(D) Erythroplasie Queyrat
(E) heterotope Talgdrüsen (Fordyce-Zustand)

[H 87]
7.42 Ein 56jähriger Patient, verheiratet, 4 Kinder, bemerkt, angeblich nach Geschlechtsverkehr mit Ehefrau, seit einigen Wochen die indolente, derbe, immer wieder aufbrechende Proliferation (siehe Abbildung Nr. 65 des Bildanhangs), die trotz der vom Hausarzt verordneten Sitzbäder und Salben nicht abheilt.

Welche Verdachtsdiagnose ist primär zu stellen?

(A) luetisches Ulkus
(B) Kondylomata
(C) Lymphogranuloma venereum
(D) Plattenepithelkarzinom
(E) Buschke-Löwenstein-Tumor

[F 91]
7.43 Bei der körperlichen Untersuchung stellen Sie bei einem 56jährigen Mann eine Phimose fest. Unter dem Präputium ist eine Induration tastbar. Der Patient berichtet, diese Vorhautverengung habe früher nicht bestanden, sondern habe sich im Laufe des letzten Jahres entwickelt.

Woran muß in erster Linie gedacht werden?

(A) chronische Balanitis
(B) Peniskarzinom
(C) Condylomata acuminata
(D) syphilitischer Primäraffekt
(E) Acrodermatitis chronica atrophicans

▌7.37 A   ▌7.38 D   ▌7.39 D   ▌7.40 E   ▌7.41 B   ▌7.42 D   ▌7.43 B

F87

7.44 Ein 54jähriger Mann stellt sich mit der schwarzbraunen, unregelmäßig begrenzten und ungleichmäßig stark pigmentierten Veränderung an der Glans penis vor (siehe Abbildung Nr. 66 des Bildanhangs). Bestandsdauer nicht genau bekannt (1–2 Jahre).

Welche der folgenden Entscheidungen ist richtig?

(A) Elektrokoagulation des pigmentierten Areals
(B) vollständige operative Entfernung und histologische Untersuchung
(C) sofortige Einleitung einer lokalen zytostatischen Therapie: Applikation einer Zytostatika-Salbe für mindestens 6 Monate
(D) Behandlung kontraindiziert, da pigmentierte Veränderungen dadurch bösartig werden können
(E) Behandlung nicht erforderlich, da bösartige Pigmenttumoren nur an stark lichtexponierten Körperstellen auftreten

F84

7.45 Bei kleinen Plattenepithelkarzinomen des Penis kann die definitive (alleinige) Strahlenbehandlung angezeigt sein,

weil

die Strahlentherapie bei Behandlung kleiner Plattenepithelkarzinome des Penis das Organ erhalten kann.

F86

7.46 Das Peniskarzinom an der Glans penis metastasiert lymphogen zuerst in die

(A) iliakalen Lymphknoten
(B) paraaortalen Lymphknoten
(C) inguinalen Lymphknoten
(D) mesenterialen Lymphknoten
(E) Lymphknoten an der Einmündung der V. testicularis dextra in die V. cava inferior bzw. an der Einmündung der V. testicularis sinistra in die V. renalis sinistra

7.5 Hoden, Nebenhoden

F91

7.47 Ein 25jähriger Student sucht den Hausarzt auf, da er seit etwa 4 Wochen eine Schwellung des rechten Hodens bemerkte.
Bei der Untersuchung findet sich ein nicht druckschmerzhafter gegenüber links deutlich vergrößerter Testis mit vermehrter Konsistenz. Das Skrotum ist nicht geschwollen. In der Leistengegend keine tastbaren Lymphknoten. Diaphanoskopie negativ. Der Patient wurde nicht gegen Tuberkulose schutzgeimpft.

Es handelt sich am ehesten um

(A) Skrotalhernie
(B) Tuberkulose des Nebenhodens
(C) Nebenhoden- bzw. Samenstrangzyste
(D) malignen Hodentumor
(E) Varikozele

7.48 Die am häufigsten zu beobachtenden Symptome eines Hodentumors sind:

(1) schmerzhafter Samenstrang
(2) schmerzlose Schwellung
(3) Begleithydrozele
(4) derbe Konsistenz
(5) tumoröse Infiltration der Haut

(A) nur 1 und 3 sind richtig
(B) nur 2 und 4 sind richtig
(C) nur 1, 3 und 4 sind richtig
(D) nur 1, 4 und 5 sind richtig
(E) nur 2, 4 und 5 sind richtig

Antwort	Aussage 1	Aussage 2	Verknüpfung
A	richtig	richtig	richtig
B	richtig	richtig	falsch
C	richtig	falsch	–
D	falsch	richtig	–
E	falsch	falsch	–

■7.44 B   ■7.45 A   ■7.46 C   ■7.47 D   ■7.48 B

7.49 Welche unter den genannten Maßnahmen ist bei zunehmender, schmerzloser Hodenvergrößerung zuerst angezeigt?

(A) intensive, hochdosierte antibakterielle Chemotherapie
(B) Probebiopsie
(C) transfemorale Arteria-testicularis-Angiographie
(D) operative Freilegung
(E) skrotale Ultraschalluntersuchung

7.50 Welche Aussage trifft **nicht** zu?

Die folgenden Befunde sind verdächtig auf ein Hodenmalignom

(A) Gynäkomastie
(B) schmerzlose Größenzunahme eines Hodens
(C) blutiges Ejakulat und inguinale Lymphknotenpakete
(D) Hydrozelenentwicklung in 1–2 Monaten
(E) Ureterverlagerung im Urogramm

7.51 Eine schmerzlose, harte Größenzunahme des Hodens nach der Pubertät darf 3 Monate lang beobachtet werden,

weil

eine schmerzlose Größenzunahme und Verhärtung des Hodens meist entzündlich bedingt ist und sich in der Regel zurückbildet.

7.52 Welche Aussage trifft **nicht** zu?

Hodentumoren (Hodengeschwülste)

(A) sind insgesamt Tumoren des weit fortgeschrittenen Lebensalters
(B) können auch bilateral auftreten
(C) gehen in der weit überwiegenden Mehrzahl von Keimzellen aus
(D) metastasieren primär meist lymphogen
(E) werden charakteristischerweise von inguinal her operiert

7.53 Ein 22jähriger Patient bemerkt seit 1 Monat eine schmerzlose Vergrößerung des rechten Hodens. Bei der Untersuchung findet sich ein gänseeigroßer, harter Tumor im rechten Skrotalfach. Hoden und Nebenhoden sind nicht voneinander abgrenzbar. Der Patient gibt keinen Druckschmerz an.

Welche Diagnose ist die wahrscheinlichste?

(A) akute Orchitis
(B) maligner Hodentumor
(C) akute Epididymitis
(D) Urogenitaltuberkulose
(E) Varikozele

7.54 Bei dringendem Verdacht auf Hodentumor ist u. a. folgende Maßnahme durchzuführen:

(A) ultraschallgesteuerte transskrotale Hodenstanzbiopsie
(B) ultraschallgesteuerte transskrotale Hodensaugbiopsie
(C) lokale Probeexzision aus dem tumorsuspekten Bezirk nach transskrotaler Eröffnung der Hodenhüllen mit Inspektion und Palpation
(D) operative Exploration des Hodens durch inguinale Freilegung des Skrotalinhalts
(E) zunächst zytostatische Chemotherapie für mehrere Wochen zur Prophylaxe der Disseminierung von Tumorzellen bei späteren, invasiven diagnostischen Maßnahmen

7.55 Welche Aussage trifft **nicht** zu?

Maligne Tumoren des Hodens sind:

(A) Seminom
(B) Teratokarzinom
(C) Embryonales Karzinom
(D) Krukenbergtumor
(E) Chorionkarzinom

7.56 Welche Aussage trifft zu?

Die meisten malignen Hodentumoren metastasieren primär in die Lymphknoten folgender Regionen:

(A) mediastinal
(B) parailiakal
(C) inguinal
(D) paraaortal und parakaval
(E) Keine der Aussagen ist richtig

■7.49 E   ■7.50 C   ■7.51 E   ■7.52 A   ■7.53 B   ■7.54 D   ■7.55 D   ■7.56 D

7.57 Welcher der folgenden Hodentumoren metastasiert bevorzugt hämatogen?

(A) malignes Lymphom
(B) Chorionkarzinom
(C) Leydigzelltumor
(D) Seminom
(E) Rhabdomyosarkom

7.58 Welche Aussage trifft zu?

Die primären Metastasen von Hodentumoren sitzen am häufigsten in (im)

(A) Skelett
(B) der Lunge
(C) den Leistenlymphknoten
(D) den paraaortalen Lymphknoten im Nierenhilusbereich
(E) den parailiakalen Lymphknoten

H 89
7.59 Beim testikulären Seminom treten die ersten Metastasen typischerweise nicht in den Leistenlymphknoten auf,

weil

das testikuläre Seminom zuerst meistens hämatogen metastasiert.

H 88
7.60 Bei einem 25jährigen Mann trat im Halsbereich eine Lymphknotenschwellung auf. Die histologische Untersuchung ergab einen drüsigdifferenzierten Tumor. Auf der Suche nach dem Primärtumor wurde ein vergrößerter Hoden festgestellt.

Welcher Hodentumor ist makroskopisch und histologisch dargestellt (siehe Abbildung Nr. 67 und Nr. 68 des Bildanhangs)?

(A) Seminom
(B) reifes Teratom
(C) malignes Teratom (sog. embryonales Hodenkarzinom)
(D) Leydigzell-Tumor
(E) Chorionkarzinom

7.61 Beim metastasierenden Teratokarzinom des Hodens gilt (gelten) als Tumormarker

(1) 17-Ketosteroide
(2) Alphafetoprotein
(3) Beta-Humanchoriongonadotropin
(4) Plasma-ACTH

(A) nur 1 ist richtig
(B) nur 4 ist richtig
(C) nur 1 und 2 sind richtig
(D) nur 2 und 3 sind richtig
(E) 1–4 = alle sind richtig

F 91
7.62 Erhöhte β-HCG-Werte im Serum sind zu erwarten bei

(1) Granulosazelltumor
(2) Blasenmole
(3) serösem Zystadenokarzinom des Ovars
(4) endometrioidem Ovarialkarzinom
(5) malignem trophoblastischem Hodenteratom

(A) nur 1 und 2 sind richtig
(B) nur 2 und 5 sind richtig
(C) nur 1, 3 und 4 sind richtig
(D) nur 1, 2, 3 und 5 sind richtig
(E) nur 2, 3, 4 und 5 sind richtig

7.63 Das reine Seminom

(1) tritt meist zwischen dem 20. und 40. Lebensjahr auf
(2) wird durch Semikastration und anschließende Röntgenbestrahlung behandelt
(3) ist histologisch durch eine einheitliche Struktur charakterisiert
(4) ist hormonaktiv

(A) nur 1 und 3 sind richtig
(B) nur 3 und 4 sind richtig
(C) nur 1, 2 und 3 sind richtig
(D) nur 2, 3 und 4 sind richtig
(E) 1–4 = alle sind richtig

Antwort	Aussage 1	Aussage 2	Verknüpfung
A	richtig	richtig	richtig
B	richtig	richtig	falsch
C	richtig	falsch	–
D	falsch	richtig	–
E	falsch	falsch	–

■7.57 B   ■7.58 D   ■7.59 C   ■7.60 C   ■7.61 D   ■7.62 B   ■7.63 C

7.64 Das Seminom des Hodens ist am häufigsten zu finden

(A) bei Kindern unter 5 Jahren
(B) 6–12jährigen
(C) 15–20jährigen
(D) zwischen dem 30. und 50. Lebensjahr
(E) beim alten Mann

[F 91]
7.65 Welcher Hodentumor hat bei adäquater Therapie die beste Prognose?

(A) Chorionkarzinom
(B) Teratokarzinom
(C) Seminom
(D) Dottersacktumor
(E) embryonales Karzinom

7.66 Von den malignen Hodentumoren haben die Seminome die beste Prognose,

weil

die Seminome außerordentlich strahlenempfindlich sind.

7.67 Welche malignen Hodentumoren und deren Metastasen sind besonders strahlenempfindlich?

(A) embronale Karzinome
(B) teratoide Tumoren
(C) Chorionepitheliome
(D) Seminome
(E) Keiner der genannten Tumoren ist strahlenempfindlich

[H 87]
7.68 Das Seminom des Mannes ist welchem der folgenden Ovarialtumoren analog?

(A) Sertoli-Leydigzell-Tumor
(B) Gynandroblastom
(C) Arrhenoblastom
(D) Dysgerminom
(E) Thekazelltumor

7.69 Welche Aussage trifft zu?

Das Seminom des Hodens

(A) ist eine häufige Geschwulst des Jugendlichen
(B) infiltriert frühzeitig die Tunica albuginea des Hodens und Nebenhodens
(C) metastasiert frühzeitig und vorwiegend hämatogen
(D) hat eine geringe Strahlensensibilität
(E) Keine der Aussagen trifft zu

7.70 Welcher der genannten Hodentumoren zeichnet sich durch eine ausgesprochen gute Strahlenempfindlichkeit aus?

(A) Seminom
(B) Teratom
(C) Leydigzelltumor
(D) Sertolizelltumor
(E) Orchioblastom

[H 91]
7.71 Welche Aussagen treffen für das klassische Seminom des Hodens zu?

(1) Es handelt sich um einen makroskopisch relativ homogenen, grauweißen Tumor.
(2) Der Tumor tritt in den meisten Fällen vor dem 30. Lebensjahr auf.
(3) Der Tumor ist strahlenresistent.
(4) Mikroskopisch kann eine deutliche lymphozytäre Stromareaktion nachweisbar sein.
(5) Lymphknotenmetastasen sind in erster Linie in den paraaortalen Lymphknoten zu erwarten.

(A) nur 4 ist richtig
(B) nur 1 und 4 sind richtig
(C) nur 2 und 3 sind richtig
(D) nur 4 und 5 sind richtig
(E) nur 1, 4 und 5 sind richtig

[F 91]
7.72 Beim Seminom des Hodens ist eine Erhöhung des β-HCG im Serum

(A) bisher nicht vorgekommen
(B) selten
(C) in etwa der Hälfte der Fälle vorhanden
(D) in ca. Dreiviertel der Fälle anzutreffen
(E) nahezu immer zu beobachten

| 7.64 D | 7.65 C | 7.66 A | 7.67 D | 7.68 D | 7.69 E | 7.70 A | 7.71 E | 7.72 B |

7.73 Welche der folgenden therapeutischen Maßnahmen sollte die Behandlung eines Hoden-Seminoms im Stadium II allein oder in Kombination umfassen?

(1) Orchiektomie mit hoher Ligatur des Samenstrangs
(2) Ausräumung der retroperitonealen Lymphknoten
(3) Strahlenbehandlung des Retroperitoneums
(4) systemische Chemotherapie mit alkylierenden Zytostatika

(A) nur 3 ist richtig
(B) nur 1 und 2 sind richtig
(C) nur 1 und 3 sind richtig
(D) nur 1, 2 und 3 sind richtig
(E) nur 1, 3 und 4 sind richtig

7.74 Welche der therapeutischen Maßnahmen sollte bei der Behandlung eines Seminoms des Hodens im Stadium I ($T_1N_0M_0$) allein oder in Kombination eingesetzt werden?

(1) Orchiektomie mit hoher Ligatur des Samenstrangs
(2) retroperitoneale Lymphknotenausräumung
(3) Strahlenbehandlung der retroperitonealen Lymphknoten
(4) systemische Chemotherapie mit alkylierenden Zystostatika

(A) nur 1 ist richtig
(B) nur 1 und 2 sind richtig
(C) nur 1 und 3 sind richtig
(D) nur 1 und 4 sind richtig
(E) 1–4 = alle sind richtig

7.75 Welche der genannten Behandlungsmaßnahmen ist beim typischen Seminom ohne klinisch nachweisbare Metastasen am ehesten angezeigt?

(A) alleinige Röntgenbestrahlung des Tumors
(B) Biopsie und Röntgenbestrahlung des befallenen Hodens
(C) Orchiektomie mit retroperitonealer Lymphknotenexstirpation
(D) Orchiektomie und Röntgenbestrahlung der paraaortalen und iliakalen Lymphknoten
(E) Orchiektomie mit inguinaler Lymphknotenexstirpation

7.76 Bei der Bestrahlung eines in die paraaortalen Lymphknoten metastasierten Seminoms ($T_3N_2M_0$) umfaßt das Zielvolumen der Bestrahlung

(1) die paraaortalen Lymphknoten
(2) die iliakalen Lymphknoten
(3) die mediastinalen Lymphknoten
(4) die supraklavikulären Lymphknoten

(A) nur 2 ist richtig
(B) nur 1 und 2 sind richtig
(C) nur 1 und 2 sind richtig
(D) nur 1, 2 und 3 sind richtig
(E) 1–4 = alle sind richtig

7.77 Die malignen Teratome des Hodens treten am häufigsten auf um das 25. Lebensjahr,

weil

die malignen Teratome des Hodens hormonabhängig sind.

7.78 Retroperitoneale Metastasen eines Teratokarzinoms des Hodens werden ausschließlich bestrahlt,

weil

die Strahlensensibilität von Metastasen eines Teratokarzinoms so hoch ist, daß sie durch alleinige Strahlenbehandlung zerstört werden können.

Antwort	Aussage 1	Aussage 2	Verknüpfung
A	richtig	richtig	richtig
B	richtig	richtig	falsch
C	richtig	falsch	–
D	falsch	richtig	–
E	falsch	falsch	–

■7.73 C   ■7.74 C   ■7.75 D   ■7.76 E   ■7.77 C   ■7.78 E

Die folgenden Angaben beziehen sich auf die Aufgaben Nr. 7.79 und 7.80.

Ein 27jähriger Mann wird nach Hemiorchiektomie wegen eines malignen nichtseminomatösen Hodentumors und anschließender Nachbestrahlung regelmäßig beim niedergelassenen Internisten untersucht. 7 Monate nach der Operation entdeckt dieser auf der p. a. Röntgenaufnahme des Thorax einen Rundherd im rechten Lungenoberfeld.

7.79 Welche weiteren diagnostischen Maßnahmen sind sinnvoll, um den Verdacht auf eine Metastase des Hodentumors abzusichern und die Therapieentscheidung vorzubereiten?

(1) zusätzliche Röntgenaufnahme im frontalen Strahlengang
(2) Testosteronbestimmung im Plasma
(3) Bestimmung von β-HCG (Choriongonadotropin) im Plasma
(4) Bronchoskopie, transbronchiale Biopsie und histologische Untersuchung
(5) Laparotomie, ggf. bilaterale Lymphadenektomie

(A) nur 1 und 2 sind richtig
(B) nur 1 und 3 sind richtig
(C) nur 1, 3 und 5 sind richtig
(D) nur 1, 4 und 5 sind richtig
(E) nur 2, 3 und 4 sind richtig

7.80 Die genannten Maßnahmen zeigen, daß es sich um mehrere Metastasen des Hodenkarzinoms in beiden Lungen handelt.

Welches Vorgehen würden Sie dem Patienten vorschlagen?

(A) mehrere Stöße einer intensiven kombinierten Zytostatikatherapie
(B) Megavoltbestrahlung der Metastasen
(C) keine Therapie, abwartende Haltung bis zum Auftreten subjektiver Beschwerden
(D) Behandlung mit Androgenen oder Antiöstrogenen
(E) palliative Langzeitbehandlung mit Mistelpräparaten

7.81 Lebermetastasen eines Chorionkarzinoms werden mit Zytostatika behandelt,

weil

die Chemotherapie bei einem metastasierenden Chorionkarzinom Heilungserfolge verspricht.

7.82 Bei welcher Tumordiagnose ist der Nachweis mehrkerniger Riesenzellen obligat?

(A) Chorionkarzinom
(B) Dottersacktumor
(C) Seminom
(D) embryonales Karzinom
(E) Leydigzelltumor

7.6 Prostata

7.83 Die benigne noduläre Hyperplasie der Prostata

(1) geht von der Innendrüse aus
(2) bildet nicht selten den Ausgangspunkt für die Entwicklung eines Prostatakarzinoms
(3) kann zur Balkenblase führen
(4) begünstigt Infektionen der Harnwege und der Niere

(A) nur 1 und 2 sind richtig
(B) nur 3 und 4 sind richtig
(C) nur 1, 3 und 4 sind richtig
(D) nur 2, 3 und 4 sind richtig
(E) 1–4 = alle sind richtig

7.84 Was trifft für die knotige Prostatahyperplasie zu?

(1) Sie entsteht durch Hyperplasie der sog. paraurethralen Drüsen und der akzessorischen Drüsen am Eingang der Urethra.
(2) Die feste Konsistenz beruht auf der Hyperplasie des fibromuskulären Zwischengewebes.
(3) Sie ist im wesentlichen Folge der Östrogenstimulation bei verminderter Androgenwirkung.
(4) Sie kann eine Hydronephrose verursachen.

(A) nur 1 und 3 sind richtig
(B) nur 2 und 4 sind richtig
(C) nur 1, 3 und 4 sind richtig
(D) nur 2, 3 und 4 sind richtig
(E) 1–4 = alle sind richtig

7.85 Welche Aussage trifft **nicht** zu?

Charakteristische Symptome beim Prostataadenom (Prostatahyperplasie) sind:

(A) Pollakisurie
(B) Nykturie
(C) Abschwächung des Harnstrahls
(D) erschwertes Ingangkommen der Miktion
(E) Nachlassen der Potenz

7.86 Ein 70jähriger Patient mit Prostataadenom leidet an einer Überlaufblase und einer postrenalen Niereninsuffizienz (Serum-Kreatinin 442 µmol/l bzw. 5 mg-%).

Von den genannten Behandlungen empfiehlt sich als primäre therapeutische Maßnahme am ehesten:

(A) Hämodialyse
(B) sofortige transurethrale Resektion
(C) Dauerkatheter-Behandlung bzw. suprapubische Harnableitung
(D) Nierenfistel
(E) Peritonealdialyse

7.87 Ein 65jähriger Mann kommt in die Sprechstunde und klagt über erhebliche Pollakisurie und Nykturie (4–6mal). Im Urogramm (siehe Abbildung Nr. 69 des Bildanhangs) erkennt man eine deutliche Kontrastmittelaussparung im Bereich der Harnblase.

Welche Diagnose ist aufgrund der Symptomatik und des Röntgenbilds am wahrscheinlichsten?

(A) Blasenstein
(B) prominenter Blasentumor
(C) ektope Ureterozele
(D) polypös in das Blasenlumen vorgewachsenes Prostatakarzinom
(E) Prostatahyperplasie

7.88 Ein 78jähriger Patient mit ansonsten gutem Allgemeinbefinden kann nach einer Familienfeier mit reichlichem Genuß von Bier plötzlich nicht mehr urinieren. Er gibt anamnestisch an, in den letzten Monaten sei der Harnstrahl zunehmend schwächer geworden. In den letzten Wochen habe er 2–3mal in der Nacht zum Wasserlassen aufstehen müssen.
Bei der rektalen Untersuchung ist eine deutlich vergrößerte, prall elastische, allseits gut abgrenzbare Prostata tastbar. Die Oberfläche der Prostata ist glatt, die Rektumschleimhaut ist gut verschieblich.

Welche der angegebenen Maßnahmen ist nach dem Katheterismus therapeutisch am ehesten angzeigt?

(A) Kobalt-Bestrahlung der Prostata
(B) hochdosierte Verabfolgung von Androgenen
(C) Kryotherapie
(D) Adenomektomie
(E) radikale Prostatavesikulektomie

Antwort	Aussage 1	Aussage 2	Verknüpfung
A	richtig	richtig	richtig
B	richtig	richtig	falsch
C	richtig	falsch	–
D	falsch	richtig	–
E	falsch	falsch	–

7.89 Welche Aussage trifft **nicht** zu?

Bei einem 60jährigen Patienten mit urodynamisch wirksamem Prostataadenom, bei dem seit mehreren Jahren abgeschwächter Harnstrahl und Nachtröpfeln sowie Nykturie bestehen, ist wegen der Prostataerkrankung zu rechnen mit

(A) beginnendem Aufstau der oberen Harnwege
(B) vermehrter Restharnbildung
(C) Trabekulierung der Harnblase
(D) hochgradiger Schrumpfblase
(E) Pseudodivertikelbildung der Harnblase

7.90 Ein 60jähriger Mann kommt wegen eines Prostataadenoms des Stadiums II zur stationären Aufnahme ins Krankenhaus. Der rektale Tastbefund, die sonographische Untersuchung und die Urethrozystoskopie lassen auf ein Adenomgewicht von ca. 40 g schließen. Ein erhöhtes Operationsrisiko liegt bei dem sonst altersgemäß gesunden Patienten nicht vor.

Bei der Wahl der Therapie für diesen Patienten ist die Prostataadenomektomie mittels transurethraler Elektroresektion (TUR) der transurethralen kryochirurgischen Therapie unbedingt vorzuziehen,

weil

die Prostataadenomektomie mittels transurethraler Elektroresektion (TUR) nicht mit dem Risiko behaftet ist, daß es postoperativ zur Entwicklung einer Harnröhrenstriktur kommt.

7.91 Ein 60jähriger Mann kommt wegen eines Prostataadenoms des Stadiums II zur stationären Aufnahme ins Krankenhaus. Der rektale Tastbefund, die sonographische Untersuchung sowie die Urethrozystoskopie lassen auf ein Adenomgewicht von ca. 100 g schließen. Ein erhöhtes Operationsrisiko liegt bei dem sonst altersgemäß gesunden Patienten nicht vor.

Bei der Wahl der Therapie für diesen Patienten ist die transurethrale kryochirurgische Therapie der offenen operativen Adenomektomie unbedingt vorzuziehen,

weil

bei operablen Patienten mit Prostataadenomen von mehr als 60 g Gewicht die transurethrale kryochirurgische Behandlung des Adenoms die Therapie der Wahl ist.

7.92 Bei einem 60jährigen Mann in altersgemäß gutem Allgemeinzustand wird ein Prostataadenom des Stadiums II diagnostiziert. Die sonographische Untersuchung läßt auf ein Adenomgewicht von etwa 70 g schließen.

Welche der angegebenen Behandlungen ist bei diesem Patienten am ehesten angezeigt?

(A) Prostataadenomektomie
(B) Kryotherapie
(C) definitive Dauerkatheterbehandlung
(D) definitive suprapubische Harnableitung
(E) Abwarten wegen der großen Tendenz der Prostataadenome zur deutlichen Spontanremission

7.93 Hinsichtlich der Prostataadenomektomie gilt (gelten):

(1) Typisches Resultat dieser Therapie ist die Uroflowverbesserung.
(2) Eine häufige Folgeerscheinung dieses therapeutischen Verfahrens ist die retrograde Ejakulation.
(3) Dieses Behandlungsverfahren führt regelmäßig zum Dauerverlust der Potentia coeundi.
(4) Die Patienten leiden infolge dieses Operationsverfahrens in aller Regel an Ejakulatio praecox.

(A) nur 1 ist richtig
(B) nur 3 ist richtig
(C) nur 1 und 2 sind richtig
(D) nur 1 und 3 sind richtig
(E) nur 1 und 4 sind richtig

7.94 Die operative Behandlung des Blasenhalsadenoms durch transurethrale Elektroresektion führt bei den Patienten gewöhnlich zum Dauerverlust der Erektionsfähigkeit,

weil

die Patienten, die sich der transurethralen Elektroresektion als Therapie des Prostataadenoms unterzogen haben, infolge des Eingriffs häufig von „retrograder Ejakulation" betroffen sind.

[H 85]
7.95 Welche Aussage trifft **nicht** zu?

Nach operativer Entfernung des Prostataadenoms

(A) können die Patienten von „retrograder Ejakulation" betroffen sein
(B) erübrigt sich die regelmäßige rektale Früherkennungsuntersuchung auf Prostatakarzinom
(C) ist nach der Rekonvaleszenz die Potentia coeundi im allgemeinen erhalten
(D) kann infolge einer Schließmuskelverletzung eine Harninkontinenz resultieren
(E) ist eine Epididymitis möglich

[H 88]
7.96 Welche Behauptung über den Zugangsweg bei der operativen Therapie des Prostataadenoms trifft **nicht** zu?

(A) perineal: selten gewählter Zugangsweg
(B) transurethral: häufig gewählter Zugangsweg
(C) retropubisch: möglicher Zugangsweg
(D) transrektal: meistgebräuchlicher Zugangsweg
(E) suprapubisch (transvesikal): seltener gewählt als der transurethrale Zugangsweg

7.97 Welche Aussage trifft **nicht** zu?

Das Prostatakarzinom

(A) ist eine Erkrankung des höheren Lebensalters
(B) entsteht häufig durch maligne Entartung einer nodulären Hyperplasie der Prostata
(C) metastasiert vorwiegend in das Skelettsystem
(D) kann jahrelang latent bleiben, ohne zu metastasieren
(E) metastasiert um so häufiger, je stärker es entdifferenziert ist

7.98 Ein Prostatakarzinom kann sich nur auf dem Boden eines Prostataadenoms entwickeln,

weil

Prostatakarzinom und Prostataadenom nur in der östrogenstimulierten periurethralen Zone – der inneren Prostata – entstehen.

7.99 Welche Aussage trifft zu?

Das Prostatakarzinom wird im Frühstadium am häufigsten entdeckt durch das (die)

(A) Ausscheidungsurogramm
(B) Bestimmung der sauren Serumphosphatase
(C) Bestimmung der alkalischen Serumphosphatase
(D) rektale Palpation
(E) Urinzytologie

[H 85]
7.100 Ein 60jähriger Patient klagt seit 4 Wochen über „Kreuzschmerzen" und ischialgiforme Beschwerden. Die BSG beträgt 32/54 mm. Blutbild und Transaminasen liegen im Normbereich. Die Serumaktivität der alkalischen Phosphatase beträgt 860 U/l, die der tartrathemmbaren sauren Phosphatasen 26 U/l. Die angefertigten Röntgenaufnahmen zeigen fleckförmige Verschattungen im Bereich des knöchernen Beckens und der Lendenwirbel.

Diese Symptomatik beruht ursächlich am ehesten auf

(A) einem Nucleus-pulposus-Prolaps
(B) einem Prostatakarzinom
(C) einem Gallengangsverschluß
(D) einem Morbus Paget
(E) einer primären Osteoporose

[H 90]
7.101 Das Auftreten ischialgiformer Schmerzen bei einem 70jährigen Mann, der bislang beschwerdefrei gewesen ist, sollte in erster Linie den Verdacht nahelegen auf:

(A) Neuritis des Nervus ischiadicus
(B) metastasiertes Prostatakarzinom
(C) Bandscheibenprolaps (L 4/L 5)
(D) malignen Hodentumor (Chorionkarzinom)
(E) Spondylarthritis ankylopoetica

Antwort	Aussage 1	Aussage 2	Verknüpfung
A	richtig	richtig	richtig
B	richtig	richtig	falsch
C	richtig	falsch	–
D	falsch	richtig	–
E	falsch	falsch	–

■7.95 B   ■7.96 D   ■7.97 B   ■7.98 E   ■7.99 D   ■7.100 B   ■7.101 B

7.102 Welches der genannten Symptome tritt im Anfangsstadium eines Prostatakarzinoms auf?

(A) Hämospermie
(B) Hämaturie
(C) Erhöhung der sauren Phosphatase
(D) Kreuzschmerzen
(E) Keine der Aussagen trifft zu.

7.103 Bei einem 58jährigen Patienten wurde wegen eines benignen Prostataadenoms eine suprapubische transvesikale Prostataadenomenukleation durchgeführt.

Welche der Aussagen trifft (treffen) zu?

(1) Prostatakarzinom-Vorsorgeuntersuchungen sind nicht mehr erforderlich
(2) Prostatakarzinom-Vorsorgeuntersuchungen sind nur dann angezeigt, wenn das Adenom nicht restlos entfernt wurde
(3) Prostatakarzinom-Vorsorgeuntersuchungen sind weiterhin notwendig
(4) In jedem Fall muß prophylaktisch eine Kastration erfolgen

(A) nur 1 ist richtig
(B) nur 3 ist richtig
(C) nur 4 ist richtig
(D) nur 1 und 4 sind richtig
(E) nur 2 und 4 sind richtig

[F 91]
7.104 Prostatakarzinome

(1) entstehen in den allermeisten Fällen in der Außendrüse
(2) metastasieren häufig in die Knochen
(3) können im Frühstadium durch Radikaloperation geheilt werden
(4) haben mit dem prostataspezifischen Antigen (PSA) einen guten Verlaufsparameter
(5) können subvesikale Obstruktionen hervorrufen

(A) nur 3 ist richtig
(B) nur 3 und 5 sind richtig
(C) nur 3, 4 und 5 sind richtig
(D) nur 1, 2, 4 und 5 sind richtig
(E) 1–5 = alle sind richtig

[H 89]
7.105 Bei einem 65jährigen Patienten wurde rektal eine knotige Vergrößerung der Prostata getastet und zur Abklärung der Dignität daraus ein Stanzbiopsat entnommen. Die Abbildungen Nr. 70 und Nr. 71 des Bildanhangs zeigen den histologischen Befund in schwacher bzw. stärkerer Vergrößerung (HE-Färbung).

Welche Diagnose ist zutreffend?

(A) granulomatöse Prostatitis
(B) Adenomyomatose der Prostata
(C) Adenokarzinom der Prostata
(D) eitrige Prostatitis
(E) Prostatainfarkt mit Drüsenproliferation im Infarktrand

[F 87]
7.106 Das Prostatakarzinom kann in einer histologischen Differenzierung auftreten als

(1) gering differenziertes Adenokarzinom
(2) solides anaplastisches Karzinom
(3) hochdifferenziertes Adenokarzinom
(4) kribriformes Karzinom
(5) Plattenepithelkarzinom

(A) nur 1 ist richtig
(B) nur 1 und 2 sind richtig
(C) nur 2 und 3 sind richtig
(D) nur 3 und 4 sind richtig
(E) 1–5 = alle sind richtig

7.107 Für ein metastasierendes Prostatakarzinom ist (sind) am ehesten typisch:

(A) osteoklastische Metastasierung im Bereich der Schädelkalotte
(B) osteoplastische Metastasierung in die Beckenknochen und in die Lendenwirbelsäule
(C) Lungenmetastasen
(D) inguinale Lymphknotenmetastasen
(E) Lebermetastasen

[H 84]
7.108 Bei welchem der genannten Tumoren ist am wenigsten mit dem Auftreten von Knochenmetastasen zu rechnen?

(A) Bronchialkarzinom
(B) Mammakarzinom
(C) Schilddrüsenkarzinom
(D) Prostatakarzinom
(E) Leberzellkarzinom

■7.102 E   ■7.103 B   ■7.104 E   ■7.105 C   ■7.106 E   ■7.107 B   ■7.108 E

7.109 Welche Therapieform(en) steht (stehen) beim Prostatakarzinom zur Verfügung?

(1) radikale Prostatektomie
(2) Behandlung mit ionisierender Strahlung
(3) Hormonbehandlung/Orchiektomie
(4) zytostatische Therapie

(A) nur 1 ist richtig
(B) nur 3 ist richtig
(C) nur 1 und 3 sind richtig
(D) nur 1, 2 und 3 sind richtig
(E) 1–4 = alle sind richtig

7.110 Beim nicht metastasierten, organbegrenzten (T_2) Prostatakarzinom ist bei einem 60jährigen Patienten in gutem Allgemeinzustand die Therapie der Wahl:

(A) Prostataadenomektomie
(B) radikale transurethrale Resektion
(C) medikamentöse Kastration
(D) radikale Prostatektomie
(E) operative Kastration

7.111 Bei Metastasenfreiheit ist das intrakapsulär wachsende Prostatakarzinom ($T_1N_0M_0$) kurativ heilbar durch

(A) die transvesikale Prostataadenomenukleation
(B) die transurethrale Elektroresektion der Prostata
(C) die radikale Prostatovesikulektomie mit Lymphadenektomie
(D) die Kastration
(E) eine Hormonbehandlung

7.112 Die totale (radikale) Prostatektomie ist indiziert bei

(A) allen Prostataadenomen über 50 g
(B) granulomatöser Prostatitis
(C) kavernöser Prostatatuberkulose
(D) Prostatakarzinomen der Stadien $T_1N_0M_0$ und $T_2N_0M_0$
(E) unspezifischem Prostataabszeß

7.113 Ein T_0-Karzinom der Prostata ist

(A) ein nach Adenomoperation im Operationsmaterial als Zufallsbefund entdecktes Karzinom, das bei der präoperativen rektalen Palpation nicht tastbar war
(B) ein bei rektaler Palpation tastbarer, isolierter kleiner Knoten der Prostata
(C) eine bei rektaler Palpation tastbare Infiltration der Prostata
(D) eine bei rektaler Palpation tastbare Infiltration über die Prostata-Organgrenzen hinaus
(E) ein Karzinom, das die Prostata mit der Umgebung fixiert

8 Urolithiasis

8.1 Steinarten

8.1 Folgende Harnsteinarten werden beim erwachsenen Mann in Mitteleuropa am häufigsten gefunden:

(1) Kalzium-Oxalat-Steine
(2) Kalzium-Phosphat-Steine
(3) Harnsäuresteine
(4) Zystinsteine
(5) Magnesium-Ammonium-Phosphat-Steine

(A) nur 4 ist richtig
(B) nur 5 ist richtig
(C) nur 1 und 3 sind richtig
(D) nur 2 und 4 sind richtig
(E) nur 2, 4 und 5 sind richtig

■7.109 E   ■7.110 D   ■7.111 C   ■7.112 D   ■7.113 A   ■8.1 C

8.2 In welcher der folgenden Gegenüberstellungen wird der Harnsteinart **keine** zutreffende Charakterisierung zugeordnet?

(A) Zystinstein: benötigt zur Entstehung keinen unphysiologischen Urin-pH; typisch sind hexagonale Kristalle im Harnsediment
(B) Harnsäurestein: zählt zu den „röntgennegativen" Konkrementen; kommt typischerweise bei niedrigem Urin-pH vor
(C) Kalziumphosphatstein: kommt als Folge einer Harnwegsinfektion mit ureasepositiven Bakterien vor
(D) kalziumhaltiger Stein: kann Folge einer Vitamin-D-Überdosierung sein
(E) Struvitstein: röntgenologisch stark schattengebend (stärker als Kalziumoxalatstein); zumeist Folge eines Harnwegsinfekts mit Escherichia coli wegen der stark harnalkalisierenden Wirkung dieses Keimes

8.3 In der Urologie wird die Infrarotspektroskopie vor allem eingesetzt zur:

(A) Urinanalyse
(B) Untersuchung von Blutseren
(C) Steinanalyse
(D) Spermaanalyse
(E) Analyse des Prostatasekrets

8.2 Ätiologie und Pathogenese

8.4 Im Rahmen der Urolithiasis sind zahlreiche Faktoren von pathogenetischer Relevanz. Der Harnwegsinfekt mit ureasepositiven Bakterien hat in erster Linie Bedeutung für die Entstehung von

(A) Magnesiumammoniumphosphat-Steinen
(B) reinen Harnsäuresteinen
(C) Zystinsteinen
(D) Xanthinsteinen
(E) Kalziumoxalat-Steinen

8.5 Im Rahmen der Urolithiasis gilt hinsichtlich der Pathogenese am ehesten als typischer „Infektstein":

(A) reiner Harnsäurestein
(B) Magnesium-Ammonium-Phosphat-Stein
(C) Zystinstein
(D) Calciumoxalat-Stein
(E) Xanthinstein

8.6 Die Harnsteinbildung wird begünstigt durch

(1) renale tubuläre Azidose
(2) chronische Pyelonephritis
(3) Hyperkalzurie
(4) Hyperurikämie
(5) Hyperparathyreoidismus

(A) nur 1 ist richtig
(B) nur 1 und 5 sind richtig
(C) nur 2 und 3 sind richtig
(D) nur 1, 2, 3 und 5 sind richtig
(E) 1–5 = alle sind richtig

8.7 Hyperkalzurie kann auftreten

(1) bei Sarkoidose
(2) infolge Vitamin-D-Überdosierung
(3) bei langdauernder Immobilisation
(4) bei paraneoplastischem Syndrom

(A) nur 2 ist richtig
(B) nur 1, 2 und 3 sind richtig
(C) nur 1, 2 und 4 sind richtig
(D) nur 1, 3 und 4 sind richtig
(E) 1–4 = alle sind richtig

8.8 Im Verlauf des primären Hyperparathyreoidismus kommt es typischerweise zur Hyperkalzurie,

weil

Parathormon die Kalziumrückresorption in der Niere vermindert.

[F 90]
8.9 Beim primären Hyperparathyreoidismus findet sich folgende typische Konstellation von Kalzium und Phosphat im Serum und Urin:

(A) Serum: Kalzium erhöht, Phosphat erniedrigt
    Urin: Kalzium erhöht, Phosphat erhöht
(B) Serum: Kalzium erniedrigt, Phosphat erhöht
    Urin: Kalzium erhöht, Phosphat erhöht
(C) Serum: Kalzium erniedrigt, Phosphat erniedrigt
    Urin: Kalzium erhöht, Phosphat erhöht
(D) Serum: Kalzium erniedrigt, Phosphat erhöht
    Urin: Kalzium erniedrigt, Phosphat erniedrigt
(E) Serum: Kalzium erhöht, Phosphat erniedrigt
    Urin: Kalzium erniedrigt, Phosphat erniedrigt

[H 90]
8.10 Bei einem 4jährigen Jungen besteht folgendes Krankheitsbild: Ausgußstein beidseitig (siehe Abbildung Nr. 72 des Bildanhangs) und therapieresistente Harnwegsinfektion.

Dieser Fall ist ein Beispiel für eine bestimmte Gruppe von Erkrankungen, in deren Ätiopathogenese unterschiedliche Mikroorganismen von erheblicher Bedeutung sind.

Welche Erreger kommen hierfür in Betracht?

(1) Chlamydien
(2) Proteus mirabilis
(3) Proteus vulgaris
(4) Candida albicans
(5) Klebsiellen

(A) nur 5 ist richtig
(B) nur 1 und 4 sind richtig
(C) nur 1 und 5 sind richtig
(D) nur 2, 3 und 5 sind richtig
(E) 1–5 = alle sind richtig

[F 90]
8.11 Der Dauerkatheter weist beim Katheterwechsel an seiner Spitze starke Inkrustationen auf (siehe Abbildung Nr. 73 des Bildanhangs). Es soll analysiert werden, woraus die Inkrustationen maßgeblich bestehen.

Welche Analysenergebnisse sind dabei am ehesten zu erwarten? Identifizierung von

(1) Magnesiumammoniumphosphat
(2) Kalziumphosphat
(3) Siliciumdioxid
(4) Harnsäuredihydrat
(5) Zystin

(A) nur 1 und 2 sind richtig
(B) nur 1 und 4 sind richtig
(C) nur 1 und 5 sind richtig
(D) nur 2 und 5 sind richtig
(E) nur 3 und 4 sind richtig

[F 90]
8.12 Die beste Methode der Steinmetaphylaxe ist bei allen Harnsteinarten die Harndilution.

Die Flüssigkeitszufuhr soll dabei so bemessen sein, daß das spezifische Gewicht des Harns, über das sich der Patient mit dem Urometer selbst orientieren kann, einen Schwellenwert nicht übersteigt.

Dieser Schwellenwert beträgt

(A) 1020
(B) 1030
(C) 1035
(D) 1040
(E) Keine der Angaben (A)–(D) trifft zu.

Antwort	Aussage 1	Aussage 2	Verknüpfung
A	richtig	richtig	richtig
B	richtig	richtig	falsch
C	richtig	falsch	–
D	falsch	richtig	–
E	falsch	falsch	–

■ 8.9 A   ■ 8.10 D   ■ 8.11 A   ■ 8.12 E

H 90
8.13 Was trifft für Zystin-Harnsteine zu?

(1) Ihr Auftreten ist an eine konstante Erhöhung des Urin-pH auf Werte um 7,4–7,5 gebunden.
(2) Sie kommen bei Erhöhung der Zystinkonzentration im Urin vor.
(3) Sie manifestieren sich überwiegend schon im 1. Lebensjahr.
(4) Sie sind im allgemeinen Symptom einer chronischen Pseudomonas-aeruginosa-Infektion der Harnwege.
(5) Ihre Entstehung hat schwere morphologische Harntrakt-Anomalien, die mit Entleerungsstörungen der unteren Harnwege einhergehen, zur Voraussetzung.

(A) nur 2 ist richtig
(B) nur 1 und 2 sind richtig
(C) nur 1 und 4 sind richtig
(D) nur 2 und 5 sind richtig
(E) nur 2, 3 und 5 sind richtig

F 92
8.14 Bei einem 76jährigen Patienten mit Blasenentleerungsstörung und chronischer Harnwegsinfektion (Proteus vulgaris) erfolgt die Urinableitung durch Blasenverweilkatheter; es besteht ausgeprägte Inkrustationsneigung (siehe Abbildung Nr. 73 des Bildanhangs).

Diese Inkrustationen sind maßgebend aufgebaut aus

(A) Cystinkristallen
(B) Harnsäure
(C) Magnesium-Ammonium-Phosphat
(D) Siliciumdioxid
(E) Oxalat

H 84
8.15 An der Entstehung der Kalzium-Oxalat-Lithiasis können ursächlich beteiligt sein:

(1) absorptive Hyperkalzurie
(2) primärer Hyperparathyreoidismus
(3) Hyperoxalurie
(4) zu geringes Harnvolumen

(A) nur 1 und 3 sind richtig
(B) nur 2 und 4 sind richtig
(C) nur 1, 2 und 4 sind richtig
(D) nur 2, 3 und 4 sind richtig
(E) 1–4 = alle sind richtig

8.16 Welches ist die häufigste Folge eines primären Hyperparathyreoidismus?

(A) Nephrokalzinose
(B) Osteodystrophia fibrosa cystica generalisata
(C) Urolithiasis
(D) Ulcus ventriculi
(E) Hyperkalzämische Krise

H 87
8.17 Welche der folgenden Merkmale kennzeichnen die komplette Form der renalen tubulären Azidose vom Typ I?

(1) Bildung von Calcium-Phosphat-Steinen
(2) hyperchlorämische Azidose
(3) Bildung von Harnsäuresteinen
(4) vermehrte Calciumausscheidung im Urin
(5) Harn-pH kleiner als 5,3

(A) nur 2 und 5 sind richtig
(B) nur 3 und 5 sind richtig
(C) nur 4 und 5 sind richtig
(D) nur 1, 2 und 4 sind richtig
(E) nur 2, 3 und 5 sind richtig

F 88
8.18 Bei der Nephrolithiasis im Rahmen der kompletten Form der distalen tubulären Azidose (Typ I der renalen tubulären Azidose) überwiegt die Oxalatsteinbildung,

weil

bei der kompletten Form der distalen tubulären Azidose (Typ I der renalen tubulären Azidose) Urin-pH-Werte zwischen 4,5 und 5,0 (gemessen in einer frisch gelassenen Urinportion) nicht erreicht werden können.

H 86
8.19 Bei der distalen renal-tubulären Azidose findet sich häufig eine Nephrolithiasis (Calciumphosphat- oder Oxalatsteine),

weil

die distale renal-tubuläre Azidose (RTA Typ I) mit einer Hypokaliämie einhergeht.

■8.13 A   ■8.14 C   ■8.15 E   ■8.16 C   ■8.17 D   ■8.18 D   ■8.19 B

8.3 Nierenstein

8.20 Welche der nachfolgend genannten Nierensteine können durch eine konsequente Alkalisierung des Harns am ehesten aufgelöst werden?

(A) Zystinsteine
(B) Magnesium-Ammoniumphosphatsteine
(C) Kalciumphosphatsteine
(D) Harnsäuresteine
(E) Kalziumoxalatsteine

8.21 Welche Steinart kann durch orale Medikation am besten aufgelöst werden?

(A) Harnsäuresteine
(B) Oxalatsteine
(C) Phosphatsteine
(D) Karbonatsteine
(E) Zystinsteine

[H 87]
8.22 Patienten, die Harnsäuresteine bilden, werden am besten mit einem Urikosurikum behandelt,

weil

Urikostatika das Steinbildungsrisiko (für Harnsäuresteine) erhöhen.

8.23 Welche Aussage trifft zu?

Die wichtigste Maßnahme zur Harnsteinprophylaxe ist die

(A) Reduktion der Purinausscheidung
(B) Reduktion der Kalziumzufuhr
(C) Steigerung der Flüssigkeitszufuhr
(D) Reduktion der Phosphatzufuhr
(E) Reduktion der Oxalatzufuhr

[H 85]
8.24 Der pH-Wert des Harns muß im Rahmen der Harnsäuresteintherapie in den stark alkalischen Bereich verlagert werden,

weil

Harnsäure sich im alkalischen besser als im sauren Bereich löst.

8.25 Der Urin von Harnsäuresteinträgern wird zur Prophylaxe und zur Therapie des Steinleidens auf einen pH-Bereich zwischen 6,2 und 6,8 eingestellt,

weil

die Löslichkeit der Harnsäure mit abnehmendem Urin-pH zunimmt.

[F 84]
8.26 Durch die Zufuhr von Alkali-Zitraten kann die Gefahr der Bildung von Harnsäurekonkrementen in den ableitenden Harnwegen bei der Gicht vermindert werden,

weil

durch Zufuhr von Alkali-Zitraten die Wasserstoffionenkonzentration im Harn vermindert und die Wasserlöslichkeit von Harnsäure im Urin dadurch verbessert wird.

[F 92]
8.27 Zystinsteine in den ableitenden Harnwegen treten auf bei:

(1) Gicht
(2) Zystinose
(3) Fanconi-Syndrom
(4) vermehrtem Knochenabbau

(A) Keine der Aussagen 1–4 sind richtig
(B) nur 2 ist richtig
(C) nur 1 und 4 sind richtig
(D) nur 2 und 3 sind richtig
(E) 1–4 = alle sind richtig

Antwort	Aussage 1	Aussage 2	Verknüpfung
A	richtig	richtig	richtig
B	richtig	richtig	falsch
C	richtig	falsch	–
D	falsch	richtig	–
E	falsch	falsch	–

■ 8.20 D ■ 8.21 A ■ 8.22 E ■ 8.23 C ■ 8.24 D ■ 8.25 C ■ 8.26 A ■ 8.27 A

[F 91]

8.28 Welche Maßnahmen sollten ergriffen werden, wenn es nach extrakorporaler Stoßwellenlithotripsie (ESWL) eines Nierenbeckensteines zu einer distalen Steinstraße mit infizierter Harnstauungsniere kommt?

(1) Kontrolle der Gerinnungsparameter
(2) antibiotische Behandlung
(3) perkutane Nephrostomie
(4) Entfernung der Steinstraße mittels Ureteroskop nach Entfieberung

(A) nur 4 ist richtig
(B) nur 1 und 2 sind richtig
(C) nur 2 und 4 sind richtig
(D) nur 1, 2 und 4 sind richtig
(E) 1–4 = alle sind richtig

[H 91]

8.29 Ein 52jähriger Patient mit behandlungsbedürftigem Übergewicht erhält während einer Fastenkur (bei normalen Retentionswerten) wegen einer Hyperurikämie Benzbromaron verordnet. Nach 14 Tagen plötzlich beidseitige Rückenschmerzen, Oligoanurie; im Urogramm lediglich nephrographische Phase ohne Hohlraumdarstellung beider Nieren.

Welches Krankheitsbild ist in erster Linie zu erwarten?

(A) Nierenvenenthrombose beidseits
(B) Embolie beider Nierenarterien
(C) akute Glomerulonephritis
(D) Harnsäure-Verstopfungsniere beidseits
(E) retroperitoneale Fibrose

8.4 Harnleiterstein

8.30 „Physiologische Engen" des Ureters, an denen Uretersteine bevorzugt eingeklemmt werden, liegen

(1) am Abgang des Harnleiters aus dem Nierenbecken
(2) an der Unterkreuzung der Vasa testicularia bzw. der Vasa ovarica auf dem M. psoas
(3) am Beckeneingang an der Überkreuzung der Vasa iliaca communia bzw. der Vasa iliaca externa
(4) in kleinen Becken an der Unterkreuzung der A. uterina bzw. des Ductus deferens
(5) intramural im Verlauf durch die Wand der Harnblase

(A) nur 1 und 2 sind richtig
(B) nur 3 und 5 sind richtig
(C) nur 1, 3 und 5 sind richtig
(D) nur 1, 3, 4 und 5 sind richtig
(E) 1–5 = alle sind richtig

8.31 Welche Aussage trifft **nicht** zu?

Bei Nieren-Ureter-Koliken

(A) kann der Schmerz ohne Prodromalsymptome akut einsetzen
(B) kann der Schmerz in die Genitalregion ausstrahlen
(C) können über Tage Koliken in Abständen von Minuten auftreten
(D) ist der Schmerz im allgemeinen gleichbleibend, dumpf und anhaltend
(E) kann es zu einem Subileus kommen

8.32 Welche Aussage trifft **nicht** zu?

Eine Hydronephrose kann verursacht werden durch

(A) papilläres Ureterkarzinom
(B) retrokavalen Ureter
(C) Ureterozele
(D) akute Einklemmung eines Harnleitersteins
(E) retroperitoneale Fibrose (Morbus Ormond)

■8.28 E   ■8.29 D   ■8.30 C   ■8.31 D   ■8.32 D

[H 88]
8.33 Kolikartige Schmerzen im Bereich der vorderen Harnröhre sowie der Glans penis bzw. Clitoris, verbunden mit imperativem Harndrang und Pollakisurie, sprechen

(A) für einen hohen Harnleiterstein
(B) für einen Stein im mittleren Harnleiterdrittel
(C) für einen intramuralen Harnleisterstein
(D) für ein Konkrement am pyeloureteralen Übergang
(E) gegen einen Harnleiterstein

8.34 Bei Ureterkoliken kann es zum Bilde eines paralytischen Ileus kommen,

weil

bei Ureterkoliken reflektorisch eine Darmlähmung ausgelöst werden kann.

8.35 Welche(s) der genannten Symptome werden (wird) häufig durch einen Ureterstein verursacht?

(1) Darmatonie
(2) Hämaturie
(3) Anurie
(4) Beschleunigung der Blutsenkungsgeschwindigkeit

(A) nur 3 ist richtig
(B) nur 1 und 2 sind richtig
(C) nur 2 und 3 sind richtig
(D) nur 2 und 4 sind richtig
(E) 1–4 = alle sind richtig

[H 86]
8.36 Eine 22jährige Patientin hat seit zwei Tagen mäßiggradige kolikartige Beschwerden und weist eine Mikrohämaturie auf. Ursächlich für diese Symptomatik ist ein prävesikaler, reiskorngroßer Harnleiterstein.

Die Therapie der ersten Wahl bei der Patientin ist:

(A) Ureterolithotomie
(B) Spasmoanalgesie und Diuresesteigerung
(C) Harnleiterverweilschlinge
(D) Alkalisierung des Harns
(E) Abwarten, keine weiteren Maßnahmen

[H 87]
8.37 Die Zeiss-Schlinge (siehe Abbildung Nr. 74 des Bildanhangs) ist in erster Linie geeignet zur Entfernung von Harnsteinen aus der (dem)

(A) Harnblase
(B) distalen Ureterdrittel
(C) mittleren Ureterdrittel
(D) oberen Ureterdrittel
(E) Nierenbecken

[H 91]
8.38 Welches von den angegebenen Behandlungsverfahren kommt heutzutage bei einem Harnleiterstein im oberen Ureterdrittel vorwiegend zur Anwendung?

(A) Ureterolithotomie
(B) extrakorporale Stoßwellenlithotripsie nach Reposition
(C) hohe Schlingenextraktion
(D) Steinentfernung durch retrograde Ureterorenoskopie
(E) transkutane Litholapaxie

[F 85]
8.39 Bei einer 35jährigen Patientin mit hochsitzendem obstruierendem Ureterstein, bei der sich im Gefolge der Steinerkrankung die Symptome einer beginnenden Urosepsis einstellen, ist am ehesten welche Therapie indiziert?

(A) alsbaldige operative Harnleitersteinentfernung mittles Ureterotomie unter Antibiotikabehandlung
(B) Abwarten unter Gabe von Antibiotika in hohen Dosen und von Spasmolytika bis zur Entfieberung
(C) sofortige Gabe von Benzbromaron
(D) sofortige Extraktion des Harnleitersteines mit der Schlinge
(E) sofortige medikamentöse Litholyse

Antwort	Aussage 1	Aussage 2	Verknüpfung
A	richtig	richtig	richtig
B	richtig	richtig	falsch
C	richtig	falsch	–
D	falsch	richtig	–
E	falsch	falsch	–

■8.33 C   ■8.34 A   ■8.35 B   ■8.36 B   ■8.37 B   ■8.38 B   ■8.39 A

8.40 Der Ureterstein muß in aller Regel alsbald nach Diagnosestellung durch offene Schnittoperation entfernt werden,

weil

selbst bei Begünstigung des Austreibungsvorgangs durch konservative Maßnahmen (z. B. spasmolytische Medikamente, Trinkstöße, körperliche Bewegung wie Treppensteigen und Seilspringen) nur knapp 10% aller Uretersteine „spontan" abgehen können.

8.41 Bei dem 38jährigen adipösen Patienten ist seit Kindheit eine Nierenagenesie links bekannt. Er stellt sich nun in der Praxis vor, weil plötzlich kolikartige Schmerzen in der rechten Flankenregion mit Ausstrahlung in die Leistengegend auftraten; die Symptomatik war von einer leichten Makrohämaturie begleitet. Danach ist eine komplette Anurie eingetreten. Röntgendiagnostik: Die Abdomenleeraufnahme läßt keinen konkrementverdächtigen Schatten erkennen. Sonographisch ist im Bereich des oberen Harntrakts eine mäßige Harnstauung feststellbar. Serum-Kreatinin 221 µmol/l (25 mg/l), Urin-pH 5,4.

Welche Ursache liegt am wahrscheinlichsten vor?

(A) embolischer Verschluß der rechten Nierenarterie
(B) akute Glomerulonephritis
(C) röntgenologisch nicht schattengebender Ureterverschlußstein
(D) Uretertumor
(E) retroperitoneale Fibrose

8.5 Blasenstein

8.42 Für Harnblasensteine gilt:

(A) Als für ihre Entstehung bedeutsam hat sich lediglich eine Kalzium-Phosphor-Stoffwechselstörung herausgestellt.
(B) Sie sind Ausdruck einer generalisierten Urolithiasis und finden sich somit nicht, ohne daß gleichzeitig eine ausgedehnte Nephroureterolithiasis besteht.
(C) Sie kommen als Folgeerscheinung von Blasenentleerungsstörungen vor.
(D) Ihr Größenwachstum erfolgt ausschließlich bei niedrigen Urin-pH-Werten (<4,5).
(E) Erfolgversprechend ist allein die Therapie durch Chemolitholyse.

8.43 Ein Blasenstein kann folgende Symptome verursachen:

(1) Hämaturie
(2) Pollakisurie
(3) Unterbauchschmerzen
(4) intermittierende Miktion
(5) imperativer Harndrang

(A) nur 1 und 5 sind richtig
(B) nur 2 und 4 sind richtig
(C) nur 3 und 5 sind richtig
(D) nur 1, 2 und 4 sind richtig
(E) 1–5 = alle sind richtig

9 Verletzungen
– Niere

9.1 Die häufigste(n) Ursache(n) für Verletzungen des unteren Harnleiterdrittels ist (sind):

(A) Schußverletzung
(B) Harnleitersteintransit
(C) Beckenfraktur
(D) operative Eingriffe
(E) laparoskopische Untersuchungen

■8.40 E   ■8.41 C   ■8.42 C   ■8.43 E   ■9.1 D

[F 84]
9.2 An eine Begleitverletzung der Niere bzw. der ableitenden Harnwege beim polytraumatisierten Patienten muß gedacht werden bei

(1) Schwellung in der Flankenregion
(2) Beckenringfrakturen und Symphysenruptur
(3) Schwellung und Hämatombildung in der Perinealregion
(4) Hämaturie

(A) nur 4 ist richtig
(B) nur 1 und 2 sind richtig
(C) nur 1 und 4 sind richtig
(D) nur 1, 2 und 4 sind richtig
(E) 1–4 = alle sind richtig

9.3 Bei einem Nierentrauma ist die Hämaturie kein Maßstab für den Schweregrad der Nierenverletzung,

weil

es bei einem Nierentrauma nicht immer zur Mitverletzung des Nierenkelchsystems kommt.

[H 85]
9.4 Nach einem stumpfen Bauchtrauma mit Makrohämaturie sind zur Diagnostik von Begleitverletzungen der Harnorgane von den aufgeführten diagnostischen Maßnahmen im allgemeinen welche beiden zuerst angezeigt?

(1) Sonographie
(2) Infusionsurographie
(3) retrograde Pyelographie
(4) Urethrozystoskopie

(A) nur 1 und 2 sind richtig
(B) nur 1 und 4 sind richtig
(C) nur 2 und 3 sind richtig
(D) nur 2 und 4 sind richtig
(E) nur 3 und 4 sind richtig

9.5 Welche Aussage trifft zu?

Die Konstellation urographisch stumme Niere bei fehlender Makrohämaturie beim Nierentrauma ist nahezu beweisend für:

(A) Nierenstielabriß
(B) subkapsuläres Hämatom
(C) intrapelvine Harnröhrenruptur
(D) intrarenales Hämatom
(E) Ureterabriß

9.6 Bei einem 38jährigen polytraumatisierten Patienten ist eine Niere urographisch stumm. Eine Hämaturie wird nicht beobachtet.

Welche der nachfolgend genannten Verletzungen liegt am wahrscheinlichsten vor?

(A) Ureterabriß
(B) ausgedehntes subkapsuläres Hämatom
(C) völlige Zertrümmerung der Niere
(D) Crush-Niere
(E) Nierenstielabriß

9.7 Mit welchen Spätkomplikationen ist nach unzureichender Behandlung einer Nierenruptur in erster Linie zu rechnen?

(1) Hydroureteren
(2) Hypertonie
(3) Nierenkarbunkel
(4) Hydronephrose
(5) Balkenblase

(A) nur 1 und 4 sind richtig
(B) nur 2 und 4 sind richtig
(C) nur 3 und 5 sind richtig
(D) nur 1, 2 und 5 sind richtig
(E) nur 1, 4 und 5 sind richtig

Antwort	Aussage 1	Aussage 2	Verknüpfung
A	richtig	richtig	richtig
B	richtig	richtig	falsch
C	richtig	falsch	–
D	falsch	richtig	–
E	falsch	falsch	–

■9.2 E   ■9.3 B   ■9.4 A   ■9.5 A   ■9.6 E   ■9.7 B

9.8 Beim Verkehrsunfall eines Jungen kommt es zu einem stumpfen Flankentrauma rechts mit nachfolgender Makrohämaturie.

Das vorliegende Urogramm und die Angiographie (siehe Abbildungen Nr. 75 und Nr. 76 des Bildanhangs) sprechen am wahrscheinlichsten für:

(1) beiderseitig intaktes Nierenparenchym
(2) Kontusion der rechten Niere ohne Kontinuitätsdurchtrennung
(3) Nierenparenchymruptur
(4) Ureterruptur rechts

(A) nur 1 ist richtig
(B) nur 2 ist richtig
(C) nur 3 ist richtig
(D) nur 1 und 4 sind richtig
(E) nur 2 und 4 sind richtig

– Blase

9.9 Nach stumpfer Gewalteinwirkung im Bereich des Unterbauches im Zusammenhang mit einem Verkehrsunfall klagt ein 43jähriger Patient über einen plötzlich aufgetretenen Schulterschmerz und gibt an, er könne nicht Wasser lassen, obwohl Harndrang bestehe. Bei der Inspektion bemerken Sie ein Hämatom über der Regio pubica; kein Blutabgang aus der Harnröhre. Die Palpation des Abdomens läßt eine deutliche Abwehrspannung über dem gesamten Unterbauch erkennen. Bei der rektalen Untersuchung tasten Sie eine orthotope, unauffällige Prostata. Radiologisch wird eine Fraktur des Beckens ausgeschlossen.

Um welche Verletzung handelt es sich am wahrscheinlichsten?

(A) beidseitiger Harnleiterabriß
(B) intraperitoneale Harnblasenruptur
(C) supradiaphragmaler Harnröhrenabriß
(D) infradiaphragmaler Harnröhrenabriß
(E) typische Kontusion ohne Organläsion im Bereich des Beckens

9.10 Ein 28jähriger Patient wird nach Verkehrsunfall volltrunken eingeliefert. Abgang von leicht blutigem Urin. Das Urogramm (siehe Abbildung Nr. 77 des Bildanhangs) zeigt

(1) extravesikale Kontrastmittelansammlung durch Ureterabriß rechts
(2) große Blasendivertikel
(3) Blasenruptur
(4) Blasenhalsabriß

(A) nur 1 ist richtig
(B) nur 2 ist richtig
(C) nur 3 ist richtig
(D) nur 4 ist richtig
(E) nur 3 und 4 sind richtig

9.11 Die intraperitoneale Blasenruptur wird in aller Regel konservativ behandelt,

weil

bei intraperitonealer Blasenruptur eine ständige Harnableitung über Dauerkatheter in der Regel zu einer Heilung der Blasenwunde führt.

9.12 Bei der Beckenfraktur ist die intraperitoneale Blasenruptur die häufigste Komplikation,

weil

bei der Beckenfraktur Knochenfragmente die Harnblase verletzen können.

9.13 Als Begleitverletzung bzw. Komplikation von Beckenringfrakturen ist **am wenigsten** zu rechnen mit:

(A) retroperitonealem Hämatom
(B) hämorrhagischem Schock
(C) Harnröhrenverletzung mit Riß der Pars membranacea
(D) Harnblasenverletzung
(E) Mesenterialeinriß mit Darmwandnekrose

[H 91]
9.14 Welche Aussage trifft **nicht** zu?

Bei einer Beckenringfraktur sind zum Nachweis oder Ausschluß von Verletzungen der ableitenden Harnwege folgende diagnostische Sofortmaßnahmen angezeigt:

(A) Ausscheidungsurographie
(B) transurethraler Katheterismus
(C) retrograde Urethrographie (Infusionsmethode)
(D) Sonographie des Beckenraumes
(E) Palpation des Abdomens

[H 85]
9.15 Die Beckenfraktur des Mannes kann einhergehen mit

(1) intraperitonealer Blasenruptur
(2) extraperitonealer Blasenruptur
(3) Prostatadislokation
(4) Harnröhrenabriß

(A) nur 4 ist richtig
(B) nur 1 und 2 sind richtig
(C) nur 1 und 4 sind richtig
(D) nur 1, 2 und 4 sind richtig
(E) 1–4 = alle sind richtig

[H 88]
9.16 Mit welchen typischen Komplikationen ist bei Beckenringfrakturen zu rechnen?

(1) intraperitoneale Blasenruptur
(2) Ruptur der Urethra
(3) retroperitoneales Hämatom

(A) nur 1 ist richtig
(B) nur 2 ist richtig
(C) nur 3 ist richtig
(D) nur 1 und 2 sind richtig
(E) nur 2 und 3 sind richtig

– Harnröhre

[F 91]
9.17 Bei einer Beckenringschmetterlingsfraktur ist ein sofortiger transurethraler Katheterismus angezeigt,

weil

der Schockzustand bei einer Beckenringschmetterlingsfraktur die Messung der Urinausscheidung erforderlich macht.

[F 85]
9.18 Welche der folgenden in Zusammenhang mit der distalen (infradiaphragmalen) Harnröhrenruptur stehenden Aussagen treffen zu?

(1) Ein charakteristisches Symptom bei dieser Verletzung ist die Blutung aus der Harnröhre.
(2) Diese Verletzung ist gekennzeichnet durch die Verlagerung der Prostata und Harnblase nach kranial durch ein intrapelvines Hämatom.
(3) Ein typischer Befund bei dieser Verletzung ist das ausgedehnte Hämatom in der Dammregion.
(4) Zu den möglichen Befunden bei dieser Verletzung zählen das Skrotal- und Penishämatom.

(A) nur 1 und 2 sind richtig
(B) nur 1 und 3 sind richtig
(C) nur 3 und 4 sind richtig
(D) nur 1, 3 und 4 sind richtig
(E) 1–4 = alle sind richtig

■9.14 B   ■9.15 E   ■9.16 E   ■9.17 D   ■9.18 D

[F 84]
9.19 Die Harnröhrenstriktur kann auftreten im Gefolge von:

(1) Harnröhrenverletzung
(2) Gonorrhoe
(3) Katheterisierung
(4) transurethraler Elektroresektion der Prostata

(A) nur 3 ist richtig
(B) nur 1 und 2 sind richtig
(C) nur 1, 2 und 3 sind richtig
(D) nur 1, 2 und 4 sind richtig
(E) 1–4 = alle sind richtig

9.20 Welche Aussage trifft zu?

Die häufigste Spätfolge von Beckenfrakturen im Bereich des Urogenitaltrakts ist ein(e):

(A) Beckenphlegmone
(B) Osteomyelitis
(C) Verschluß-Azoospermie
(D) Harnröhrenstriktur
(E) Meatusstenose

10 Nebenniere
10.1 Operable Erkrankungen

[H 84]
10.1 Welche der nachfolgend aufgeführten Ursachen eines Hypertonus können durch operative Maßnahmen beeinflußt werden?

(1) einseitige pyelonephritische Schrumpfniere
(2) zum Conn-Syndrom führendes Nebennierenrindenadenom
(3) Phäochromozytom
(4) Nierenarterienstenose

(A) nur 1 und 2 sind richtig
(B) nur 1 und 3 sind richtig
(C) nur 1 und 4 sind richtig
(D) nur 2 und 3 sind richtig
(E) 1–4 = alle sind richtig

[H 84]
10.2 Welche der genannten Befunde gehört **nicht** zur klinischen Symptomatik des primären Hyperaldosteronismus?

(A) erhöhter Blutdruck
(B) Striae rubrae distensae
(C) Kopfschmerzen
(D) Muskelschwäche
(E) Polydipsie

[H 84]
10.3 Welcher der genannten Befunde gehört **nicht** zur klinischen Symptomatik des Phäochromozytoms?

(A) Plethora
(B) Hochdruck
(C) Kopfschmerzen
(D) starkes Schwitzen
(E) Herzklopfen

[F 89]
10.4 Während der operativen Entfernung von Phäochromozytomen besteht die Gefahr von Blutdruckkrisen,

weil

während der operativen Entfernung von Phäochromozytomen der Reninspiegel im Serum in der Regel auf das 20–30fache der Norm ansteigt.

10.5 Eine 30jährige Patientin hat ein sicheres Cushing-Syndrom. Man vermutet, daß die Erkrankung durch ein Nebennierenrindenadenom hervorgerufen ist.

Welcher Befund paßt **nicht** zu dieser Annahme?

(A) Der Kortisol-Tagesrhythmus ist aufgehoben
(B) Der Insulinhypoglykämietest führt zu keinem weiteren Anstieg der Cortisolspiegel
(C) Lysin-Vasopressin stimuliert die ACTH- und Kortisolsekretion
(D) Der erhöhte Serumkortisolwert ist durch 2 mg Dexamethason nicht zu supprimieren
(E) Die Patientin hat eine Amenorrhoe

■9.19 E   ■9.20 D   ■10.1 E   ■10.2 B   ■10.3 A   ■10.4 C   ■10.5 C

10.6 Welche der folgenden Aussagen trifft beim Cushing-Syndrom hypothalamisch-hypophysärer Genese **nicht** zu?

(A) Beim Suppressionstest zur Unterdrückung der Freisetzung von ACTH wirken Mineralokortikoide stärker als Glukokortikoide
(B) Beim Insulin-Hypoglykämietest steigt der Kortisolspiegel nicht weiter an
(C) Die negative Rückkopplung zwischen Kortisolspiegel und Hypothalamus/Hypophysenvorderlappen ist gestört
(D) Die zirkadiane Rhythmik der Kortisolsekretion ist aufgehoben
(E) Es besteht eine bilaterale Nebennierenrindenhyperplasie

10.7 Für die Diagnostik der Nebennierentumoren können u. a. eingesetzt werden:

(1) Szintigraphie
(2) abdominelle Aortographie
(3) selektive Nebennierenarteriographie und -venographie
(4) Computertomographie
(5) Sonographie

(A) nur 1, 2 und 3 sind richtig
(B) nur 1, 3 und 4 sind richtig
(C) nur 2, 3 und 4 sind richtig
(D) nur 1, 2, 4 und 5 sind richtig
(E) 1–5 = alle sind richtig

11 Urologische Andrologie

11.1 Fertilitätsstörungen

11.1 Männliche Fertilitätsstörungen können beobachtet werden

(1) bei Varikozele
(2) bei Maldescensus testis
(3) bei hypergonadotropem Hypogonadismus
(4) nach Mumpsorchitis

(A) nur 1 und 3 sind richtig
(B) nur 1 und 4 sind richtig
(C) nur 2 und 4 sind richtig
(D) nur 1, 2 und 3 sind richtig
(E) 1–4 = alle sind richtig

11.2 Welche Aussage trifft **nicht** zu?

Eine männliche Infertilität kann bedingt sein durch:

(A) Verschluß der ableitenden Samenwege
(B) Hydrozele
(C) Postpubertale Leydig-Zellsuffizienz
(D) Oligospermie
(E) Varikozele

11.3 Die idiopathische Varikozele ist

(1) meist rechtsseitig
(2) häufig mit einer Fertilitätsstörung kombiniert
(3) meist linksseitig
(4) ein Hinweis auf einen Nierentumor

(A) nur 1 ist richtig
(B) nur 2 ist richtig
(C) nur 1 und 2 sind richtig
(D) nur 2 und 3 sind richtig
(E) nur 3 und 4 sind richtig

11.4 Welche Aussage trifft **nicht** zu?

Die Varikozele

(A) tritt zumeist rechtsseitig auf
(B) entleert sich häufig, wenn der Patient sich aus dem Stehen in Rückenlage begibt
(C) kann Symptom eines Nierenkarzinoms sein
(D) kommt als Ursache der Fertilitätsstörung bei Männern in Frage
(E) ist durch eine Erweiterung des Plexus pampiniformis charakterisiert

Antwort	Aussage 1	Aussage 2	Verknüpfung
A	richtig	richtig	richtig
B	richtig	richtig	falsch
C	richtig	falsch	–
D	falsch	richtig	–
E	falsch	falsch	–

■10.6 A ■10.7 E ■11.1 E ■11.2 B ■11.3 D ■11.4 A

F 87
11.5 Einseitige Varikozelen treten häufig linksseitig auf,

weil

der Mündungswinkel der linken Vena testicularis in die Vena cava zum venösen Reflux prädestiniert.

H 87
11.6 Welche(r) der aufgeführten Faktoren sind (ist) an der Entstehung der linksseitigen idiopathischen Varikozele beteiligt?

(1) erhöhter hydrostatischer Venendruck
(2) angeborene Gefäßwandschwäche
(3) mechanische Verlegung der Einstrombahn der Vena testicularis
(4) Insuffizienz oder Fehlen der Venenklappen

(A) nur 3 ist richtig
(B) nur 1 und 3 sind richtig
(C) nur 2 und 4 sind richtig
(D) nur 1, 2 und 4 sind richtig
(E) 1–4 = alle sind richtig

F 86
11.7 Die symptomatische Varikozele sollte möglichst bald nach Diagnosestellung durch hohe Resektion der Venae testiculares behandelt werden,

weil

die Varikozele zur Verminderung von Spermiendichte und Spermienmotilität im Ejakulat führen kann.

11.8 Zum Klinefelter-Syndrom passen folgende Befunde:

(1) Testesbiopsie: sklerosierende Tubulusdegeneration, herdförmige atypische Leydig-Zellwucherungen
(2) Karyogramm: 45-XO
(3) Haarwurzel: 0% Barr-Körper
(4) Gynäkomastie
(5) Kleine Hoden, Infertilität

(A) nur 1 und 2 sind richtig
(B) nur 1 und 4 sind richtig
(C) nur 3 und 5 sind richtig
(D) nur 1, 4 und 5 sind richtig
(E) nur 1, 3, 4 und 5 sind richtig

H 89
11.9 Welche Aussage trifft für das Klinefelter-Syndrom **nicht** zu?

(A) hypergonadotroper Hypogonadismus
(B) Infertilität
(C) Hochwuchs
(D) Gynäkomastie
(E) Pregnandiol im Urin erhöht

11.10 Typisch für den angeborenen oder im Kindesalter erworbenen primären männlichen Hypogonadismus sind beim zwanzigjährigen Patienten

(1) Klagen über das „Aussehen"
(2) spontane Klagen über Verlust von Libido und Potenz
(3) verminderte oder kindliche Größe von Testes und Penis, fehlende Pigmentation des Skrotums
(4) wächserne, faltige, blasse, dünne Haut, pelzkragenförmiger Haaransatz
(5) eunuchoidaler Hochwuchs: halbe Spannweite ist länger als die Oberlänge

(A) nur 2 und 5 sind richtig
(B) nur 3 und 4 sind richtig
(C) nur 2, 3 und 5 sind richtig
(D) nur 1, 4 und 5 sind richtig
(E) nur 1, 3, 4 und 5 sind richtig

H 86
11.11 Welche Untersuchungen spielen in der Diagnostik von Fertilitätsstörungen des Mannes eine Rolle?

(1) Spermiogramm
(2) Bestimmung von FSH im Serum
(3) Bestimmung von Testosteron im Serum
(4) Bestimmung von LH im Serum
(5) Hodenbiopsie

(A) nur 1 und 3 sind richtig
(B) nur 1, 2 und 3 sind richtig
(C) nur 1, 3 und 4 sind richtig
(D) nur 2, 4 und 5 sind richtig
(E) 1–5 = alle sind richtig

[F 85]
11.12 In der Diagnostik von Fertilitätsstörungen des Mannes ist (sind) welche Untersuchung(en) von Bedeutung?

(1) Hodenbiopsie
(2) Bestimmung des Fruktosespiegels im Seminalplasma
(3) Bestimmung des Plasmatestosteronspiegels
(4) Bestimmung der Anzahl der reifen Spermatozoen in der Samenblase

(A) nur 1 ist richtig
(B) nur 1 und 2 sind richtig
(C) nur 1, 2 und 3 sind richtig
(D) nur 2, 3 und 4 sind richtig
(E) 1–4 = alle sind richtig

[H 88]
11.13 Welche Spermiogrammbefunde passen zu einem normalen Ejakulat?

(1) Ejakulatmenge: ca. 5 ml
(2) Ejakulatmenge: ca. 15 ml
(3) Spermienzahl: ca. 60 Mill./ml
(4) Spermienzahl: ca. 5 Mill./ml
(5) Motilität: ca. 70% der Spermien zeigen regelrechte Beweglichkeit

(A) nur 1 und 3 sind richtig
(B) nur 1 und 5 sind richtig
(C) nur 1, 3 und 5 sind richtig
(D) nur 1, 4 und 5 sind richtig
(E) nur 2, 3 und 5 alle sind richtig

[F 90]
11.14 Bei einer Spermauntersuchung ergeben sich folgende Werte:
– Ejakulatvolumen: 5 ml;
– Spermatozoendichte: $70 \cdot 10^6$/ml;
– Motilität: 65% der Spermatozoen zeigen regelrechte Beweglichkeit;
– Spermatozoenmorphologie: 75% der Spermatozoen sind morphologisch normal.
Der Ejakulatgewinnung ist eine 5tägige Karenzzeit vorausgegangen.

Was ist zu diesem Spermiogramm zu sagen?

(A) Es handelt sich um Normalbefunde.
(B) Die Befunde sprechen für eine Subfertilität.
(C) Es besteht der Verdacht auf eine Hyperspermie.
(D) Es liegt eine Polyzoospermie vor.
(E) Die Dauer der Karenzzeit ist nicht lege artis.

[H 89]
11.15 Welcher der folgenden Spermiogrammbefunde ist pathologisch?

(A) Prozentsatz der motilen Spermien (quantitative Motilität) zwei Stunden nach Ejakulatgewinnung: 15%
(B) Prozentsatz der morphologisch normalen Spermien: 80%
(C) pH-Wert des frischen Ejakulats: 7,5
(D) Spermiendichte: $60 \cdot 10^6$ Spermien/ml Ejakulat
(E) Verflüssigungszeit des Ejakulats: 20 Minuten

[H 90]
11.16 Der pH-Wert des Ejakulats liegt normalerweise zwischen 7,0 und 7,8.
In mehreren Spermiogrammen eines Patienten findet sich immer wieder ein pH-Wert über 8,0.

Was liegt dieser Auffälligkeit am ehesten zugrunde?

(A) maligner Tumor
(B) entzündliche Adnexerkrankung
(C) Verschluß der Ductus ejaculatorii
(D) Fehlen von Samenblasensekret
(E) Überschuß an qualitativ unauffälligem Prostatasekret

[H 84]
11.17 Ein Mann ist als normal zeugungsfähig anzusehen, wenn im Spermiogramm vorhanden sind:

(1) 60 Millionen Spermatozoen/ml
(2) 20–30 Millionen Spermatozoen/ml
(3) 70% normale Spermien
(4) 1,5 ml Ejakulat
(5) 40% gut bewegliche Spermien (2 Stunden nach Masturbation)
(6) 80% gut bewegliche Spermien (2 Stunden nach Masturbation)

(A) nur 2 und 6 sind richtig
(B) nur 1, 3 und 6 sind richtig
(C) nur 2, 4 und 5 sind richtig
(D) nur 1, 3, 4 und 5 sind richtig
(E) nur 2, 3, 4 und 6 sind richtig

Antwort	Aussage 1	Aussage 2	Verknüpfung
A	richtig	richtig	richtig
B	richtig	richtig	falsch
C	richtig	falsch	–
D	falsch	richtig	–
E	falsch	falsch	–

■11.12 C   ■11.13 C   ■11.14 A   ■11.15 A   ■11.16 B   ■11.17 B

11.18 Welche Aussage trifft zu?

Unter „Azoospermie" versteht man

(A) ein Sperma mit einem pH-Wert unter 5,8
(B) das Fehlen von Spermatozoen im Sperma
(C) Unvermögen zur Ejakulation
(D) ausschließliches Vorhandensein von toten Spermatozoen im Sperma (durch Eosintest gesichert)
(E) ein Sperma mit einem pH-Wert unter 6,8

F 90
11.19 Bei der Induratio penis plastica ist die operative Behandlung (Exzision der Plaques) unerläßlich,

weil

die Induratio penis plastica eine hohe Neigung zur malignen Entartung besitzt.

11.3 Sterilisierung des Mannes

F 87
11.20 Die Sterilisation des Mannes wird gewöhnlich durchgeführt durch

(A) subkapsuläre Orchiektomie beidseits
(B) Durchtrennung und Unterbindung der Samenstränge beidseits
(C) Unterbindung und Resektion beider Samenleiter
(D) Injektion von Gewebekleber (z. B. Histoacryl®) in beide Samenleiter
(E) Röntgenbestrahlung beider Hoden mit je 4 Gy

12 Urologische Erkrankungen der Frau

12.1 Bakteriurie

12.2 Erkrankungen der Harnwege in der Schwangerschaft

F 85
12.1 Eine 20jährige Frau klagt über Strangurie und Pollakisurie. Bei der Inspektion des äußeren Genitale finden Sie Condyloma acuminata, ein gerötetes Orificium externum urethrae und stärkeren gelbgrünlichen Fluor.

Welche der nachfolgenden diagnostischen Maßnahmen führt am ehesten zur Diagnose?

(A) i. v. Urogramm
(B) Probeexzision von den Condyloma acuminata und histologische Untersuchung
(C) bakteriologischer Abstrich aus Urethra und Zervix
(D) bakteriologische Untersuchung des Mittelstrahlharns
(E) Zystoskopie

H 87
12.2 Eine 29jährige Frau klagt über Schmerzen bei der Miktion und über häufigen Harndrang. Bei der Inspektion sieht man Condylomata acuminata im Vulvabereich, ein gerötetes Orificium urethrae externum und einen stark grünlichen Fluor vaginalis.

Welche Untersuchung sichert am ehesten Ihre Diagnose?

(A) Anfertigen eines Nativpräparates aus dem Fluor vaginalis zur mikroskopischen Untersuchung
(B) Abstrich aus Urethra und Zervikalkanal zur bakteriologischen Untersuchung
(C) Probeexzision der Condylomata acuminata
(D) Dunkelfelduntersuchung
(E) keine der von (A)–(D) genannten Untersuchungen

■11.18 B   ■11.19 E   ■11.20 C   ■12.1 C   ■12.2 B

[H 87]
12.3 Bei einer Patientin mit einer Pyelonephritis gravidarum ist welche Untersuchung vor Behandlungsbeginn (z.B. Ampicillin) sinnvoll und empfehlenswert?

(A) Ultraschalluntersuchung zur Bestimmung des Schwangerschaftsalters
(B) bakteriologische Harnuntersuchung mit Keimresistenzbestimmung
(C) Nephrosonogramm zum Ausschluß einer Nierenanomalie
(D) i. v. Urogramm
(E) Nierenszintigramm

[F 89]
12.4 Eine 21jährige Patientin sucht Ihre Praxis auf und klagt über gelegentliche, geringe Schmerzen im Bereich des rechten Nierenlagers, Reizzustände der Blase sowie subfebrile Temperaturen und gastrointestinale Störungen. Sie finden eine erhöhte BKS bei hypochromer Anämie.

An welche Erkrankung ist in erster Linie zu denken?

(A) chronische Zystitis
(B) Glomerulonephritis
(C) chronische Pyelonephritis
(D) infizierte Zystenniere
(E) Stenose der Arteria renalis

[H 87]
12.5 Eine Schwangerschaft ist nach einseitiger Nephrektomie

(A) grundsätzlich zu verbieten
(B) für die Mutter ohne erhöhtes Risiko
(C) bei intakter Funktion der verbleibenden Niere durchaus medizinisch vertretbar
(D) wünschenswert, weil sie zu einer Verbesserung der Nierendurchblutung in der gesunden Niere führt
(E) durch Abruptio zu beenden

[F 88]
12.6 Bei einseitigen kolikartigen Flankenschmerzen, die während der Frühschwangerschaft auftreten, steht von den genannten als erste diagnostische Maßnahme im Vordergrund:

(A) Urographie
(B) Sonographie
(C) statische Nierenszintigraphie
(D) Ureterenkatheterismus
(E) Computertomographie

[F 87]
12.7 Im 7. Schwangerschaftsmonat klagt eine Patientin über Rückenschmerzen, Obstipation und Dysurie. Die bakteriologische Harnuntersuchung erbringt den Nachweis von 10^6 Keimen pro ml Urin, deren mikrobiologische Identifizierung noch aussteht.

Welche Diagnose ist am wahrscheinlichsten?

(A) Pyelonephritis
(B) Beschwerden infolge schwangerschaftsbedingter Auflockerungserscheinungen im Bereich der Sakroiliakalgelenke sowie der Symphyse
(C) vorzeitige Wehentätigkeit
(D) obstipationsbedingte Beschwerden infolge Gestagenwirkung auf die glatte Muskulatur
(E) druckmechanische Auswirkungen des graviden Uterus auf Enddarm und Harnblase

[H 88]
12.8 Eine schwangere Frau (mens VII) entwickelt plötzlich septische Temperaturen mit Schüttelfrost und heftigem linksseitigem Flankenschmerz. Leukozyten $16 \cdot 10^9/l$ und Thrombozyten $67 \cdot 10^9/l$.

Welche Verdachtsdiagnose steht für Sie an erster Stelle?

(A) vorzeitiger Blasensprung
(B) Präeklampsie
(C) Urosepsis
(D) Lungenembolie
(E) akute Cholezystitis

Antwort	Aussage 1	Aussage 2	Verknüpfung
A	richtig	richtig	richtig
B	richtig	richtig	falsch
C	richtig	falsch	–
D	falsch	richtig	–
E	falsch	falsch	–

■12.3 B   ■12.4 C   ■12.5 C   ■12.6 B   ■12.7 A   ■12.8 C

12.9 Zur Behandlung einer hochfieberhaften Pyelonephritis bei einer stillenden Wöchnerin darf kein Ampicillin benutzt werden,

weil

Ampicillin durch die Muttermilch das Neugeborene gefährdet bzw. schädigt.

12.10 Auch eine asymptomatische, sog. signifikante Bakteriurie während der Schwangerschaft ist behandlungsbedürftig,

weil

bei einer asymptomatischen sog. signifikanten Bakteriurie in der Schwangerschaft Kolikeime die Plazenta durchwandern und zu einer Infektion des Feten führen.

12.11 Eine asymptomatische Bakteriurie (Keimzahl 100 000/ml) in der Schwangerschaft

(A) sollte besser nicht behandelt werden, da die Gefahr einer medikamentösen Schädigung des Kindes besteht
(B) muß grundsätzlich behandelt werden
(C) muß sofort nach der Entbindung behandelt werden
(D) hat keine klinische Bedeutung
(E) bedarf keiner Keimresistenzbestimmung vor Therapiebeginn

12.3 Harnwegsfisteln und Strikturen

12.12 Ein ca. 10 Tage nach vaginaler Hysterektomie auftretender ständiger unfreiwilliger Harnabgang bei anhaltener Spontanmiktion deutet am ehesten hin auf:

(A) Schließmuskelläsion
(B) große Blasenscheidenfistel
(C) einseitige Ureterscheidenfistel
(D) Überlaufblase
(E) Urge-Inkontinenz

12.13 Schäden an den ableitenden Harnwegen als Folgen der Strahlenbehandlung des weiblichen Genitalkarzinoms können sein:

(1) Blasen-Scheiden-Fistel
(2) Harnleiter-Scheiden-Fistel
(3) Harnleiterstenosierung
(4) Blasenendometriose

(A) nur 1 und 2 sind richtig
(B) nur 1 und 3 sind richtig
(C) nur 2 und 3 sind richtig
(D) nur 1, 2 und 3 sind richtig
(E) nur 1, 2 und 4 sind richtig

12.14 Welche der nachfolgend genannten Untersuchungen unterscheidet am zuverlässigsten eine Ureter-Scheiden-Fistel von einer Blasen-Scheiden-Fistel?

(A) Spiegeleinstellung
(B) Tastuntersuchung
(C) Zystoskopie
(D) Blauproben (Gabe i.v. und intravesikal)
(E) Urethrographie

12.15 Die einseitige postoperative Harnleiter-Scheiden-Fistel mit isolateraler Stauung der ableitenden oberen Harnwege sollte ohne weitere Behandlungsmaßnahme mindestens 3 Monate abwartend beobachtet werden,

weil

die weitaus meisten postoperativen Harnleiter-Scheiden-Fisteln innerhalb von 3 Monaten nach ihrer Entstehung komplikationslos spontan abheilen.

12.16 Die postoperative Ureter-Scheiden-Fistel sollte nicht operativ versorgt werden,

weil

sich die postoperative Harnleiter-Scheiden-Fistel regelmäßig spontan und komplikationslos verschließt.

▮12.9 E ▮12.10 C ▮12.11 B ▮12.12 C ▮12.13 D ▮12.14 D ▮12.15 E ▮12.16 E

12.4 Inkontinenz

12.17 Ursachen der Harninkontinenz der Frau können sein:

(1) verminderter Schließmuskeltonus
(2) Beckenbodenschwäche
(3) Detrusorhyperreflexie
(4) Urogenitalfistel

(A) nur 2 und 3 sind richtig
(B) nur 1, 2 und 3 sind richtig
(C) nur 1, 2 und 4 sind richtig
(D) nur 1, 3 und 4 sind richtig
(E) 1–4 = alle sind richtig

12.18 Was ist für den Harnblasenverschluß **nicht** verantwortlich?

(A) M. detrusor vesicae
(B) M. sphincter urethrae externus
(C) Rhabdosphinkter
(D) Beckenbodenmuskulatur
(E) Lage der Urethra

12.19 Was ist unter einer Streßinkontinenz 2. Grades zu verstehen?

Unwillkürlicher Harnabgang

(A) bei Husten, Lachen und schwerer körperlicher Arbeit
(B) bei nur geringer Blasenfüllung
(C) im Liegen (nachts)
(D) bei Kälteexposition
(E) beim Laufen, Treppensteigen oder leichter körperlicher Belastung

12.20 Eine Patientin stellt sich wegen Harninkontinenz vor. Die neurologische Untersuchung ergibt keinen pathologischen Befund.
Bei der urodynamischen Abklärung zeigt sich folgendes: Bei intraabdomineller Druckerhöhung durch Husten und Pressen steigt – mit der Folge des Urinverlustes – der Blasendruck über den Harnröhrendruck an, ohne daß jedoch in Zusammenhang mit diesem Urinverlust Detrusorkontraktionen auftreten.

Die wahrscheinlichste Diagnose lautet:

(A) vesikoureteraler Reflux
(B) Reflexinkontinenz
(C) Streßinkontinenz
(D) motorische Urge(Drang)-Inkontinenz
(E) extraurethrale Inkontinenz

12.21 Eine Patientin stellt sich wegen Harninkontinenz vor. Die neurologische Untersuchung ergibt keinen pathologischen Befund.
Bei der urodynamischen Abklärung zeigt sich folgendes: Bei intraabdomineller Druckerhöhung durch Husten und Pressen steigt – mit der Folge des Urinverlustes – der Blasendruck über den Harnröhrendruck an, ohne daß jedoch in Zusammenhang mit diesem Urinverlust Detrusorkontraktionen auftreten.

Die wahrscheinlichste Diagnose lautet:

(A) Ureterozele
(B) Reflex-Inkontinenz
(C) Streß-Inkontinenz
(D) motorische Urge(Drang)-Inkontinenz
(E) extraurethrale Inkontinenz

Antwort	Aussage 1	Aussage 2	Verknüpfung
A	richtig	richtig	richtig
B	richtig	richtig	falsch
C	richtig	falsch	–
D	falsch	richtig	–
E	falsch	falsch	–

■12.17 E   ■12.18 A   ■12.19 E   ■12.20 C   ■12.21 C

12.22 Die Streßinkontinenz der Frau ist gekennzeichnet durch

(A) Detrusorinstabilität
(B) Strangurie
(C) Harnverlust nur bei Harndrang
(D) heterotope Uretermündung
(E) Harnverlust bei körperlicher Belastung

F 91
12.23 Eine häufige Beschwerde beim Descensus vaginae ist die Streßinkontinenz,

weil

die vordere Scheidenwand mit der Blasenwand fest verbunden ist und es beim Descensus vaginae deshalb häufig zu einer Zystozele kommt.

F 87
12.24 Unter Urge-Inkontinenz versteht man einen

(A) aktiven Harnverlust bei intaktem Harnröhrenverschlußmechanismus
(B) passiven Harnverlust unter Belastung bei insuffizienten Harnröhrenverschlußmechanismus
(C) passiven Harnverlust bei großen Restharnmengen (Überlaufblase)
(D) Urinabgang durch Kanäle außerhalb der Harnröhre
(E) passiven Urinabgang, der mit keinem Harndrangsgefühl verbunden ist

H 86
12.25 Bei der motorischen Urge-Inkontinenz kommt es zu unwillkürlichem, aktivem Urinabgang,

weil

bei der motorischen Urge-Inkontinenz unwillkürliche, ungehemmte Detrusorkontraktionen einen Harnabgang bewirken.

F 90
12.26 Zur Urge-Inkontinenz gehört:

(A) verspäteter Harndrang bei der Blasenauffüllung für eine Zystoskopie
(B) Hypotonie des Sphincter urethrae internus
(C) Hyperreflexie des Detrusors
(D) positiver Urethra-Blasen-Druckgradient
(E) fehlende Bakteriurie

H 91
12.27 Ursache der Urge-Inkontinenz ist in erster Linie der Descensus vaginae anterior,

weil

beim Descensus vaginae anterior der urethrale Verschlußmechanismus durch Vergrößerung des Urethrovesikalwinkels insuffizient wird.

F 87
12.28 Bei der Harninkontinenz einer Frau in der Prämenopause muß zwischen Urge(Drang)- und Streßinkontinenz vor Durchführung einer vaginalen Hysterektomie mit Kolporrhaphie differenziert werden,

weil

der Erfolg einer Operation zur Behebung der Harninkontinenz einer Frau nur bei Vorliegen eines Deszensus mit Urge-Inkontinenz gegeben ist.

F 84
12.29 Bei einem unwillkürlichen Harnabgang alter Frauen ist stets eine Senkungsoperation als Methode der Wahl anzusehen,

weil

eine Harninkontinenz eine typische Begleiterscheinung des Descensus vaginae ist.

F 92
12.30 Im folgenden wird der angestrebten Wirkung auf den Harnblasendetrusor bzw. Harnblasenhals jeweils ein Pharmakon zugeordnet, mit dem dieser Effekt erreicht werden soll.

In welchen Fällen ist die Medikamentenwahl im Prinzip zweckentsprechend?

(1) Detrusor-Dämpfung: Parasympatholytikum
(2) Detrusor-Tonisierung: Parasympathomimetikum
(3) Blasenhals-Dämpfung: α-Sympathomimetikum
(4) Blasenhals-Tonisierung: α-Sympatholytikum

(A) nur 1 und 2 sind richtig
(B) nur 1 und 3 sind richtig
(C) nur 2 und 4 sind richtig
(D) nur 3 und 4 sind richtig
(E) 1–4 = alle sind richtig

■12.22 E   ■12.23 A   ■12.24 A   ■12.25 A   ■12.26 C   ■12.27 D   ■12.28 C   ■12.29 D   ■12.30 A

13 Neuropathische Blase

13.1 Ursachen für erworbene neurogene Blasenentleerungsstörungen können sein

(1) Rückenmarksschädigung mit nachfolgender Tetraplegie
(2) multiple Sklerose
(3) Morbus Parkinson
(4) Spina bifida
(5) Myelitis

(A) nur 1 und 3 sind richtig
(B) nur 3 und 4 sind richtig
(C) nur 1, 2 und 5 sind richtig
(D) nur 1, 2, 3 und 5 sind richtig
(E) 1–5 = alle sind richtig

13.2 Als Ursache einer traumatisch bedingten neurogenen Harnblasenentleerungsstörung, die sich als Reflexblase äußert, kommt in erster Linie in Frage:

(A) Rückenmarksverletzung in Höhe des 4. Lendenwirbelkörpers
(B) sogenannte infranukleäre Läsion
(C) Conus-medullaris-Läsion
(D) Rückenmarksverletzung in Höhe des 5. Brustwirbelkörpers
(E) Harnröhrenabriß

13.3 Welche Aussage zur Reflex-Inkontinenz trifft **nicht** zu?

(A) fehlendes Harndranggefühl
(B) unwillkürliche Blasenkontraktionen
(C) fehlende Reflexaktivität des M. sphincter urethrae externus
(D) intakter Blasenverschlußmechanismus
(E) meist Folge einer Verletzung oder Erkrankung des Rückenmarks oberhalb des sakralen Miktionszentrums

13.4 Unwillkürlicher Urinverlust kann Ausdruck sein einer

(1) Beckenbodenschwäche
(2) Schädigung des Rückenmarks in Höhe des 5. Brustwirbelkörpers
(3) Schädigung des sakralen Rückenmarks im Bereich der Rückenmarkssegmente S 2 – S 4
(4) Blasenscheidenfistel

(A) nur 1 ist richtig
(B) nur 1 und 4 sind richtig
(C) nur 2 und 4 sind richtig
(D) nur 1, 2 und 3 sind richtig
(E) 1–4 = alle sind richtig

13.5 Unwillkürlicher Urinverlust kann als Symptom der neurogenen Blasenentleerungsstörung nur dann entstehen, wenn die sogenannte infranukleäre Läsion vorliegt,

weil

die Harnblase und der M. sphincter urethrae nur parasympathisch innerviert werden.

13.6 Zur Harnblasenentleerung in der Phase des spinalen Schocks bei Rückenmarksläsion kommen von den aufgeführten Maßnahmen vorrangig in Frage:

(1) manuelle Kompression der Harnblase
(2) Drainage mittels transurethralem Dauerkatheter
(3) intermittierender steriler Katheterismus mit Einmalkathetern
(4) suprapubische Harnableitung (Cystofix®)

(A) nur 1 ist richtig
(B) nur 2 ist richtig
(C) nur 1 und 2 sind richtig
(D) nur 2 und 4 sind richtig
(E) nur 3 und 4 sind richtig

Antwort	Aussage 1	Aussage 2	Verknüpfung
A	richtig	richtig	richtig
B	richtig	richtig	falsch
C	richtig	falsch	–
D	falsch	richtig	–
E	falsch	falsch	–

■13.1 D   ■13.2 D   ■13.3 C   ■13.4 E   ■13.5 E   ■13.6 E

F 91
13.7 Bei der neurogenen Harnblasenentleerungsstörung

(1) kommen bei infranukleären Läsionen hohe Restharnwerte vor
(2) ist fehlender Restharn ein sicheres Zeichen für die Harmlosigkeit der Entleerungsstörung
(3) ist die Dauerkatheterbehandlung Mittel der ersten Wahl für alle Formen
(4) kann es bei hohen intravesikalen Drücken zu Harnstauungsnieren kommen
(5) ist gegebenenfalls eine Sphinkterotomie angezeigt

(A) nur 2 und 5 sind richtig
(B) nur 3 und 4 sind richtig
(C) nur 1, 2 und 5 sind richtig
(D) nur 1, 4 und 5 sind richtig
(E) nur 2, 4 und 5 sind richtig

H 91
13.8 Funktionelle Harnblasenentleerungsstörungen können konservativ (medikamentös) behandelt werden.

Welche der folgenden Vorgehensweisen sind korrekt?

Die Behandlung der

(1) Hypertonie des Blasenhalses mittels eines α-Sympatholytikums
(2) Detrusor-Sphinkter-Dyssynergie mittels eines Antispastikums
(3) Detrusor-Insuffizienz (Hypoaktivität) mittels eines Parasympatholytikums
(4) Detrusor-Hyperaktivität mittels eines Parasympathomimetikums

(A) nur 1 und 2 sind richtig
(B) nur 2 und 3 sind richtig
(C) nur 3 und 4 sind richtig
(D) nur 1, 3 und 4 sind richtig
(E) 1–4 = alle sind richtig

F 87
13.9 Bei einem Patienten mit akut-traumatischer Rückenmarksläsion besteht ein „spinaler Schock" mit Blasenatonie und kompletter Harnverhaltung.

Welche therapeutische Maßnahme zur Blasenentleerung ist in erster Linie indiziert?

(A) Legen eines Blasendauerkatheters
(B) Anlegen einer suprapubischen Blasenfistel
(C) Anlegen eines Ileum-Conduits
(D) intermittierender aseptischer Katheterismus
(E) Resektion der Nn. hypogastrici

13.10 Die beste Behandlung der Harnverhaltung einer akut neurogen gestörten Blase ist die mehrfache tägliche Katheterisierung,

weil

durch mehrfache tägliche Katheterisierung am besten der chronische Harnwegsinfekt vermieden werden kann.

14 Urologische Notfallsituationen

14.1 Harnverhaltung – Anurie

H 87
14.1 Wie ist die Harnverhaltung definiert?

(A) leere Harnblase aus beliebiger abnormer Ursache
(B) jedes Absinken der ausgeschiedenen 24-Stunden-Urinmenge unter 100 ml
(C) jedes Absinken der ausgeschiedenen 24-Stunden-Urinmenge unter 500 ml
(D) völliges Fehlen der Urinproduktion
(E) Keine der Aussagen (A)–(D) trifft zu.

■13.7 D   ■13.8 A   ■13.9 D   ■13.10 A   ■14.1 E

14 Urologische Notfallsituationen

[H 90]
14.2 Die 45jährige Patientin wird mit folgender Symptomatik in die Klinik eingeliefert: deutliche, prall elastische, schmerzlose Vorwölbung des Abdomens (siehe Abbildung Nr. 78 des Bildanhangs) und Druckgefühl im Bereich beider Flanken. Sie berichtet, seit dem Vorabend sei keine Miktion mehr gewesen. Der Hausarzt habe Bakterien im Urin und eine Erhöhung des Serum-Kreatinins auf 707 µmol/l (80 mg/l) festgestellt.

Welche Untersuchung ist unmittelbar durchzuführen?

(A) Urographie mit Röntgen-Restharnbestimmung
(B) Bakterienresistenzbestimmung
(C) Ultraschalluntersuchung der ableitenden Harnwege
(D) Computertomographie des Retroperitoneums
(E) Nierenszintigraphie

[H 91]
14.3 Sie werden zu einem 72jährigen Patienten gerufen, bei dem Sie palpatorisch einen Unterbauchtumor feststellen. Der Patient ist sehr unruhig und klagt über krampfartige Schmerzen im Bereich des gesamten Unterbauchs.

Welche der folgenden Erkrankungen ist am wahrscheinlichsten?

(A) Prostataadenom (mit Harnverhaltung)
(B) kolorektaler Tumor
(C) perforierte Altersappendizitis
(D) Mesenterialinfarkt
(E) Hodentorsion

14.4 Sie werden nachts zu einem 73jährigen Patienten mit Herzschrittmacher in die Wohnung gerufen, weil der Patient zwar „einen Druck über der Harnblase" verspürt, aber seit Stunden keinen Urin mehr lassen kann. Es handelt sich am ehesten um folgendes Krankheitsbild:

(A) Nierensteinkolik
(B) Hypernephrom mit Blutung
(C) obstruktive Uropathie
(D) Parasystolie
(E) akute Pyelonephritis

14.5 Welche der folgenden diagnostischen Maßnahmen trägt am ehesten zur Klärung dieser (in Frage 14.4 angeführten) akuten Situation bei?

(A) EKG
(B) Perkussion der Harnblase
(C) Prüfung der Bauchdeckenreflexe
(D) BKS und Blutbild
(E) Rektoskopie

[H 88]
14.6 Das Auftreten einer akuten Harnverhaltung bei einem 65jährigen Patienten, bei dem zuvor geringfügige Miktionsstörungen bestanden hatten, erfordert in der Erstversorgung im allgemeinen zunächst welche Maßnahme?

(A) suprapubische Harnableitung
(B) Dauerkatheter
(C) Blasenpunktion
(D) steriler Katheterismus mit Einmalkatheter
(E) Auslösung einer forcierten Diurese

[F 90]
14.7 Bei einem 66jährigen Mann stellen Sie palpatorisch und perkutorisch eine volle Harnblase fest. Der Patient leidet unter quälendem Harndrang. Beim Versuch der transurethralen Katheterisierung (Tiemann-Katheter) stoßen Sie auf einen Harnröhrenwiderstand, der sich mit sanftem Druck nicht überwinden läßt.

Wie verhält man sich jetzt am besten?

(A) Die Katheterisierung wird forciert weitergeführt.
(B) Der Katheterisierungsversuch wird abgebrochen und der Patient zur Urethroskopie in die Klinik eingewiesen.
(C) Es wird eine suprapubische Entlastungspunktion der Harnblase durchgeführt.
(D) Mit einem Nélaton-Gummikatheter wird ein erneuter Katheterisierungsversuch gemacht.
(E) Vor einem weiteren Katheterisierungsversuch wird die Harnröhre mit einem Metallbougie schonend (!) aufbougiert.

Antwort	Aussage 1	Aussage 2	Verknüpfung
A	richtig	richtig	richtig
B	richtig	richtig	falsch
C	richtig	falsch	–
D	falsch	richtig	–
E	falsch	falsch	–

■14.2 C   ■14.3 A   ■14.4 C   ■14.5 B   ■14.6 D   ■14.7 C

14.8 Ein 41jähriger Patient ist seit 8 Stunden bewußtlos (Koma Stadium II) und wird zunehmend motorisch unruhig. Druck auf das Abdomen verstärkt die Unruhe und löst Abwehrreaktionen aus.

Woran ist bei dieser Reaktion des Patienten in erster Linie zu denken?

(A) Tetanus
(B) Alkohol-Entzugsdelir
(C) Beckenvenenthrombose
(D) maximal gefüllte Harnblase
(E) Aneurysma dissecans der Bauchaorta

14.9 Als Anurie-Ursache(n) kommt (kommen) in Frage:

(1) Knollenblätterpilzvergiftung
(2) Schock
(3) akute Glomerulonephritis

(A) nur 2 ist richtig
(B) nur 1 und 2 sind richtig
(C) nur 1 und 3 sind richtig
(D) nur 2 und 3 sind richtig
(E) 1–3 = alle sind richtig

14.10 Ursache(n) für ein postrenales Nierenversagen ist (sind):

(1) extrarenaler Flüssigkeitsverlust
(2) Tubulusnekrose
(3) doppelseitige Harnleiterblockierung
(4) chronische Blasenentleerungsstörung

(A) nur 3 ist richtig
(B) nur 1 und 3 sind richtig
(C) nur 3 und 4 sind richtig
(D) nur 2, 3 und 4 sind richtig
(E) 1–4 = alle sind richtig

14.3 Akutes Skrotum

14.11 Welches ist die häufigste auslösende Ursache des Symptoms „geschwollener Hoden" bei Kindern?

(A) Varikozele
(B) Epididymitis
(C) Hodentorsion
(D) maligner Hodentumor
(E) Orchitis

14.12 Bei der kompletten intravaginalen Hodentorsion erhält man dopplersonographisch vom Hodenstiel keine Strömungssignale,

weil

bei der kompletten intravaginalen Hodentorsion die Blutzirkulation (venöser Abfluß und arterieller Zufluß) im Samenstrang unterbrochen ist.

14.13 Welche der im Kindesalter akut einsetzenden „Hodenschwellungen" erfordern eine sofortige Klinikeinweisung?

(1) Epididymitis
(2) Orchitis
(3) Hodentorsion
(4) Hydrozele
(5) inkarzerierte Hernie

(A) nur 2 und 3 sind richtig
(B) nur 2 und 5 sind richtig
(C) nur 3 und 5 sind richtig
(D) nur 1, 2 und 3 sind richtig
(E) nur 2, 3 und 4 sind richtig

■14.8 D   ■14.9 E   ■14.10 C   ■14.11 C   ■14.12 A   ■14.13 C

14.14 Welche der folgenden in Zusammenhang mit intraskrotalen Schmerzen stehenden Aussagen treffen zu?

(1) Der maligne Hodentumor geht in aller Regel mit außerordentlich heftigen Schmerzen im Skrotum einher, sobald er als knotige Vergrößerung des Hodens palpabel wird.
(2) Bei der Epididymitis acuta ist der Nebenhoden typischerweise sehr druckschmerzhaft.
(3) Bei der Orchitis acuta ist der Hoden charakteristischerweise sehr druckdolent.
(4) Die idiopathische Hydrozele ist regelmäßig durch starken Spontanschmerz gekennzeichnet
(5) Bei der Samenstrangtorsion des Jugendlichen ist der Hoden typischerweise äußerst druckdolent.

(A) nur 1 und 5 sind richtig
(B) nur 1, 2 und 3 sind richtig
(C) nur 2, 3 und 5 sind richtig
(D) nur 1, 2, 3 und 5 sind richtig
(E) nur 2, 3, 4 und 5 sind richtig

14.15 Bei einem 5 Stunden alten Neugeborenen ist im Bereich des linken Skrotums eine derbe, pflaumengroße Schwellung tastbar. Die Skrotalhaut ist wenig verschieblich und livide verfärbt, die Transillumination ist negativ.

Es handelt sich am wahrscheinlichsten um:

(A) Leistenhernie
(B) Hydrocele testis
(C) Hodentorsion
(D) Orchitis
(E) Varikozele

14.16 Bei einem 9jährigen Jungen sind plötzlich starke Schmerzen in den Hoden aufgetreten. Der linke Hoden erscheint stark geschwollen und hoch empfindlich. Hoden und Nebenhoden sind palpatorisch nicht zu unterscheiden. Leichtes Anheben des Skrotums verschafft keine Erleichterung. Keine Temperaturerhöhung.

Um welches Krankheitsbild handelt es sich am wahrscheinlichsten?

(A) Nebenhodenentzündung
(B) Leistenhernie
(C) Hydrozele
(D) Hodentorsion
(E) Varikozele

14.17 Welche Aussage trifft **nicht** zu?

Hinter einem „akuten Skrotum" kann sich charakteristischerweise verbergen:

(A) intravaginale Hodentorsion
(B) extravaginale (supravaginale) Hodentorsion
(C) Torsion einer Hydatide testis
(D) Epididymitis
(E) Varikozele

Antwort	Aussage 1	Aussage 2	Verknüpfung
A	richtig	richtig	richtig
B	richtig	richtig	falsch
C	richtig	falsch	–
D	falsch	richtig	–
E	falsch	falsch	–

■14.14 C   ■14.15 C   ■14.16 D   ■14.17 E

[H 91]
Folgende Angaben beziehen sich auf die Aufgaben 14.18 und 14.19.

Nach einer Sportstunde klagt ein 14jähriger Bub über starke Schmerzen im Genitalbereich. Ihnen bietet sich folgendes Bild (siehe Abbildung Nr. 79 des Bildanhangs):

14.18 Es handelt sich am wahrscheinlichsten um:

(A) Leistenhernie
(B) Hydrozele testis
(C) Hodentorsion
(D) Orchitis
(E) Varikozele

14.19 Sie veranlassen sofort:

(A) Einweisung zur Operation
(B) Antibiotikagabe
(C) kalte Umschläge
(D) Infusion von antihämophilem Faktor
(E) Eine sofortige Therapie ist nicht indiziert.

[F 87]
14.20 Bei einem 10jährigen Knaben kommt es akut zu sehr starken Schmerzen im Skrotum und Inguinalbereich; die schmerzhafte Anschwellung einer Skrotalhälfte und dann die Rötung des Skrotums treten hinzu.

Die sofortige Gabe von Breitbandantibiotika und das Anlegen kühlender Umschläge sind aller Wahrscheinlichkeit nach die wichtigsten therapeutischen Maßnahmen,

weil

eine Epididymitis bei dem Kind höchst wahrscheinlich ist.

[H 85]
14.21 Ein 13jähriger Junge hat nach einer Radfahrt plötzlich sehr heftige Schmerzen rechtsseitig im Unterbauch und im rechten Hoden. Die Schmerzen gehen anfänglich mit Übelkeit und Brechreiz einher. Bei der wenige Stunden später durchgeführten Untersuchung des Skrotums lassen sich folgende Befunde erheben:
Die Skrotalhaut ist ödematös. Der rechte Hoden steht höher als gewöhnlich und ist verdickt und äußerst druckschmerzhaft. Diaphanoskopie: negativ. Erhöhte Temperaturen hat der Patient nicht.

Welche Diagnose ist die wahrscheinlichste?

(A) akute Epididymitis
(B) große traumatische Hydrozele
(C) Hodentorsion
(D) Orchitis
(E) inkarzerierte Skrotalhernie

[H 84]
14.22 Welche Aussage trifft **nicht** zu?

Hinsichtlich der Hodentorsion gilt:

(A) Ein typisches Symptom bei Hodentorsion ist der Leistenschmerz.
(B) Der betroffene Hoden steht charakteristischerweise höher als im gesunden Zustand.
(C) Zu den möglichen Symptomen bei Hodentorsion zählt: Brechreiz.
(D) Ergibt sich die Verdachtsdiagnose „Hodentorsion", darf eine operative Therapie auf jeden Fall erst dann eingeleitet werden, wenn die Diagnose durch einen deutlich positiven Diaphanoskopiebefund gesichert werden konnte.
(E) Bei der körperlichen Untersuchung läßt sich beobachten, daß sich beim Anheben des betroffenen Hodens die Schmerzen verstärken.

■14.18 C   ■14.19 A   ■14.20 E   ■14.21 C   ■14.22 D

Folgende Angaben beziehen sich auf die Aufgaben Nr. 14.23 und Nr. 14.24

Ein 16jähriger Patient wird abends um 20.30 Uhr vom Hausarzt in die Klinik eingewiesen. Der Patient hat heftige Schmerzen im rechten Hoden und rechten Unterbauch. Die Schmerzen haben vor zweieinhalb Stunden nach dem Abendessen plötzlich begonnen. Vorher war ein Waldlauf gemacht worden. Anfänglich gingen die Schmerzen mit Übelkeit einher. Bei der Untersuchung erweist sich der rechte Hoden als stark berührungsempfindlich und etwas angeschwollen; Hoden und Nebenhoden sind nicht voneinander abgrenzbar. Das Urinsediment zeigt einen normalen Befund. Fieber hat der Patient nicht.

14.23 Die wahrscheinlichste Diagnose lautet:

(A) Epididymitis
(B) Spermatozele
(C) Hodentorsion
(D) Orchitis
(E) Skrotalhämatom

14.24 Das beste therapeutische Vorgehen bei diesem Patienten ist:

(A) Sie nehmen den Patienten stationär auf zur Antibiotikatherapie bei Bettruhe.
(B) Sie veranlassen, daß der rechte Hoden sofort operativ freigelegt wird.
(C) Sie nehmen den Patienten stationär auf und bereiten ihn zur Operation am nächsten Vormittag vor.
(D) Sie verordnen ein Antibiotikum und entlassen den Patienten nach Hause.
(E) Sie verordnen Bettruhe und Tee und entlassen den Patienten nach Hause mit der Auflage, das Skrotum hochzulagern.

14.4 Priapismus

14.25 Bei einem 40jährigen Patienten besteht seit ca. 5 Stunden eine Dauererektion des Penis ohne sexuelle Erregung. Es besteht der Verdacht auf Priapismus.

Die Verdachtsdiagnose „Priapismus" muß dann aufgegeben werden, wenn sich zeigt, daß die Miktionsfähigkeit des Patienten erhalten ist,

weil

beim Priapismus in aller Regel die Urethra durch das blutüberfüllte Corpus spongiosum urethrae vollständig komprimiert ist.

14.26 Die operative Behandlung des Priapismus ist in jedem Falle kontraindiziert,

weil

fibrinolytische Therapie und Heparinisierung bei den mit Priapismus eingewiesenen Patienten regelmäßig ausreichen, den Priapismus schnell und unter Erhaltung der Potentia coeundi zu beseitigen.

14.27 Zur Behandlung des idiopathischen Priapismus ist die Anlegung von Stanzfisteln zwischen Glans penis und Corpora cavernosa penis eine erfolgversprechende Maßnahme,

weil

durch die Anlage von Stanzfisteln zwischen Glans penis und Corpora cavernosa penis bei idiopathischem Priapismus Verbindungen geschaffen werden, die einen Blutabfluß über das Corpus spongiosum penis ermöglichen.

Antwort	Aussage 1	Aussage 2	Verknüpfung
A	richtig	richtig	richtig
B	richtig	richtig	falsch
C	richtig	falsch	–
D	falsch	richtig	–
E	falsch	falsch	–

■14.23 C   ■14.24 B   ■14.25 E   ■14.26 E   ■14.27 A

[H 85]
14.28 Operative Maßnahmen zur Behandlung des Priapismus sind in jedem Fall kontraindiziert,

weil

nur bei operativer, nicht aber konservativer Behandlung des Priapismus die Gefahr besteht, daß eine Impotentia coeundi zurückbleibt.

[F 84]
14.29 Welche der nachfolgend aufgeführten therapeutischen Maßnahmen bietet bei einem seit 24 Stunden bestehenden Priapismus die besten Aussichten, eine bleibende erektile Impotenz zu verhindern?

(A) therapeutische Periduralanästhesie
(B) alleiniges Anlegen eines elastischen Kompressionsverbandes
(C) Shunt-Operation
(D) Schlaftherapie
(E) alleinige systemische Therapie mit Fibrinolytika

14.5 Paraphimose

[F 89]
14.30 Welche Aussage trifft **nicht** zu?

Die Paraphimose

(A) sollte im Frühstadium im allgemeinen durch manuelle Reposition behandelt werden
(B) kann zur Gangrän im Bereich der Glans penis führen
(C) wird im Spätstadium in der Regel durch die Schaffung einer glandokavernösen Stanzanastomose (nach Winter) behandelt
(D) beruht auf der Behinderung des venösen Rückflusses distal eines Vorhautschnürrings
(E) verursacht starke lokale Schmerzen

14.7 Urosepsis

[F 88]
14.31 Welche der nachfolgend aufgeführten Befunde passen zum Krankheitsbild des uroseptischen Schocks?

(1) Schüttelfrost
(2) arterielle Hypotonie im großen Kreislauf
(3) Azidose
(4) Thrombozytopenie

(A) nur 1 und 3 sind richtig
(B) nur 1 und 4 sind richtig
(C) nur 3 und 4 sind richtig
(D) nur 1, 3 und 4 sind richtig
(E) 1–4 = alle sind richtig

14.32 Die Urosepsis ist eine potentiell tödliche Erkrankung,

weil

Patienten mit obstruktiven Uropathien zur bakteriellen Besiedlung der ableitenden Harnwege neigen.

[F 88]
14.33 Ein 67jähriger Patient mit rezidivierender Nephrolithiasis erkrankt plötzlich mit Fieber, Schüttelfrost und linksseitigem Flankenschmerz.

Welche Aussage trifft zu?

(A) Unter dem Verdacht der Urosepsis sollte sofort die Klinikeinweisung erfolgen
(B) Diagnostisch führt die Bestimmung der Leukozyten, der BSG und der Harnstoffausscheidung im Urin am ehesten zum Ziel
(C) Falls keine Makrohämaturie besteht, sollte man den spontanen Steinabgang abwarten
(D) Eine i.v. Ausscheidungsurographie ist unter diesen Umständen kontraindiziert
(E) Die perkutane Nierenbiopsie ist die diagnostische Methode der Wahl.

14.28 E   14.29 C   14.30 C   14.31 E   14.32 B   14.33 A

Kommentare und Lerntexte

1 Pathomechanismen, allgemeine Symptomatologie und Prinzipien der Therapie

1.1 Niereninsuffizienz

Niereninsuffizienz I.1

Unter einer Niereninsuffizienz versteht man die Einschränkung der exkretorischen Nierenfunktion. Es kommt dabei zur Störung der Homöostase im Wasser-, Elektrolyt-, Säure- und Basen-Haushalt sowie zur verminderten Ausscheidung der harnpflichtigen Substanzen.
Man muß zunächst unterscheiden zwischen dem *akuten* und *chronischen* **Nierenversagen.** Beide können *prärenal, renal* oder *postrenal* ausgelöst sein. Bei der Beurteilung einer Niereninsuffizienz ist das **Serumkreatinin** (Normalwert 0,7–1,3 mg/dl, 62–133 µmol/l) der wichtigste Parameter. Von den Elektrolyten ist die Erhöhung des Serumkaliums (Normal 3,55–5,55 mol/l) wegen der Gefahr eines Herzstillstandes vital am bedrohlichsten.
Die renalen und prärenalen Niereninsuffizienzen sind Domäne der Nephrologie, der Urologe klärt und therapiert überwiegend die postrenalen Niereninsuffizienzen. Zur postrenalen **Niereninsuffizienz** führen Abflußstörungen, z.B. durch subpelvine Stenosen, Reflux, Harnleiterobstruktionen durch Tumoren oder Steine, Blasenentleerungsstörungen (neurogen, Tumoren, Prostata oder Harnröhrenobstruktion) verursacht.

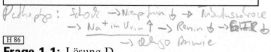

Frage 1.1: Lösung D

Zu (A)
Das **akute Nierenversagen** bedeutet eine kritische Einschränkung Nierenfunktion. Bei den vielen möglichen Ursachen ist eine intensive Abklärung, Überwachung und Therapie nötig, da ohne die Möglichkeit der Dialyse die Erkrankung durch Wassereinlagerung, Elektrolytstörungen und Urämie in vielen Fällen zum Tode führt.
Zu (B)
An häufigsten wird das akute Nierenversagen prärenal ausgelöst z.B. im Rahmen eines **hypovolämischen Schocks** (Blutverlust, Flüssigkeitsverluste, Hypotension).
Zu (C)
Kommt es im Rahmen einer **Sepsis** durch endogene Toxine, Elektrolytstörungen und Perfusionsstörungen zur Ausbildung eines septischen Schocks, stellt das akute Nierenversagen eine besonders schwer beherrschbare Komplikation dar.
Zu (D)
Im Stadium der **kompensierten Retention** verläuft eine Niereninsuffizienz bei pathologisch erhöhten Kreatininwerten ohne klinische (urämische) Erscheinungen. Das akute Nierenversagen ist ein anderes Krankheitsbild.
Zu (E)
Im oligoanurischen und polyurischen Stadium ist eine sorgfältige **Bilanzierung** (Flüssigkeit, Elektrolyte) erforderlich.

Frage 1.2: Lösung E

Zu (1) und (2)
Die **chronische Glomerulonephritis** wie auch die **chronische Pyelonephritis** können zu einer terminalen Niereninsuffizienz führen. Dies stellt aber kein akutes Geschehen dar.
Zu (3)
Ein **hämorrhagischer Schock** ist ein Beispiel eines prärenal ausgelösten zirkulatorischen Nierenversagens.
Zu (4)
Beim **kardiogenen Schock** kommt es durch Hypovolämie und Hypotension zum prärenalen Nierenversagen.
Zu (5)
Bei **Transfusionszwischenfällen** kommt es zu einem prärenal ausgelösten akuten Nierenversagen.

Frage 1.3: Lösung B

Beim akuten Nierenversagen kann es durch die zunehmende Hypervolämie und dadurch bedingte Hypertonie zum **Linksherzversagen** kommen. Des weiteren führt die Hyperkaliämie zu schweren Änderungen der elektrischen Erregbarkeit des Herzens bis hin zum **Herzstillstand;** zusätzlich kann es zur **urämischen Perikarditis** kommen. In etwa ⅔ der Fälle wird das Nierenversagen durch einen **Kreislaufschock** (zirkulatorisches Nierenversagen) ausgelöst. Lediglich die Verknüpfung beider Sätze ist falsch.

Frage 1.4: Lösung A

Zu (A)
Die **Hyperkaliämie** führt ab etwa 6 mmol/l zu Störungen der elektrischen Erregbarkeit des Herzens bis hin zum Herzstillstand.
Zu (B), (C), (D) und (E)
Die **renale Azidose, Hyperosmolarität, Hypernatriämie** und **Azotämie** sind nicht in dem gleichen Ausmaß wie das Herzversagen akut vital gefährdend.

Frage 1.5: Lösung B

Zu (A)
Der **Harnsäurespiegel** ist stärker von verschiedenen exogenen und endogenen Faktoren abhängig und daher kein sicherer Hinweis auf eine Niereninsuffizienz.
Zu (B)
Ab einer Einschränkung der glomerulären Filtrationsrate auf etwa 50 ml/min Kreatininclearance kommt es zum Anstieg des **Kreatininwertes** über 1,2 mg/dl. Der Blut-Kreatinin-Wert stellt den sichersten Hinweis auf eine beginnende Niereninsuffizienz dar. Allerdings kann auch bei noch normalem Kreatinin schon eine deutliche Einschränkung der Nierenfunktion vorliegen, oder eine Abnahme der Muskelmasse kann zu einer Verminderung des Serumkreatinins führen und so eine Niereninsuffizienz maskieren.
Zu (C)
Der **Harnstoff-Stickstoff** ist auch von der Eiweißaufnahme abhängig und damit kein sicherer Hinweis auf eine beginnende Niereninsuffizienz.
Zu (D) und (E)
Hyperkaliämien treten bei beginnender Niereninsuffizienz nur bei übermäßiger Kaliumzufuhr und/oder Azidose auf. Da sie jedoch auch bei Natriummangel, Oligurie und Hypoaldosteronismus zu finden sind, sind sie somit, ebenso wie das **Renin,** nicht geeignet zur Beurteilung einer beginnenden Niereninsuffizienz.

Frage 1.6: Lösung C

Bei jeder chronischen Niereninsuffizienz kommt es im Rahmen der Störung der Erythropoetinproduktion sowie durch die Urämie zur **Anämie** (B) als unspezifisches Symptom.
Zu (A)
Die **Hypertonie** tritt in bis zu 60 Prozent der Fälle bei pyelonephritischen Nierenschäden auf.
Zu (D)
Eine **Mikrohämaturie** ist ein unspezifisches Symptom und ebenso bei Pyelonephritiden, Glomerulo- oder anderen Nephritiden zu finden.
Zu (E)
ADH steuert die Wasserausscheidung an den Sammelrohren und am distalen Konvolut; die **ADH-Refraktärität** zeigt lediglich einen Schaden an dieser Stelle an und ist nicht spezifisch bei einer Pyelonephritis zu finden.
Zu (C)
Eine **Proteinurie** von mehr als 5 g/24 h findet sich nicht bei Pyelonephritiden, sondern zeigt ein nephrotisches Syndrom an.

H 86
Frage 1.7: Lösung A

Bei der Niereninsuffizienz sinkt die **Ausscheidung von Ammoniumionen** mit dem glomerulären Filtrat ab. Die entstehende **renale Azidose** kann mit Natriumkarbonat oder Natriumapolat, bei Hypertonie auch mit natriumarmen Substanzen wie Acetolyt, ausgeglichen werden.

Frage 1.8: Lösung B

Durch die verminderte Ammoniumionenausscheidung kommt es bei der Niereninsuffizienz zur renalen Azidose. Die Sauerstoffaffinität des Hämoglobins sinkt mit abnehmendem pH-Wert. Die durch Zunahme der Wasserstoffionenaktivität verursachte Abnahme der Sauerstoffaffinität wird Bohr-Effekt genannt. Somit sind beide Fragenteile richtig, die Verknüpfung jedoch falsch.

Frage 1.9: Lösung E

Der **Normbereich des Kreatinins** ist bei einem 17jährigen 0,3–1,2 mg/dl. Mit einem Kreatininwert von 2,7 mg/dl liegt bereits eine erhebliche Einschränkung der Nierenfunktion vor (Niereninsuffizienz im Stadium der kompensierten Retention). Über die Genese läßt sich anhand des Laborwertes nichts aussagen.
Zu (A)
Ein **Reflux** kann durchaus Ursache dieser Niereninsuffizienz sein; Diagnostikum ist das Refluxzystogramm.
Zu (B)
Die **Inulin- und PAH-Clearance** werden heute kaum noch durchgeführt. (In der Frage ist der Normalwert angegeben). Heute werden bevorzugt die 51-CR-EDTA-Clearance oder die Kreatininclearance verwendet. Der Normbereich der Kreatininclearance liegt zwischen 90 und 140 ml/min (1,5–2,3 ml/s).
Zu (C)
Die **Funktionsstörung** muß **beidseitig** sein, da eine gesunde Einzelniere die Nierenfunktion voll kompensiert.
Zu (D)
Die renale **Ausscheidungsfunktion** ist erheblich gestört.
Zu (E)
Das **Glomerulumfiltrat** ist somit auch über die Hälfte der Norm eingeschränkt.

Frage 1.10: Lösung E

Zu (1)
Im Rahmen eines länger bestehenden **Diabetes mellitus** kommt es doppelseitig zur diabetischen Nephropathie. Sie ist keine einheitliche Erkrankung, son-

dern kommt durch Gefäßklerosen, die diabetische Glomerulosklerose und Pyelonephritiden zustande.
Zu (2)
Die **Poststreptokokken-Glomerulonephritiden** zeigen Antigen-Antikörper-Komplementkomplexe in den Glomerula (Immunkomplexnephritis).
Zu (3)
Bei Störungen der tubulären Glukoserückresorption kommt es zur **Glukosurie.**
Zu (4)
Mit Einschränkung der Nierenfunktion kommt es zur verminderten **Natriumrückresorption.** In gewissem Umfang kann auch eine insuffiziente Niere eine unterschiedlich große Natriumzufuhr kompensieren. Jedoch ist die Adaptationsbreite geringer als bei der gesunden Niere und liegt zwischen minimal 2 und maximal 10 g/Tag.
Zu (5)
Die **einseitige Nephrektomie** führt nicht zum Hypertonus. War die entfernte Niere für den Hypertonus verantwortlich (z.B. Schrumpfniere), kann sich ein erhöhter Blutdruck nach Entfernung dieser Niere auch normalisieren.

Frage 1.11: Lösung B

Bei der **hypertonen Dehydratation** (Exsikkose) sind erhöht
- die Serumosmolalität (A),
- das Serumkalium ((B) somit falsch),
- das Serumnatrium (D),
- der Hämoglobinwert und insbesondere der Hämatokrit (E).
Zu (C)
Das Extrazellulärvolumen ist vermindert.

[H 85]
Frage 1.12: Lösung E

Beim M. Cushing (A), M. Addison (C) sowie beim adrenogenitalen Syndrom (D) kommt es zu Elektrolytstörungen und Hypovolämien. Dies sind Beispiele für ein **prärenales Nierenversagen.**
Zu (B)
Beim Kimmelstiel-Wilson-Syndrom ist es im Rahmen eines länger bestehenden Diabetes mellitus zu einem **renalen Nierenschaden** gekommen.
Zu (E)
Beim **Morbus Ormond** (retroperitoneale Fibrose) kommt es durch mechanische Verlegung der Harnleiter zum Aufstau der Nieren, dies ist ein **postrenales Nierenversagen.**

Frage 1.13: Lösung E

Jede Obstruktion mit länger bestehendem Nierenstau sowie jeder rezidivierende oder chronische Infekt **zerstört Nierenparenchym.**

Zu (1) und (2)
Eine **Harnröhrenstriktur** führt über die Restharnbildung zu rezidierenden oder chronischen Harnwegsinfekten; weiter kann es bei Entstehen einer Überlaufblase zum Nierenstau kommen. Der gleiche Mechanismus liegt bei dem **Prostataadenom** (2) vor.
Zu (3)
Ein **Ureterstein** führt über den Stau im Harnleiter zur Nierenschädigung; darüber hinaus ist die Infektgefahr erhöht.
Zu (4)
Bei **Nierenbeckenausgußsteinen** liegt oft keine wesentliche Abflußbehinderung der Kelche vor. Die Steine führen jedoch immer zu chronischen Infekten mit Destruktion des Nierenparenchyms.

[F 90]
Frage 1.14: Lösung D

Auch beim akuten Nierenversagen verliert der Körper noch über Schweiß, Lunge (Perspiratio insensibilis) und Intestinaltrakt Flüssigkeit. Wird aber zuviel Flüssigkeit zugeführt, kommt es zu
Zu (A)
Hochdruck (Volumenhochdruck)
Zu (B)
Herzinsuffizienz (Linksherzversagen durch Hypervolämie)
Zu (C) und (E)
Die Wassereinlagerung in Lunge (interstitielles Lungenödem) und Hirn zeigen sich klinisch als Atemnot, Rasselgeräusche, Hirndruckzeichen, Koma.
Zu (D)
Dagegen kommt es nicht zum Cor pulmonale (Rechtsherzbelastung durch erhöhten pulmonalen Zirkulationswiderstand).

[F 90]
Frage 1.15: Lösung C

Ursache des postrenalen Nierenversagens ist eine Harnabflußstörung, die an jedem Punkt zwischen Nierenkelchen und Harnröhrenmündung liegen kann.
Zu (2)
Beim Postatakarzinom T 4 kann es zur Ummauerung der Harnleitereinmündungen in die Blase kommen.
Zu (4)
Bei der retroperitonealen Fibrose (Morbus Ormond) sind die Harnleiter in einer bindegewebigen Platte, beginnend meist in Höhe des mittleren Drittels, eingemauert.
Zu (1) und (3)
Der hypovolämische Schock ist ein prärenales, das Crush-Syndrom ein renales Nierenversagen.

Die Bedeutung des raschen Erkennens der postrenalen Ursache eines Nierenversagens liegt in der Möglichkeit einer kausalen Therapie (z.B. kontrasexuelle

Behandlung beim Prostatakarzinom, Intraperitonealisierung der Harnleiter, Nephrostomie, innere Schienung).

Frage 1.16: Lösung B

Zu (1)
Beim akuten Nierenversagen kommt es zur Anurie oder Oligurie.
Zu (2)
Bei gering erhaltener Urinausscheidung (Oligurie) ist aufgrund der gestörten Resorptionsmechanismen der Harn plasmaisoton.
Zu (3)
Die Natriumkonzentration im Urin ist hoch und nicht unter 20 mmol/l.

Frage 1.17: Lösung B

Zu (B)
Die schlechteste Prognose haben Patienten mit akutem Nierenversagen im Rahmen eines Polytraumas oder großer Operationen. Hier kommt es oft auch unter Dialyse oder Hämofiltration zum Multiorganversagen und tödlichem Ausgang durch kardiorespiratorische Insuffizienz.
Beim nicht-oligurischem Nierenversagen (C) ist auch für obige Patienten sowie für hämolytisches (B) oder toxisches Nierenversagen (E) die Prognose weitaus besser.

1.2 Störungen des Harntransports

Störungen des Harntransportes 1.2

Der Abfluß des Urins kann an jedem Punkt zwischen Nierenkelchen und Meatus urethrae externus gestört sein. Ursachen dafür sind z. B. Kelchhalsstenosen (bei Tuberkulose), subpelvine Stenose (aperistaltisches enges Segment, aberrierendes Gefäß), Harnleiterstenosen (retroperitoneale Fibrose, Harnleiter-Kompression durch Tumor oder Stein), Blasenentleerungsstörung (neurogen, Prostataadenom), Harnröhrenklappen, -stenosen, Meatusstenosen, extreme Phimosen. Jede länger wirkende Harntransportstörung führt zur **Nierenbeckenkelchektasie** mit nachfolgender Schädigung des Nierenparenchyms, bis hin zur **hydronephrotischen Sackniere**.

Frage 1.18: Lösung E

Eine **prävesikale Abflußbehinderung** (z. B. Stein, Tumor, Narbe, Kompression von außen) führt zur Dilatation von Harnleiter und Nierenbeckenkelchsystem mit nachfolgender Druckatrophie des Nierenparenchyms. Folgen des Staus sind daher Harnleiterdilatation (1), Hydronephrose (Wassersackniere) (2) und Atrophie des Nierenparenchyms (3).

Zu (4)
Aszendierende Infekte sind in einem gestauten Harntrakt besonders gefährlich, da es hier rasch zur Pyonephrose (Vereiterung) mit der Möglichkeit einer Urosepsis kommt. Bei einer infizierten Stauungsniere muß zusätzlich zur antibiotischen Behandlung rasch eine kausale Therapie erfolgen (Beseitigung des Staus; bei Funktionslosigkeit der Niere: Nephrektomie).

Frage 1.19: Lösung C

Bei der **idiopathischen retroperitonealen Fibrose** kommt es zur Ummauerung der Strukturen des Retroperitonealraumes. Meist findet man als ersten Hinweis eine langstreckige Einengung beider Harnleiter mit Aufstau des Nierenbeckenkelchsystems. Therapie ist die operative Herauslösung der Harnleiter und intraperitoneale Verlagerung; auch die immunsuppressive Behandlung zeigt Erfolge.

Zu (A) und (B)
Es kommt auch zur Stenosierung der Aorta und Vena cava sowie der Beckengefäße. Da die Krankheit aber schleichend verläuft, bilden sich bei Gefäßen Kollateralkreisläufe aus.
Zu (D) und (E)
Auch Nervenummauerungen und Lymphabflußstörungen kommen vor, sind therapeutisch aber nur schwer angehbar.

Frage 1.20: Lösung C

Zu (1)
Der hypovolämische Schock ist ein typisches Beispiel eines **prärenalen Nierenversagens.**
Zu (2)
Beim Prostatakarzinom, Stadium T4, kann es zur Infiltration und Verlegung beider Harnleiterostien mit Stauungsnieren kommen, was zum **postrenalen Nierenversagen** führt.
Zu (3)
Beim Crush-Syndrom kommt es zum **renalen Nierenversagen.**
Zu (4)
Bei der retroperitonealen Fibrose kommt es zur Ummauerung beider Harnleiter mit Stauungsnieren bds. und somit zum postrenalen Nierenversagen.

Die möglichst frühzeitige Erkennung der postrenalen Ursache eines Nierenversagens ist insofern von Bedeutung, als hier oft eine kausale Therapie möglich ist (z.B. Prostatabehandlung, Blasentumorresektion, Intraperitonealisierung der Harnleiter). Auch wenn eine kausale Therapie nicht möglich ist, gelingt es, z.B. durch Harnleiterschienung oder Nephrostomie, den Patienten vor der Dialyse zu bewahren, falls die Nierenfunktion noch ausreichend ist (keine hydronephrotischen Sacknieren).

Frage 1.21: Lösung E

Bei einer **beidseitigen Ektasie des Nierenbeckenkelchsystems** kommt ein Reflux bds. oder eine Obstruktion in jeder Höhe der ableitenden Harnwege in Betracht.

Zu (1)
Harnröhrenklappen (sind angeboren, finden sich nur bei Knaben) führen schon intrauterin zur Überlaufblase mit beidseitigem Aufstau der Nieren.
Zu (2)
Auch eine **extreme Phimose** kann zur infravesikalen Obstruktion mit Restharnbildung, Überlaufblase und Aufstau der Nieren führen – peinlich, wenn sie übersehen wird.
Zu (3)
Reflux bds. (Grad III–V) oder **refluxive Megaureteren** führen zur Dilatation des Nierenbeckenkelchsystems.
Zu (4)
Prävesikale Harnleiterstenosen lassen in erster Linie an ein Tumorgeschehen denken (Prostatakarzinom, Blasenkarzinom, Tumoren im kleinen Becken). Auch ein Morbus Ormond (retroperitoneale Fibrose) kann hierfür der Grund sein.

1.3 Renale Hypertonie

Renale Hypertonie 1.3

Über den Renin-Angiotensin-Mechanismus kommt es bei renovaskulären (z.B. Nierenarterienstenosen) oder renalen parenchymatösen Erkrankungen (chronische Pyelonephritis, interstitielle Nephritis, Glomerulosklerose) zum renalen Hypertonus. Die Bedeutung der frühzeitigen Erkennung dieser Hypertonieursache liegt in der Möglichkeit der **kausalen Therapie** (Gefäß-Op. Nephrektomie), falls der Hypertonus nicht schon über Jahre besteht und fixiert ist.

Frage 1.22: Lösung E

In den überwiegenden Fällen ist der Hochdruck essentiell, d.h. ohne erkennbare Ursache. Da der **renale Hochdruck** jedoch oft kausal therapiert werden kann, sollte er nach Möglichkeit immer ausgeschlossen werden, z.B. führen Nierenarterienstenosen (1) ebenso wie die fibromuskuläre Nierenarterienhyperplasie (2) zum Hypertonus.

Zu (3)
Nach **Nierentraumen** kann es durch ein subkapsuläres Hämatom mit nachfolgender bindegewebiger Organisation zur Kompresssion und partiellen Ischämie der Niere kommen, die über den Renin-Angiotensin-Mechanismus zum Hochdruck führt.
Zu (4)
Bei chronischen Pyelonephritiden entwickelt sich in bis zu 60 Prozent ein Hypertonus, der bei erheblicher Minderfunktion (pyelonephritische Schrumpfniere) durch Nephrektomie behoben werden kann.

Frage 1.23: Lösung A

Bei einer **Nierenarterienstenose** kommt es aufgrund des Renin-Angiotensin-Mechanismus zum Hypertonus. Wenngleich diese Form des Hypertonus nur wenige Prozent bei den Hypertoniepatienten ausmacht, ist die Erkennung doch wichtig, da durch eine rechtzeitige Operation der Hypertonus kausal angegangen werden kann (Nierenszintigraphie, Angiographie, Gefäßoperation). Besteht der Hypertonus mehrere Jahre, kommt es durch Erhöhung des peripheren Gefäßwiderstandes sowie Veränderungen in der Gegenniere zur Fixierung des Hypertonus, so daß sich auch nach Operation der Blutdruck nicht mehr normalisiert.

Frage 1.24: Lösung B

Bei der **Minderperfusion** einer Niere kommt es in der betroffenen Niere zur vermehrten **Freisetzung von Renin** im juxtaglomerulären Apparat. Die Reninkonzentration im Nierenvenenblut dieser Seite ist erhöht. Renin ist eine Proteinase, die aus dem in der Leber gebildeten **Angiotensin** mit Hilfe des **Konvertingenzyms Angiotensin II** bildet. Neben der direkten Gefäßwirkung stimuliert Angiotensin II die **Aldosteronproduktion**. Das Aldosteron führt zur verminderten Natriumausscheidung und wirkt über den großen Kreislauf auf beide Nieren. Da jedoch in der von der Stenose betroffenen Niere die glomeruläre Filtrationsmenge geringer ist, führt das Aldosteron hier zu einer höheren tubulären Na-Rückresorptionsrate. Somit ist die Natriumkonzentration im Urin dieser Niere niedriger als auf der Gegenseite. Beide Fragenteile sind richtig, die Verknüpfung dagegen falsch.

1.4 Blasenfunktion und ihre Störungen

Blasenfunktion I.4

Bei gefüllter Blase wird durch das Zusammenwirken von Detrusormuskulatur, Blasenhals und Trigonum einerseits ein Rückfluß des Urins (vesikoureteraler Reflux) zur Niere verhindert, andererseits auch der äußere Schließmuskel durch den Verschluß des Blasenhalses (Sphincter internus) unterstützt. Bei der Miktion kommt es durch aktive Detrusorkontraktionen und gleichzeitiger Weitstellung des Blasenhalses zur, normalerweise restharnfreien, Entleerung. Aufgrund der Abhängigkeit von einer Reihe anatomischer und funktioneller Voraussetzungen gibt es eine Vielzahl von Ursachen, die die Blasenentleerung stören können. Die Bedeutung der regelrechten Blasenentleerung liegt darin, daß jede **Störung** der Blasenfunktion eine **Schädigung des oberen Harntraktes** nach sich ziehen kann (Infekte, Stau) und damit letztlich zur **terminalen Niereninsuffizienz** führen kann.

Frage 1.25: Lösung E

Zu (1)
Das **Trigonum vesicae** ist das Dreieck zwischen den Harnleiterostien und dem Blasenausgang (Blasenhals). Hier fehlt die Submukosa. Die Funktion des Trigonums ist, auch bei großer Blasenfüllung, die Lage der drei Punkte (Ostien, Blasenhals) zueinander konstant zu halten. Dadurch wird ein Reflux vermieden, zu dem es bei Insuffizienz der Trigonums kommt.
Zu (2)
Normalerweise läuft der Harnleiter schräg durch die Blasenmuskulatur. Je kürzer der **intramurale Harnleiterabschnitt** ist, um so leichter kommt es bei Blasendruckanstieg zum vesikoureteralen Reflux.
Zu (3)
Je weiter lateral ein Ostium angelegt ist, um so kürzer ist der intramural verlaufende Abschnitt.
Zu (4)
Bei vielen spinalen Erkrankungen kommt es zu **neurogenen Blasenentleerungsstörungen.** Kommt es bei der Miktion zu unphysiologischen Miktionsdrücken (Sphinkter-Detrusor-Dyssynergie), entstehen Blasendivertikel (typisches Bild bei neurologischen Erkrankungen ist die Christbaumblase), Trabekel (Balkenblase) und Reflux.
Zu (5)
Beim Ureterduplex ist häufig das proximale, zum unteren Doppelnierenanteil gehörende Ostium lateralisiert (s. (3)).

Frage 1.26: Lösung E

An jedem Punkt zwischen Blasenhals und Orificium urethrae externum kann es zur Obstruktion kommen;
– am **Blasenhals** (1), z.B. durch Blasenhalssklerose, Prostataadenom oder Prostatakarzinom. Auch im Bereich des Beckenbodens (Sphincter externus) kann es zur funktionellen Obstruktion kommen (Sphinkter-Detrusor-Dyssynergie, Beckenbodenspasmus),
– an der **hinteren Harnröhre** (2) durch eine bulbäre Harnröhrenstriktur,
– an der **vorderen Harnröhre** (3) durch eine penile Harnröhrenstriktur,
– am **Meatus urethrae externus** (4) durch eine Meatusstenose.

Frage 1.27: Lösung D

Große Restharnmengen (z.B. durch ein Prostataadenom Grad III verursacht) führen über einen Aufstau der Nieren zu einem postrenalen Nierenversagen. Besteht ein Nierenstau längere Zeit, kommt es zur **Druckatrophie des Nierenparenchyms** (Hydronephrose). Dies führt zu einem Circulus vitiosus: Mit zunehmender Einschränkung der Nierenfunktion kommt es zur Polyurie, der Urin wird weniger konzentriert, der Stau nimmt zu, der Patient exsikkiert, die Retentionswerte steigen an (Urämie).

2 Urologische Leitsymptome

2.3 Störung der Harnentleerung

Urologische Leitsymptome II.1

Symptome urologischer Erkrankungen sind in erster Linie **Schmerzen** im Bereich der Flanken (Niere, Harnleiter), des Unterbauches (prävesikaler Harnleiter, Blase), des Dammbereiches (Prostata), der Hoden (ausstrahlend von prävesikalen Harnleitern, Prostatitis, Hoden- oder Nebenhodenerkrankungen) sowie Miktionsstörungen. Sowohl Miktionsstörungen als auch Hämaturien sind unspezifische Symptome einer Reihe von Erkrankungen.
Gebräuchliche Beschreibungen der Miktionsstörungen sind:
- **Algurie** (Schmerzen bei Miktion),
- **Dysurie** (erschwertes Wasserlassen),
- **Pollakisurie** (häufiges Wasserlassen),
- **Nykturie** (gehäuftes nächtliches Wasserlassen),

- **Polyurie** (pathologisch erhöhte Harnmenge),
- **Anurie, Oligurie** (weniger als 100 bzw. 400 ml Urinproduktion pro Tag),
- **Makrohämaturie** (sichtbares Blut im Urin),
- **Pneumaturie** (Luftabgänge mit dem Urin),
- **Harnverhalt** (Unvermögen, bei voller Blase Urin zu lassen).

Die Abklärung urologischer Symptome erfordert immer ein systematisches Vorgehen von einfachen, nichtinvasiven zu komplizierteren Untersuchungen. Neben der körperlichen Untersuchung und dem Urinstatus wird der nächste Schritt heute stets die sonographische Beurteilung der Nieren (Stau, Stein, Tumor) und der Blasenfüllung (Restharn) sein. Wichtig ist auch, daß bei jeder Hämaturie ein Tumor ausgeschlossen werden muß. Optimal ist z.B. die Sicherung der Blutungsquelle durch Urethrozystoskopie während der Makrohämaturie.

Frage 2.1: Lösung A

Siehe Lerntext II.1, Urologische Leitsymptome.

Frage 2.2: Lösung A

Zu (1) und (3)
Typische Symptome einer akuten Zystitis sind gehäufte (Pollakisurie) und schmerzhafte (Algurie) Miktion, gelegentlich auch Makrohämaturien (hämorrhagische Zystitis).
Zu (2)
Zur initialen Makrohämaturie kommt es dagegen, wenn die Blutungsquelle in Harnröhre oder prostatischer Harnröhre sitzt, also z.B. bei Urethritis, Harnröhrenpolypen, Blutung aus Venen beim Prostataadenom.
Zu (4)
Zu Fieber kommt es erst bei Mitbefall eines parenchymatösen Organs (z.B. Prostatitis, Epididymitis, Pyelonephritis), nicht dagegen bei alleiniger Zystitis.

Frage 2.3: Lösung A

Polyurie ist eine pathologisch erhöhte Urinausscheidung, z.B. durch Glukosurie (A) oder Diabetes insipidus.

Frage 2.4: Lösung C

Dysurie bedeutet eine Störung der Harnentleerung und geht mit allgemeinen Beschwerden beim Wasserlassen, wie Brennen, Schmerzen einher, wie sie z.B. bei der akuten Zystitis (C) zu finden sind.

Frage 2.5: Lösung C

Zu (1)
Eine **Pollakisurie** ist meist Zeichen einer akuten Entzündung der ableitenden Harnwege, z.B. einer bakteriellen Zystitis.
Zu (2)
Beim **nephrotischen Syndrom** sind die typischen Zeichen Ödembildung, massive Proteinurie, charakteristische Veränderungen der Serum-Elektrophorese. Der Hypertonus ist nicht typisch.
Zu (3)
Exsikkose (Dehydratation) führt zur Oligurie, die prärenal bedingt ist.
Zu (4)
Bei einer plötzlich einsetzenden **Anurie** muß immer ein Harnverhalt (volle Blase palpabel) sowie eine Harnleiterobstruktion (Stein, Tumor) ausgeschlossen werden. Zur Diagnostik können Sonographie, Ausscheidungsurogramm und retrograde Ureterographie herangezogen werden.

Frage 2.6: Lösung E

Die Blase hat nur eine Möglichkeit auf Reize zu reagieren, nämlich durch Kontraktionen. Daher ist die **Pollakisurie** ein unspezifisches Symptom, z.B. bei akuter Zystitis (1),
Prostataadenom (2) (die infravesikale Obstruktion erzeugt sekundär einen vermehrten Harndrang, Urge-Symptomatik)
Harnröhrenstriktur (3)
Blasentumor (4), der direkt die Blasenwand irritieren, durch seine Größe die Blasenkapazität verringern oder auch durch Verlegung des Blasenhalses zur infravesikalen Obstruktion führen kann.

Frage 2.7: Lösung E

Zu (A)
Beim **Prostataadenom** sind die ersten Symptome Nykturie, Pollakisurie und Abschwächung des Harnstrahls.
Zu (B)
Bei der **akuten Zystitis** tritt Pollakisurie kombiniert mit Dysurie auf.
Zu (C)
Auch die **Urethritis** kann zur Pollakisurie führen.
Zu (D)
Ein **ausgedehnter Blasentumor** kann das Lumen der Blase verringern, die Blasenwand reizen und obstruktiv wirken; all dies führt zur Pollakisurie.
Zu (E)
Eine **Glomerulonephritis** geht normalerweise ohne Miktionsbeschwerden einher.

2 Urologische Leitsymptome

Frage 2.8: Lösung D

Zu (1)
Eine **subpelvine Ureterstenose** steht in keinem Zusammenhang mit der Blasenentleerung.
Zu (2)
Ebenso nicht ein **Harnleiterstein** (prävesikale Harnleitersteine können Blasensymptome, wie Dysurie und Pollakisurie erzeugen).
Zu (3)
Subseröse Myome buckeln die Oberfläche des Uterus vor und können so benachbarte Organe, wie z.B. die Harnblase verdrängen, was zu Miktionsbeschwerden führen kann. So können größere Myome die Ureteren komprimieren (Stauungsniere) oder auch die Blasenentleerung behindern (Restharn).
Zu (4)
Die häufigste **infravesikale Obstruktion** als Grund für eine Restharnbildung ist das Prostataadenom; weitere Ursachen sind Harnröhrenstrikturen, Meatusstenose, Prostatakarzinom oder Sphinkter-/Detrusor-Dyssynergie.
Zu (5)
Neurologisch bedingte Detrusorschwäche, z.B. bei diabetischen oder alkoholtoxischen Polyneuropathien, Bandscheibenvorfällen oder nach Operationen im kleinen Becken, verursachen eine Restharnbildung.

Frage 2.9: Lösung D

Die Beschreibung spricht für einen **Harnverhalt**; es könnte aber auch eine **Zystitis** oder **Prostatitis** vorliegen. Daher ist am wichtigsten die Beurteilung der Prostata und der Blasenfüllung, also rektale Untersuchung (1) und Harnblasenperkussion (2) (heute besser Sonographie der Blase).

Zu (3)
Die retrograde Urethrozystographie käme zur Beurteilung einer **Harnröhrenstriktur** erst später in Frage.
Zu (4)
Wenn ein Harnverhalt vorliegt, kann auch ohne Furosemid eine suprapubische Punktion durchgeführt werden. Wenn kein Harnverhalt vorliegt, erübrigt sich eine suprapubische Punktion.

[F 91]
Frage 2.10: Lösung B

Zu (A)
Ein Blasenstein kann sich intermittierend vor den Blasenausgang legen (Harnstottern).
Zu (B)
Bei einer Blasenscheidenfistel läuft kontinuierlich Urin bei leerer Blase weg. Ischuria paradoxa, siehe (D).

Zu (C)
Bei der distalen Harnröhrenstriktur ist der Harnstrahl gespalten, gedreht oder fächerförmig.
Zu (D)
Beim Prostataadenom Grad III (mit Stauungsnieren) kommt es zum ständigen Harnträufeln bei übervoller Blase. Dies nennt man auch Ischuria paradoxa (Überlaufinkontinenz).
Zu (E)
Zuerst entleert sich der normale Teil der Blase, danach in einer zweiten Urinportion das Divertikel = zweizeitige Miktion durch Restharn im Divertikel.

2.4 Hämaturie

[H 84]
Frage 2.11: Lösung E

Zu (1)
Die **hämorrhagische Zystitis** geht mit einer Hämaturie, Dysurie und Pollakisurie einher.
Zu (2)
Beim **Nierenbeckenkarzinom** besteht eine schmerzlose Hämaturie; gelegentlich können Koliken durch Koagel auftreten.
Zu (3)
Bei der **Harnröhrenstriktur** entsteht normalerweise keine Makrohämaturie.
Zu (4)
Beim **Blasenkarzinom** sind die Hämaturien meist schmerzlos.

[H 85]
Frage 2.12: Lösung E

Zu (1)
Ein **Harnleiterstein** erzeugt meist Koliken, gelegentlich auch Makrohämaturien.
Zu (2)
Bei der **Bilharziose** finden sich Dysurie und Makrohämaturie.
Zu (3)
Bei der **akuten Zystitis** bestehen Pollakisurie, Dysurie und Makrohämaturie (hämorrhagische Zystitis).
Zu (4)
Bei **Zystennieren** kann es durch Ruptur der Zysten zu Hämaturien kommen.
Zu (5)
Das **Nierenbeckenpapillom** macht sich durch Hämaturien bemerkbar.

Frage 2.13: Lösung E

Während der frisch aufgetretenen **Makrohämaturie** sollte versucht werden, die Blutungsquelle **urethrozystoskopisch** zu sichern (E).

Zu (A)
Die **Nierenangiographie** wird heute nur noch bei speziellen Fragestellungen herangezogen.
Zu (B)
Die **Isotopennephrographie** ist nicht geeignet zur Bestimmung der Lokalisation einer Blutungsquelle.
Zu (C)
Die **retrograde Pyelo-, Ureterographie** sollte später (z.B. zur Abklärung von Nierenbecken- oder Harnleitertumoren) veranlaßt werden.
Zu (D)
Der **Katheterismus** dient ggf. der Therapie (Spülung der Blase).

[H 89]
Frage 2.14: Lösung B

Zu (B)
Bei der Symptomatik Hämaturie, Flankenschmerzen und sonographisch unauffälligen Nieren sollte der Patient sicherlich nicht einige Tage nur beobachtet werden. Im Zusammenhang mit der bestehenden Herzrhythmusstörung (z.B. Vorhofthromben bei Vorhofflimmern) ergibt sich mit dem fehlenden Stau der Nieren der Verdacht auf eine **Nierenarterienembolie.** Das Urogramm zeigt dann eine stumme Niere, die Szintigraphie eine fehlende Perfusion.

Zu (A)
Nierensteine sind sonographisch und radiologisch erkennbar; ein Harnleiterstein würde zur Stauung der Niere führen.
Zu (C)
Papillennekrosen (z.B. bei Phenacetin-Niere) erkennt man im Urogramm als typische Ringschattenbildung im Bereich der Kelche. Beim Abgang von Papillensequestern kann es zu Koliken und Stauung der betroffenen Niere kommen.
Zu (D)
Urotheltumoren erkennt man im Urogramm als Kontrastmittel-Aussparung; auch sonographisch sind sie diagnostizierbar, die Urinzytologie ist evtl. auffällig. Die typische Symptomatik ist die schmerzlose Hämaturie.

[H 88]
Frage 2.15: Lösung E

Eine **Erythrozyturie** ist ein unspezifisches Symptom, das bei einer Vielzahl von nephrologischen wie urologischen Erkrankungen auftritt.

Zu (1)
Bei **Nierenzysten** kommt es fast nur bei der Ruptur der Zysten zu Hämaturien.
Zu (2)
Bei der **Urolithiasis** kommt es durch die mechanische Schleimhautläsion und chronisch entzündliche Prozesse fast immer zur (Mikro-)Hämaturie.

Zu (3) und (4)
Bei **Papillennekrosen** und der Urogenitaltuberkulose kann es im Rahmen des chronisch entzündlichen Geschehens zur Erythrozyturie kommen.
Zu (5)
Beim **Nierenzellkarzinom** ist die Blutung ein Zeichen dafür, daß der Tumor Kontakt zum Hohlsystem hat.

Frage 2.16: Lösung A

Zu (A)
Konkremente im Harntrakt erzeugen fast immer eine **Mikrohämaturie,** die 3–5 Erythrozyten pro Gesichtsfeld im Urin wären ein typischer Befund.
Zu (B) und (C)
Ein **Kreatininwert** von 2,1 mg% (Niereninsuffizienz im Stadium der kompensierten Retention) ist durch den Nierenbeckenstein nicht erklärt; ebensowenig eine **Proteinurie** von 3,5 g in 24 Stunden (nephrotisches Syndrom).
Zu (D)
Ein **prävesikaler Harnleiterstein** kann Pollakisurie und Dysurie verursachen, nicht aber ein Nierenbeckenstein. Er würde entweder dumpfe Flankenschmerzen oder Koliken im Bereich der rechten Flanke erzeugen.
Zu (E)
Eine erniedrigte **Inulin-Clearance** (Einschränkung der glomerulären Infiltrationsrate) ist nicht durch den kleinen Nierenbeckenstein zu erklären.

2.5 Schmerz

Frage 2.17: Lösung A

Bei **Nierenaffektionen** strahlen die Schmerzen typischerweise von der Flanke in die Leiste aus, da der **Nervus iliohypogastricus** hinter der Niere verläuft und Hautäste zur Leistenregion abgibt.

[H 88]
Frage 2.18: Lösung D

S. a. Frage 6.28

Zu (D)
Luftabgang mit dem Urin **(Pneumaturie)** ist am häufigsten verursacht durch eine **Sigma-Blasen-Fistel.** Solche Fisteln entstehen z.B. bei in die Blase penetrierenden Sigmadivertikeln, radiogen nach Bestrahlung des kleinen Beckens, im Rahmen einer Colitis ulcerosa oder bei penetrierend wachsenden Tumoren im Bereich des Sigmas oder Rektums, selten auch bei Blasenkarzinomen.

Zu (B)
Nur theoretische Möglichkeit.
Zu (C)
Nein.
Zu (E)
Die Pneumaturie ist das klinische Symptom einer Darmharntraktfistel; die **Colitis ulcerosa** kann eine Ursache hierfür sein.

[H 91]
Frage 2.19: Lösung D

Zu (1)
Zeichen einer Darmperforation sind Abdominalsymptome mit diffusem oder umschriebenem Peritonismus.
Zu (2)
Grundsätzlich ist der Abgang eines Harnleitersteines auch in unmittelbarem zeitlichen Zusammenhang mit einer Operation möglich. Vor größeren Operationen im Beckenbereich (Gynäkologie, Chirurgie) sollte ein Urogramm vorliegen, um den Harntrakt zu kennen (vor allem Harnleiterverlauf, Ureter duplex, aber auch Steine).
Zu (3)
Am häufigsten werden bei Operationen Tupfer und Kompressen im unübersichtlichen Wundgebiet vergessen, sie sind daher alle mit röntgendichten Fäden oder röntgendichten Plastikkärtchen markiert. Sie verursachen meist schon recht bald nach der Operation Beschwerden (Diagnose durch Leeraufnahme oder CT).
Zu (4)
Die Symptome der Ureterligatur entsprechen denen einer Harnleiterkolik, Diagnose durch Sonographie der Niere und Urogramm. Therapie: Falls die Ligatur des Harnleiters nicht später als 24 Stunden nach Operation entdeckt wird, sofortige Revision mit Harnleiterneueinpflanzung in die Blase oder End-zu-End-Anastomose des Harnleiters. Falls die Unterbindung erst später entdeckt wird: Nephrostomie und Operation später (6 bis 12 Wochen).
Zu (5)
Symptom der Beckenvenenthrombose ist die Beinschwellung.

3 Urologische Diagnostik

3.2 Bakteriologische und klinisch-chemische Untersuchungen

Bakteriologie   III.1

Für die bakteriologische Untersuchung kann nur Urin verwendet werden, der unter **sterilen Kautelen** gewonnen wurde (Mittelstrahlurin, Katheterurin, suprapubische Punktion, sauberes Gefäß). Die Bakterienzahl wird semiquantitativ bestimmt; normal sind 10^1 bis 10^3 Keime pro ml Urin. 10^4 Keime sind verdächtig, ab 10^5 Keimen spricht man von einer signifikanten Bakteriurie. Zur Therapie sollte immer eine **Keimdifferenzierung** und **Resistenztestung** vorliegen, da nicht selten Hautkeime ohne pathogene Bedeutung im Urin gefunden werden, oder die pathogenen Keime wechselnde Resistenzen gegen Antibiotika zeigen. Typische Harnwegskeime sind E. coli, Enterokokken, Proteus, Klebsiellen, Pseudomonas aeruginosa.

Frage 3.1: Lösung D

Zu (D)
Die sog. **sterile Leukozyturie** (Leukozyten im Urin ohne Nachweis von Bakterien in der normalen Urinkultur) ist typisch für die **Nierentuberkulose**.
Zu (A)
Hier ist wohl eine chronische Entzündung in einem **Blasendivertikel**, z. B. durch einen Blasenstein verursacht, gemeint; sie würde sicher mit einem Harnwegsinfekt einhergehen.
Zu (B)
Die **chronische Prostatitis** wird diagnostiziert durch Palpation (teigige dolente Schwellung), 3-Gläser-Probe und Ejakulat-Kultur. Der häufige Infektnachweis schließt die sterile Leukozyturie aus.
Zu (C)
Symptom des **Blasenpapilloms** ist die Hämaturie. Mit Hilfe der Urinzytologie wird die Diagnose gesichert.
Zu (E)
Die **Pyonephrose** ist eine Vereiterung einer gestauten Niere; bei diesem bakteriellen Geschehen ist gelegentlich kein Nachweis der Keime im Blasenurin möglich.

Frage 3.2: Lösung B

Zu (B)
Eine Proteinurie von über 5 g in 24 Stunden findet sich beim **nephrotischen Syndrom.**
Zu (A)
Zeichen einer **Pyelonephritis** sind Bakteriurie, Leukozyturie und lediglich eine geringgradige Proteinurie (reaktives Protein).
Zu (C)
Bei der **Endocarditis lenta** kommt es im Rahmen einer Streptococcus-viridans-Sepsis auch zur Herdnephritis; diese führt aber nicht zu einer massiven Proteinurie.
Zu (D)
Die maligne Hypertonie ist eine progredient verlaufende renale oder essentielle Hypertonie. Obligat ist eine Nierenschädigung, die nicht typischerweise mit einer Proteinurie (einem nephrotischen Syndrom) einhergeht.
Zu (E)
Bei Nephrolithiasis kommt es nur zu geringgradigen Proteinurien.

[F 84]
Frage 3.3: Lösung D

Zu (D)
Da eine Kontamination des Urins durch die Urethralflora häufig ist, spricht man erst ab einer Keimdichte von 10^5 Keimen/ml im Nativurin von einer **signifikanten Bakteriurie.**
Zu (A)
Bei entsprechender klinischen Symptomatik können auch 10^2 Keime/ml im Urin auf einen Harnwegsinfekt hindeuten; es läge jedoch keine signifikante Bakteriurie vor.
Zu (B)
Ein Harnwegsinfekt sollte wegen der möglichen Resistenzen in der **Urinkultur** nachgewiesen und nach Testung behandelt werden.
Zu (C)
Der Nachweis von **Trichomonaden** erfolgt mikroskopisch im Nativpräparat.
Zu (E)
Die **vordere Urethra** ist normalerweise immer keimbesiedelt.

[H 90]
Frage 3.4: Lösung C

Zu (C)
Bei den Glomerulonephritiden findet man neben Erythrozytenzylindern auch granulierte und hyaline Eiweißzylinder im Urin.
Zu (D)
Bei der chronischen Nierenbeckenentzündung (chronische Pyelonephritis) findet man im Sediment zu Haufen geballte Leukozyten (Leukozytenzylinder).

Zu (A), (B) und (E)
Eiweißzylinder treten nicht im Zusammenhang mit Erkrankungen von Urethra, Prostata oder Harnblase auf. Will man einen Befund (Leukozyturie, Bakteriurie) einem dieser drei Organe durch die Urinuntersuchung zuordnen, benutzt man hierzu die sogenannte Drei-Gläser-Probe: Die erste Harnportion entspricht dem Befund der Harnröhre, die zweite Urinportion der Blase, nach Prostatamassage die letzte Urinportion der Prostata.

[H 90]
Frage 3.5: Lösung B

Zu (1)
E. coli hat bei den unspezifischen Harnwegsinfekten einen Anteil von ⅔.
Zu (3)
In der Häufigkeit gefolgt von den Enterokokken.
Zu (2)
Pseudomonas aeruginosa verursacht seltener Harnwegsinfekte, vor allem bei Katheterträgern, Steinpatienten oder reduziertem Allgemeinzustand. Dieser Keim ist aufgrund vielfacher Antibiotikaresistenzen schwierig zu behandeln.
Zu (4)
Staphylococcus aureus ist als Hautkeim am häufigsten durch unsachgemäße Uringewinnung nur artifiziell in die Kultur gekommen.

[H 90]
Frage 3.6: Lösung C

Zu (A), (B)
Geringe Einschränkungen der Nierenfunktion von 1 oder 10 Prozent sind nicht an einer Erhöhung des Kreatininwertes zu erkennen, der zudem auch von exogenen und endogenen (Muskelmasse) Faktoren abhängt. Bei einer bis etwa 50 ml/min verminderten Kreatininclearance würde ein kompensiertes Dauerstadium einer Niereninsuffizienz vorliegen.
Zu (C)
Erst eine Einschränkung der glomerulären Filtrationsrate von über 50 Prozent führt zu einer Erhöhung der Retentionswerte. Bei einer Erhöhung des Kreatinins ohne klinische Zeichen einer Niereninsuffizienz würde man von einer kompensierten Retention sprechen.
Zu (D)
Eine Einschränkung der glomerulären Filtrationsrate von 80 Prozent würde zu einer erheblichen Erhöhung des Kreatinins auf Werte um 5 bis 7 mg% führen.
Zu (E)
Bei einer Einschränkung um 95 Prozent wäre mit Kreatininwerten über 10 mg% eine terminale Niereninsuffizienz mit Dialysebedürftigkeit erreicht.

[H 90]
Frage 3.7: Lösung C

Zu (A)
Typisch für einen Blasentumor wäre die Mikro- oder Makrohämaturie ohne Leukozyturie, bei der zytologischen Untersuchung pathologische Urothelzellen.
Zu (B) und (D)
Bei der chronischen unspezifischen Zystitis oder Pyelonephritis sieht man im Sediment Leukozyten, Erythrozyten und Bakterien, der Urin-pH ist meist alkalisch.
Zu (C)
Die Konstellation Erythrozyturie, Leukozyturie und saurer Urin-pH ohne das Wachstum von Bakterien in der einfachen Urinkultur spricht für eine Urogenitaltuberkulose (sterile Leukozyturie). Zur weiteren Diagnostik sind spezielle Urinkulturen auf Tuberkel sowie Direktpräparate erforderlich.
Zu (E)
Kein unauffälliger Befund.

[F 92]
Frage 3.8: Lösung E

Normalerweise werden nur geringe Mengen des mit der Nahrung aufgenommenen Oxalats resorbiert. Eine Urinausscheidung von mehr als 40 mg Oxalsäure pro Tag wird als Hyperoxalurie bezeichnet. Bei einer Reihe intestinaler Störungen (Morbus Crohn, Colitis ulcerosa, Pankreatitis, Kurzdarmsyndrom) kann es zur vermehrten enteralen Resorption und damit zur sekundären Hyperoxalurie kommen.

[F 92]
Frage 3.9: Lösung E

Ein permanent niedriger Urin-pH um 5 (Säurestarre) ist typisch für Patienten mit Harnsäuresteinen. Alle angegebenen Möglichkeiten sind falsch.
Zu (A) und (D)
Beim primären Hyperparathyreoidismus und vegetarischer Ernährung wechselt der Urin-pH abhängig von der Nahrungsaufnahme (normalerweise pH 5–6,5).
Zu (B) und (C)
Bei der renalen tubulären Azidose und bei Infekten mit Ureasebildern ist der Urin-pH stets im alkalischen Bereich (bis pH 8).

3.4 Bildgebende Verfahren – Ausscheidungsurogramm

Radiologische Diagnostik III.2

Ausscheidungsurogramm: Standarduntersuchung zur Beurteilung von Morphologie und Funktion des Harntraktes. Vor der Gabe von Kontrastmittel ist die Übersichtsleeraufnahme obligat. Sie zeigt röntgendichte Verschattungen, die im Bereich des Harntraktes Nieren-, Ureter-, Blasen- oder Prostatasteine sein können; im Oberbauch dagegen sind es Gallensteine, Pankreasverkalkungen oder Nebennierenverkalkungen, während im Mittel- und Unterbauch verkalkte Mesenteriallymphknoten, Phlebolithen oder verkalkte Myome zur Darstellung kommen. Weiter ist zu achten auf Skelettveränderungen (z.B. Spina bifida, Metastasen); der Psoasrandschatten ist bei retroperitonealen Erkrankungen oft nicht zu erkennen. Die Niereneigenschatten sind aufgrund des Meteorismus oft nicht völlig abgrenzbar.
Nach Gabe von Kontrastmittel werden routinemäßig, z.B. nach 7 und 15 Minuten, ggf. auch später (Spätaufnahmen) Bilder angefertigt.
Normalbefund: Anfärbung des Nierenparenchyms, Darstellung von Nierenbeckenkelchsystem und zarten Harnleitern. Die Harnblase sollte vor dem zweiten Kontrastmittelbild entleert werden, da hierdurch der Restharn bestimmt werden kann; wird während der Miktion ein Bild gemacht (Miktionszystourethrogramm) können auch Blasenhals und Harnröhre beurteilt werden.
Pathologische Bilder: Unregelmäßigkeiten der Nierenkontur (Zyste, Tumor), Verdrängung oder Fehlen von Kelchen (Tumor), Kelchhalsstenosen, Kelchhalsdivertikel (z.B. bei Tuberkulose); Dilatation des Nierenbeckenkelchsystems und verzögerte Kontrastmittelausscheidung weisen auf eine Abflußbehinderung hin. Der Harnleiter kann verdrängt sein (z.B. durch Lymphome). Die Blase kann Füllungsdefekte (Tumor, schattennegative Steine) zeigen. Weiterhin sind eine Anhebung des Blasenbodens (Prostataadenom) und Blasenausstülpungen (Divertikel) zu erkennen.
Kontraindikationen gegen ein Ausscheidungsurogramm sind lediglich die Kontrastmittelallergie, eine starke Kreatininerhöhung (etwa ab 5 mg/dl), ein Status colicus (Gefahr der Fornixruptur), ein multiples Myelom und eine Gravidität.
Sonderformen: Das Veratmungsurogramm (Doppelbelichtung) zeigt die Beweglichkeit der Nieren (eingeschränkt, z.B. beim paranephritischen Abszeß). Das Frühurogramm zeigt bei stenosierenden Gefäßprozessen unterschiedliche Kontrast-

mittelanfärbungen in beiden Nieren nach 30, 60 und 120 Sekunden.
Retrograde Pyelographie: Bei ungenügender Darstellung von Nierenbeckenkelchsystem und Harnleiter im Ausscheidungsurogramm kann über ein Zystoskop und einen Ureterenkatheter (Chevassue) **Kontrastmittel** direkt via Harnleiter bis ins **Nierenbecken** gespritzt werden. Wegen der Gefahr des aszendierenden Infektes besteht eine strenge Indikationsstellung.
Refluxzystogramm: Nach Füllung der Blase mit Kontrastmittel über einen Katheter oder die suprapubische Punktion werden unter Pressen und bei der Miktion Bilder gemacht, die den Rückfluß des Kontrastmittels in die Niere nachweisen können **(vesikoureterorenaler Reflux).**
Miktionszystourethrogramm: Wird bei der Miktion zugleich ein Bild der Harnröhre angefertigt, liegt ein Miktionszystourethrogramm vor das **Blasenhalsengen, Harnröhrenstrikturen** oder **Meatusstenosen** nachweist.
Zystogramm: Um **Blasenverletzungen** oder **Blasenfisteln** darzustellen, wird die Blase mit Kontrastmittel prall gefüllt.
Retrogrades Urethrogramm: Retrograde Injektion von 20–30 ml Kontrastmittel in die Urethra zur Darstellung von Strikturen, **Harnröhrenverletzungen** (Extravasat) oder **Harnröhrendivertikeln.**
Nierenarteriographie (Renovasographie): In Seldinger-Technik können nach der Übersichtsarteriographie selektiv die Nierengefäße dargestellt werden.
Indikation: Renale Hypertonie bei Verdacht auf **Nierenarterienstenosen, Nierentumoren,** die mit weniger invasiven Techniken nicht sicher eingeordnet werden können.
Kavographie: Darstellung von, meist aus der rechten Vena renalis, in die Kava einwachsenden Tumorthromben beim **Hypernephrom;** selektive Darstellung der Nebennierenvenen bei der Diagnostik von **Nebennierentumoren;** gleichzeitig kann zur Hormonbestimmung (Phäochromozytom, M. Conn, M. Cushing) etagenweise Blut abgenommen werden.
Computertomographie: Raumforderungen in den Nieren, Nebennieren, im Retroperitoneum sowie im kleinen Becken sind gut und wenig belastend durch das CT darzustellen; hierdurch wurden Renovasographie und Lymphographie in vielen Fällen ersetzt.

Frage 3.10: Lösung E

Zu (1)
Nierentumor: Verdrängung oder Fehlen von Kelchen, Unregelmäßigkeiten der Nierenkontur, Achsfehlstellungen der Niere.

Zu (2)
Chronische Pyelonephritis: Verplumpung, Deformierung der Kelche, Verschmälerung des Parenchyms, Parenchymeinziehung, Verkleinerung der Niere.
Zu (3)
Nichtschattengebende Nierenkonkremente **(Uratsteine):** Kontrastmittelaussparungen, Umfließungsfiguren.
Zu (4)
Harnstauungsniere: Verzögerte Kontrastmittelausscheidung, Dilatation von Nierenbeckenkelchsystem und Harnleiter; bei erheblicher Schädigung der Niere auch urographisch eine stumme Niere als indirektes Zeichen.

Frage 3.11: Lösung A

Zu (A)
Färbt sich nach 20 Minuten das Nierenparenchym an (nephrographischer Effekt), die Kelche jedoch noch nicht, so spricht dies für einen **akuten Harnleiterverschluß,** z. B. durch einen Harnleiterstein
Zu (B)
Bei der **intrarenalen Blutung,** z. B. durch Nierenruptur bei Trauma, fehlt die Parenchymanfärbung an umschriebener Stelle.
Zu (C)
Ein **Tuberkuloseverdacht** kann sich erst nach einem kompletten Ausscheidungsurogramm mit Spätaufnahmen bestätigen.
Zu (D)
Bei einem **Gefäßverschluß** fehlt die Parenchymanfärbung.

Frage 3.12: Lösung B

Mit zunehmender Niereninsuffizienz wird das Kontrastmittel immer weniger in der Niere und den ableitenden Harnwegen konzentriert. Ab einem Kreatinin von etwa 3,5 mg/dl wird die Röntgendarstellung des Harntraktes zunehmend flauer, ab etwa einem Kreatinin von 6–8 mg/dl ist keine Aussage mehr möglich. Daher ist bei **höhergradiger Niereninsuffizienz** ein **Ausscheidungsurogramm** nicht sinnvoll. **Kontrastmittelzwischenfälle** können entweder in Form lokaler oder allgemeiner allergischer Reaktionen auftreten (Rötung, Juckreiz, Urtikaria, Asthma) oder zum Schockzustand mit Blutdruckabfall führen.

Frage 3.13: Lösung E

Ursache für eine röntgennegative **Aussparung im Ausscheidungsurogramm** kann sein
– ein nichtschattengebender Nierenbeckenstein, z. B. ein Uratstein (1) (Sicherung der Diagnose durch

sonographischen Nachweis eines Steinschattens oder einer Säurestarre im Urin),
- ein Blutkoagel (2) (z. B. aufgrund einer Hämaturie bei Nierentumor),
- ein Detritus (3) (z. B. Papillennekrose bei einer Phenacetin-Niere).

Zusätzlich muß immer an einen **Nierenbeckentumor** gedacht werden.

F 84
Frage 3.14: Lösung E

Zu (E)
Ein **Oxalatstein** ist gut schattengebend und stellt somit keine nicht schattengebende Aussparung des Nierenbeckens dar.

Zu (A)
Das **Hypernephrom** kann sich im Ausscheidungsurogramm durch Verdrängung oder Fehlen von Kelchen bemerkbar machen; eine weitere Abklärung erfolgt durch Sonographie und Computertomographie.

Zu (B) und (D)
Nierenbeckenpapillom oder **-karzinom** verursachen ebenfalls nichtschattengebende Aussparungen des Nierenbeckens; weitere Abklärung durch Sonographie, CT, Urinzytologie oder retrograde Darstellung.

Zu (C)
Auch der **Uratstein** ist nicht schattengebend. Weitere Abklärung mittels Urin-pH (Säurestarre), Harnsäurespiegel, Sonographie (Steinschatten).

Frage 3.15: Lösung A

Zu (A)
Ein **paranephritischer Abszeß** zeigt sich nicht als Raumforderung im Bereich der Niere, sondern am ehesten durch die fehlende Atemverschieblichkeit der Niere bei In- und Exspiration sowie durch den verschleierten Psoasrandschatten; er ist auch gut sonographisch oder im CT erkennbar.

Zu (B)
Nierenzysten: Spreizung der Kelche.

Zu (C)
Polyzystische Nierendegeneration: Spreizung der Kelche, Vergrößerung der Nierenkontur.

Zu (D)
Hypernephrom: Kelchverdrängungen, fehlende Kelchgruppen, Unregelmäßigkeiten der Nierenkontur.

Zu (E)
Nierenbeckentumor: Kontrastmittelaussparung.

Frage 3.16: Lösung E

Zu (A)
Die **akute Glomerulonephritis** hat im Ausscheidungsurogramm kein typisches Bild. Oft ist die Niere vergrößert, die Ausscheidung flau; die Diagnose erfolgt jedoch nach Laborbefunden, Urinbefunden und dem klinischen Bild.

Zu (B)
Die **chronische Pyelonephritis** zeigt im Ausscheidungsurogramm Deformationen der Kelche. Abflachung der Papillen, Parenchymeinziehungen und Verkleinerung der Niere.

Zu (C)
Der **Nierentumor** zeigt eine Verdrängung oder Fehlen von Kelchen und Vorwölbung der Nierenkontur.

Zu (D)
Nichtschattengebende **Nierenbeckenkonkremente** sind im Ausscheidungsurogramm durch Kontrastmittelaussparung indirekt erkennbar; schattengebende Konkremente sind bereits auf der Leeraufnahme erkennbar.

Zu (E)
Die **hydronephrotische Niere** ist im Ausscheidungsurogramm stumm; das Urogramm ergibt nur einen indirekten Hinweis. Zur weiteren Klärung sind erforderlich: Sonographie (Wassersackniere), Nierenfunktions-Szintigraphie, evtl. Computertomographie und retrograde Pyelographie.

H 84
Frage 3.17: Lösung C

Zu (C)
Das Ausscheidungsurogramm zeigt links einen unauffälligen Befund, rechts liegt eine Spreizung der oberen Kelchgruppe vor. Die kraniolaterale Nierenkontur zeigt eine kugelige Vorwölbung, die sich durch das Kontrastmittel etwas anfärbt; somit liegt eine **Raumforderung,** z. B. ein Nierenzellkarzinom vor.

Zu (A)
Eine **Hydronephrose** zeigt sich im Urogramm durch eine Auftreibung des Nierenbeckenkelchsystems, evtl. ist die Niere stumm.

Zu (B)
Die **Tuberkulose** zeigt flaue Verkalkungen, Kelchhalsstenosen und Ausziehung der Kelche.

Zu (D)
Bei der **Glomerulonephritis** ist das Nierenbeckenkelchsystem unauffällig, das Parenchym häufig verdickt, die Kontrastmittelausscheidung flau.

Zu (E)
Bei der **Malrotation** zeigen die Kelche nicht nach lateral, sondern nach ventral oder dorsal.

H 85
Frage 3.18: Lösung D

Bei **Marcumarisierung** kommt es besonders bei sehr niedrigem Quick-Wert nicht selten zu Hämaturien. Man darf sich aber nie darauf verlassen, daß lediglich

die Marcumarisierung ursächlich ist, da sonst z. B. Tumoren lange übersehen werden können.
Da das Ausscheidungsurogramm eine **Kontrastmittelaussparung** im Nierenbecken zeigt, kommen differentialdiagnostisch in Betracht:
– Nierenbeckentumor (1) (weitere Abklärung durch Urinzytologie und retrograde Darstellung),
– Nierenbeckenstein (2) (Urin-pH, Sonographie, Harnsäurespiegel),
– Blutkoagel (3).

Zu (4)
Die **Nierenbeckenruptur** (korrekte Bezeichnung Fornixruptur) zeigt eine Extravasation von Kontrastmittel im Nierenhilusbereich, die sich innerhalb der Fettkapsel und entlang des Harnleiters ausbreitet. Sie entsteht infolge eines Infusionsurogramms bei Koliken durch massive Druckerhöhung und Ruptur des Hohlsystems.

Frage 3.19: Lösung C

Zu (C)
Das Urogrammbild zeigt eine unauffällige rechte Niere; im linken Nierenlager kommt keine Niere zur Darstellung, die dafür links im kleinen Becken zu sehen ist. Diese Niere hat ein etwas dilatiertes und verplumptes Hohlsystem. Es handelt sich um eine **linksseitige Beckenniere.**
Zu (A)
Da die rechte Niere normal ist, scheidet eine **Transplantatniere** links aus.
Zu (B)
Blasendivertikel sind kugelige Ausstülpungen der Blase und am besten im Zystogramm oder sonographisch darstellbar.
Zu (D)
Pseudodivertikel sind Vorwölbungen der Blasenwand durch hypertrophierte Blasenmuskulatur (Balkenblase). Bei der Blasenruptur in die Bauchhöhle fließt das Kontrastmittel in den Peritonealraum ab.
Zu (E)
Falls sich der **Urachus** nicht oder nur partiell verschlossen hat (Ductus omphaloentericus persistens), kann sich dieser von der Blase aus mit Kontrastmittel füllen (auch im Zystogramm darstellbar). Der Urachus liegt jedoch in der Mittellinie zwischen Blase und Nabel.

Frage 3.20: Lösung C

Zu (C)
Leeraufnahme und Ausscheidungsurogramm zeigen links eine normal große Niere ohne Konkrementnachweis. Die Kelche sind verplumpt, die Papillen abgeflacht, das Parenchym erscheint wechselnd dick, kräftige Kontrastmittelausscheidung, kein Stau, freier Abfluß über zarten Harnleiter. Rechts projiziert sich ein gut schattengebendes Konkrement auf die erheblich kleinere Niere; es handelt sich um einen Kelchstein. Die Kontrastmittelausscheidung ist flau, das Nierenparenchym schmal, die Kelche sind etwas ausgezogen, nicht vollständig dargestellt; es handelt sich um eine **Schrumpfniere rechts** bei **Kelchstein** und um chronisch **entzündliche Veränderungen links.**
Zu (A)
Die **Markschwammniere** zeigt auf der Leeraufnahme kleine Verkalkungen im Nierenmark, teils auch Kelchinkrustationen. Im Ausscheidungsurogramm sind typische büschelförmige Kontrastmittelansammlungen um die Papillen zu erkennen.
Zu (B)
Bei einer kleinen Niere ist manchmal nicht zu unterscheiden, ob eine primär **hypoplastische Niere** mit späterer Steinpyelonephritis vorliegt oder eine pyelonephritische Steinschrumpfniere. Die linke Niere zeigt aber eindeutig entzündliche Veränderungen.
Zu (D)
Die Entscheidung, ob der kalkdichte Schatten rechts ein Kelchkonkrement oder **Gallenblasenkonkrement** darstellt, kann sonographisch oder durch Schichtaufnahmen getroffen werden, weiter kann überprüft werden, ob sich bei der Inspiration der Stein immer noch auf einen Kelch projiziert.
Zu (E)
Kein **Tumorverdacht.**

Frage 3.21: Lösung D

Zu (D)
Das Bild zeigt ein aufballoniertes Nierenbeckenkelchsystem, die Papillen sind abgeflacht, das Nierenparenchym verschmälert; es scheint ein hoher Harnleiterabgang vorzuliegen. Es handelt sich um eine **Harnstauungsniere,** evtl. durch eine subpelvine Stenose verursacht.
Zu (A)
Der Abfluß ist gestört, der Harnleiter kommt nicht zur Darstellung.
Zu (B)
Kein Anhalt für **Nierenarterienstenose.**
Zu (C)
Bei **Zystennieren** ist das Nierenbeckenkelchsystem deformiert, die Niere stark vergrößert. Größere Zysten können auch den Harnleiter komprimieren und so zum Stau führen. Hier ist aber kein Anhalt für Zysten gegeben.
Zu (E)
Ein kompletter schattengebender **Ausgußstein** kann ein kontrastmittelgefülltes Nierenbeckenkelchsystem vortäuschen. Man erkennt hier aber die Kontrastmittelanfärbung des Parenchyms, somit ist die Niere nicht funktionslos.

Frage 3.22: Lösung B

Zu (B)
Hinweise auf eine mögliche **Urogenitaltuberkulose** sind der alte Primärkomplex in der Thoraxaufnahme, die chronische Entwicklung der Beschwerden und die Pollakisurie (Schrumpfblase?). Das Röntgenbild zeigt eine unauffällige rechte Niere, links erkennt man dilatierte Kelche mit obstruierten Kelchhälsen und teilweise Destruktionen der Kelche. Die leider nicht gezeigte Leeraufnahme würde vermutlich noch flaue Verkalkungen zeigen, was somit den Verdacht auf eine Nierentuberkulose links erhärten würde.
Zu (A)
Beim (primär kongenitalen) **Megaureter** führt ein in der Peristaltik gestörtes Uretersegment zum Aufstau; hier ist aber kein dilatierter Harnleiter zu erkennen.
Zu (C)
Kein **Nierentumor** sichtbar.
Zu (D)
Bei der **Glomerulonephritis** liegt keine Dilatation des Nierenbeckenkelchsystems vor.
Zu (E)
Kein Anhalt für **Nierenzysten.**

F 87
Frage 3.23: Lösung D

Zu (1) und (4)
Kalziumoxalatsteine sind gut schattengebend; ebenso **Kalziumphosphatsteine.**
Zu (2)
Eine röntgennegative Aussparung ist verdächtig auf einen **Nierenbeckentumor**; die weitere Abklärung erfolgt durch Urinzytologie, Sonographie, Computertomographie, retrograde Urethrographie und evtl. Ureterorenoskopie.
Zu (3)
Eine röntgennegative Aussparung kann auch ein **Harnsäurestein** sein; Hinweise darauf wären eine Hyperurikämie und Säurestarre des Urins. Sonographisch oder im CT sind Nierensteine gut zu erkennen.
Zu (5)
Bei der **Uro-Tb** kommt es zwar zu Kelchhalsstenosen, die Kontrastmittelaussparung im Nierenbecken paßt aber nicht zu diesem Krankheitsbild.

Frage 3.24: Lösung E

Zu (E)
Das Röntgenbild zeigt Kontrastmittel im Harntrakt sowie im Sigma und Colon descendens. Da angegeben ist, daß es sich nicht um Reste eines Kontrastmitteleinlaufes oder einer Magen-Darm-Passage handelt, muß eine **Blasen-Sigma-Fistel** vorliegen.
Zu (A)
Man sieht an den **Haustren** deutlich, daß Darm dargestellt ist.

Zu (B)
Beide **Harnleiter** sind bis zur Blase verfolgbar.
Zu (C)
Hier wäre ein **Darmstück** auf die Blase aufgenäht.
Zu (D) (siehe auch (A))
Eine **retroperitoneale Blasenperforation** erkennt man besser, wenn die Blase entleert ist und Kontrastmittel retroperitoneal oder perivesikal im Gewebe zurückbleibt.

Frage 3.25: Lösung A

Zu (A)
Normalbefund: Beide Nieren sind von normaler Form, Lage und Größe, kein Konkrementnachweis, zeitgerechte, seitengleiche Ausscheidung des Kontrastmittels, freier Abfluß über unauffälliges Nierenbeckenkelchsystem und unauffällig verlaufende Harnleiter zur normal konfigurierten Blase.
Zu (B)
Bei der **chronischen Pyelonephritis** ist eine Verplumpung der Kelche, Verschmälerung des Nierenparenchyms, evtl. Verkleinerung der Niere, flaue oder fehlende Kontrastmittelausscheidung zu erkennen.
Zu (C)
Bei der **Nierenarterienstenose** ist im Frühurogramm ein verspätetes Anfluten des Kontrastmittels und evtl. eine Verkleinerung der Niere zu sehen.
Zu (D)
Die **Harnstauungsniere** zeigt eine Dilatation des Harnleiters proximal des Hindernisses, eine Dilatation des Nierenbeckenkelchsystems und eine verzögerte Ausscheidung.
Zu (E)
Zystennieren sind gekennzeichnet durch Spreizung und Verdrängung der Kelche und Vergrößerung der Nierenkontur.

F 86
Frage 3.26: Lösung B

Zu (A)
Ein **Ausscheidungsurogramm** sollte nicht während Koliken gemacht werden, da es durch die forcierte Diurese, bedingt durch das Kontrastmittel, zur Fornixruptur kommen kann.
Zu (B)
Nach Abklingen der Kolik sollte möglichst bald das Urogramm angefertigt werden.
Zu (C)
Falls eine Abflußbehinderung vorliegt, würde die **Szintigraphie** dies zeigen, aber ohne ein morphologisches Bild zu geben (Stein, Tumor, Harnleiterstriktur etc.).
Zu (D)
Das **CT** ist nicht der erste diagnostische Schritt, da es zu aufwendig ist.

Zu (E)
Eine **retrograde Pyelographie** käme als erster diagnostischer Schritt nur bei einer Kontrastmittelallergie in Betracht.

Frage 3.27: Lösung C

In der Klassifikation der **Harnstauungsnieren** (Grad I–V nach Emmett) werden Hohlsystem, Papillen und Parenchym nach dem urographischen Bild beurteilt.

Zu (A)
Nieren vergrößert, verschmälertes Parenchym und vollständige Abplattung der Papillen = **Emmett IV**.
Zu (B)
Parenchym ist nurmehr ein schmaler Saum = **Emmett V**.
Zu (C)
Unveränderte Nierengröße, normales Parenchym mit dilatiertem Nierenbeckenkelchsystem = **Emmett I**.
Zu (D)
Subpelvine Stenosen können alle Grade der Dilatation des Nierenbeckenkelchsystems bis hin zur hydronephrotischen Sackniere ergeben.
Zu (E)
Eine im radiologischen Bild noch nicht erkennbare Stauung wird von der Klassifikation nicht erfaßt.

Frage 3.28: Lösung D

Zu (D)
Kommt es im Ausscheidungsurogramm auf einer Nierenseite zu keiner Kontrastmittelausscheidung, sollten in länger werdenden Zeitintervallen Spätaufnahmen angefertigt werden; bis ca. 24 Stunden nach Kontrastmittelinjektion können Stauungsnieren noch zur Darstellung kommen.
Zu (A)
Mit einer evtl. notwendig werdenden **retrograden Abklärung** sollte gewartet werden, bis Spätaufnahmen vorliegen.
Zu (B)
Die **Angiographie** ist speziellen Fragestellungen vorbehalten. Würde in unserem Fall der Befund für einen Nierenarterienverschluß sprechen, könnte während des noch laufenden Ausscheidungsurogrammes eine Nierenszintigraphie angefertigt werden, die über die Nierendurchblutung Aufschluß gibt.
Zu (C)
Nicht geeignet.
Zu (E)
Die **Sonographie** ist nach der körperlichen Befunderhebung der erste diagnostische Schritt, noch vor dem Ausscheidungsurogramm.

Frage 3.29: Lösung B

Zu (A)
Ein **Harnleiterstein** würde in Sonographie und Urogramm eine Stauung des Nierenbeckenkelchsystems und des proximal des Hindernisses gelegenen Harnleiters bewirken.
Zu (B)
Die Symptomatik plötzlicher Schmerz, keine Stauung, urographisch stumme Niere ergibt den dringenden Verdacht auf einen **Nierenarterienverschluß**. Der sofortige nächste diagnostische Schritt wäre eine Nierenszintigraphie; weiter könnte versucht werden, sonographisch die Nierenarterie darzustellen.
Zu (C)
Ein **Nierentumor** verursacht normalerweise keine akute Symptomatik, ist fast immer sonographisch gut erkennbar.
Zu (D)
Eine **perinephritische Fibrose** wäre ein chronisches Krankheitsbild, zu dem die plötzlich einsetzenden Schmerzen nicht passen.
Zu (E)
Bei einer **Ureterabgangsstenose** ist sonographisch das Nierenbeckenkelchsystem dilatiert; im Ausscheidungsurogramm ist die Niere nur stumm, wenn bereits eine hydronephrotische Sackniere vorliegt.

Frage 3.30: Lösung E

Verkalkungen oberhalb des Niereneigenschattens können **Nebennierenverkalkungen** sein. Alle angegebenen Möglichkeiten kommen in Betracht. Verkalkungsfiguren am oberen Pol der rechten Niere sind am häufigsten Gallensteine; sie können durch seitlich angehobene Aufnahmen beim Ausscheidungsurogramm oder durch die Sonographie von Nierensteinen abgegrenzt werden.

Zu (1)
Phäochromozytome zeigen, vor allem wenn es zur Einblutung gekomen ist, Verkalkungsfiguren auf der Röntgenleeraufnahme. Die weitere Diagnostik ist neben den labor-chemischen Bestimmungen (Vanillin-Mandelsäure) die Sonographie, Computertomographie und selektive venöse Angiographie der Vena suprarenalis.
Zu (2)
Bei der **Tuberkulose** der Nebennieren kann es zu spezifischen Verkalkungen kommen.
Zu (3)
Hämatome im Bereich der Nebenniere (z.B. nach Einblutungen) können verkalken.
Zu (4)
Neuroblastome zeigen recht häufig Verkalkungen. Zeigt eine Leeraufnahme bei Kindern einen Verkalkungsschatten oberhalb der Niere, ist dies immer höchst verdächtig auf ein Neuroblastom.

[F 86]
Frage 3.31: Lösung E

Zu (E)
Vor jeder **Strahlenexposition** ist nach einer möglichen **Schwangerschaft** zu fragen, im Zweifelsfall vorher eine Gravidität auszuschließen. In der ersten Zyklushälfte lag noch keine Schwangerschaft vor, die Strahlenexposition ist somit ohne klinische Konsequenz.
Ein Ausscheidungsurogramm ergibt bei der Frau eine Gonadendosis von ca. 0,01 Sv, was in der Frühschwangerschaft schon eine bedenklich hohe Dosis ist.

[F 90]
Frage 3.32: Lösung C

Die Beckenübersicht zeigt im Rahmen eines Ausscheidungsurogramms die kontrastmittelgefüllte Harnblase sowie die Harnleiter. Der linke Harnleiter ist deutlicher dargestellt als der rechte, medial der Harnleiter kommen
Zu (C)
die verkalkten Samenleiter (Ductus deferentes) zur Darstellung. Zu solchen Verkalkungen kommt es im Rahmen chronisch entzündlicher Prozesse. Kalkdichte Schatten im kleinen Becken außerhalb des Harntraktes sind am häufigsten Phlebolithen, arteriosklerotische Gefäße oder verkalkte Myome.
Zu (A)
Seit Durchführung der extrakorporalen Stoßwellenlithotrypsie (ESWL) findet man gelegentlich nach Zertrümmerung großer Nierensteine, daß der Harnleiter auf längere Strecken mit Steinstaub verstopft ist (sogenannte Steinstraße). Verkalkte Harnleiter gibt es jedoch nicht.
Zu (B)
In Dermoidtumoren des Ovars können große Verkalkungen entstehen, die aber kugelig oder sternförmig sind.
Zu (D)
Die Arteria iliaca externa zieht von medial nach lateral, die gezeigten Verkalkungen könnten vom Verlauf allenfalls der Arteria iliaca interna entsprechen.
Zu (E)
Liegt nicht vor.

[H 90]
Frage 3.33: Lösung E

Zu dieser Frage muß kritisch angemerkt werden, daß ein i.v.-Urogramm nie aus einem einzigen Bild, sondern zusätzlich aus Leeraufnahme und ggf. Spätaufnahmen besteht.
Zu (3)
Das vorliegende Bild zeigt rechts ein dilatiertes, verplumptes Nierenbeckenkelchsystem, der Harnleiter kommt dilatiert zur Darstellung, die Harnblase ist mäßig gefüllt und unauffällig konturiert. Es liegt somit rechts eine Harnstauungsniere vor.
Zu (4)
Links kommt keine Niere zur Darstellung. Es könnte eine Nierenaplasie vorliegen, ebenso wäre aber eine funktionslose Niere (Hydronephrose, Schrumpfniere) möglich. Auch könnte eine Stauungsniere vorliegen, die sich erst auf weiteren Spätaufnahmen abbilden würde.
Zu (1)
Die akute Pyelonephritis hat im Ausscheidungsurogramm kein typisches Bild, diese Diagnose ergibt sich aus dem klinischen Bild von Flankenschmerz, Fieber, Urinbefund und Leukozytose.
Zu (2)
Bei der chronischen Pyelonephritis kommt es zur Verplumpung der Kelche, das Bild zeigt jedoch die Dilatation des Nierenbeckens und des Harnleiters und somit eine Abflußbehinderung.

[F 90]
Frage 3.34: Lösung D

Zu (1)
Zystennieren können riesige Ausmaße annehmen und bis in das Becken reichen, entsprechend wird der Nierenschatten groß und unregelmäßig.
Zu (2)
Durch die venöse Stauung bei erhaltener arterieller Zufuhr kommt es zur geringgradigen Vergrößerung des Nierenschattens.
Zu (3)
Bei der chronischen Pyelonephritis kommt es zu narbigen Einziehungen, der Nierenschatten wird unregelmäßig, verkleinert bis hin zur winzigen Schrumpfniere.
Zu (4)
Ist der Nierenschatten unregelmäßig vergrößert, ergibt sich immer der Verdacht auf einen Tumor, insbesondere ein Nierenzellkarzinom. Ein Nierenbeckentumor dagegen würde erst bei sehr großer Ausdehnung und Infiltration der Umgebung als Vergrößerung der Niere sichtbar werden.

[H 90]
Frage 3.35: Lösung E

Zu (4)
Injizierbare jodhaltige Kontrastmittel verändern durch das massive Jodangebot an die Schilddrüse auf Wochen deren normale Funktionslage.
Daher muß ein Schilddrüsen-Szintigramm möglichst vor der Gabe von i.v.-Kontrastmitteln (i.v.-Urogramm) durchgeführt werden.
Zu (2)
Ist der Darm oder Dickdarm nach einer Magen-Darm-Passage oder Kolon-Kontrastmitteleinlauf mit

Kontrastmittel gefüllt, wird die Beurteilung des Harntraktes im i.v.-Urogramm auf Tage stark eingeschränkt oder unmöglich gemacht.
Daher sollte das i.v.-Urogramm stets vor MDP oder KE durchgeführt werden.
Zu (1) und (3)
KE und MDP sollten am Ende der Untersuchungen stehen, wobei speziell beim KE auf lange Zeit hinaus (Jahre) Kontrastmittel z.B. in Darmdivertikeln liegen bleiben kann.

[F 92]
Frage 3.36: Lösung B

Ein Beurteilungspunkt jeder Abdomenleeraufnahme ist die scharfe Abgrenzbarkeit des Musculus psoas. Bei retroperitonealer Fibrose (1), paranephritischem Abszeß (2) und Senkungsabszeß (3) ist der glatte Psoasrand verwaschen. Nächster diagnostischer Schritt wäre die Beurteilung der Atemverschieblichkeit der Nieren (z.B. im Urogramm oder sonographisch).
Zu (4)
Bei der chronischen Pankreatitis sind im mittleren bis linken Oberbauch multiple kleine Verkalkungen (Kalkspritzer) sichtbar.
Zu (5)
Bei einer Skoliose ist der Psoas oft unterschiedlich kräftig ausgebildet, seine Abgrenzbarkeit jedoch nicht eingeschränkt.

[F 92]
Frage 3.37: Lösung D

Im Ausscheidungsurogramm sieht man rechts eine unauffällige Niere, die linke Niere erscheint vergrößert, das Hohlsystem deformiert, die obere Kelchgruppe ist gestaut. Sonographisch sieht man in Längs- wie im Querschnitt normal dickes Nierenparenchym sowie mehrere flüssigkeitsgefüllte, fast echofreie Areale im Mittelecho und zum oberen Nierenpol hin. Nur die gemeinsame Bewertung beider Untersuchungen ermöglicht die richtigen Diagnosen.
Zu (1)
Ein solider Tumor ist echoreich.
Zu (2) und (3)
Die zentralen und peripheren Zysten zeigt die Sonographie.
Zu (4)
Die Stauung zeigt das Urogramm, auf die Zysten gibt es nur indirekte Hinweise.
Zu (5)
Ein Nierenbeckenkonkrement ergibt sonographisch einen hellen Steinreflex mit dahinterliegendem Steinschatten.

– Spezielle Röntgendiagnostik

[H 87]
Frage 3.38: Lösung A

Bei der **retrograden Ureterdarstellung** wird über ein Zystoskop ein Chevassue-Katheter ins Harnleiterostium eingeführt und Kontrastmittel in den Harnleiter und das Nierenhohlsystem gespritzt. Dies ist ein invasiver Eingriff, der die Gefahr der aszendierenden Infektion, beim Mann darüber hinaus einer Harnröhrenläsion beinhaltet. Daher wird eine strenge Indikationsstellung gefordert. Beim gestauten Harntrakt kann ein aszendierender Infekt eine Pyonephrose und einen **septischen Schock** auslösen; daher steht die retrograde Abklärung immer am Ende der diagnostischen Kette und erfordert Op.-Bereitschaft.

[F 92]
Frage 3.39: Lösung A

Das retrograde Urethrogramm zeigt eine normal weite penile Harnröhre, ungefähr am penoskrotalen Übergang eine hochgradige Enge, normal weite bulbäre Harnröhre, keine wesentliche Prostatavergrößerung. Es liegt somit eine Harnröhrenstriktur vor (A).
Zu (B)
Urethralklappen sind angeborene Segel im Bereich der prostatischen Harnröhre.
Zu (C)
Die Prostatahyperplasie zeigt im retrograden Urethrogramm und im Miktionszystourethrogramm eine Anhebung des Blasenbodens und Verlängerung der prostatischen Harnröhre.
Zu (D)
Ein Urethratumor (Kontrastmittelaussparung) liegt nicht vor.
Zu (E)
Eine Prostatahypoplasie (z.B. beim Kastraten) macht keine Miktionsbeschwerden.

[H 84]
Frage 3.40: Lösung C

Zu (A)
Die **Harnröhrenstriktur** wird röntgenologisch im Miktionszystourethrogramm oder im retrograden Urethrogramm dargestellt.
Zu (B)
Beim **Harnröhrentrauma** zeigt sich in der Urethrographie eine Extravasation.
Zu (C)
Die **prävesikale Harnleiterstenose** kann durch die retrograde Ureterographie abgeklärt werden.

Zu (D)
Prostatakavernen findet man bei der Tuberkulose im retrograden Urethrogramm.
Zu (E)
Harnröhrendivertikel entstehen meist durch Ulzerationen und Drucknekrosen bei zu dicken transurethralen Kathetern; im Urethrogramm findet man Aussackungen der Harnröhre.

Frage 3.41: Lösung C

Zu (A)
Der **Normalbefund** beim Urethrogramm zeigt eine etwa 1 cm breite Harnröhre mit einer geringen Erweiterung im Bereich der Fossa navicularis, sowie im Bereich der bulbären Harnröhre, eine Einengung in Höhe des Beckenbodens, dann den Colliculus seminalis und die prostatische Harnröhre.
Zu (B)
Kneift der Patient die Beckenbodenmuskulatur während des Urethrogramms zusammen, kann der radiologische Befund oft nicht von einer präsphinktären Striktur unterschieden werden.
Zu (C)
Das Bild zeigt **zwei Strikturen** am Übergang von der bulbären zur penilen Harnröhre.
Zu (D)
Die **Urethra** hat keine Peristaltik.
Zu (E)
Harnröhrenklappen sind beim Knaben Schleimhautsegel, die vom Colliculus zur vorderen Zirkumferenz der infrakollikulären Harnröhre ziehen. Der Nachweis erfolgt im Miktionszystourethrogramm oder urethroskopisch.

Frage 3.42: Lösung B

Zu (B)
Das Bild zeigt multiple Einschnürungen der Harnröhre, d.h. **multiple Harnröhrenstrikturen**. In der präantibiotischen Ära war dies meist Folge einer Gonorrhö; heute ist es meist Folge transurethraler Katheter oder transurethraler Operationen.
Zu (A), (C) und (E)
Das **Prostataadenom** oder -karzinom kann den Blasenhals obstruieren; ebenso wie ein **Blasenkarzinom**.
Zu (D)
Blasensteine sind die Folge einer infravesikalen Obstruktion; hier nicht zu erkennen.

[F 88]
Frage 3.43: Lösung B

Zu (B)
Das Bild zeigt **Strikturen** im bulbären Harnröhrenbereich, evtl. auch im Bereich des Sphincter externus (siehe auch Kommentar zu 3.42).

Zu (A)
Die **akute Harnröhrenverletzung** würde eine Extravasation des Kontrastmittels zeigen.
Zu (C)
Harnröhrentumoren würden sich als Kontrastmittelaussparungen zeigen (DD: Urotheltumoren, Condylomata).
Zu (D)
Die **Penisfraktur** kann radiologisch durch eine Kavernosographie dargestellt werden.

[H 87]
Frage 3.44: Lösung A

Kommt es nach Auffüllen der Blase mit Kontrastmittel, unter Pressen oder bei Miktion, zum Hochsteigen des Kontrastmittels in den Harnleiter oder in das Nierenbeckenkelchsystem, liegt ein **zystoureterorenaler Reflux** vor.

Zu (A)
Stadium I: Hochsteigen des Kontrastmittels nur in den **Harnleiter.**
Zu (B)
Stadium II: Reflux bis zur **Niere** nachweisbar, Kelche sind noch normal konfiguriert.
Zu (C)
Stadium III: Reflux bis in die Niere, **Kelche sind verplumpt.**
Zu (D)
Stadium IV: Reflux bis in die Niere. **Dilatation** des **Nierenbeckenkelchsystems** mit massiv verplumpten Kelchen.
Zu (E)
Stadium V ist die **hydronephrotische Niere.**

– Weitere diagnostische Verfahren

Frage 3.45: Lösung D

Zu (D)
Es handelt sich um eine Übersichtsaortographie. Man sieht an der linken Niere einen kugeligen großen gefäßreichen Tumor, der einem **Hypernephrom** entspricht.
Zu (A)
Eine **Zyste** wäre gefäßfrei (Verdrängung der Nierengefäße)
Zu (B)
Die Gefäßversorgung des gezeigten Tumors geht primär von den Nierengefäßen aus; dies wäre bei einem primär **retroperitonealen Tumor** nicht der Fall.
Zu (C)
Der Tumor zeigt **pathologische Gefäße.**
Zu (E)
Kein Zusammenhang mit der **Milz**.

Frage 3.46: Lösung D

Zu (D)
Unter **Nierenruptur** versteht man das Zerreißen des Nierenparenchyms, evtl. mit Verletzung des Hohlsystems, durch direkte Gewalteinwirkung oder indirekt durch den sog. Contre-Coup-Effekt. Folge ist ein perirenales Hämatom, Urinextravasation oder Blutung in das Hohlsystem. Die Diagnose wird durch Sonographie, Computertomographie, Urographie, ggf. auch durch Angiographie gesichert. Das Röntgenbild zeigt, daß das Parenchym links in zwei Hälften geborsten ist.
Zu (A)
Die **Milzruptur** wird meist klinisch, sonographisch oder durch Peritoneallavage diagnostiziert.
Zu (B)
Die **Aorta** ist auf dem Bild nicht dargestellt.
Zu (C)
Die **Magenperforation** kann radiologisch durch eine MDP mit wasserlöslichem Kontrastmittel dargestellt werden.
Zu (E)
Nierenstielabrisse führen rasch und deshalb oft unerkannt zum Tode. Meist ist keine Zeit für die Angiographie; sie würde den Fluß des Kontrastmittels ins Retroperitoneum zeigen.

[F 91]
Frage 3.47: Lösung C

Zu (A)
Jeder Katheterismus der Harnblase beinhaltet das Risiko einer Infekteinschleppung und sollte nur in Ausnahmefällen noch zur Restharnbestimmung verwendet werden.
Zu (B)
Erst ab einer Füllung über 200 bis 300 ml läßt sich durch Perkussion der Füllungszustand der Blase grob abschätzen.
Zu (C)
Die abdominale Sonographie ist Mittel der Wahl.
Zu (D) und (E)
Ungeeignet.

[H 91]
Frage 3.48: Lösung C
Bei einseitig kleiner und kontralateral normaler Niere kommt neben der angeborenen Nierenhypoplasie die einseitige Nierenarterienstenose in Betracht. Weitere Diagnostik: Urogramm, seitengetrennte Nierenfunktion, falls ausreichende Funktion Angiographie.

[H 91]
Frage 3.49: Lösung B

Abgelaufene Pyelonephritiden hinterlassen sonographisch gut sichtbare Einziehung (Narben) im Nierenparenchym. Bei fortgeschrittenen Befunden kommt es zur pyelonephritischen Schrumpfniere (schmales, unregelmäßig dickes Parenchym).

[H 91]
Frage 3.50: Lösung A

Bei chronischen Glomerulonephritiden kommt es zur Verkleinerung der Nieren mit geringer Verschmälerung des Parenchyms ohne narbige Einziehungen.

[H 91]
Frage 3.51: Lösung E

Zu (E)
Es liegt wohl seit 2 Tagen eine komplette Anurie vor, das Kreatinin ist mit 48 mg/l schon erheblich angestiegen. Erster Schritt ist die sonographische Kontrolle der Blase (Harnverhalt) und Nieren (Stau). Bei leerer Blase und sicher nicht gestauten Nieren würden die weiteren Abklärungen durch den Nephrologen erfolgen.
Zu (A)
Ohne Diagnose keine Therapie.
Zu (B)
Die Weichteilstrukturen im kleinen Becken sind schwierig abzugrenzen (z.B. die Harnleiter), zur Primärdiagnostik ist das CT hier nicht geeignet.
Zu (C)
Beim Stau oder jedem Zweifel würden die Harnleiter nach Urethrozystoskopie retrograd sondiert, was evtl. auch schon die erste Therapie sein kann.
Zu (D)
Bei der Kreatininerhöhung bringt ein Urogramm kaum noch Aussagen und schadet mehr.

[F 92]
Frage 3.52: Lösung C

S. auch Kommentar zu Frage 3.47

Zu (C)
Die **Sonographie** ist für den Patienten nicht belastend, schnell und zuverlässig zur Bestimmung des Restharns und sollte in erster Linie eingesetzt werden.
Zu (A)
Im Rahmen eines **Ausscheidungsurogrammes** sollte auch normalerweise ein Bild nach Blasenentleerung angefertigt werden. Hier läßt sich gleichfalls der Restharn abschätzen.

Zu (B)
Katheterismus wurde früher zur Restharnbestimmung verwendet und ist durch die nicht-invasive sonographische Restharnbestimmung ersetzt.

Zu (D)
Wird ein Nukleotid mit dem Urin ausgeschieden (z.B. bei der Nierenszintigraphie), stellt sich die gefüllte Harnblase gut dar; nach Blasenentleerung läßt sich auch grob der Restharn abschätzen, ist aber zur routinemäßigen Bestimmung nicht geeignet.

Zu (E)
Die **suprapubische Harnblasenpunktion** dient der sterilen Entnahme von Blasenurin oder der Anlage eines suprapubischen Katheters, aber nicht der Restharnbestimmung.

[F 87]
Frage 3.53: Lösung E

Der **Restharn** kann **sonographisch** sehr gut, schnell und ohne Belastung des Patienten durch Längs- und Querdarstellung der Blase (nach der Formel Länge × Breite × Höhe geteilt durch 2), für praktische Zwecke ausreichend genau, gemessen werden. **Flüssigkeitsgefüllte Organe** durchdringt der Schall gut, eine Auslöschung des Schalls geschieht durch Luft, Knochen oder Konkremente.

[H 87]
Frage 3.54: Lösung E

Die **Prostata** läßt sich suprapubisch im Quer- und Längsschnitt sehr gut darstellen und ihre Größe proximativ (nach der Formel Länge × Breite × Höhe durch 2) berechnen. Voraussetzung für die gute Darstellbarkeit ist die **gefüllte Harnblase.** Wasser (Urin) leitet den Schall sehr gut. Die Größen- und Formbestimmung der Prostata ist wichtig zur Therapieplanung (TUR-Prostata oder offene Adenomektomie). darüber hinaus sind Verkalkungen, Unregelmäßigkeiten der Kontur oder Infiltrationen der Umgebung (Prostatakarzinom) gut darstellbar.

Nuklearmedizinische Untersuchungen in der Urologie   III.3

a) **Nierenfunktionsszintigraphie:** Die Anreicherung und Ausscheidung renotroper, radioaktiv markierter Substanzen kann mittels externer Detektoren quantitativ ermittelt werden (z.B. durch ^{99m}Tc-DMSA). Bestimmt wird seitengetrennt die **Leistung der Nieren** und der Abfluß; durch zusätzliche Gabe von Diuretika (Lasix-Clearance) kann beurteilt werden, ob bei stärkerer Flüssigkeitsbelastung eine Obstruktion funktionell wirksam wird (wichtig bei der Indikationsstellung zur Operation subpelviner Stenosen).

b) **Knochenszintigraphie:** Mit ^{99m}Tc-Methylen-Diphosphat lassen sich Orte pathologisch veränderten **Knochenmetabolismen** nachweisen (Entzündungen, Metastasen, renale Osteopathie). Hauptbedeutung hat die Untersuchung beim **Prostatakarzinom.**

c) **Nebennierenszintagraphie:** Jod-131-Cholesterol wird in der Nebenniere gespeichert, so daß **Nebennierenhyperplasien** oder hormonaktive **Adenome** dargestellt werden können.

Sonographie:
Die Sonographie hat als Basisdiagnostikum einen festen Platz in der Urologie; Niere, Blase und Prostata lassen sich damit einfach darstellen. Tumoren des Nierenparenchyms sind ab 2 cm Durchmesser mit einer Treffsicherheit von 90–95 Prozent erkennbar, ebenso Nierenzysten. Konkremente (Schallauslöschung) und Stauung (Dilatation des NBKS) sind ebenso gut erkennbar. Weiter können Form, Lage, Größe, Atemverschieblichkeit und Parenchymdicke der Nieren beurteilt werden. Der Harnleiter läßt sich dagegen nur unter bestimmten Voraussetzungen (stärkere Dilatation) sonographisch darstellen. Die Harnblase läßt sich bei ausreichender Füllung gut beurteilen (Tumor, Steine, Divertikel), ebenso läßt sich Form, Größe, Verkalkungen und Homogenität der Prostata gut beurteilen.

Eine noch bessere Darstellung der Prostata ermöglicht die **transrektale Sonographie.** Mittels der Formel Breite × Höhe × Länge × 0,5 lassen sich Restharn und Prostatagewicht ausreichend genau berechnen.

[H 84]
Frage 3.55: Lösung E

Karzinome, die bevorzugt **in den Knochen metastasieren,** sind
– Mammakarzinom (1),
– Prostatakarzinom (2),
– Bronchialkarzinom (4) sowie das Schilddrüsenkarzinom.

Zu (3)
Entzündliche Veränderungen wie die **Osteomyelitis** lassen sich szintigraphisch gut verfolgen.

Frage 3.56: Lösung B

Bei der **Nierenfunktionsszintigraphie** wird seitengetrennt die Aktivitätsanreicherung und Exkretion sowie der Abfluß des Radiopharmakas gemessen. Beurteilt werden können also **Nierenleistung und -abfluß.**

Zu (1)
Ein Nierenkelchstein, z.B. ein kleiner Tumor etc. werden nicht erkannt.

Zu (2)
Die **Funktion** der Nieren wird zusammen mit 100 Prozent berechnet und dann prozentual auf beide Nieren verteilt; hier also 50:50.
Zu (3)
Eine **Stauung** kann gut beurteilt werden.
Zu (4)
Eine **beidseitige Nierenerkrankung** (Nephrolithiasis, Tumor, Pyelonephritis ohne Funktionseinschränkungen) kann durchaus vorliegen.

[H 84]
Frage 3.57: Lösung C

Bei **pathologisch verändertem Knochenmetabolismus** kommt es zum erhöhten Einbau von osteotropen Radiopharmaka in den Knochen. Daher ist das **Knochenszintigramm** häufig (⅓ der Fälle) vor der röntgenologischen Darstellung von Metastasen auffällig. Allerdings zeigt das Szintigramm **keine feinen morphologischen Details**; traumatische, entzündliche oder degenerative Knochenläsionen sind oft nicht von Metastasen zu unterscheiden. Hier hilft dann die röntgenologische Darstellung, Klinik, Anamnese oder ggf. Knochenbiopsie weiter.

[H 86]
Frage 3.58: Lösung C

Als Differentialdiagnose für eine „kleine Niere" kommt die angeborene Hypoplasie und die Schrumpfniere (z.B. pyelonephritisch) in Betracht. Für das evtl. therapeutische Vorgehen ist vor allem die Beurteilung der Leistungsfähigkeit der Niere von Bedeutung, da ab einer Leistung von unter 20 Prozent beim Erwachsenen (beim Kind etwa ab 10 bis 15 Prozent meist nur die Nephrektomie als Therapie sinnvoll ist.
Zu (A)
Die **Sonographie** zeigt das morphologische Bild, nicht die Funktion. Eine funktionslose Phenacetinniere z.B. kann sonographisch völlig normal erscheinen.
Zu (B)
Die **endogene Kreatinin-Clearance** zeigt die Funktion beider Nieren.
Zu (C)
Die **Nierenfunktionsszintigraphie** mißt seitengetrennt die Leistungsfähigkeit der Nieren, z.B. rechts 30 Prozent, links 70 Prozent, wobei zusätzlich die Gesamt-Clearance in ml/min angegeben wird.
Zu (D) und (E)
Gefäßdarstellungen zeigen die Durchblutung, nicht die Leistungsfähigkeit der Nieren.

[H 91]
Frage 3.59: Lösung D

Zu (A)
Mit der Nierenfunktionsszintigraphie kann seitengetrennt die Nierenleistung bestimmt werden.
Zu (B)
Radiojodmarkiertes Hippurat (O-J-H) wird zu 80% durch tubuläre Sekretion und zu 20% durch glomeruläre Filtration ausgeschieden. Bei einer Passage werden etwa 92% des O-J-H aus dem Blut von der Niere extrahiert.
Zu (C)
Als Nuklide sollten 99-Technetium (Halbwertszeit 6 Stunden) oder 123-Jod (Halbwertszeit 13,2 Stunden) bevorzugt werden.
Zu (D)
Die Strahlenbelastung ist gering, z.B. Ganzkörperdosis bei 123-Jod O-J-H 0,003 Rad bzw. 0,03 mGy. Die Untersuchung ist daher auch für Kinder ohne Probleme anwendbar.
Zu (E)
Die nuklearmedizinischen Untersuchungen könnten auch bei Kontrastmittelunverträglichkeit durchgeführt werden.

3.5 Transurethrale Diagnostik

Transurethrale Diagnostik, Punktionsverfahren III.4

Urethrozystoskopie: Mit starren oder flexiblen Instrumenten verschiedener Stärken (1 Ch. = ⅓ mm Durchmesser) und verschiedenen Optiken können Harnröhre, Prostata und Blase inspiziert werden. Wichtigstes Anwendungsgebiet ist die Abklärung **unklarer Hämaturien** (Blasentumor, Blutung aus Ostien).
Ureterorenoskopie: Via Harnröhre und nach Bougierung des Harnleiterostiums können die **Ureteren** bis hinauf zum **Nierenbecken** mit flexiblen und starren Instrumenten inspiziert und ggf. biopsiert werden.
Katheterismus: Die früher übliche Restharnbestimmung mittels Katheter ist durch die Sonographie ersetzt worden. Der **transurethrale Katheterismus** findet Anwendung bei der sterilen Urinabnahme bei Frauen und Harnableitung (Harnverhalt, Bilanzierung).
Das wichtigste Punktionsverfahren in der Urologie ist die **Prostatabiopsie.** Unter rektal/digitaler oder auch sonographischer Kontrolle kann von **transrektal** oder **perineal** aus mit einer Punktions-

kanüle Gewebe aus der Prostata zur histologischen Untersuchung entnommen werden (Stanze). Ebenso kann mit einer feineren Nadel Zellmaterial zur zytologischen Untersuchung aspiriert werden (Aspirationszytologie).

[F 87]
Frage 3.60: Lösung C

Zu (C)
Bei der **schmerzlosen Makrohämaturie** sollte noch während der frischen Blutung eine Urethrozystoskopie durchgeführt werden, um die **Lokalisation** der Blutung (z.B. auch aus einem Ostium bei Harnleiter- oder Nierentumor; aus der prostatischen Harnröhre bei Prostataadenom) festzustellen. Eine Ausnahme kann gemacht werden, falls die Blutung durch andere Untersuchungen (Sonographie) oder durch die Anamneseerhebung erklärt werden kann (z.B. hämorrhagische Zystitis, bekannter Blasentumor).
Zu (A) und (B)
Falsch.
Zu (D)
Eine akute **hämorrhagische Zystitis** stellt keine Kontraindikation für eine Zystoskopie dar. Sie ist auch keine Folge einer Hämaturie, sondern eine Zystitis (z.B. bakteriell, Strahlenzystitis), die besonders heftig abläuft und zur makroskopisch sichtbaren Blutung führt.
Zu (E)
Bei schmerzlosen Hämaturien steht immer die **Verdachtsdiagnose Tumor** im Vordergrund.

Frage 3.61: Lösung C

Harnwegsinfekte durch Blasenkatheter stellen mit die wichtigste Ursache des Hospitalismus dar; der Katheterismus wird daher generell unter sterilen Kautelen durchgeführt:
– Desinfektion des Glans (1).
– In die Harnröhre sollten wenigstens 10 ml Gleitmittel (meist kombiniert mit einem Lokalanästhetikum) instilliert werden (2).
– Unter sterilen Bedingungen (Pinzette, sterile Handschuhe) Einführen des Katheters (3).
– Übliche Katheterstärken sind 14 bis 18 Charrière (4).

Zu (5)
Dickere Katheter von 20 bis 22 Charrière sollten besonderen Indikationen vorbehalten sein (z.B. Spülkatheter), und auch nur für wenige Tage belassen werden (sonst Harnröhrendivertikel und Fistelbildung).

Frage 3.62: Lösung A

Als Lösung wurde die **Dauerkatheterbehandlung** angegeben; bei Inoperabilität kann zur Harnableitung ein transurethraler Katheter oder besser ein **suprapubischer Katheter** (in Lokalanästhesie, keine Belastung für den Patienten) gelegt werden.

Zu (A)
Transurethraler **Dauerkatheter** nur, falls die Harnableitung (z.B. postoperativ) lediglich für kurze Zeit vorgesehen ist oder bei schlechter Prognose für nur wenige Wochen sein wird.
Zu (D)
Sonst ist beim Mann immer eine **suprapubische Fistel**, wegen der geringeren Infektionsgefahr und der fehlenden Harnröhrenläsion, vorzuziehen.
Zu (B)
Intermittierender Katheterismus ist mit weit weniger Infektgefahr behaftet als ein Dauerkatheter, würde aber bei dem 80jährigen Patienten in schlechtem Allgemeinzustand eine zusätzliche Belastung darstellen.
Zu (C)
Die **kryochirurgische Behandlung** setzt eine ausreichenden Allgemeinzustand voraus.
Zu (E)
Die **transurethrale Resektion** setzt Operabilität für einen Narkoseeingriff mit nicht unerheblicher Kreislaufbelastung voraus.

[H 89]
Frage 3.63: Lösung A

Das Ausscheidungsurogramm zeigt bei unauffälligem oberen Harntrakt einen großen Füllungsdefekt (Kontrastmittelaussparung) in der Harnblase. In Zusammenhang mit der schmerzlosen Makrohämaturie ergibt sich der dringende Verdacht auf einen Blasentumor. Durch eine Sonographie der gefüllten Blase ließe sich der Verdacht noch erhärten, da Blasentumoren dieser Größe sonographisch gut darstellbar sind.
Zu (A)
Da die Diagnose Blasentumor sehr wahrscheinlich ist, sollte in TUR-Bereitschaft, also in Spinalanästhesie oder in Narkose die Zystoskopie erfolgen.
Zu (B)
CEA ist kein sicherer Tumormarker des Blasenkarzinoms.
Zu (C) und (D)
Lymphographie und Angiographie sind hier nicht sinnvoll. Bei inoperablen Patienten mit blutenden Blasentumoren findet die angiographische superselektive Embolisation der Arteria vesicalis in seltenen Fällen Anwendung.
Zu (E)
Eine harnzytologische Untersuchung könnte den Verdacht auf ein Blasenkarzinom erhärten, würde aber nicht die Zystoskopie erübrigen.

[H 89]
Frage 3.64: Lösung E

Nélaton
Tiemann

Zu (A)
Ein durchgehend gerader Katheter heißt Nélaton-Katheter. Ein Tiemann-Katheter dagegen hat eine gekrümmte Spitze, die die Passage der physiologischen Kurven der männlichen Harnröhre leichter ermöglicht.
Zu (B)
Die Dicke von Kathetern wird in Charr. angegeben (1 Ch. = ⅓ mm Durchmesser). Ein Katheter von 18 Charr. hat somit 6 mm Durchmesser.
Zu (C)
Hat ein Katheter ein proximales gekrümmtes Ende (Katheternase), handelt es sich um einen Tiemann-Katheter. Je nach Lage der Öffnungen des Katheters, der Form der Spitze und Art des Ballons werden noch spezielle Formen mit einer Vielzahl von Namen beschrieben (z.B. Pezzer-, Dufour-, Stirnloch-, Doppel-Ballon-Katheter).
Zu (D)
Bei einer akuten Harnverhaltung sollte zur transurethralen Katheterisierung ein Nélaton-Katheter von 16 bis 18 Charr. verwendet werden. Dickere Katheter (24 Charr.) sollten nur aus besonderen Gründen, z.B. als Spülkatheter bei Hämaturien angewendet werden. Dünnere Katheter (bis hin zu filiformen Kathetern) sollten verwendet werden, wenn es um die Passagen von Harnröhrenstrikturen geht. Ebenso sollte ein Tiemann-Katheter nur aus besonderem Anlaß und vom Kundigen verwendet werden, da sein gekrümmtes und spitz zulaufendes Ende leichter die Harnröhre verletzen kann (via falsa).

[F 88]
Frage 3.65: Lösung C

Zu (3)
Bei **Harnverhaltung** (z.B. bei Prostaadenom, Harnröhrenstriktur, neurologische Ursache) muß der Urin aus der vollen Blase abgeleitet werden, nicht zusätzlich ein Diuretikum gegeben werden.
Zu (1) und (2)
Vorzugsweise unter sonographischer Kontrolle wird nach Lokalanästhesie zwei Querfinger oberhalb der Symphyse perkutan ein Katheter von 10 bis 15 Charrière Dicke in die Blase gelegt. Kontraindikation wären Gerinnungsstörungen, ein bekannter Blasentumor oder ausgedehnte Verwachsungen im Unterbauch.
Anderenfalls muß ein **transurethraler Katheter** gelegt werden.

[F 90]
Frage 3.66: Lösung E

Bei der Uroflowmetrie wird das bei der Miktion in einen Trichter entleerte Urinvolumen pro Zeiteinheit bestimmt und als Kurve aufgezeichnet. Aus der Uroflowmetriekurve sind ablesbar: Kurvenanstieg, Zeitdauer bis Flowmaximum, Flowmaximum, Kurvenabfall, Miktionszeit; weiter wird die gesamte Urinmenge errechnet. Um eine Aussage treffen zu können, sollte die Urinmenge über 150 ml liegen. Das Flowmaximum liegt beim Mann bei 18 bis 25 ml/s, bei der Frau bis 40 ml/s. Da der Urinfluß von verschiedenen Faktoren abhängt (Miktionsdruck, Volumen, Blasenhals, Harnröhre), ergibt die Uroflowmetrie keine Diagnose. Sie vermittelt aber wesentliche Hinweise, ob die Miktion normal ist oder pathologisch und kann durch charakteristische Kurvenverläufe z.B. auf Harnröhrenstrikturen hinweisen. Alle in der Frage angegebenen Harnflußraten sind deutlich erniedrigt.

3.6 Punktionsverfahren

[F 89]
Frage 3.67: Lösung B

Zu (1) und (3)
Übliche **Punktionswege** zur Sicherung eines **Prostatakarzinoms** sind **perineal** (Stanz-Biopsie) und **transrektal** (Stanz-Biopsie und Aspirations-Zytologie). Die Punktion erfolgt unter gleichzeitiger rektaler Palpation oder auch sonographischer Kontrolle.
Zu (2)
Transurethral kann Prostatagewebe durch eine Resektion gewonnen werden, z.B. bei einer transurethralen Operation; es handelt sich jedoch dann nicht um eine Punktion.
Zu (4)
Eine **retropubische** Punktion ist unter anderem deshalb nicht sinnvoll, da oberhalb der Prostata große Venenplexus liegen.

4 Urologische Therapie
4.2 Operative Therapie

Urologische Therapie   **IV.1**

Das IMPP fragt weit häufiger nach Pathophysiologie und Diagnostik als nach Therapien. Daher sollen im weiteren nur drei wesentliche Therapien speziell angeführt werden.
Nierenbeckenplastik:
Bei funktionell wirksamen **Stenosen des Harnleiterabgangs** aus dem Nierenbecken (angeborenes enges Segment, Kompression des Harnleiters durch aberrierende Gefäße) kommt am häufig-

sten die **Operation** nach **Anderson-Hynes** zur Anwendung.

Diagnose: Anamnestisch bestehen typischerweise Flankenschmerzen bei stärkerer Flüssigkeitsbelastung, evtl. Steinbildung oder rezidivierende Infekte; bei Kindern Gedeihstörung. Sonographisch und im Ausscheidungsurogramm sieht man die **Dilatation des Nierenbeckenkelchsystems** durch eine Abflußbehinderung am Harnleiterabgang. Die funktionelle Wirksamkeit der Stenose wird am sichersten mit der Lasix-Clearance nachgewiesen (kein ausreichender Abfluß bei stärkerer Urinproduktion der Niere).

Operation: Nach Freilegung der Niere wird der Harnleiter unterhalb des stenotischen Segmentes schräg durchtrennt und auf einige cm längs spatuliert. Das stenotische Segment wird zusammen mit einem Teil der Nierenbeckenwand reseziert. Danach wird unter Einlegen einer Schiene von 6–8 Charr. der Harnleiter mit dem Nierenbecken anastomosiert. Zur Sicherung wird zusätzlich meist eine Nephrostomie angelegt, mit deren Hilfe, nach Entfernung der Schiene, der Abfluß und die Dichtheit der Anastomose kontrolliert werden kann.

Unbehandelt führt die subpelvine Stenose zur Hydronephrose mit Untergang des Nierenparenchyms.

In den letzten Jahren verbreitet sich zunehmend auch die **innere Schlitzung** von subpelvinen Stenosen nach perkutaner Nephrostomie. Dieses weit weniger belastende Vorgehen (Lokalanästhesie) wird, falls die Langzeitergebnisse gut sind, einen großen Teil der operativen Nierenbeckenplastik ersetzen. Ebenso ist die retrograde innere Schlitzung von Stenosen mit dem Ureterorenoskop in Erprobung.

Supravesikale Harnableitung:

Muß die **Harnblase entfernt** werden (z.B. bei Blasentumor, Schrumpfblase), oder sind die **Harnleiter**, z.B. durch Tumoren im kleinen Becken, **verlegt**, muß der Urin abgeleitet werden. Es sollen kurz die verschiedenen Möglichkeiten angeführt werden:

a) **Ureterostomia cutanea:** Beide **Harnleiter** werden direkt **in die Haut** eingenäht und der Urin in Klebebeuteln aufgefangen. Vorteil dieses Eingriffes ist die wenig belastende Operation; die Nachteile sind jedoch erheblich: Zwei nasse **Urinstomata**, die zudem regelmäßig stenosieren und deshalb geschient werden müssen. Diese Schienen müssen alle 4–6 Wochen gewechselt werden.

b) **Ileum-Conduit und Kolon-Conduit:** Um den Nachteil zweier Stomata und die Stenosierungsneigung zu vermeiden, können die **Harnleiter in ein ausgeschaltetes Ileum- oder Kolonteilstück** eingepflanzt werden. Das Darmstück ist als Leitung zwischen Harnleiter und Haut geschaltet und hat keine Reservoirfunktion. Nachteil ist der deutlich größere operative Eingriff (Darmoperation), sowie die Neigung des Darmes, Harnbestandteile zu resorbieren, was zur **hyperchlorämischen, hyperkaliämischen Azidose** führen kann.

c) **Ureterosigmoidostomie:** Letztere Stoffwechselstörung findet man besonders ausgeprägt bei der Einpflanzung der **Harnleiter ins Sigma.** Vorteil dieser Methode ist das Fehlen eines nassen Stomas auf der Haut. Voraussetzung ist jedoch eine gute Nierenfunktion und Analkontinenz, auch für Flüssigkeit. Nachteilig sind rezidivierende Pyelonephritiden, Probleme mit der analen Kontinenz; die **Resorptionsstörungen** erfordern meist eine Alkalisierung zum Ausgleich der **Azidose.** Darüber hinaus treten gehäuft **Darmkarzinome** in der Nähe der Implantationsstelle auf.

d) **Perkutane Nephrostomie:** Der am wenigsten belastende Eingriff ist die **Harnableitung** über einen, in Lokalanästhesie und unter sonographischer und radiologischer Kontrolle **in die Niere eingelegten Schlauch.** Nachteilig ist jedoch die Notwendigkeit des regelmäßigen Wechsels der Katheter. Der Fremdkörper fördert Infekte und beim unfreiwilligen Herausziehen eines Katheters muß dieser notfallmäßig neu gelegt werden.

Neoblase: Versuche, die Harnblase durch Darm zu ersetzen gab es schon lange; Probleme bereitete bislang jedoch die Kontinenz, wegen der durch die Darmperistaltik entstehenden hohen Drücke. Seit einigen Jahren kann bei physiologischer Funktion die Blase durch **Ileum (Ulmer-Blase)** oder **Zökum plus terminales Ileum (Mainzer-Blase)** ersetzt werden. Durch **Detubularisierung des Darmes** werden die Peristaltikwellen unkoordiniert und erzeugen keine hohen Drücke mehr. Vorteil dieses Blasenersatzes ist die fehlende nasse Stoma, die Entleerung der Neoblase über die Harnröhre mit Hilfe der Bauchpresse, sowie normale Kontinenz. Dem gegenüber steht jedoch die Größe des operativen Eingriffes, sowie schwerwiegende Stoffwechselstörungen (Azidose).

Bei Frauen kann aus anatomischen Gründen bei tumorchirurgischer Entfernung der Harnblase die Neoblase nicht per vias naturales abgeleitet werden; hier gibt es jedoch die Möglichkeit des **kontinenten Nabelstomas.**

Transurethrale Resektion: Mit Hilfe von aus Zystoskopen entwickelten Arbeitsinstrumenten mit elektrischen Schlingen, Häkchen, Messern oder auch Glasfibersonden zur Laserbehandlung können transurethral **Harnröhrenstenosen, Prostataadenome** und **Blasentumoren,** sowie **Blasensteine** entfernt werden. Die Eingriffe erfolgen unter Sicht mit Optiken mit verschiedenen Blickwinkeln; sie sind für den Patienten wenig belastend und werden zumeist in Spinalanästhesie durchgeführt.

Zur besseren Sicht wird die Blase über das Instrument mit elektrolytfreier Flüssigkeit gespült. Diese elektrolytfreie Flüssigkeit kann insbesondere bei **Prostataresektionen** zu einer bestimmten Komplikation, dem sog. **TUR-Syndrom** führen: Durch Eröffnung von Venen während der TUR-Prostata wird die Spülflüssigkeit in den Körperkreislauf eingeschwemmt, wodurch es zur **Wasserintoxikation** kommt; Therapie ist die Gabe von Kochsalz plus Diuretika.

Frage 4.1: Lösung C

Zu (C)
Die **Kreatinin-Erhöhung** auf 2,1 mg/dl zeigt eine deutliche Verminderung der Nierenfunktion an.
Zu (A)
Auch nach **einseitiger Nephrektomie** bleiben bei gesunder Restniere die Werte der harnpflichtigen Substanzen im **Normbereich.**
Zu (B)
Das Kreatinin bleibt nach einem Trauma nicht erhöht, falls die Nierenfunktion normal ist.
Zu (D)
Falsch.
Zu (E)
Über die **Ursache der Funktionsstörung** der Restniere sagt der Kreatininwert nichts aus.

– Plastische Operationen

Frage 4.2: Lösung D

Zu (A)
Die operative Behandlung der **retroperitonealen Fibrose** (Morbus Ormond) besteht in der Intraperitonealisierung der Harnleiter.
Zu (B)
Parapelvine Zysten werden (falls Behandlung erforderlich) perkutan punktiert und abgesaugt; zusätzlich kann Alkohol instilliert werden. Sie können auch offen abgetragen werden.
Zu (C)
Der primär kongenitale **Megaureter** erfordert weitere Abklärung (Stenose, Reflux); ggf. operative Behandlung, die primär in keinem Zusammenhang mit einer Nierenbeckenplastik steht.
Zu (D)
Die klassische Indikation zur Nierenbeckenplastik ist die **pyeloureterale Stenose;** verbreitet ist die Operationstechnik nach Anderson-Hynes.
Zu (E)
Hufeisennieren können auch pyeloureterale Stenosen aufweisen. Hier findet nach Durchtrennung des Isthmus gelegentlich auch die Nierenbeckenplastik Anwendung.

[F 86]
Frage 4.3: Lösung C

Die urodynamische Wirksamkeit einer **pyeloureteralen Stenose** wird am sichersten mit der Lasix-Clearance beurteilt. Darüber hinaus ist auch die sonographische Beurteilung (Lasix-Sonographie) oder die Beurteilung im Ausscheidungsurogramm unter Gabe von Lasix möglich. Eine besonders exakte Beurteilung bietet die **perkutane Punktion** und Beurteilung des Abflusses (Whittaker-Test). Op.-Indikationen sind die nicht kompensierten Abflußbehinderungen, die Verschlechterung der Nierenfunktion (Parenchymschwund), Steinbildung oder Schmerzen bei Flüssigkeitsbelastung. Unbehandelt führt die funktionell wirksame subpelvine Stenose zur **Hydronephrose** (nicht zur pyelonephritischen Schrumpfniere).

– Harnableitung

Frage 4.4: Lösung D

Zu (D)
Das **Ileum-Conduit** ist ein zwischen Haut und Harnleiter geschaltetes Ileum-Segment, über das der Harn nach außen abgeleitet wird (in Klebebeutel).
Zu (A)
Enteroanastomose wäre z.B. die Implantation der Harnleiter ins Sigma.
Zu (B)
Für die **Blasenerweiterungsplastik** (z.B. bei Schrumpfblase) kann Ileum oder Dickdarm genommen werden; die Funktion ist eine Vergrößerung der Blasenkapazität. Es besteht kein Zusammenhang mit Conduit.
Zu (C)
Osteotomie betrifft Knochen.
Zu (E)
Kein Zusammenhang mit Conduit.

[H 87]
Frage 4.5: Lösung E

Die **supravesikale Ableitung** bezeichnet die Harnableitung oberhalb der Einmündung der Harnleiter in die Blase.

Zu (1)
Ureterokutaneostomie: Einpflanzung der Harnleiter in die Haut (Vorteil: Einfache Op.; Nachteil: Sehr häufige Stenosierung).
Zu (2)
Ureterosigmoideostomie: Implantation der Harnleiter ins Sigma (Vorteil: Kein Urinstoma; Nachteil: Stoffwechselstörungen, Häufung von Sigmakarzinomen).

Zu (3)
Perkutane Nephrostomie: In Lokalanästhesie unter sonographischer und radiologischer Kontrolle angelegte Harnableitung durch Punktion des Nierenbeckenkelchsystems. (Vorteil: Wenig belastender Eingriff in Lokalanästhesie; Nachteil: Chronischer Infektherd durch Fremdkörper, regelmäßiger Wechsel des Nephrostomiekatheters erforderlich, der nicht selten verstopft).

Zu (4) und (5)
Kolon- und Ileum-Conduit: Zwischen Harnleiter und Haut geschaltetes Darmstück, das keine Reservoir-Funktion besitzt. (Vorteil: Kaum Stenosierung; Nachteil: Große Darmoperation, Stoffwechselstörungen möglich, nasses Urinstoma; Versorgung mit Klebebeutel).

[F 86]
Frage 4.6: Lösung C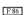

Die zweite Aussage ist falsch; durch die Rückresorption kommt es zur **hyperchlorämischen Azidose.**

[F 87]
Frage 4.7: Lösung C

Zu (1)
Durch aszendierende Infektionen kommt es bei etwa 16% der Patienten zu rezidivierenden **Pyelonephritiden.**

Zu (2)
Durch Rückresorption aus dem Darm kommt es zur **hyperchlorämischen Azidose.**

Zu (3) und (4)
Nicht dagegen zu **hypochlorämischer Azidose** oder **Alkalose.**

[H 88]
Frage 4.8: Lösung D

Siehe Kommentare zu den Fragen 4.5, 4.6 und 4.7.

[H 91]
Frage 4.9: Lösung C

Zu (2) und (4)
Supravesikale Harnableitung heißt oberhalb des Eintritts der Harnleiter in die Blase, z.B. Ileum- oder Kolon-Conduit, Harnleiter-Darm-Implantation oder auch Nephrostomie.

Zu (1) und (3)
Vesikostomie oder transurethraler Katheterismus sind Harnableitungen auf dem Niveau der Blase.

4.3 Transurethrale endoskopische Eingriffe

Frage 4.10: Lösung D

Zu (A), (B) und (E)
Bei der **transurethralen Prostataresektion** kommt es zur **Einschwemmung** der **elektrolytfreien Spülflüssigkeit** (darf nicht Strom leiten) in dem Kreislauf. Dies führt zu einer **Wasserintoxikation;** Hypervolämie, Hyponatriämie, Lungenödem und Hirnödem sind die Folge.
Zu (C)
Eine **Nachblutung** ist auch möglich.

Die Prophylaxe und Therapie des **TUR-Syndroms** ist die Resektionszeitbegrenzung auf eine Stunde, die intraoperative Gabe von konzentriertem Natriumchlorid plus Furosemid, sowie die engmaschige Kontrolle der Elektrolyte.

5 Fehlbildungen

5.2 Nierenanomalien

Nierenzysten, Zystennieren   V.1

Nierenzysten findet man in bis zu 50 Prozent bei Autopsien Erwachsener; sie führen im allgemeinen zu keinen Symptomen und beeinträchtigen die Nierenfunktionen nicht. Meist sind es **Zufallsbefunde** im Ausscheidungsurogramm (Spreizung von Kelchen) oder bei Routinesonographien. 70 Prozent sind **asymptomatisch,** gelegentlich kommt es zu Kompressionen von Nierenbeckenkelchsystem oder Harnleiter, selten auch zu Hämaturien bei Zystenrupturen. Kleinere Zysten bedürfen lediglich der gelegentlichen **sonographischen Kontrolle,** große Zysten können **perkutan abpunktiert** werden. Um ein Rezidiv zu verhindern, wird Alkohol in die Zyste injiziert; in Ausnahmefällen kann auch die operative Abtragung einer Zyste nötig werden.
Zystennieren: Hereditäre Erkrankung, in der Mehrzahl **doppelseitig** auftretend; vielfach finden sich gleichzeitig **zystische Degenerationen in Leber, Milz und Pankreas.**
Pathogenese: Abnorme Entwicklung oder Vereinigung der Sammelröhrchen ergibt sekundäre zystische Degeneration der Tubuli. Manifestation zwischen dem 30. und 40. Lebensjahr: Niereninsuffizienz, Flankenschmerzen, palpable Tumoren, Hypertonie.

Diagnostik: Familienanamnese, Sonographie, Ausscheidungsurogramm: Großer Nierenschatten, unregelmäßige Nierenkontur, Kelchelongationen. Die Renovasographie zeigt avaskuläre Zonen, Verdrängung und Elongation der Arterien.
Therapie: Möglichst konservativ; mit zunehmendem Alter werden die Patienten terminal niereninsuffizient und müssen transplantiert oder dialysiert werden. Wichtig ist weiter die Untersuchung von Familienangehörigen und eine genetische Beratung.

Frage 5.1: Lösung B

Zu (1)
Die adulte Form der **polyzystischen Nierenerkrankung** des Erwachsenen wird **autosomal dominant** vererbt, weshalb genetische Beratung und Familienanamnese wichtig sind.
Zu (2)
Beide Nieren sind von **multiplen bis hühnereigroßen Zysten** durchsetzt, die langsam an Größe zunehmen.
Zu (3)
Zystennieren sind häufig mit **Leberzysten** kombiniert (nicht Hoden- oder Ovarzysten).
Zu (4)
Die Krankheit wird meist im dritten bis fünften Dezennium manifest, im fünften bis sechsten Dezennium kommt es zur **Niereninsuffizienz**.
Zu (5)
Nierenzystenkarzinome sind Raritäten.

Frage 5.2: Lösung D

Solitäre Nierenzysten sind nicht erblich, somit besteht kein Grund für eine eugenische Einschränkung der Fortpflanzung. Die **polyzystische Nierendegeneration** wird autosomal dominant vererbt, die Morbidität beträgt 1:200 bis 1:1000; sie wäre Anlaß, aus eugenischen Gründen, von der Fortpflanzung abzuraten.

Frage 5.3: Lösung D

Zu (A) und (B)
Siehe Kommentar zu Frage 5.1.
Zu (C)
Im Ausscheidungsurogramm sind die **Kelche deformiert**, gespreizt, die Nieren stark vergrößert, sonographisch sieht man **multiple Nierenzysten**.
Zu (D)
Mit zunehmendem Alter wird die Krankheit bei 100 Prozent der Patienten manifest; meist kommt es im 5. bis 6. Lebensjahrzehnt zur **terminalen Niereninsuffizienz** (Dialyse, Transplantation).
Zu (E)
Oft sind **beide Nieren** betroffen.

Frage 5.4: Lösung D

Zu (1)
Dominant erblich.
Zu (2)
In etwa 70 Prozent entwickelt sich eine renale **Hypertonie**.
Zu (3)
Oft sind die polyzystischen Nieren, die **bis ins kleine Becken** reichen können, palpabel.
Zu (4)
Bei der **tuberösen Hirnsklerose** finden sich in der Niere multiple Lipome, keine Zysten.
Zu (5)
Es kommt mit zunehmendem Alter zur **progredienten Niereninsuffizienz**.

Frage 5.5: Lösung B

Zu (A)
Zystennieren gehören zu den **Nierenmißbildungen**.
Zu (B)
Sie sind meist **beidseitig** ausgebildet.
Zu (C)
Sie treten **familiär hereditär** auf (bei Entdeckung eines Patienten mit Zystennieren sollten auch die näheren Verwandten untersucht werden).
Zu (D)
Sie führen zur **Niereninsuffizienz** mit Polyglobulie, Proteinurie und auch Hämaturien.
Zu (E)
In 70 Prozent der Fälle kommt es zur **renalen Hypertonie**.

Frage 5.6: Lösung C

Zu (A)
Falls das 80. Lebensjahr erreicht wird, werden 100 Prozent der Betroffenen **niereninsuffizient**.
Zu (B)
Zystennieren können als große **retroperitoneale Tumoren** getastet werden.
Zu (C)
Sie werden meist im **4. bis 5. Dezennium** manifest; in den ersten Lebensjahren wird lediglich die infantile Form der polyzystischen Nierenerkrankung manifest.
Zu (D) und (E)
Sie sind meist **beidseitig** und führen zum **Hypertonus**.

Frage 5.7: Lösung A

Von den Lösungsmöglichkeiten sind nur die **polyzystischen Nieren** tastbar. Ein weiterer typischerweise tastbarer Nierentumor ist bei Kindern der **Wilms-Tumor.**

[F 91]
Frage 5.8: Lösung C

Zu (C)
Durch die orale Kontrastmittelgabe ist auf beiden Bildern der Magen-Darm-Trakt abgrenzbar. Im Bereich der Nierenlager sind multiple rundliche Strukturen vorhanden. Nach i.v.-Kontrastmittelgabe kommt es zum Dichteanstieg im Bereich eines Teils des Gewebes sowie dazwischen zur kräftigen Kontrastmittelanreicherung. Es liegt das typische Bild von polyzystischen Nieren vor, die gesamte Nierenfunktion muß aufgrund der Kontrastmittelanreicherung noch relativ gut erhalten sein.
Zu (A), (B), (D) und (E)
Keinerlei Ähnlichkeit.

Frage 5.9: Lösung D

Das Bild zeigt eine etwas vergrößerte Niere, die über und über mit Zysten durchsetzt ist. Es handelt sich um eine **polyzystische Nierendegeneration.**
Zu (A)
In 70 Prozent der Fälle findet sich ein arterieller **Hypertonus.**
Zu (B)
Meist ist die Erkrankung **beidseits;** sie ist immer **erblich.**
Zu (C)
Bei der Beidseitigkeit der Erkrankung und der Progredienz der Niereninsuffizienz muß **konservativ** versucht werden, die Nierenfunktion solange als möglich aufrechtzuerhalten. Die früher oft versuchte Abtragung und Eröffnung der Zysten hat auf den Krankheitsverlauf keinen positiven Effekt und ist verlassen worden.
Zu (D)
Es handelt sich aber um **keine maligne** Erkrankung.
Zu (E)
Fast alle Patienten werden mit fortschreitendem Lebensalter **terminal niereninsuffizient** und müssen dann dialysiert oder transplantiert werden.

[F 84]
Frage 5.10: Lösung B

Zu (A)
Die **polyzystische Nierendysplasie** (besonders die infantile Form) geht häufig mit zystischen Fehlbildungen von Leber und Pankreas einher.

Zu (B)
Die Bilder zeigen **Zystennieren** des Erwachsenen.
Zu (C)
Echinococcus-Zysten sind meist gekammert, können fußballgroß werden.
Zu (D)
Bei der **Schwammniere** (renale tubuläre Ektasie) sind die Nieren allenfalls geringfügig vergrößert, die Zysten sind winzig.
Zu (E)
Bei der **Hydronephrose** (Wassersackniere) sind Nierenbecken und Kelche aufgetrieben, das Parenchym ist schmal.

Frage 5.11: Lösung C

Zu (C)
Das Röntgenbild zeigt eine selektive Angiographie der Arteria renalis. Die Nierenkontur reicht bis zur Beckenschaufel; die Niere ist somit erheblich vergrößert. Im Bereich des oberen Pols sieht man noch eine fast normale Gefäßdarstellung, im übrigen Teil der Niere sind die Blutgefäße rarifiziert, gespreizt und fehlen in der Peripherie. Es liegen multiple avaskuläre Tumoren, also **Zysten,** vor. Heute kann meist sonographisch und im CT die Diagnose Nierenzysten exakt gegenüber einem Nierentumor abgegrenzt werden.
Zu (A)
Ein **Nierentumor** hat multiple pathologische Tumorgefäße.
Zu (B)
Eine **solitäre Zyste** würde in der Angiographie einen großen avaskulären Bezirk zeigen.
Zu (D)
Eine **Harnstauungsniere** wird nicht angiographisch diagnostiziert, sondern durch Ausscheidungsurogramm, Sonographie, Isotopen-Nephrogramm. Macht man bei der Angiographie Bilder in der Phase der Kontastmittelausscheidung, kann auch ein Stau und das Nierenbeckenkelchsystem beurteilt werden.
Zu (E)
Es liegt **keine Kompression** der Niere vor (normales Kaliber der Hauptgefäße).

Frage 5.12: Lösung D

Zu (A)
Einfache Nierenzysten sind **nicht erblich.**
Zu (B)
Das **Zystenwandkarzinom** ist eine Rarität, trotzdem sollte der abpunktierte Zysteninhalt zytologisch untersucht werden.
Zu (C)
Solitäre Zysten führen normalerweise **nicht** zum **Hypertonus.**
Zu (D)
Solitäre Nierenzysten sind normalerweise ohne pathologische Bedeutung, ihre evtl. Größenzunahme

sollte kontrolliert werden; sie können Schmerzen durch ihre Größe und durch die Nierenkapselspannung verursachen, darüber hinaus kann der Harnleiter mechanisch komprimiert werden.
Zu (E)
Diagnostikum der Wahl ist die **Sonographie**, im Zweifelsfall die Computertomographie.

Frage 5.13: Lösung E

Solitäre Nierenzysten, die Symptome verursachen (Schmerzen, Abflußbehinderungen), werden perkutan punktiert, abgesaugt, evtl. wird zur Sklerosierung Alkohol injiziert. Läuft eine Zyste wieder nach und erzeugt erneut Symptome, kann in seltenen Fällen die operative Abtragung angezeigt sein. Das maligne Entartungsrisiko von Nierenzysten liegt weit unter 1 Prozent.

Kongenitale Fehlbildungen I   V.2

Niere:
Nierenmißbildungen sind häufig (3–4 Prozent); sie begünstigen verschiedene sekundäre Komplikationen.
Klinische Formen: Agenesie (keine Niere vorhanden), **Aplasie** (Niere vorhanden, aber rudimitär entwickelt), **Hypoplasie** (Zwergniere, Differentialdiagnose: Schrumpfniere bei Gefäßerkrankungen, Pyelonephritis, Nephritis etc.).
Rotationsanomalien: Aufgrund eines gestörten Drehungsmechanismus in der Embryogenese befindet sich das Nierenbecken auf der Ventralseite; dystop gelegene und Verschmelzungsnieren weisen immer eine axiale Rotationsanomalie auf.
Dystopie: Die meist kleine Niere liegt an atypischer Stelle, z.B. lumbal, ileopelvin oder pelvindystop. Sehr selten findet man auch die gekreuzte Dystopie.
Verschmelzungsanomalien (Hufeisennieren): Beide Nieren sind im allgemeinen am unteren Pol durch eine Parenchymbrücke verbunden; eine Operationsindikation (Brückendurchtrennung und Nierenbeckenplastik) ergibt sich nur bei Abflußbehinderung.
Diagnostik: Zur Beurteilung und Morphologie der Nieren eignen sich die Ausscheidungsurographie und Nierenszintigraphie; spezielle Untersuchungen wie retrograde Pyelographie und Arteriographie sind nur bei strenger Indikationsstellung angezeigt, da die Therapie möglichst konservativ sein sollte.
Blase:
Unter einem **vesikoureterorenalen Reflux** versteht man den Rückfluß von Urin aus der Blase in Ureter oder Nierenbecken bei zunehmender Blasenfüllung oder während der Miktion. Normalerweise bilden Trigonum und der intramural verlaufende terminale Ureter einen Verschlußmechanismus gegen Reflux. Beim **primären Reflux** liegt eine angeborene Aplasie oder Hypoplasie des Trigonums mit Lateralisierung der Harnleiterostien und kurzem intramuralen Harnleiterverlauf vor.
Symptome: Rezidivierende Harnwegsinfekte, Flankenschmerzen bei voller Blase oder während der Miktion; bei Kindern unspezifische Gedeihstörungen.
Diagnostik: Refluxzystogramm
Therapie: Bei primärem Reflux (speziell bei Kleinkindern) ist, je nach klinischem Verlauf, ein abwartendes Vorgehen indiziert, da ein Teil der Refluxe spontan verschwindet (Maturation des Ostiums). Operationsindikationen bestehen bei rezidivierenden Infekten und Verschlechterung der Nierenfunktion. Bei **Kindern** wird am häufigsten die **Antirefluxoperation nach Gregoir**, bei **Erwachsenen** die **Harnleiterneueinpflanzung in Psoas-Hitch-Technik** angewendet.
Der sekundäre Reflux ist Folge einer anderen Erkrankung, z.B. einer infravesikalen Obstruktion oder neurogenen Blasenentleerungsstörung. Hier sollte die auslösende Ursache behandelt werden.

Frage 5.14: Lösung E

Aufgrund der komplizierten Embryologie des Harntraktes kommt es zu vielfältigen **Mißbildungen**:
– Kuchenniere (1) (Rotationsanomalie, Nierenbecken liegt ventral).
– Hufeisenniere (2) (Verschmelzungsanomalie, zwischen den Nieren besteht eine Gewebsbrücke).
– Zystennieren (3) (multizystische Nierendysplasie, polyzystische Dysplasie, infantile und adulte Form).
– Beckenniere (4) (Lageanomalien = Dystopien).
– Schwammniere (5) (zystische Erkrankung des Nierenmarks).

Frage 5.15: Lösung D

Zu (D)
Man muß die Nephroptose von der kaudalen Nierendystopie oder Beckenniere unterscheiden. Am einfachsten geschieht dies durch das **Ausscheidungsurogramm** im Stehen und Liegen. Zu beachten ist jedoch, daß die Nieren physiologischerweise im Stehen um etwa 2 Wirbelkörper absinken.
Zu (A)
Die **Nierensequenzszintigraphie** im Sitzen und Liegen würde eine Ren mobilis erkennen lassen, ist aber erst bei speziellen Fragestellungen Diagnostikum (Durchblutungsstörungen durch Nephroptose).

Zu (B)
Die **Nierenangiographie** ist viel zu invasiv und speziellen Fragestellungen vorbehalten.
Zu (C)
Die **retrograde Pyelographie** ist nicht geeignet.

Frage 5.16: Lösung A

Siehe auch Kommentar zu Frage 5.15.
Ein Absinken der Nieren im Stehen um bis zu 2 Wirbelkörper ist physiologisch; erst bei mehr als 2½ Wirbelkörper kann man von **Nephroptose** sprechen. Bei stärkerem Absinken oder Kippen der Niere können durch den Zug am Nierenstiel oder durch die Durchblutungsminderung Schmerzen entstehen, oder es kann der Abfluß über den Harnleiter behindert werden. Operationsindikationen (Nephropexie) sind sehr selten.
Zu (A)
Ausscheidungsurogramm im Liegen und Stehen mit Abzählen der Wirbelkörper, wie weit die Niere absinkt.
Zu (B)
Retrograde Pyelographie ist nicht geeignet.
Zu (C) und (E)
Die **Angiographie** ist nicht indiziert. Ebensowenig die **Übersichtsaortographie.**
Zu (D)
Das **Nierenszintigramm** kommt nicht als erstes Diagnostikum in Betracht. Ist eine Nephroptose jedoch nachgewiesen, kann im Szintigramm überprüft werden, ob im Stehen die Durchblutung der Niere abnimmt.

Frage 5.17: Lösung D

Ein Absinken der Niere um zwei Wirbelkörper ist physiologisch, bei stärkerem Wandern der Niere nach kaudal spricht man von Nephroptose.
Zu (A)
Eine Nephroptose ist häufiger rechts zu beobachten, kommt aber auch beiderseits vor.
Zu (B)
Typischerweise nach längerem Stehen oder Laufen kommt es zu lumboabdominalen Schmerzen durch den Zug am Gefäßstiel und die dadurch verminderte Parenchymdurchblutung. Im Liegen klingen die Beschwerden rasch wieder ab.
Zu (C)
Frauen sind weitaus häufiger betroffen, insbesondere nach Abmagerungen, durchgemachten Schwangerschaften oder bei allgemeiner Muskelhypotonie.
Zu (D)
Bei schlanken Patienten ist die Senkniere nicht selten im Mittelbauch tastbar, aber nicht als fixierte Resistenz. Liegt eine Niere fixiert z.B. im mittleren Unterbauch vor, würde man von einer kaudalen Dystopie oder Beckenniere sprechen.
Zu (E)
Eine Op.-Indikation (Nephropexie) ergibt sich sehr selten, nämlich z.B. dann, wenn im Isotopen-Nephrogramm im Stehen im Vergleich zum Liegen die Parenchymdurchblutung abnimmt. Die in der Lumbalregion auftretenden Schmerzen sind jedoch weit häufiger vertebragen. Daß die Nephroptose Schmerzen verursacht, ist die Ausnahme, jedoch sind die Patienten nach der Diagnosestellung häufig für lange Zeit auf eine Operation der Wanderniere fixiert.

Frage 5.18: Lösung E

⅔ aller **Hufeisennieren** bleiben symptomlos und bedürfen keiner Behandlung. Bei einem kleineren Teil liegt eine Abflußbehinderung am pyeloureteralen Übergang vor, die eine Durchtrennung der Verschmelzungsbrücke und Nierenbeckenplastiken erforderlich machen kann.

Frage 5.19 Lösung C

Zu (A)
Drehung der Niere nach dorsal = **Malrotation.**
Zu (B)
Überzählige Nieren sind sehr selten, liegen entweder unterhalb oder oberhalb oder medial des normal angelegten Organs.
Zu (C)
Bei der **gekreuzten Dystopie** liegt eine Niere auf der Gegenseite unterhalb der normalen Niere.
Zu (D)
Hufeisennieren sind Fusionsanomalien.
Zu (E)
Senkniere = Nephroptose.

Frage 5.20: Lösung B

Auf dem ersten Urogrammbild sieht man beide Nieren von normaler Form und Größe an regelrechter Stelle, auf dem zweiten Bild im Stehen sind sie um mehr als 2½ Wirbelkörper abgesunken. Während das Absinken um 1 bis 2 Wirbelkörper normal ist, liegen hier Nephroptosen bds. vor. Es handelt sich meist um sehr schlanke Patienten oder Zustand nach starker Gewichtsreduktion. Ob die Rückenschmerzen wirklich den Nephroptosen zuzuordnen sind, sollte noch weiter überprüft werden: Nierenszintigraphie im Sitzen und Liegen kann eine Minderperfusion beim Absinken ergeben (Ischämieschmerz, Zug am Gefäßstiel). Ergeben sich auch orthopädisch keine anderen Ursachen für die Rückenschmerzen, kann die Indikation zur Nephropexie gestellt werden (selten).

Zu (A), (C), (D) und (E)
Hier sind die Nieren auch im Stehen an unveränderter Stelle, siehe auch Lerntext „Kongenitale Fehlbildungen I".

Kongenitale Fehlbildungen II   V.3

Nierenbeckenabgangsstenose: Angeboren findet man eine, den Abfluß behindernde, Enge am Übergang von Nierenbecken zu Harnleiter durch ein aperistaltisches Segment, kreuzende Gefäße, Rotations- oder Lageanomalien.
Symptome: Sie äußern sich bei Kindern durch Gedeihstörungen, diffuse Abdominalschmerzen, Fieber bei rezidivierenden Harnwegsinfekten; bei Ausbildung von Hydronephrosen findet sich auch ein palpabler Abdominaltumor.
Diagnostik und Therapie siehe Lerntext IV. 1.
Hypospadie: Sie ist die häufigste Mißbildung des äußeren männlichen Genitales; die **Harnröhrenmündung** endet nicht an der Spitze der Glans, sondern im Verlauf der **ventralen Penisseite** (H. glandis, penilis, penoscrotalis), in Extremfällen auch am Damm (H. perinealis). Der fehlende Urethraabschnitt ist bindegewebig angelegt (Chorda) und bewirkt eine **ventrale Peniskrümmung,** vor allem bei der Erektion. Das klinische Bild wird auch durch ein lappiges, nur dorsal angelegtes, Präputium **(Präputialschürze)** geprägt.
Die plastisch chirurgische Therapie sollte vor der Einschulung durchgeführt werden und hat das Ziel, die Peniskrümmung zu beheben und den Meatus an normale Stelle zu verlagern.
Epispadie: Sie ist eine seltene Fehlbildung, bei der der Meatus urethrae externus auf der **dorsalen Penisseite** mündet; bei schwereren Formen findet sich eine Peniskrümmung nach dorsal mit **Kohabitationsstörungen.**
Es gibt fließende Übergänge zur
Blasenekstrophie: Sie ist eine Entwicklungsanomalie des Sinus urogenitalis mit teilweisem **Fehlen der vorderen Abdominalwand** und **offenliegender Blasenplatte;** sie ist immer kombiniert mit einer epispadisch mündenden Urethra, Diastase der Schambeinäste und häufig anderen Mißbildungen.
Ohne Therapie führt die Blasenekstrophie bei Inkontinenz zu aszendierenden Pyelonephritiden, Niereninsuffizienz und Entwicklung von Blasenkarzinomen.
Die Behandlung zielt ab auf die Behebung der Inkontinenz durch plastische Korrektur oder Entfernung der Blasenplatte (Harnableitung, z.B. durch Conduit). Weiter sind Korrekturen der Skelett- und Penisanomalien nötig.

Phimose: Verengung des **Präputiums** (2 Prozent aller Neugeborenen), so daß dieses nicht über die Glans zurückgestreift werden kann. In den ersten Lebensmonaten ist die Verklebung der beiden Präputialblätter physiologisch; eine Behandlung ist nur erforderlich, wenn die Präputialöffnung so eng ist, daß die Miktion behindert ist. Im Laufe der folgenden Lebensjahre lösen sich die Verklebungen. Ist bis zum Schulalter das Präputium nicht reponibel, sollte je nach Weite eine Präputiolyse, Frenulumplastik oder Zirkumzision durchgeführt werden.
Wird ein zu enges Präputium mit Gewalt zurückgezogen, resultieren daraus Narben, die zu weiterer Verengung führen, oder es entsteht eine **Paraphimose** (Schnürring mit Ödem der Glans penis).

Frage 5.21: Lösung C

Zu (C)
Auf Bild 28 sieht man ein Ausscheidungsurogramm. Die rechte Niere ist unauffällig, links ballonniert sich das Nierenbecken massiv auf; der Harnleiter kommt nicht zur Darstellung. Auf dem Bild nach erfolgter Operation sind die Kelche noch gering erweitert, das Nierenbecken ist erheblich kleiner als auf der Voraufnahme, der Harnleiterabgang kommt trichterförmig zur Darstellung. Es handelt sich um das typische Bild einer **subpelvinen Harnleiterstenose** mit gutem postoperativem Ergebnis.
Zu (A)
Zu einem Urogramm gehört immer eine Leeraufnahme, um **schattengebende Steine,** die hier von Kontrastmittel überlagert sein könnten, zu erkennen.
Zu (B)
Bei einem **okkludierenden Harnleiterstein** käme der Harnleiter mit einer Dilatation, proximal des Hindernisses, zur Darstellung. Hier liegt die Abflußbehinderung direkt am pyeloureteralen Übergang.
Zu (D)
Bei einer **distalen** (prävesikalen) **Ureterstenose** käme der Harnleiter ebenfalls mit einer proximalen Dilatation zur Darstellung.
Zu (E)
Zum Nachweis eines **Refluxes** dient primär das Refluxzystogramm oder Miktionszystourethrogramm.

Frage 5.22: Lösung E

Alle angegebenen Ursachen kommen in Betracht.
Zu (1) und (3)
Eine **subpelvine Abflußstörung** (Harnleiterabgangsstenose) kann aus einem aperistaltischen Segment resultieren, oder der Harnleiter kann durch ein **aberrierendes Nierengefäß** komprimiert werden.

Zu (2) und (4)
Nierenbecken- und **Harnleitersteine** sind bei Kindern selten, erfordern dann immer eine Stoffwechselabklärung.
Zu (5)
Ureterozelen haben meist ein stenotisches Ostium.

5.3 Harnleiter

Frage 5.23: Lösung E

Beim **Ureter duplex** münden beide Harnleiter in die Blase, zystoskopisch sind zwei Ostien zu sehen. Vereinigen sich beide Harnleiter oberhalb des Eintritts in die Blase und liegt nur ein Ostium in der Blase vor, spricht man von einem **Ureter fissus**.

F 88
Frage 5.24: Lösung B

Zu (B)
Die **Meyer-Weigert-Regel** besagt, daß bei kompletter Doppelbildung (Ureter duplex) die zum kranialen Doppelnierenanteil gehörende Uretermündung distal, die zum kaudalen Doppelnierenanteil gehörende Uretermündung proximal liegt. Ursache ist die Einbeziehung des Wolff-Ganges in die Entwicklung von Blasenhals und Trigonum.
Zu (A)
Beim **Ureter fissus** liegen zwei Nierenbecken vor, die beiden Harnleiter vereinigen sich jedoch vor dem Eintritt in die Blase.
Zu (C)
Doppelbildungen sind nicht erblich.
Zu (D)
Bei **kompletter Doppelanlage** (Ureter duplex) kann es, als Folge einer kongenitalen Stenose des zum oberen Doppelnierenanteils gehörende unteren Ostiums, zu einer Ureterozele kommen.
Zu (E)
In 20 Prozent der Fälle sind Doppelbildungen **beidseitig**.

H 87
Frage 5.25: Lösung A

Zu (A)
Ureter fissus = Y-förmiges Zusammenmünden der beiden Harnleiter einer Doppelniere vor dem Eintritt in die Blase.
Zu (B)
Ureter duplex, komplett gedoppelter Ureter, beide Harnleiter münden getrennt in die Blase (zwei Ostien).

Zu (C)
Ureterozele: Im Ausscheidungsurogramm sieht man im Bereich des Ostiums eine ballonartige Vorwölbung in die Blase (Kobra-Kopf-Phänomen).
Zu (D)
Der **ektop mündende Harnleiter** kann beim Mann als distalster Punkt auf dem Colliculus seminalis münden (kontinent), bei der Frau in der gesamten Harnröhre oder am Meatus urethrae (inkontinent).
Zu (E)
Beschreibt **subpelvine Stenose.**

F 87
Frage 5.26: Lösung D

Die **Harnblase** wurde auf dem Bild über Punktion oder Katheter **mit Kontrastmittel** gefüllt. Das Röntgenbild zeigt eine, mit Kontrastmittel gefüllte, unauffällig konfigurierte Blase. Rechts fließt Kontrastmittel über zwei Harnleiter bis in zwei Nierenbeckenkelchsysteme, von denen das obere etwas kleiner ist. Links kommen Harnleiter oder Niere nicht zur Darstellung. Es liegt somit ein **vesikoureterorenaler Reflux** bei einer Doppelanlage mit Ureter duplex rechts vor; links besteht kein Reflux.

Zu (A)
Es handelt sich nicht um ein Ausscheidungsurogramm; rechts liegt ein **pathologischer Reflux** bei Doppelniere vor.
Zu (B)
Über die **Funktion** der linken Niere läßt sich bei dieser Untersuchung keine Aussage treffen; dies würde mit Ausscheidungsurogramm, Sonographie und seitengetrennter Nierenfunktionsszintigraphie beurteilt werden.
Zu (C)
Die beiden rechten Harnleiter sind bis zur Blase dargestellt; es liegt somit **kein Ureter fissus** mit hoher Gabelung vor. Die Harnleiter können sich auch noch unmittelbar prävesikal vereinigen; völlig sicher kann man erst von einem Ureter duplex sprechen, wenn man zwei Ostien zystoskopisch gesehen hat.
Zu (E)
Die **Blase** ist intakt.

Frage 5.27: Lösung E

Zu (1)
Beim **Urachus persistens** ist der fötale Gang zwischen Blase und Nabel nicht obliteriert (Symptom: nässender Nabel); durch die offene Verbindung kann eine Keiminvasion (Harnwegsinfekte) stattfinden.
Zu (2)
Doppelnieren unterhalten keine Harnwegsinfekte, sie sind aber anfälliger für Steinbildung oder Infekte (z.B. Jo-Jo-Phänomen bei Ureter fissus).

Zu (3)
In **Blasendivertikeln** kommt es zur Urinstase mit chronischen Infektionen.
Zu (4)
Bei der **Blasenekstrophie** münden die Harnleiter auf der offen liegenden, infizierten Blasenplatte; dies führt zu aszendierenden Harnwegsinfekten.

Frage 5.28: Lösung B

Zu (A), (C), (D) und (E)
Unter einem **Megaureter** versteht man die Harnleiterdilatation, die primär (primärer kongenitaler Megaureter) oder sekundär (durch eine infravesikale Obstruktion) auftreten kann. Beide Formen führen zur **Niereninsuffizienz** durch aszendierende Infekte und Druckatrophie des Nierenparenchyms, zu **Gedeihstörung** und **Leibschmerzen**, zur **Pyurie** bis hin zur Pyonephrose.
Zu (B)
Zur Inkontinenz kommt es dagegen nicht.

[H 86]
Frage 5.29: Lösung C

Zu (1)
Eine **Senkung der hinteren Harnröhrenwand** (Zystozele) hat nichts mit Ureterozelen zu tun.
Zu (2)
Die Ureterozele kann durch ihre Größe den Blasenhals verlegen und zum **Harnverhalt** führen.
Zu (4)
Ebenso kann sie die **Blasenkapazität verringern.**
Zu (3)
Es handelt sich um eine **zystische Vorwölbung** der Blasenschleimhaut.
Zu (5)
Da die Ureterozele meist ein stenotisches Ostium hat, muß sie fast immer **operativ** behandelt werden (Schlitzung oder Harnleiterneueinpflanzung).

Vesicoureteraler Reflux

Frage 5.30: Lösung D

Zu (A) und (B)
Sequenz-Szintigraphie und Isotopen-Nephrogramm bestimmen seitengetrennt Leistung und Abfluß der Nieren.
Zu (C)
Das Infusionsurogramm zeigt Funktion und Morphologie des Harntraktes, nicht dagegen einen Reflux.

Zu (D)
Das **Miktionszystourethrogramm** weist den zystoureteralen Reflux nach und zeigt gleichzeitig Blasenhals und Harnröhre. Die Blase wird transurethral oder (besser) durch suprapubische Punktion mit etwa der Blasenkapazität entsprechender Menge Kontrastmittel gefüllt.
Zu (E)
Findet man einen Reflux, ist eine **Zystoskopie** erforderlich, um die Konfiguration der Ostien zu beurteilen. Je nach Aussehen der Ostien läßt sich, falls nicht der Grad des Refluxes oder bereits eingetretene Nierenschäden eine Operation klar indizieren, die Chance einer spontanen Rückbildung des Refluxes abschätzen.

Frage 5.31: Lösung E

Zu (A)
Zwischen einer **Enuresis nocturna** und einem Reflux besteht kein Zusammenhang; wegen der Häufigkeit und guten Prognose bei frühem Erkennen des Refluxes lohnt es aber, Kinder mit pathologischem Miktionsverhalten auch auf einen Reflux hin zu untersuchen.
Zu (B)
Die **Steinbildung** ist nicht typisch für einen Reflux.
Zu (C)
Bei übersehenem Reflux kommt es letztendlich zur **Hydronephrose.** Glücklicherweise werden die meisten Refluxe früher erkannt.
Zu (D)
Eine **Blasenatonie** ist nicht Folge eines Refluxes.
Zu (E)
Beim Mädchen sollte nach dem zweiten oder dritten **Harnwegsinfekt** ein Reflux ausgeschlossen werden; beim Knaben (da hier Harnwegsinfekte weit seltener sind) schon nach dem ersten Infekt. Die Abklärung umfaßt die Sonographie von Nieren und Blase mit Restharnbestimmung, das Ausscheidungsurogramm und Miktionszystourethrogramm, ggf. die Zystoskopie, Kalibrierung der Harnröhre (Mädchen) und zum Ausschluß einer funktionellen infravesikalen Obstruktion eine Uroflowmetrie mit Beckenboden-EMG.

[F 89]
Frage 5.32: Lösung B

Zu (1)
Eine **chronische Tonsillitis** steht normalerweise in keinem Zusammenhang mit Harnwegsinfekten; man könnte allerdings an eine Poststreptokokken-Glomerulonephritis oder eine Nephritis durch Streuung eines chronischen Herdes denken.

Zu (2)
Da bei Knaben und Männern Harnwegsinfekte seltener sind, sollte bereits beim ersten nachgewiesenen Harnwegsinfekt ein **Reflux** ausgeschlossen werden. Übersehene Refluxe sind eine häufige Ursache der terminalen Niereninsuffizienz.
Zu (3)
Nierenzysten machen normalerweise keine Harnwegsinfekte.
Zu (4)
Die **Nephroptose** (Senkniere) macht keine Infekte. Da das Absinken der Niere um bis zu 2½ Wirbelkörper physiologisch ist, sollte die Diagnose Nephroptose sehr vorsichtig gestellt werden. Früher wurden unnötig viele Nephropexien durchgeführt. Eine Operationsindikation ergibt sich ganz selten, wenn es durch das starke Absinken der Niere zu einer Minderperfusion kommt (Nierenszintigraphie im Stehen und Liegen). Kommt bei Kindern aber sicher so gut wie nie vor.

[H 90]
Frage 5.33: Lösung A

Zu (A)
Ein normales Harnleiterostium ist schlitzförmig und besitzt durch seine Form sowie durch die Anordnung der Muskelfasern einen Antirefluxmechanismus der verhindert, daß bei der Miktion oder bei Blasentenesmen Urin mit hohem Druck (bis 100 cm Wassersäule) zum Nierenbecken aufsteigt (Infekt, Hydronephrose, Druckatrophie). Ist das Ostium pathologisch angelegt, hat es z. B. Golfloch-, Hufeisen- oder Stadionform. Weiter geht dieses pathologisch angelegte Ostium meist mit einer Lateralisierung einher.

[H 91]
Frage 5.34: Lösung D

Nicht jeder Reflux muß operiert werden (sekundärer Reflux, geringgradiger Reflux im Säuglingsalter, etc.). Richtig ist die zweite Aussage, daß ein Reflux die Nieren zerstören kann. Übersehene Refluxe hatten früher einen nicht geringen Anteil an den Ursachen der terminalen Niereninsuffizienz.

5.4 Blase und Harnröhre

Frage 5.35: Lösung B

Zu (A)
Blasendivertikel können angeboren sein.
Zu (B)
Bei der **Blasenekstrophie** liegen keine Blasendivertikel vor.

Zu (C)
Bei **neurogenen Blasenentleerungsstörungen** kommt es häufig durch Sphinkter-Detrusordyssynergie zu hohen Miktionsdrücken, die zu Blasendivertikeln führen (typisches Bild ist die Christbaumblase).
Zu (D)
Paraureterale Divertikel (Hutch-Divertikel) sieht man oft beim vesikoureteralen Reflux.
Zu (E)
Bei hohem Miktionsdruck (z. B. bei Prostataadenom, Harnröhrenstriktur, funktionell bei der Sphinkter-Detrusordyssynergie) kommt es zur Ausbildung von **Blasendivertikeln** und Pseudodivertikeln.

[H 88]
Frage 5.36: Lösung B

Zu (B)
Das Bild zeigt eine an der Penisoberseite, von der Glans bis zum Os pubis, offenliegende Harnröhre. Es liegt somit eine **komplette Epispadie** (Epispadia pubis) vor. Epispadie bedeutet obenliegender Schlitz; es handelt sich um eine seltene embryologische Fehlbildung, die als Epispadia glandis, penis und pubis klassifiziert wird. Bei der kompletten Form klafft auch die Symphyse deutlich auseinander.
Zu (A)
Bei der **penilen Hypospadie** liegt die Harnröhrenmündung, im Gegensatz zur Epispadie, an der Unterseite des Penis.
Zu (C)
Bei der **penoskrotalen Hypospadie** mündet die Harnröhre am Skrotalansatz.
Zu (D)
Zwischen **Blasenekstrophie** und Epispadie gibt es fließende Übergänge. Bei der Blasenekstrophie liegt oberhalb der breitklaffenden Symphyse ein Bauchwanddefekt, wo die nicht geschlossene Blasenplatte zu liegen kommt.
Zu (E)
Beim **adrenogenitalen Syndrom** kommt es durch eine Störung der Synthese von Cortisol und Aldosteron zur Virilisierung des äußeren Genitales; dies liegt hier nicht vor.

[F 92]
Frage 5.37: Lösung D

Rechts neben der mäßig gefüllten Harnblase, deren Rand als Zeichen einer infravesikalen Obstruktion gezähnelt ist, sieht man ein fast ebenso großes, glatt begrenztes Blasendivertikel (D).

Zu (A)
Eine Doppelblase gibt es nicht.
Zu (B) und (E)
Ureterozelen sind Vorwölbungen der Ostiumschleimhaut in die Blase (typisches Röntgenbild „Kobrakopfphänomen").

Zu (C)
Urachuszysten liegen in der Mittellinie zwischen Blase und Nabel.

[H 89]
Frage 5.38: Lösung B

Zu (B)
Die Blasenekstrophie ist Folge einer gestörten embryonalen Entwicklung in der Kloakenmembran-Region. Tritt das somatische Mesoderm nicht weit genug zwischen Kloakenmembran und Allantois ein, wird die vordere Bauchwand nicht vervollständigt. Wenn die Membran reißt, ist die innere Oberfläche der Blase ausgespült (Ekstrophie).
Zu (A)
Eine Müller-Gang-Persistenz (durch Müllerian-Inhibiting-Hormon-Defekt) führt beim Mann zum bisexuellen inneren Genitale.
Zu (C), (D) und (E)
Allantois-Gang, Gartner-Gang und Blasendivertikel stehen in keinem Zusammenhang mit der Blasenekstrophie.

Frage 5.39: Lösung D

Zu (A), (B), (C) und (E)
Harnblasenhypoplasie, Agenesie, Dysplasie und Ektopie sind keine gebräuchlichen Begriffe.
Zu (D)
Die häufigste Hemmungsmißbildung ist die **Blasenekstrophie.**

[F 89]
Frage 5.40: Lösung D

Zu (D)
Das Bild zeigt einen stummelförmigen Penis, der dorsal klafft; oberhalb davon liegt eine nicht geschlossene Blasenplatte; meist bestehen auch bilateraler Kryptorchismus und Leistenhernien. Es handelt sich hier um eine **Blasenekstrophie.** Knaben sind 7mal häufiger betroffen als Mädchen. Für die Therapie kommt die Blasenaufbauplastik (Verschluß der Blasenplatte) oder die Exstirpation der Blasenplatte mit Harnumleitung in Betracht.
Zu (A)
Bei der **Hypospadie** ist die Blase normal angelegt; die Harnröhre mündet auf der Unterseite von Penis oder Skrotum.
Zu (B)
Omphalozele = Nabelbruch.
Zu (C)
Urachusfistel = Nässen des Nabels durch einen Ductus omphaloentericus persistens.
Zu (E)
Keine **Nabelhernie.**

Frage 5.41: Lösung E

Zu (E)
Das Bild zeigt eine dorsal bis zum Mons pubis offenliegende Harnröhre; es handelt sich somit um eine **Epispadie.**
Zu (D)
Bei der **Hypospadie** mündet die Harnröhre auf der Unterseite des Penis.
Zu (A), (B) und (C)
Ein **Pseudohermaphroditismus, adrenogenitales Syndrom** oder eine **Kloakenbildung** liegen nicht vor.

[H 89]
Frage 5.42: Lösung B

Das Bild zeigt unter einem an der Glansspitze gelegenen Meatus eine zweite, proximal davon gelegene Öffnung. Weiter ist der dorsale Präputiallappen aufgespannt, es liegt das typische Bild einer Hypospadia glandis (B) vor. Der an der Glansspitze sichtbare Meatus dürfte nur ein flaches Grübchen sein.

Zu (C)
Ist der fehlende oder distale Harnröhrenabschnitt nur bindegewebig angelegt, so liegt eine Chorda vor, die bei der Erektion zu einer Abknickung von Glans (Concordephänomen) oder Penis führt. Erkannt wird das Vorliegen einer Chorda nur bei einer Erektion, die man im Rahmen der Operation der Hypospadie künstlich erzeugt. Mit das Wichtigste einer Hypospadie-Operation ist die Exzision der Chorda, um eine normale Erektion zu ermöglichen.
Zu (A)
Eine Phimose besteht nicht. Bei Vorliegen einer Hypospadie ist es wichtig, daß keine Zirkumzision durchgeführt wird, da das Präputium bei der Hypospadiekorrektur häufig zur Bildung der distalen Harnröhre gebraucht wird.
Zu (D) und (E)
Kein Präputialeinriß oder Zustand nach Zirkumzision.

[F 90]
Frage 5.43: Lösung D

Das Bild zeigt eine rillenförmige, dorsal offenliegende Harnröhre im Bereich der Glans penis.

Zu (D)
Es liegt eine Epispadie vor.
Zu (A)
Bei der Hypospadie mündet die Harnröhre auf der Unterseite des Penis. Bei der Mündung im Bereich der Glans bezeichnet man dies als Hypospadia glandis (auch die inkorrekte Bezeichnung Hypospadia glandularis ist gebräuchlich).

Zu (B)
Bei der Hypospadia coronaria im Sulcus coronarius, weiter proximal würde man von peniler, penoscrotaler, scrotaler Hypospadie sprechen.
Zu (C)
Eine Paraphimose ist ein Schnürring um den Sulcus coronarius durch eine nicht reponible Phimose. Die Bezeichnung Spanischer Kragen entspricht gut dem klinischen Bild.
Zu (E)
Virga palmata (übersetzt: fächerförmiger Zweig) ist als medizinischer Ausdruck nicht geläufig.

Frage 5.44: Lösung D

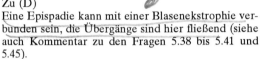

Zu (D)
Eine Epispadie kann mit einer Blasenekstrophie verbunden sein, die Übergänge sind hier fließend (siehe auch Kommentar zu den Fragen 5.38 bis 5.41 und 5.45).
Zu (E)
Kein Harnverhalt, sondern Inkontinenz.
Zu (A), (B) und (C)
Sind in keinem Zusammenhang mit der Epispadie zu sehen.

Frage 5.45: Lösung D

Zu (D)
Bei der kompletten Epispadie mit klaffender Symphyse fehlt ein suffizienter Blasenverschluß; es liegt eine **Inkontinenz** vor.
Zu (A), (B), (C) und (E)
Niereninsuffizienz, Pyurie, Gedeihstörungen und **Leibschmerzen** finden sich bei der Blasenekstrophie, bei der es zu aszendierenden Infekten kommt; nicht dagegen bei der Epispadie.

Frage 5.46: Lösung D

Zu (D)
Bei normaler Miktion und ständigem Urinabgang muß ein Harnleiter einen Abfluß außerhalb der Blase haben. Besteht dies seit Geburt, muß somit ein **ektop mündendes Ureterostium** vorliegen. Treten diese Symptome nach einer Operation im Unterbauch auf, muß eine Harnleiterscheidenfistel vorliegen.
Zu (A)
Hintere **Urethralklappen** kommen bei Mädchen nicht vor.
Zu (B)
Bei der **Streßinkontinenz** Grad I und II tritt ein Urinverlust unter Belastung auf; bei Streßinkontinenz Grad III läuft ständig Urin ab, und es besteht kein normaler Miktionsrhythmus.
Zu (C)
Bei einer großen **Blasenscheidenfistel** ist ebenfalls kein normaler Miktionsrhythmus erhalten.
Zu (E)
Ein **Harnblasendivertikel** führt nicht zum unwillkürlichen Urinverlust.

Frage 5.47: Lösung A

Die primäre **Enuresis nocturna** (Bettnässen) ist hinsichtlich ihrer Genese ein ungeklärtes Krankheitsbild.
Zu (A)
Sie tritt häufig bei **Geschwistern** zugleich auf.
Zu (B)
Sie hat eine **günstige Prognose** hinsichtlich spontaner Normalisierung (meist bis zur Pubertät).
Zu (C)
Sie steht in keinem ursächlichen Zusammenhang mit **Stenosen der ableitenden Harnwege**; es sollten aber im Rahmen der Diagnostik eine infravesikale Obstruktion, Infekte oder ein Reflux ausgeschlossen werden.
Zu (D)
Betrifft **Knaben und Mädchen** gleichermaßen.
Zu (E)
Bettnässen ist weit **häufiger** als eine primäre Enuresis diurna.

Frage 5.48: Lösung C

Unter Harnröhrenklappen versteht man in der Embryogenese entstandene **Schleimhautsegel** der **hinteren Harnröhre** beim Knaben. Man unterscheidet drei Formen (Young I–III); sie stellen die wichtigste angeborene infravesikale Obstruktion dar und haben, wegen ihrer bereits intrauterinen Schädigung des oberen Harntraktes, eine Sterblichkeit von 20 Prozent.

Zu (A)
Sie finden sich **nur beim Knaben.**
Zu (B)
Sie stellen eine kinderurologische **Notfallsituation** mit hoher Sterblichkeit dar.
Zu (C)
Durch die infravesikale Obstruktion kommt es zu **sekundären Megaureteren** bis hin zu Hydronephrosen.
Zu (D)
Angeborene Harnröhrenklappen finden sich im Bereich von Colliculus seminalis und **proximaler Harnröhre**. Bei Klappenbildung im Bereich der distalen Harnröhre handelt es sich fast immer um angeborene Harnröhrendivertikel.

Zu (E)
Harnröhrenklappen werden **transurethral** mit dem elektrischen Häkchen **inzidiert**, häufig auch unwissentlich bei transurethralem Katheterismus zerstört; die Bougierung stellt keine Behandlung dar.

[F 89]
Frage 5.49: Lösung C

Häufigste Ursache für angeborene Stauung der ableitenden Harnwege und Harnblase sind die Urethral-Klappen.

Zu (A)
Die Phimose führt sehr selten zur Blasenentleerungsstörung.
Zu (B)
Beidseitige Ureterstenosen führen nicht zur Dilatation der Blase.
Zu (D)
Bei Hypospadien kann der Meatus eng sein, die Miktion behindert.
Zu (E)
Bei Epispadien kommt es eher zur Inkontinenz.

[H 91]
Frage 5.50 Lösung B

Die geschilderte Ermüdbarkeit, Appetitmangel etc. lassen bei normalen Laborwerten an chronisch rezidivierende Harnwegsinfekte denken. Das sonographische Bild zeigt Hydronephrosen bds. mit dilatiertem Harnleiter sowie erhebliche Restharnbildung. Vor allem die obstruktiven Miktionsbeschwerden lassen an Urethralklappen (B) denken.

Zu (A)
Die dilatierten Harnleiter sprechen u.a. gegen eine infantile Form der polyzystischen Nierendysplasie.
Zu (E)
Kommt der Harnleiter sonographisch unterhalb des Nierenbeckenabgangs dilatiert zur Darstellung, ist eine Ureterabgangsstenose ausgeschlossen.
Zu (D)
Es liegt ein sekundärer Megaureter bei infravesikaler Obstruktion vor. Der primäre Megaureter ist ein aperistaltisches Uretersegment mit Wanddysplasie.
Zu (E)
Wesentliches äußeres Kennzeichen des Prune-Belly-Syndroms ist die Bauchwand, die an eine runzelige, getrocknete Pflaume erinnert. Es gibt jedoch auch inkomplette Formen, z.B. ohne Aplasie der Bauchwand.

5.5 Genitale

[H 87]
Frage 5.51: Lösung E

Zu (E)
Das Bild zeigt eine ventrale Peniskurvatur; bei der normalen Lage des Meatus urethrae an der Glansspitze und der leeren Anamnese müßte eine **kongenitale Penisdeviation** vorliegen.
Ein ähnliches Bild würde eine penile und penoskrotale Hypospadie machen, der Meatus wäre dann aber nicht an der Glansspitze.
Zu (A)
Beim **Priapismus** liegt eine maximale Erektion der Corpora cavernosa (ohne Beteiligung des Corpus spongiosum) vor, der Penis ist nicht gekrümmt, sondern steil nach dorsal erigiert.
Zu (B)
Eine akute **Penisfraktur** zeigt eine Schwellung des Penis mit Hämatom. In der Anamnese wird von einem plötzlichen Schmerz und gelegentlich auch knackendem Geräusch berichtet; es kann später zur Penisdeviation durch die Vernarbung des Corpus cavernosum kommen.
Zu (C)
Bei der **Hypospadie** mündet der Meatus an der Unterseite von Glans, Penis oder Skrotum (Sonderform Hypospadia sine Hypospadia). Durch die bindegewebige Anlage des fehlenden Urethraabschnittes kommt es zur ventralen Abknickung von Penis oder Glans.
Zu (D)
Bei der **Induratio penis plastica** bilden sich in der Tunica albuginea der Corpora cavernosa verkalkende Plaques, es kommt zum Abknicken an dieser Stelle. Die Erkrankung tritt in fortgeschrittenem Alter auf, die Penisabknickung zeigt meist nach dorsal (Posthorn) oder lateral, die Erektion ist meist schmerzhaft.

Phimose

[F 89]
Frage 5.52: Lösung A

Die **Verklebungen** des **äußeren Vorhautblattes** mit der Glans penis sind beim Säugling **physiologisch** und stellen einen Schutz für die empfindliche Eichel dar. Versuchen die Eltern oder der Arzt die Vorhaut zu reponieren, kann es zu kleinen Einrissen im Präputium, zu Narben und somit erst zur Ausbildung einer Phimose kommen.

Frage 5.53: Lösung E

Bei Patienten mit Phimose kommt es durch die karzinogene Wirkung des **Smegmas** und die chronische Entzündung gehäuft zum **Peniskarzinom.** Bei in der Säuglingszeit beschnittenen ist kein Peniskarzinom sicher belegt. Einen Schutz bietet das Präputium allerdings bei Windelkindern gegen die Reizung durch Urin, weshalb bei zirkumzidierten Säuglingen etwas häufiger Meatus-urethrae-Stenosen auftreten. Beide Aussagen sind somit falsch.

Frage 5.54: Lösung C

Zu (C)
Läßt sich die Vorhaut so weit zurückziehen, daß die Harnröhrenmündung frei sichtbar wird, sollte man bei dem 18 Monate alten Kind nichts unternehmen.
Zu (A)
Ebenso sind die Verklebungen zwischen äußerem und innerem Vorhautblatt ein physiologischer Schutz der Glans, eine Präputiolyse ist in diesem Alter nicht angezeigt.
Zu (B)
Ebensowenig ist bei diesem Befund eine Zirkumzision angezeigt.
Zu (D)
Insbesondere sollte man nicht versuchen, die Vorhaut zurückzustreifen. Dies führt nur zu kleinen Einrissen mit Narbenbildung und damit dann wirklich zur Phimose.
Zu (E)
Mit zunehmenden Erektionen lösen sich die Verklebungen nach und nach von selbst. Bestehen beim Schulkind noch Verklebungen, können diese dann meist recht gut in Lokalanästhesie gelöst werden.

Lageanomalien des Hodens

Kryptorchismus V.4

Bei 96 Prozent der Neugeborenen liegen beide Hoden im Skrotum, bei weiteren 2 Prozent findet der Deszensus während des ersten Lebensjahres statt. Sind danach die Hoden nicht im Skrotum palpabel, spricht man vom Kryptorchismus, was bedeutet, daß der Deszensus der Hoden aufgrund vielfältiger Ursachen (kongenitale oder erworbene peritoneale Verwachsungen, testikulär hormonelle Störungen, mangelhafte Stimulierung durch die gonadotropen Hormone auf dem Weg vom Retroperitoneum durch den Leistenkanal in das Skrotum) zum Stillstand gekommen ist.
Man kann die **Retentio testis** abdominalis, inguinalis, präskrotalis unterscheiden.

Sonderformen sind der **Pendelhoden** und der **Gleithoden,** der manuell in das Skrotum gebracht werden kann, aber durch zu kurzen Samenstrang oder Kremasterkontraktionen wieder in die Leiste hochrutscht.
Folgte der Hoden nicht dem normalen Abstiegsweg, spricht man von einer **Ektopia testis** (z.B. Ektopia *femoralis, kruralis, epifaszialis*).
Jeder Hoden, der sich nicht in physiologischer Lage im Skrotum befindet, wird ab dem 2. Lebensjahr irreversibel geschädigt, da in der Abdominalhöhle eine um ca. 3–4 Grad höhere Temperatur herrscht als im Skrotum.
Neben dem **Funktionsverlust** des kryptorchen Hodens (Oligoasthenozoospermie, Leydig-Zell-Insuffizienz) ist die stark **erhöhte Malignitätsrate kryptorcher Hoden** zu beachten. Auch die Verlagerung in das Skrotum verringert das erhöhte Malignitätsrisiko nicht wesentlich; der Hoden ist jedoch unter palpatorischer Kontrolle.
Therapie: Sind am Ende des 1. Lebensjahres ein oder beide Hoden nicht im Skrotum palpabel, sollte zunächst ein **medikamentöser** Behandlungsversuch mit Choriongonadotropin-Injektionen oder LH-RH-Analoga-Spray durchgeführt werden. Führt dies nicht zum ausreichenden Deszensus, sollte vor Abschluß des 2. Lebensjahres die **operative Orchidopexie** erfolgen.

Frage 5.55: Lösung A

Zu (A)
Früher und vielfach auch noch heute erfolgte die Behandlung des **Maldescensus testis** viel zu spät. Um die exokrine Hodenfunktion zu bewahren, ist die Behandlung (Medikamente, ggf. Operation) **vor** Abschluß des **2. Lebensjahres** durchzuführen.
Zu (B), (C), (D) und (E)
Jede spätere Behandlung verringert vor allem die Aussicht auf Erhaltung der **Spermatogenese.**

Frage 5.56: Lösung B

Zu (A) und (B)
Wird ein **Kryptorchismus** festgestellt, sollte gegen Ende des 1. Lebensjahres eine medikamentöse Behandlung begonnen werden. Ist der Deszensus der Hoden danach nicht ausreichend, kann eine 2. Hormonkur angeschlossen werden. Falls danach die Hoden nicht ausreichend tief im Skrotum sind, sollte vor Ende des 2. Lebensjahres die **Orchidopexie** erfolgen.
Zu (C), (D) und (E)
Bei späterer Behandlung sind die Aussichten auf Erhaltung der **Fertilität** erheblich eingeschränkt.

[F 84]
Frage 5.57: Lösung E

Beide Aussagen sind falsch, da die Behandlung des **Kryptorchismus** bereits am Ende des **2. Lebensjahres** abgeschlossen sein sollte. Wegen des um den Faktor 35 erhöhten **Tumorrisikos** eines kryptorchen Hodens, sollte nach der Pubertät, zumindest bei einseitigem Leistenhoden, seine Entfernung zur Tumorprophylaxe besprochen werden.

[H 85]
Frage 5.58: Lösung D

Sind die Hoden zeitweilig im Skrotum, rutschen aber bei Kontraktion des Musculus cremaster wieder in den Leistenkanal zurück (z. B. bei Kältereiz), spricht man von **Pendelhoden.** Hier muß nicht baldmöglichst operiert werden; eine Operationsindikation ergibt sich, wenn beim älteren Kind die Hoden häufiger im Leistenkanal als im Skrotum sind. Somit ist die erste Aussage falsch. Etwa 2 Prozent der Knaben haben nach dem 2. Lebensjahr unbehandelt eine Fehlanlage der Hoden. Der **Maldescensus testis** ist eine bedeutende Ursache der männlichen **Infertilität.** Abhilfe kann nur die rechtzeitige Behandlung schaffen, da ein eingetretener Hodenschaden nicht rückgängig zu machen ist.

Frage 5.59: Lösung C

Zu (A) und (C)
Nebenwirkungen der **HCG-Behandlung** sind Vergrößerung von Penis, Testes und Skrotum, möglicher Tubulusschaden am Hoden, Unruhe, Aggressivität. Sind zwei Hormonkuren ohne Erfolg gewesen, sollte statt einer dritten die baldige **Orchidolyse** und **Orchidopexie** durchgeführt werden. Unmittelbar nach der Hormonbehandlung sind die anatomischen Verhältnisse für die Operation besonders günstig.
Zu (B) und (D)
Abwarten ist falsch; ein **späterer spontaner Deszensus** ist nicht zu erwarten.
Zu (E)
Auch bei **einseitiger Retentio testis** ist die **Fertilität** herabgesetzt, da häufig eine kontralaterale Schädigung vorliegt. Darüber hinaus ist bei einem nicht deszendierten Hoden das **Tumorrisiko** um ca. das 35fache erhöht, so daß auch zur Hodenkarzinomprävention die Verlagerung eines einseitigen Leistenhodens ins Skrotum unbedingt erforderlich ist.

[H 88]
Frage 5.60: Lösung A

Zu (1)
Es handelt sich um das typische Bild von **Pendelhoden.** Falls die Hoden überwiegend im Skrotum sind und keine Beschwerden machen, ist keine Behandlung nötig. Eine Operationsindikation ergibt sich gelegentlich dadurch, daß das Hochrutschen der Hoden in den Leistenkanal Schmerzen verursacht oder die Hoden im Leistenkanal stoß- und druckempfindlicher sind als im Skrotum.
Zu (2) und (3)
Erreichen die Hoden spannungsfrei das tiefe Skrotum, ist **weder eine Operation noch Hormonbehandlung** indiziert.
Zu (4)
Mit einem **Schaden** ist durch das Pendeln der Hoden nicht zu rechnen.

Frage 5.61: Lösung C

Zu (1)
Mit Hydrocele testis nondescendentis ist ein zusätzlicher, **offener Processus vaginalis** gemeint, der bei ca. 50 Prozent der Leistenhoden vorliegt. Abgesehen von einer möglichen Inkarzeration stellt dies aber kein besonderes zusätzliches Risiko dar.
Zu (2)
Das Ejakulat besteht zum großen Teil aus Prostatasekret; die **Ejakulationsfähigkeit ist durch einen Kryptorchismus nicht beeinträchtigt.**
Zu (3)
Bei unbehandeltem einseitigem Kryptorchismus beträgt die **Fertilität** ca. 35 Prozent, bei beidseitigem nur 2 Prozent.
Zu (4)
Bei einem Maldescensus testis ist das Risiko, an einem **bösartigen Hodentumor** zu erkranken, um das ca. 35fache erhöht; Bauchhoden ergeben ein noch weitaus höheres Risiko.
Zu (5)
Die **endokrine Hodenfunktion** ist durch den Maldeszensus nicht in dem gleichen Maße beeinträchtigt wie die Spermiogenese.

Frage 5.62: Lösung E

Zu (1)
Die Behandlung des Descensus testis sollte bis zum **Ende des 2. Lebensjahres** durchgeführt sein.
Zu (2)
Beim Kleinkind kann die Behandlung mit **HCG** oder **Kryptocur** durchgeführt werden.
Zu (3)
Bei Erfolglosigkeit der Hormonbehandlung ist die baldige **Operation** angezeigt.
Zu (4)
Ein fehlender Deszensus sollte von Geburt an kontrolliert werden; bis zum **Ende des 1. Lebensjahres** kann der **spontane Deszensus** abgewartet werden, danach sollten Hormonbehandlung oder Operation erfolgen.

Frage 5.63: Lösung C

Zu (1)
Eine **normale Zeugungsfähigkeit** ist bei dem zu spät behandelten doppelseitigen Kryptorchismus nicht zu erwarten.
Zu (2)
Eine **hochdosierte Testosterongabe** würde die Zeugungsfähigkeit nicht positiv beeinflussen.
Zu (3)
Bei zu später Behandlung des beidseitigen Kryptorchismus ist die **Fertilität** gleich Null. Aber auch bei frühzeitiger Behandlung ist bei beidseitigem Kryptorchismus die Fertilität deutlich herabgesetzt.
Zu (4)
Eine **erhöhte Mißbildungsrate** bei gezeugten Kindern besteht durch den Kryptorchismus nicht, allerdings besteht eine familiäre Disposition; in 14 Prozent finden sich in der Familienanamnese weitere Fälle, woraus auf eine hereditäre Komponente geschlossen werden kann.

Frage 5.64: Lösung D

Zu (1)
Bei zu spät behandeltem einseitigem Kryptorchismus ist lediglich in ca. **35 Prozent** mit normaler **Fertilität** zu rechnen.
Zu (2)
Die Hormonproduktion des kryptorchen Hodens ist nicht in dem gleichen Maße wie die exokrine Funktion gestört, so daß bei rechtzeitiger Behandlung auch **keine Erektionsstörungen** (Potentia coeundi) zu erwarten sind. Unbehandelt kommt es allerdings zur zunehmenden Atrophie des Leistenhodens, so daß in solchen Fällen der Testosteronspiegel kontrolliert werden sollte und ggf. eine Testosteronsubstitution erfolgen muß.
Zu (3)
Von der **Vaterschaft** muß nicht abgeraten werden.
Zu (4)
Dagegen muß bei spät entdecktem Kryptorchismus wegen des ca. 35fach **erhöhten Malignitätsrisikos** zur Entfernung des Leistenhodens geraten werden. Falls der Patient nicht einverstanden ist oder z.B. ein Einzelhoden wegen der Hormonproduktion belassen werden muß, sollte der Patient regelmäßig selbst palpieren, um ein mögliches Karzinom möglichst früh zu entdecken.

„Hodenschwellung"

Frage 5.65: Lösung B

Zu (B)
Ins Skrotum herabreichen (Skrotalhernie) kann am ehesten die **indirekte Hernie;** beim Kind in der Form eines offenen Processus vaginalis.
Zu (A)
Seltener auch die **direkte Hernie.**
Zu (C), (D) und (E)
Normalerweise nicht ins Skrotum gelangen Femoralhernien (C), eine Hernia obturatoria (D) und Senkungsabszesse (E).

Frage 5.66: Lösung C

(A, B, D, E) beschreiben zutreffend die Art der kindlichen Leistenhernie = offener Processus vaginalis
Zu (C)
Es handelt sich nahezu immer um einen indirekten Bruch, dessen Ursache nicht eine Schwäche der Bauchwand ist, sondern ein persistierend offener Processus vaginalis. Der Processus zieht immer über die epigastrischen Gefäße = indirekter Bruch.

Frage 5.67: Lösung C

Zu (C)
Es dürfte sich um den sog. **Adiposogigantismus** handeln, eine konstitutionelle Fettsucht. Das äußere Genitale erscheint dabei, weil der Penis in dem Fett des Os pubis versteckt ist, klein.
Zu (A)
Patienten mit **Hyperthyreose** sind meist schlank, evtl. besteht eine Protrusio bulbi und eine Struma.
Zu (B)
Beim **Cushing-Syndrom** besteht ein rotes Vollmondgesicht, Stammfettsucht, Striae rubrae, Ekchymosen, Hypogonadismus, Osteoporese, Hypertonie.
Zu (D) und (E)
Patient mit **Klinefelter-Syndrom** und **hypophysärem Hochwuchs** sind groß, meist schlank und haben lange Extremitäten.

5.7 Tumoren im Kindesalter

Tumoren des Kindesalter V.5

Wilms-Tumor: Er ist eine hochmaligne **embryonale Mischgeschwulst** der Niere (Synonym: Nephroblastom). Es handelt sich um einen dysontogenetischen Tumor **mesodermalen** Ursprungs. Der Häufigkeitsgipfel liegt zwischen dem 2. und 3. Lebensjahr. Typisches Erstsymptom ist der palpable abdominale Tumor, der bei jedem Kind an einen Wilms-Tumor denken lassen muß. Häufig besteht eine schmerzlose Makrohämaturie, Fieber und ein allgemeines Krankheitsgefühl.
Diagnose: Sonographie, Ausscheidungsurogramm (Verdrängung und Spreizung der Kelche); durch das CT ist die Arteriographie weitgehend verdrängt worden. Eine Kompression der Vena cava wird durch die Kavographie oder das NMR beurteilt.
Therapie: Radikale Tumornephrektomie; bei Kindern, die älter als ein Jahr sind, wird das Tumorfeld mit 12 Gray vorbestrahlt; je nach Tumorausdehnung muß postoperativ nachbestrahlt oder zusätzlich chemotherapiert werden. Damit läßt sich eine globale Heilungsrate von 75 Prozent erzielen.
Neuroblastom: Aus den **Zellen der Neuralleiste** (sympathische Ganglien, Nebennierenmark) entsteht das Neuroblastom. ⅔ der erkrankten Kinder sind unter 3 Jahre alt. Der Tumor hat die Tendenz, lokal infiltrierend zu wachsen; die ersten Tumorzeichen entstehen erst spät infolge des lokalen Tumorwachstums mit Kompression der Nachbarorgane. 70 Prozent der Kinder haben bei Tumorentdeckung bereits Metastasen.
Diagnose: Tastbarer Abdominaltumor, unklares Fieber, Anämie, Sonographie der Abdominal- und Retroperitonealorgane. Im Ausscheidungsurogramm sieht man bei adrenalem Primärtumor eine kaudolaterale Verdrängung der Niere, wobei im Gegensatz zum Wilms-Tumor das Nierenbeckenkelchsystem nicht deformiert ist. CT, Bestimmung der Katecholaminausscheidung im Urin; im Knochenmarkpunktat sind in etwa 50 Prozent der Fälle Tumorzellen nachweisbar.
Therapie: Lokale **Tumorexstirpation, Bestrahlung** von Tumorresten; beim disseminierten Tumor sehr aggressive Polychemotherapie. Die **Prognose** ist insbesondere bei älteren Kindern und lokal fortgeschrittenem Tumor insgesamt **schlecht**.
Rhabdomyosarkom: Im Harntrakt findet man bei Kindern Rhabdomyosarkome der Prostata und der Harnblase; letztgenannter Tumor kann traubenförmig unter der Blasenschleimhaut wachsen (Sarkoma botryoides). Beide Tumoren wachsen längere Zeit unbemerkt; Erstsymptome können Hämaturien oder Harnverhalt sein.
Diagnose: Tastbarer Tumor (rektale Palpation), Ausscheidungsurogramm (Anhebung des Blasenbodens, Füllungsdefekt in der Blase, Stauungsnieren), Sonographie und CT sowie Zystoskopie.
Therapie: Versuch der **organerhaltenden Tumorexstirpation** mit nachfolgender Chemotherapie und Bestrahlung.

Frage 5.68: Lösung D

Zu (A)
Hodentumoren sind bei Kindern selten. An bösartigen Tumoren findet man am häufigsten den Dottersack-(Yolk-Sac-)Tumor. Das reife Hodenteratom ist beim Kind, im Gegensatz zum Erwachsenen, eine benigne Geschwulst.
Zu (B)
Das **Urachuskarzinom** ist eine Rarität.
Zu (C)
Das **Rhabdomyosarkom** hat eine Inzidenz von 7 auf 1 Mio. Kinder; lediglich 15 Prozent der Rhabdomyosarkome entstammen dem Urogenitaltrakt.
Zu (D)
Der **Wilms-Tumor** hat eine Inzidenz von 8 auf 1 Mio. Kinder und ist damit der häufigste Tumor des Urogenitaltraktes des Kindes.
Zu (E)
Nierenbeckenkarzinome (Urothelkarzinome) kommen bei Kindern praktisch nicht vor.

Frage 5.69: Lösung A

Zu (A)
Der Häufigkeitsgipfel des Nephroblastoms (= Wilms-Tumor) ist das **2. und 3. Lebensjahr;** 90 Prozent erkranken vor dem 7. Lebensjahr, also nicht im Schulalter.
Zu (B)
Das Hauptsymptom ist der sichtbare oder tastbare **Abdominaltumor.**
Zu (C)
Eine **Hämaturie** (in ¼ der Fälle) zeigt einen Einbruch des Tumors ins Nierenbecken und damit einen fortgeschrittenen Befund an. Weitere prognostisch ungünstige Faktoren sind Alter über 2 Jahren, Befall der Lymphknoten, Tumorgewicht über 250 g.
Zu (D)
Im Ausscheidungsurogramm sieht man **Ektasie, Spreizung** und **Kompression** der **Kelche** (beim Neuroblastom dagegen ist die Nierenbeckenkelcharchitektur erhalten, und im Urogramm lediglich die Niere nach kaudal verdrängt).
Zu (E)
Gleichzeitig liegen häufiger **Nierenmißbildungen,** Hemihypertrophie und Aniridie vor.

5 Fehlbildungen   133

Frage 5.70: Lösung C

Zu (1)
Der Altersgipfel liegt **vor** dem **Schulalter.**
Zu (2)
Das Hauptsymptom ist der tastbare **Abdominaltumor,** der in etwa ⅔ der Fälle schmerzlos ist.
Zu (3)
Nach dem Befall regionaler Lymphknoten **metastasiert** der Wilms-Tumor bevorzugt in die **Lunge.**
Zu (4)
1,2 Prozent der Kinder mit diesem Tumor haben eine **Aniridie.**
Zu (5)
Mit einer **Kombinationstherapie** von Bestrahlung, Operation und Chemotherapie hat sich die Prognose (gegenüber der Zeit vor der Entwicklung der zytostatischen Behandlung) bei einer globalen Heilungsrate von früher 25 Prozent auf jetzt 75 Prozent erheblich verbessern lassen.

Frage 5.71: Lösung A

Zu (A)
Die Erstmanifestation des Wilms-Tumors ist meist die tastbare Tumoresistenz im Oberbauch. Die Palpation muß wegen möglicher Tumoraussaat vorsichtig geschehen und auf das nötigste beschränkt werden.
Zu (D)
Makrohämaturien treten in etwa 18 % auf.
Zu (B) und (C)
Fieber und Erbrechen sind sehr unspezifische Symptome.
Zu (E)
Ein Harnwegsinfekt steht in keinem Zusammenhang.

Frage 5.72: Lösung E

Zu (A)
Fieber ist ein recht unspezifisches Symptom und kommt auch beim Nephroblastom vor.
Zu (B)
Häufigstes Symptom ist der tastbare **Abdominaltumor,** der nur in etwa ⅓ der Fälle Schmerzen macht.
Zu (C)
Bei fortgeschrittenem Tumor kommt es zu **Anämie** und **Hämaturie.**
Zu (D)
Nach fakultativer Vorbestrahlung wird eine **radikale Tumornephrektomie** (Niere, Fettkapsel, Nebenniere und regionäre Lymphknoten) durchgeführt.
Zu (E)
Falsch: Die **Chemotherapie,** in Kombination von Actinomycin D, Vincristin und Adriamycin, hat die Prognose entscheidend verbessert.

Frage 5.73: Lösung D

Zu (D)
In der Abbildung typisch für einen **Wilms-Tumor** ist
a) makroskopisch: Großer, das Nierenparenchym zu einem schmalen Saum verdrängender Tumor, der eine Pseudokapsel hat; satellitenartig sitzen um die Hauptgeschwulst weitere multiple, abgekapselte Knoten. Die Farbe ist grau-weiß bis grau-rosa; man erkennt fleckenförmige Einblutungen und myxomatöse Bezirke;
b) mikroskopisch: Es sind glomeruloide und tubuläre Strukturen erkennbar.
Zu (A) und (C)
Der Begriff **Neuroblastom** wird für das Spektrum der malignen Neuralleistengeschwülste verwendet, zu denen unter anderem auch das im Kindesalter seltene **Phäochromozytom** gehört. Das Neuroblastom wächst nicht in der Niere, sondern allenfalls von außen infiltrierend; es ist ein knotiger Tumor mit Pseudokapsel. Die Schnittfläche zeigt Nekrosen, Einblutungen und Verkalkungen.
Zu (B)
Im Harntrakt geht das **Rhabdomyosarkom** meist von der Blase oder Prostata aus.
Zu (E)
Adenokarzinome der Niere finden sich bereits bei 6 Monate alten Säuglingen und Kleinkindern, aber insgesamt selten; das makroskopische Bild ist ähnlich.

Frage 5.74: Lösung D

Das Bild zeigt einen riesigen Abdominaltumor.

Zu (A)
Bei der infantilen Form der **polyzystischen Nierendegeneration** sterben ⅔ der Kinder in den ersten Lebensjahren; gegen eine zystische Erkrankung spricht die rasche Entwicklung des Abdominaltumors und das normale Kreatinin.
Zu (B)
Die **multizystische Nierendysplasie** (300 Fälle in der Literatur beschrieben) entwickelt sich schleichend und ist meist einseitig.
Zu (C)
Gegen eine **Hydronephrose** spricht ebenfalls die rasche Entwicklung.
Zu (D)
Typisch für einen fortgeschrittenen **Wilms-Tumor** sind die maximal erhöhte BSG, subfebrile Temperaturen, Mikrohämaturie und die Entwicklung des Befundes innerhalb weniger Wochen.
Zu (E)
Grawitz-Tumoren (= Hypernephrom, Nierenzellkarzinom) sind bei Kindern weit seltener als Wilms-Tumoren; das Tumorwachstum wäre sicher langsamer, die Tumorzeichen sind aber identisch.

[H 85]
Frage 5.75: Lösung C

Zu (A), (B) und (D)
Gegen eine **Hydronephrose** und **Nierenzysten** spricht die Makrohämaturie, gegen ein **Hypernephrom** das Alter des Kindes.
Zu (C)
Bei einem Kind mit einem Abdominaltumor, verbunden mit Hämaturie, ist ein **Wilms-Tumor** immer wahrscheinlich.
Zu (E)
Eine **Urogenitaltuberkulose** führt wohl nicht zu einem Abdominaltumor.

Frage 5.76: Lösung C

Bei brüsken **Palpationen** des Wilms-Tumors (sowohl prä- wie auch intraoperativ) kann es zur **Tumorruptur** kommen, was die Prognose verschlechtert. Daher muß die Palpation auf ein Mindestmaß beschränkt werden. Eine präoperative Bestrahlung des Tumors reduziert die Tumorrupturinzidenz. Die zweite Aussage ist falsch; Wilms-Tumoren produzieren **keine Katecholamine;** dies gehört zu den Phäochromozytomen.

Frage 5.77: Lösung C

Zu (C)
Für einen **Wilms-Tumor** spricht der im Urogramm erkennbare Nierentumor mit Veränderungen des Nierenbeckenkelchsystems, die Zunahme des Bauchumfanges und das Alter des Kindes. Eine Hämaturie tritt nur auf, wenn der Tumor das Hohlsystem arrodiert hat.
Zu (A)
Bei einer **Steinpyonephrose** ist eine palpable Hydronephrose denkbar, aber wohl druckdolent; im Ausscheidungsurogramm wäre die Niere stumm, das Kind hätte sicher Fieber.
Zu (B)
Bei einer **Hydronephrose** ist die Niere stumm. Differentialdiagnostisch müßte bei der fehlenden Darstellung der obere und mittleren Kelchgruppe auch an eine Doppelniere mit hydronephrotischem oberen Nierenanteil gedacht werden.
Zu (D)
Siehe Kommentar zu Frage 5.74 (A).
Zu (E)
Es besteht keine **Hufeisenniere.** Weit einfacher, als sich solch komplizierte, differentialdiagnostische Gedanken zu machen, ist es, einen Schallkopf darauf zu halten, um zu sehen, ob eine solide Raumforderung vorliegt.

Frage 5.78: Lösung D

Zu (D)
Aus den Zellen der Neuralleiste entstehen **Neuroblastome;** sie können also im Verlauf der sympathischen Ganglien und im Nebennierenmark entstehen. Bei einem Tumor im Bereich der Lenden muß beim Kind an ein Neuroblastom gedacht werden. 70 Prozent der Kinder haben bei der Diagnosestellung bereits Metastasen, bevorzugt im Skelett, in Lymphknoten, Schädel und Leber.
Zu (A), (B) und (E)
Bei Kindern seltene bis extrem seltene Tumoren.
Zu (C)
Eine **Zyste** ist kein Tumor, der metastasieren kann.

[F 86]
Frage 5.79: Lösung D

Zu (D)
Bei einem Kleinkind kommt im Bereich der Niere immer ein Wilms-Tumor oder ein **Neuroblastom** in Betracht. Beim Neuroblastom finden sich im Knochenmarkaspirat rosettenartig gelagerte Tumorzellen. Das makroskopische Bild ist eine große knotige Geschwulst mit Pseudokapseln; typisch sind Verkalkungen, Nekrosebezirke und Einblutungen. Der Tumor sitzt der Niere auf, das Nierenbeckenkelchsystem ist intakt.
Das histologische Bild zeigt eine Mischung von undifferenzierten Zellen und einige wie Ganglienzellen aussehende Formen.
Zu (A)
Kein **malignes Lymphom.**
Zu (B)
Der **Wilms-Tumor** wächst in der Niere, verdrängt also das Kelchsystem.
Zu (C)
Das **Ewing-Sarkom** ist ein Knochentumor.
Zu (E)
Nebennierenrindenkarzinome sind bei Kindern sehr selten. Die Kinder fallen vor allem durch endokrine Abweichungen auf (Virilisierung, Cushing-Syndrom). Die Diagnostik stützt sich auf Hormonanalysen.

[F 88]
Frage 5.80: Lösung C

Zu (A), (B) und (D)
Bei dem sich in einigen Wochen entwickelnden Befund, mit Dysurie und Harnverhalt sowie Blutungen, muß an einen **malignen Prozeß** gedacht werden, somit scheiden **Urethralprolaps** (A), ektope **Ureterozele** (B) (angeboren) und **Hämangiom** (D) aus.
Zu (C)
Der Befund zeigt ein typisches **Sarcoma botryoides** (traubenförmiges Sarkom).
Zu (E)
Urothelkarzinome sind bei Kindern extrem selten.

Frage 5.81: Lösung B

Zu (A)
Bei Neurofibromen handelt es sich um Wucherungen von Schwann-Zellen, von kollagenen Fasern durchsetzt, die solitär, multipel oder systemisch (Neurofibromatose) auftreten können; kein Harnblasentumor.

Zu (B)
Das Rhabdomyosarkom ist der häufigste Harnblasentumor des Kindes. Die klinischen Manifestationen sind rezidivierende Hämaturien, Harnverhalt, suprapubisch tastbarer Tumor.

Zu (C)
Das Urothelkarzinom ist kein Tumor des Kindesalters. Allerdings entwickeln 30 Prozent der Patienten mit einer Blasenekstrophie ein Blasenkarzinom, typischerweise etwa um das 30. Lebensjahr.

Zu (D)
Hamartome kommen meist in der Leber subkapsulär vor.

Zu (E)
Hämangiome in der Harnblasenwand sind eine Rarität.

6 Entzündungen

6.1 Niere und Nierenhüllen

Pyelonephritis, paranephritischer Abszeß VI.1

Die **akute Pyelonephritis** ist eine bakterielle, primär hämatogene oder häufiger retrograd aszendierende Entzündung des Nierenparenchyms. Frauen sind häufiger betroffen als Männer. Prädisponierende Faktoren sind Schwangerschaft, Mißbildungen des Harntraktes (Reflux, Stenosen), Steine, Diabetes mellitus, Phenacetinabusus.

Symptome:
Akutes Krankheitsbild mit Fieber bis 40 Grad, Schüttelfrost, Abgeschlagenheit, Flankenschmerzen, häufig geht eine Blasenentzündung vorweg (Zystitis-Pyelonephritis). Auch Brechreiz, Übelkeit, paralytischer Ileus und Makrohämaturie können auftreten.

Diagnose:
Anamnese, klopfschmerzhafte Nierenlager, starke BSG-Erhöhung, im Blutbild Leukozytose, im Urinsediment Bakteriurie, Leukozyturie, Hämaturie. Sonographisch und im Ausscheidungsurogramm ist das Nierenparenchym häufig entzündlich aufgelockert und verdickt, die Kontrastmittelausscheidung oft flau.

Therapie:
Antibiotische Behandlung entsprechend der kulturellen Bakteriologie nach Resistenzlage, ausreichende Flüssigkeitszufuhr; nach Abklingen der akuten Phase sollte die Antibiose über mehrere Wochen fortgeführt werden. Falls eine kausal angehbare Ursache der akuten Pyelonephritis gefunden wird, muß diese nach Abklingen der akuten Erkrankung behoben werden (z.B. Steinentfernung, Antireflux-Operation, Beseitigung einer Restharnbildung etc.).

Die **chronische Pyelonephritis** entwickelt sich nach mangelhafter Behandlung einer akuten oder auch von Anfang an symptomarm und schleichend. Man spricht von einer chronischen Pyelonephritis, wenn die Entzündungszeichen 2 bis 3 Monate nachweisbar waren.

Symptome:
Abgeschlagenheit, Müdigkeit, subfebrile Temperaturen, Gewichtsabnahme, unklare Rücken- und Flankenschmerzen.

Diagnostik:
Anamnese, klopfschmerzhafte Nierenlager, BSG-Erhöhung, im Blutbild Leukozytose, Anämie, Urin-Status Bakteriurie, Leukozyturie. Sonographisch und im Ausscheidungsurogramm sieht man vor allem bei fortgeschrittenen Befunden eine Verschmälerung des Nierenparenchyms und narbige Veränderungen (verplumpte Kelche, Parenchymnarben). Wichtigste **Komplikationen** sind die renale Hypertonie und Schrumpfnieren bis hin zum terminalen Nierenversagen.

Therapie:
Intensive antibiotische Behandlung und Behebung kausaler Ursachen, z.B. Steinsanierung.

Der **paranephritische Abszeß** kann aus einer fortgeschrittenen Pyelonephritis, Steinpyonephrose oder einer hämatogenen Staphylokokkeninfektion entstehen.

Symptome:
Starke Flanken- oder Rückenschmerzen, hohes Fieber, auf der betroffenen Seite Rötung der Haut, starker Druck- und Klopfschmerz, evtl. sichtbare Vorwölbung in der Flanke.

Diagnose:
Anamnese (z.B. Steinleiden, rezidivierende Harnwegsinfekte), körperlicher Befund, im Blutbild Leukozytose, dreistellige BSG-Erhöhung, Urinstatus: Mikrohämaturie, Leukozyturie. Im Ausscheidungsurogramm schlechte Abgrenzbarkeit des Psoasrandschattens, eingeschränkte Beweglichkeit der Niere bei In- und Exspiration (Doppelbelichtung). Der Abszeß selbst ist sonographisch oder besser im CT oder NMR darzustellen.

Therapie:
Bei beginnenden, wenig ausgeprägten Befunden (Paranephritis) kann eine intensive antibiotische Behandlung ausreichen. Bildet sich ein Abszeß,

muß dieser unter breiter antibiotischer Abschirmung drainiert werden (perkutan, operativ). Nach Behandlung der akuten Erkrankung muß versucht werden, die kausale Ursache zu beheben (z.B. Steinsanierung, Entfernung einer funktionslosen Niere).

Frage 6.1: Lösung A

Zu (A)
Die **Pyelonephritis** ist eine herdförmige, bakterielle interstitielle Nephritis mit Beteiligung des Nierenbeckens und kein Beispiel einer primär glomerulären Nephropathie. Die Glomerula werden bei einer Pyelonephritis erst sehr spät destruiert.
Zu (B)
Im Rahmen von verschiedenen Infekten kann es zu einer parainfektiösen Nephritis kommen; die **Leptospirose** wäre hierfür ein typisches Beispiel.
Zu (C)
Zu **Papillennekrosen** kommt es im Rahmen einer Papillitis necroticans beim Diabetes mellitus oder beim Phenacetinabusus.
Zu (D)
Die **polyzystische Nierendegeneration** gehört zu den vererbbaren Nephropathien.
Zu (E)
Im Rahmen einer essentiellen Hypertonie kann es sekundär zu **gefäßbedingten Nephropathien** kommen.

Frage 6.2 Lösung E

Phenacetin, chronisch eingenommen (mehr als 1 kg) kann zu Kapillarosklerosen (A) und chronischer interstiteller Nephritis (B) führen.

Zu (C)
In den Papillenspitzen der Nieren kommt es zur Ablagerung eines braunen Pigmentes und zu Nekrosen.
Zu (D)
Auch die Häufigkeit von Nierenbeckenkarzinomen ist bei chronischem Phenacetinabusus gehäuft.
Zu (E)
Zur nodulären Glomerulosklerose kommt es bei chronischen Glomerulonephritiden.

Frage 6.3: Lösung E

Zu (A)
Bei der akuten Pyelonephritis kommt es zu **Leukozyteninfiltrationen** im Interstitium und in den Sammelrohren; die Leukozytenzylinder der Sammelrohre können mit dem Urin abgehen und angefärbt (Peroxidasefärbung) mikroskopisch nachgewiesen werden.
Zu (B)
Eine **Obstruktion** der Harnwege (z.B. durch Stein, Prostata, Tumor) prädisponiert zur akuten Pyelonephritis.
Zu (C)
Es finden sich gelbliche **Eiterherde,** fleckförmig über Mark und Rinde verteilt.
Zu (D)
Die Nieren schwellen stark an **(Kapselspannungsschmerz).**
Zu (E)
Es handelt sich um kein infektallergisches Geschehen; dies ist z.B. bei der **Glomerulonephritis** der Fall.

Frage 6.4: Lösung D

Zu (A)
Fieber, Schüttelfrost, Abgeschlagenheit und Flankenschmerzen sind typisch für die akute Pyelonephritis.
Zu (B)
Es kommt zur **mäßiggradigen Proteinurie;** eine massive Proteinurie (nephrotisches Syndrom) tritt bei den Glomerulonephritiden auf.
Zu (C)
Man findet mehr als **25 000 Leukozyten/ml.**
Zu (D)
Säurefeste Stäbchen im Urin finden sich bei der **Uro-Tb.**
Zu (E)
Eine **signifikante Bakteriurie** bedeutet mehr als 100 000 Keime/ml.

Frage 6.5: Lösung D

Prädisponierend für eine rezidivierende Pyelonephritis sind:
– der **Diabetes mellitus** (Glukosurie, diabetische Nephropathie, verminderte Abwehrlage) (A).
– der **vesikorenale Reflux** (aszendierender Infekt, Schädigung der Niere durch Drucksteigerung bei Miktion) (B).
– jede **Obstruktion** (Stein, Prostata, Harnröhrenklappe) (C).
– **Proteinurie** disponiert nicht zur Pyelonephritis (D).
– Neurogene (und andere) **Blasenentleerungsstörungen** verhindern die Selbstreinigung der Blase von Keimen bei jeder Miktion und führen so zu chronischen Infekten (E).

Frage 6.6: Lösung E

Zu (1)
Restharn oder Überlaufblase begünstigen aszendierende Infekte.
Zu (2)
In der **Schwangerschaft** kommt es zur hormonell bedingten Atonie der Harnleiter, sowie zur mechanischen Obstruktion bevorzugt des rechten Harnleiters (Vena ovarica, Uterus). Diese Abflußbehinderungen prädisponieren in der Schwangerschaft zu Pyelonephritiden.
Zu (3)
Der **Diabetes** begünstigt multifaktoriell die Entstehung einer Pyelonephritis: Glukosurie, diabetische Nephropathie, Blasenentleerungsstörungen im Rahmen der diabetischen Polyneuropathie.
Zu (4) und (5)
Jede **Nephrolithiasis** (Urat- oder andere Steine) ergibt chronische Infektherde und begünstigt Pyelonephritiden.

Frage 6.7: Lösung D

Gentamycin (Aminoglykosid) muß nach der Nierenfunktion, die hier erheblich eingeschränkt ist, dosiert werden. Bei einem Kreatinin von 8 mg/ml würde man **Gentamycin** mit 2 mg/kg Körpergewicht/24 Stunden dosieren können; eine weniger nephrotoxische Medikation müßte jedoch bevorzugt werden. Gentamycin würde erst beim Versagen anderer Antibiotika gegeben werden. Das Wirkungsspektrum der Aminoglykoside ist zwar groß, die Toxizität jedoch auch.

Frage 6.8: Lösung C

Zu (C)
Bei dem chronischen Gebrauch **phenacetinhaltiger Schmerzmittel** kommt es zu einer chronischen interstitiellen Nephritis mit **Papillennekrosen.** Diese Markpapillen haben schwärzliche Farbe (Papillitis necroticans), können abgestoßen und mit dem Urin ausgeschieden werden.
Zu (A) und (B)
Die akute **Glomerulonephritis** steht in keinem Zusammenhang mit einem Phenacetinabusus; ebensowenig die akute **interstitielle Nephritis.**
Zu (D)
Das klinische Bild der Phenacetinnephritis entspricht dem einer **chronischen Pyelonephritis,** kann aber abakteriell ablaufen.

Frage 6.9: Lösung A

Zu (1) und (2)
Bei Glomerulonephritiden kommt es zu verschiedenartigen Veränderungen in den Glomerula, nicht an den Papillen.
Zu (3)
Zu Papillennekrosen kommt es typischerweise bei der Phenacetinniere. Diese nekrotischen Papillen können abgestoßen werden und unter Harnleiterkoliken abgehen.
Zu (4)
Das akute Nierenversagen steht in keinem Zusammenhang mit Papillennekrosen.
Zu (5)
Bei der Amyloidose, z.B. bei chronischer Osteomyelitis, Tuberkulose oder chronischer Polyarthritis, kommt es zur Ablagerung von Amyloid in der Niere, nicht zu Papillennekrosen.

Frage 6.10: Lösung C

Das Bild zeigt nach Kontrastmittelgabe links eine normal große, rechts eine deutlich verkleinerte Niere. Die Kontrastmittelausscheidung ist seitengleich, der Abfluß zur unauffällig konturierten Blase frei.

Zu (C)
Es dürfte eine pyelonephritische Schrumpfniere rechts vorliegen.
Zu (A)
Zeichen eines Nierentumors im Ausscheidungsurogramm wäre die Verdrängung oder das Fehlen von Kelchen sowie eine Vorbuckelung der Nierenkontur.
Zu (B)
Bei der Markschwammniere liegen Erweiterungen der Tubuli vor, in denen es häufig zu Kalkeinlagerungen kommt. Im Ausscheidungsurogramm sieht man büschelförmige Verkalkungen im Bereich der Papillen.
Zu (D)
Eine Hydronephrose (Wassersackniere) entsteht durch eine Abflußbehinderung. Meist ist die Funktion so sehr eingeschränkt, daß die betroffene Niere im Ausscheidungsurogramm stumm ist. Sonographisch sieht man ein massiv dilatiertes Hohlsystem (Wassersack).
Zu (E)
Die akute interstitielle Nephritis hat kein typisches Korrelat im Ausscheidungsurogramm.

Frage 6.11: Lösung E

Zu (E)
Das makroskopische Präparat zeigt an Aorta und Cava hängend die aufgeschnittenen Nieren samt

Harnleiter. Die Nieren sind beiderseits verkleinert mit narbigen Einziehungen, das Parenchym ist insgesamt verschmälert, Nierenbeckenkelchsystem und Harnleiter sind nicht dilatiert. Im Bereich der Papillenspitzen der Niere sieht man braune Flecken. Das mikroskopische Bild zeigt bei gut erhaltenen Glomerula eine Infiltration des Interstitiums durch eosinophile Granulozyten, Plasmazellen, Histiozyten und Lymphozyten. Es handelt sich um eine abakterielle, interstitielle Nephritis, die braunen Flecken entsprechen Ablagerungen eines lipofuszinartigen Pigments. Solch eine Nephritis beobachtet man am häufigsten nach Analgetika-Abusus (Phenacetin-Niere).

Frage 6.12: Lösung B

Zu (2) und (3)
Eine schlechte Abgrenzbarkeit des **Psoasrandschattens** findet sich vor allem bei entzündlichen, paranephritischen Prozessen, wie z.B. beim **paranephritischen Abszeß** oder beim **Senkungsabszeß**.
Diese können sich entlang des Psoas bis hin zum kleinen Becken ausbreiten.
Zu (1)
Bei der **retroperitonealen Fibrose** bildet sich eine derbe Platte aus, der Psoasrand ist auf der Röntgenaufnahme verwaschen.
Zu (4)
Die **chronische Pankreatitis** zeigt typischerweise Kalkspritzer im mittleren und linken Oberbauch.
Zu (5)
Bei der **Skoliose** ist der Psoasrand häufig asymmetrisch kräftig, aber meist glatt abgrenzbar.

Frage 6.13: Lösung E

Zu (1)
Besonders bei gekrümmtem Rücken oder in Seitlagerung (wie zur Nierenoperation) sieht man unterhalb des Rippenbogens eine prall elastische, flache **Vorwölbung.**
Zu (2)
Die **BSG** ist meist dreistellig erhöht.
Zu (3)
Die **Zwerchfellbeweglichkeit** ist einseitig eingeschränkt, es kann auch zur Durchwanderungspneumonie kommen.
Zu (4)
Die Niere ist entzündlich an der dorsalen Muskulatur fixiert; die verminderte **Atemverschieblichkeit** läßt sich im doppelt belichteten Ausscheidungsurogramm oder sonographisch gut beurteilen.

Frage 6.14: Lösung D

Zu (A)
Die angegebenen Maßnahmen stellen keine spezielle Behandlung dar.
Zu (B)
Ist es zur Abszedierung gekommen, erreichen die **Antibiotika** nicht mehr den Herd und sind nicht ausreichend.
Zu (C)
Die **Wärme** beschleunigt eine Abszeßbildung und ist keine ausreichende Behandlung.
Zu (D)
Unter **breiter antibiotischer** Abschirmung wird ein paranephritischer Abszeß **inzidiert** und **drainiert**.
Zu (E)
Falls eine breite antibiotische Abschirmung erfolgt, kann man paranephritische Abszesse auch, sonographisch gesteuert, **perkutan punktieren** und mit dicken Drainagen ableiten. Eine ausschließliche Punktion ohne Antibiotikagabe wäre jedoch falsch.

6.4 Blase

Zystitis VI.2

Unter einer Zystitis versteht man ganz allgemein die Entzündung der Blase. Man kann *akute* und *chronische* Formen unterscheiden. Ätiologisch ist am häufigsten die *bakterielle Zystitis* mit gram-negativen oder seltener gram-positiven Keimen; gelegentlich sind auch Trichomonaden, Amöben, Hefen oder Mykoplasmen nachzuweisen. Auch durch chemische Substanzen (z.B. bei Vergiftungen) oder physikalische Noxen (z.B. Bestrahlung, Fremdkörper) kommt es zur Blasenentzündung. Führt die Entzündung zur Makrohämaturie, spricht man von einer *hämorrhagischen* Zystitis.
Klinik:
Dysurie, Pollakisurie, imperativer Harndrang. Im Urin finden sich reichlich Leukozyten, Erythrozyten, bei bakterieller Genese Keime. Eine Leukozytose im Blutbild oder BSG-Erhöhung tritt nur bei einer Mitbeteiligung eines parenchymatösen Organs auf.
Therapie:
Bei der bakteriellen Zystitis antibiotische Behandlung nach Antibiogramm. Zusätzlich können die Beschwerden mit Spasmolytika kupiert werden.
Sonderformen:
Cystitis granularis bei Mädchen bis zur Pubertät (unspezifische Entzündung durch vermutlichen urethrovesikalen Reflux beim Baden).

> *Interstitielle Zystitis:* Chronisches Krankheitsbild, vorwiegend bei Frauen im 3. bis 4. Lebensjahrzehnt, unbekannte Genese. Es entwickelt sich über Jahre bei erheblichen Beschwerden eine Schrumpfblase, die gelegentlich durch konservative Behandlungsversuche (z.B. Peroxynorminjektionen in die Blasenwand) nicht zu beherrschen ist und operativ durch eine supravesikale Harnableitung versorgt werden muß.

Frage 6.15: Lösung C

Bei der **akuten Zystitis** kommte es zu
- Nykturie (1) (nächtliches Wasserlassen),
- Pollakisurie (2) (gehäufte Miktion),
- Leukozyturie (3),
- Bakteriurie (4), wobei eine akute Zystitis auch abakteriell verlaufen kann, z.B. die Strahlenzystitis.

Zu (5)
Die **Inkontinenz** ist ein weiter Begriff, der nicht zur akuten Zystitis gehört. Jedoch kann es im Rahmen einer akuten Zystitis auch zur Urge-Inkontinenz kommen.

F 86
Frage 6.16: Lösung B

Zu (4)
Bei der akuten Zystitis kommt es auch zur **Mikrohämaturie.**
Zu (1) und (3)
Siehe Kommentar zu Frage 6.15.
Zu (2) und (5)
Es kommt nicht zu **Fieber** und **BSG-Erhöhung.**
Bei zystitischen Symptomen wären dies Zeichen der Erkrankung eines parenchymatösen Organs, also einer akuten Pyelonephritis oder auch akuten Prostatitis. Die reine Zystitis geht ohne Leukozytose, Fieber oder BSG-Erhöhung einher.

H 86
Frage 6.17: Lösung E

Unter einer **Zystitis** versteht man ganz allgemein eine Blasenzündung. Diese kann bakteriell oder abakteriell verlaufen (z.B.: Strahlenzystitis, interstitielle Zystitis). Ein **Keimnachweis** ist nicht immer möglich oder kann auch schwierig sein (z.B. Uro-Tb). Unter signifikanter Bakteriurie versteht man mehr als 100000 Keime/ml Urin.

Frage 6.18: Lösung D

Bei Männern sind Harnwegsinfekte weit seltener als bei Frauen; die Häufigkeit nimmt erst nach dem 50. Lebensjahr zu. Häufigste Ursache ist beim Mann die **Blasenhalsobstruktion** mit Restharnbildung (D). Jede **infravesikale Obstruktion** mit behinderter Blasenentleerung, z. B.
- Harnröhrenstriktur (B) oder
- hochgradiger Phimose (E)
erhöht das Risiko eines Harnwegsinfektes.

Zu (A)
Diabetes mellitus prädisponiert durch Glukosurie und Blasenentleerungsstörungen zu Harnwegsinfekten.
Zu (C)
Nicht dagegen eine **Hypospadie.**

Frage 6.19: Lösung C

Jeder **Blasenkatheter,** transurethrale mehr als suprapubische, führt zu **chronischen Harnwegsinfekten.** Die Notwendigkeit einer Infektionsprophylaxe dürfte allgemein anerkannt sein, die Art wird durchaus kontrovers diskutiert.

Zu (A)
Sicher falsch ist die Einnahme eines **Breitband-Antibiotikums.**
Zu (B), (C), (D) und (E)
Das IMPP hatte **Blasenspülungen** (C) für richtig erklärt; genauso möglich ist allerdings die Gabe von **Nitrofurantoin** (B) oder niedrig dosierten **Sulfonamiden** (D) oder die **Ansäuerung des Urins** (E). Ein saurer Urin-pH hemmt das Wachstum vieler Bakterienarten.

H 89
Frage 6.20: Lösung D

Bei jedem liegenden Harnblasenkatheter (transurethralem schneller als suprapubischem) kommt es nach einigen Tagen zur Keimbesiedlung der Blase. Insbesondere in Krankenhäusern kommen auch hochpathogene Keime vor, so daß hier zur Verhütung nosokomialer Infektionen ein geschlossenes Harnableitungssystem gefordert wird.

Zu (D)
Bei einem geschlossenen Harnableitungssystem ist der Katheter kontinuierlich über einen Schlauch an einem Beutel mit einem Rückschlagventil angeschlossen, der Urin wird über eine Abflußvorrichtung abgelassen. Der Beutel wird unter sterilen Kautelen z.B. einmal pro Woche gewechselt.
Zu (A)
Bei jedem Öffnen des Katheters (Entfernung von Harnableitungssystem oder Stöpsel) kann es durch das Innere des Katheterlumens zur Keiminvasion kommen.

Zu (C)
Wird der Urin über ein Harnableitungssystem über Wochen kontinuierlich abgeleitet und ist die Blase ständig leer, kommt es zur Schrumpfblase. Falls keine speziellen medizinischen Gründe dagegen sprechen, sollte immer durch intermittierendes Abklemmen des Katheters Blasentraining erfolgen, um die Blasenkapazität zu erhalten.

Zu (B)
Bei jedem transurethralen Katheter kommt es entlang der mukopurulenten Membran via Harnröhre rasch zur Keimbesiedlung der Blase. Die Infektionsgefahr ist bei einer suprapubischen Katheterdrainage vermindert, darüber hinaus vermeidet sie Läsionen der Harnröhre und belästigt den Patienten weniger. Ist eine Harnableitung über Wochen oder länger nötig, sollte insbesondere beim Mann immer ein suprapubischer Katheter gelegt werden.

Bilharziose VI.3

> Von **Schistosomen** (Sch. haematobium, mansoni, japonicum) sind auf der Welt etwa 100 Millionen Menschen befallen. Die Schistosomen leben in den perivesikalen und perirektalen Venenplexus, die Eier werden von Weibchen in die Venenkapillaren der Blasenwand und des distalen Ureters gelegt. Aus den sich konsekutiv abspielenden entzündlichen Prozessen resultieren die urologischen **Komplikationen:** Schrumpfblase, Blasenhalssklerose, Blasensteine, vesikorenaler Reflux, Stenosierung der Ureteren mit Ausbildung von Stauungsnieren. Bei chronischen Formen entsteht häufig ein Plattenepithelkarzinom.
> **Diagnostik:** Nachweis von Schistosomen im Blut und Urin, Komplementbindungsreaktion, Zystoskopie: Sandkornzystitis; histologische Sicherung aus PE's der Blasenwand; im Ausscheidungsurogramm Verkalkungen der Blasenwand.
> **Therapie:** Medikamentös sowie chirurgische Behandlung der Komplikationen.

[H 87]
Frage 6.21: Lösung E

Bilharziose (frühere Bezeichnung: **Schistosomiasis**) ist in einer Reihe von Ländern endemisch. Auch bei uns muß man bei unklarer Symptomatik und Aufenthalt in entsprechenden Ländern an eine Bilharziose denken. Urologische Komplikationen der Bilharziose sind:
- **Schrumpfblase** (1) durch chronisch entzündliche Veränderungen
- **Blasenhalsobstruktion** (2) durch entzündliche Blasenhalssklerose
- **Blasensteine** (3) und Verkalkungen der Blasenwand
- Prädisposition für **Blasenkarzinom** (4)
- **Harnleiterstenosen** und **vesikoureteraler Reflux** (5)

[H 88]
Frage 6.22: Lösung D

Zu (A) (B) (C) und (E)
Siehe Kommentar zu Frage 6.21.
Zu (D)
Blasendivertikel gehören nicht zu den typischen Veränderungen bei der Bilharziose (Schistosomiasis).

Frage 6.23: Lösung A

Zu (A)
Blasendivertikel sind nicht typisch bei Bilharziose.
Zu (B)
Unbehandelt kann die Bilharziose zur **Schrumpfblase** führen.
Zu (C)
In Ägypten haben z.B. 97 Prozent aller Blasenkarzinompatienten eine Bilharziose; hierbei sind **Plattenepithelkarzinome** sehr häufig.
Zu (D)
Die **Mikrohämaturie** tritt als unspezifisches entzündliches Symptom auf.
Zu (E)
Die chronische Blasenentzündung erzeugt die Symptome einer **chronischen Zystitis**.

6.5 Harnwegsinfektionen

Harnwegsinfekt VI.4

> Bei den unspezifischen Infektionen der Niere und der ableitenden Harnwege finden sich überwiegend **gram-negative Bakterien** der Darmflora; in ⅔ der Fälle Escherichia coli, gefolgt von Enterokokken, Proteus, Klebsiellen, Pseudomonas, Staphylokokken. Aufgrund der Kontaminationsmöglichkeiten des Urins spricht man erst ab einer Keimzahl von 10^5 **Keimen pro ml Urin** von einer signifikanten **Bakteriurie**. Infektionen mit mehreren Bakterienspezies, sog. Mischinfektionen, lassen sich bei obstruktiven Entzündungen oder Katheterträgern nachweisen.
> Bei 10–20 Prozent aller Frauen treten im Laufe des Lebens Harnwegsinfektionen, mit einem Gipfel um das 20. Lebensjahr und einer Zunahme in der Postmenopause, auf.
> Bei Männern kommt es erst im fortgeschrittenen Alter gehäuft zu Harnwegsinfekten (verursacht durch Prostataadenome).
> Bei Kindern sind nachgewiesene Harnwegsinfekte immer ein Anlaß, an einen vesikoureterorenalen Reflux zu denken.

[F88]
Frage 6.24: Lösung B

Zu (B)
Häufigster Erreger von Harnwegsinfekten mit pathogenetischer Bedeutung ist **Escherichia coli** (aus der Darmflora). Aufgrund der anatomischen Gegebenheiten sind Frauen besonders zu bakteriellen Zystitiden prädisponiert.
Zu (A) und (C)
Staphylokokken sind als Hautkeime meist nur artifizielle Verunreinigungen des Urins und haben ebenso wie **Streptokokken** kaum pathologische Bedeutung.
Zu (D) und (E)
Proteus vulgaris und **Pseudomonas aeruginosa** sind weit seltenere Keime, die meist bei Katheterträgern, Blasenentleerungsstörungen oder Steinpatienten gefunden werden. Sie führen zu weit schwereren Krankheitsbildern und sind auch gegen viele Antibiotika resistent.

Frage 6.25: Lösung D

Zu (1)
Staphylococcus aureus ist ein Hautkeim.
Zu (2) (3) und (4)
Kolikbakterien, Enterokokken und **Proteus** sind häufige Harnwegskeime.
Zu (5)
Hämolysierende Streptokokken finden sich z.B. bei Racheninfektionen.

[H91]
Frage 6.26 Lösung A

Bei der aufgetretenen Urtikaria kann es sich um eine Allergie oder ein Ampicillinexanthem (in bis zu 10% der Fälle) handeln. Zur erneuten Behandlung kommt, natürlich in Abstimmung mit dem Resistogramm, am ehesten Cotrimoxazol (A) in Betracht.

Zu (B)
Gentamycin ist als parenterales, hochpotentes und relativ toxisches Antibiotikum speziellen Indikationen vorbehalten.
Zu (C) und (D)
Gegen Propicillin spricht zum einen die mögliche Kreuzallergie mit Ampicillin, zum anderen auch wie bei Erythromycin die schlechte Wirksamkeit bei gramnegativen Keimen.
Zu (E)
Ofloxacin (Gyrasehemmer) hat zwar ein großes Spektrum, wird für Kinder aber nicht empfohlen.

[H91]
Frage 6.27: Lösung B

Zu (A), (C), (D), und (E)
Bei Fisteln beim Morbus Crohn steht die Behandlung der Grunderkrankung im Vordergrund. Die geschilderten Fisteln werden zwar pflegerische oder ernährungsphysiologische Probleme machen, die aber beherrscht werden sollten, bis der M. Crohn therapeutisch stabilisiert ist.
Zu (B)
Tritt dagegen eine enterovesikale Fistel auf, kommt es zur chronischen Harnwegsinfektion, die auf längere Sicht den Patienten zusätzlich schwächt und die Nierenfunktion zerstört. Eine Fistel zwischen Blase und Darm verschließt sich auch bei gutem Therapieansprechen des M. Crohn nicht von selbst. Der Fistelverschluß ist bei floridem Crohn und den oft mehrfach abdominal voroperierten Patienten sehr problematisch und muß für jeden Einzelfall sorgfältig gemeinsam von Gastroenterologen, Chirurgen und Urologen geplant werden.

[F92]
Frage 6.28: Lösung A

Typische Beschreibung einer abszedierenden Divertikulitis des Sigmas mit Fistelbildung zur Blase. Diagnostik: Sigmoidoskopie, Ausscheidungsurogramm, Zystogramm, Zystoskopie, Kontrolle des Urins auf fäkulente Bestandteile oder einige Tage zuvor gegebenen Mohnkörnern. Therapie: Resektion des divertikeltragenden Darmabschnittes, Exzision der Fistel und mehrfache Deckung derselben. Bei inoperablen Patienten kann ein Fistelverschluß mit Fibrinklebern versucht werden.

6.6   Harnröhre
6.7   Prostata, Samenblasen

Prostatitis, Urethritis VI.5

Prostataentzündungen: Man kann unterscheiden zwischen der *akuten* und *chronischen* Prostatitis.
Ätiologie: *Hämatogene* Streuung (selten) bei Furunkulose, Tonsillitis, Zahngranulomen und anderem. *Lymphogener* und *kanalikulärer* Infektionsweg bei Harnwegsinfektionen, Urethritis und nach transurethraler Instrumentation.
Symptome der *akuten* Prostatitis sind sehr heftige Schmerzen im Dammbereich mit Pollakisurie, Dysurie, gelegentlich Hämaturien, Fieber; die rektale Palpation ist extrem schmerzhaft, die Prostata ist vergrößert, evtl. fluktuierend.

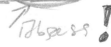

Die *chronische* Prostatitis kann sich aus einer nicht ausreichend therapierten akuten Prostatitis entwickeln oder primär schleichend beginnen. **Symptome** sind diffuse Schmerzen im Dammbereich, ausstrahlend in die Hoden, Leiste, gelegentlich subfebrile Temperaturen und Miktionsbeschwerden. Oft entwickelt sich ein psychosomatisches Beschwerdebild (Nervosität, Schlafstörungen, sexuelle Probleme). Palpatorisch ist die Prostata meist druckdolent, weich, schwammig.
Diagnose: Anamnese, rektaler Tastbefund, im Urinsediment meist Leukozyturie und Bakterien; bei der *chronischen* Prostatitis **3-Gläser-Probe** und Kulturen von Urin und Ejakulat auf Tuberkulose prüfen. Im Ausscheidungsurogramm und Miktionszystourethrogramm sollten ätiologisch mitverantwortliche **Läsionen** (Harnröhrenstriktur, Steine) abgeklärt werden. Eine ernste Komplikation ist die Ausbildung eines **Prostataabszesses**, der ein hoch akutes Krankheitsbild darstellt. Eine Sonderform ist die *granulomatöse* Prostatitis. Auffälligster Befund ist hier die erhebliche Induration der Prostata, die palpatorisch wie ein Karzinom erscheinen kann.
Therapie: Sie besteht bei allen Prostatitiden in der möglichst resistenzgerechten **antibiotischen Behandlung;** bei schwereren Formen sollte bis zum Abklingen der akuten Symptomatik der Urin über einen suprapubischen Katheter abgeleitet werden. Um Rezidive zu vermeiden, sollten **Grundkrankheiten** (z. B. Strikturen) **saniert** werden.

Frage 6.29: Lösung D

Zu (D)
Der **Prostataabszeß** ist ein seltenes, schweres Krankheitsbild, das bevorzugt bei geschwächten Patienten mit für Infekte prädisponierenden Erkrankungen, z. B. Diabetes mellitus, auftritt. Symptome sind Fieber, Leukozytose, Dysurie, Schmerzen im Dammbereich. Der rektale Tastbefund zeigt eine pralle, stark dolente, fluktuierende Schwellung der Prostata. Die Untersuchung muß vorsichtig erfolgen, da durch die rektale Palpation auch ein septischer Schock ausgelöst werden kann.
Zu (A)
Bei **Morbus Crohn** liegen typischerweise anamnestisch Darmsymptome vor.
Zu (B)
Die **tuberkulöse Prostatakaverne** hat kein akutes Krankheitsbild, sondern eine eher schleichende Symptomatik.
Zu (C)
Für das **zerfallende Prostatakarzinom** wären septische Temperaturen atypisch. Es ist auch kein akutes Krankheitsbild, wohl aber kann sich ein Prostataabszeß auch in einem Prostatakarzinom bilden.

Zu (E)
Beim **anorektalen Karzinom** würde die Darmsymptomatik (Ileus) im Vordergrund stehen; bei rektalen Beschwerden besteht kein plötzlich auftretendes Krankheitsbild.

Frage 6.30: Lösung E

Ein **Prostataabszeß** kann spontan in die Blase oder ins Rektum perforieren, häufig muß operativ (z.B. transurethral) der Abszeß eröffnet werden. Dies muß immer unter breiter antibiotischer Abschirmung geschehen. Eine Beeinträchtigung der **Erektionsfähigkeit** ist nach Ausheilung nicht zu erwarten.

Frage 6.31: Lösung B

Septische Temperaturen im Zusammenhang mit Symptomen des Harntraktes (Flankenschmerz, Dysurie) lassen auf ein ernstes akutes Geschehen schließen, das umgehender Klärung bedarf. Vor komplizierten differentialdiagnostischen Erwägungen wird die körperliche Untersuchung stehen, die rektale Palpation bringt in Sekundenschnelle die richtige Diagnose.
Zu (B)
Der rektale Tastbefund zeigt bei einer akuten Prostatitis eine geschwollene, stark dolente Prostata, beim Prostataabszeß eine fluktuierende, prall elastische, dolente Vorwölbung. Die rektale Untersuchung sollte vorsichtig erfolgen, da es bei grober oder wiederholter Palpation zum septischen Schock kommen kann. Therapie ist die hochdosierte Gabe eines Breitspektrumantibiotikums, Anlage einer suprapubischen Harnableitung sowie beim Abszeß transurethrale (TUR) oder rektale Abszeßinzision.
Zu (A)
Die Symptome einer Urogenitaltuberkulose entwickeln sich schleichend über Monate hinweg (Nachtschweiß, Dysurie, Pollakisurie, subfebrile Temperaturen).
Zu (C)
Typisch für einen hochsitzenden Harnleiterstein sind Flankenschmerzen, erst ein tiefsitzender (prävesikaler) Stein wird Miktionsbeschwerden verursachen.
Zu (D)
Miktionsbeschwerden beim Prostatakarzinom entwickeln sich über Wochen bis Monate. Eine Entzündung oder ein Prostataabszeß kann sich aber auch in einem Prostatakarzinom abspielen.
Zu (E)
Fieber bei einem Zoster zeigt keinen septischen Verlauf.

Frage 6.32: Lösung D

Zu (1)
Ist es zu einer Abszedierung gekommen, reicht die alleinige Gabe von Antibiotika nicht aus.
Zu (2)
Zusätzlich muß der Abszeß eröffnet werden, z.B. durch die transurethrale Resektion eines Teils der Abszeßwand.
Zu (3)
Nicht ausreichend ist die perineale Punktion, der Abszeß würde sich rasch wieder bilden.

Frage 6.33: Lösung C

Einen weiteren Hinweis erbringt die obligate rektale Untersuchung vor differentialdiagnostischen Spielen: Hinweis auf eine chronische Prostatitis ist eine leicht vergrößerte, teigig weiche, mäßig druckdolente Prostata.
Zu (C)
Erste Untersuchung ist die Drei-Gläser-Probe: die erste Urinportion zeigt den Keimbefall der Urethra, die zweite Urinportion (Mittelstrahlurin) den der Blase. Nach Prostatamassage zeigt die letzte Urinportion den Keimstatus der Prostata an, der dann resistenzgerecht therapiert werden kann.
Zu (A) und (D)
Ausscheidungsurogramm und Miktionszystourethrogramm werden im weiteren angefertigt, um evtl. zugrunde liegende Ursachen (wie Harnröhrenstriktur, Steinleiden, pyelonephritische Veränderungen) erkennen zu können. Bei chronischen Prostatitiden kommt es oft zu multiplen kleinen Verkalkungen der Prostata (Prostatasteinchen), die man radiologisch sehr schön sieht.
Zu (B)
Die Uroflowmetrie ist als sehr unspezifische Untersuchung zunächst nicht hilfreich.
Zu (E)
Die Leukozytenszintigraphie ist hierfür kein klinisches Verfahren.

Frage 6.34: Lösung B

Zu (A)
Vorwiegend erkranken Patienten im 5. bis 6. Lebensjahrzehnt, nicht Kinder.
Zu (B)
Da palpatorisch die granulomatöse Prostatitis wie ein Prostatakarzinom erscheinen kann, erfolgt häufig eine Prostatabiopsie und histologische Diagnose: Es finden sich Herde von **Histiozyten, Lymphozyten, Plasmazellen** und **Makrophagen** im Prostatagewebe.
Zu (C)
Es besteht kein Zusammenhang mit der **Uro-Tuberkulose.**
Zu (D)
Auch vom histologischen Bild kann die granulomatöse Prostatitis mit einem **Prostatakarzinom** verwechselt werden. Deshalb sind für den Pathologen anamnestische Angaben wichtig, in Zweifelsfällen werden immunhistochemische Färbungen durchgeführt.
Zu (E)
Histologisches Bild siehe (B).

Frage 6.35: Lösung A

Zu (A)
Die **granulomatöse Prostatitis** ist vermutlich eine Kombination von **Sekretstau** und **Infektion.** Es kommt zur Extravasation von Prostatasekret in das Stroma der Prostata mit nachfolgender granulomatöser Fremdkörperreaktion. Typisch ist zusätzlich ein bakterieller Harnwegsinfekt.
Zu (B), (C), (D) und (E)
Kein Zusammenhang mit granulomatöser Prostatitis.

Frage 6.36: Lösung B

Zu (B)
Chlamydia trachomatis hat als Erreger unspezifischer Urethritiden des Mannes einen Anteil von 30 bis 50 Prozent. Übertragungsweg ist meist der Geschlechtsverkehr. Bei Frauen liegt häufiger eine Zervizitis vor.
Zu (A)
Die Mykoplasmen-Urethritis wird durch Ureaplasma urealyticum verursacht. Das Ausmaß der Pathogenität dieses Erregers ist jedoch nicht geklärt, da er auch beim Gesunden vorkommt.
Zu (C)
Zur Urethritis durch Candida albicans kommt es vor allem bei prädisponierenden Faktoren wie Diabetes mellitus, Einnahme von Breitspektrum-Antibiotika oder lokaler Kortison-Anwendung.
Zu (D)
E. coli verursacht eher selten eine Urethritis, häufiger sind bakterielle Entzündungen durch Staphylokokken verursacht.
Zu (E)
Trichomonaden haben beim Mann einen Anteil von etwa 12 Prozent an den unspezifischen Urethritiden.

Frage 6.37 Lösung A

Zu (A)
Für Gonorrhöe typisch ist die Inkubationszeit (2 bis 7 Tage), Urethritis, Ausfluß von eitrigem Sekret.
Zu (B)
Die Symptome bei Mykoplasmenurethritis sind milder, der Ausfluß ist glasig-klar oder fehlend.
Zu (C)
Die Trichomonadenurethritis ist beim Mann relativ symptomarm, es besteht kein eitriger Ausfluß.
Zu (D)
Lues Stadium I: Bildung des Primäraffektes etwa 3 Wochen nach Infektion, Schwellung regionärer Lymphknoten.
Zu (E)
Ulcus molle: Inkubationszeit 3 bis 10 Tage, schmerzhaftes, weiches Ulkus, Schwellung regionärer Lymphknoten.

Frage 6.38: Lösung B

Der mikroskopische Direktnachweis eines Ausstrichpräparates (A), (C) ist möglich, bei den zunehmenden Resistenzen ist am besten aber die kulturelle Anzüchtung auf Selektivnährböden mit anschließender Erregeridentifikation, im Resistogramm sollte die Beta-Laktamase-Bildung geprüft werden.
Zu (D) und (E)
TPHA- und VDRL-Test sind Untersuchungen auf Lues.

Frage 6.39 Lösung B

Zu (B)
Im Rahmen der Gleichberechtigung bezeichnet man die Entzündung von Prostata und Bläschendrüsen (Prostatovesikulitis) auch als männliche Adnexitis. Ätiologie, Diagnostik und Therapie sind mit dem Krankheitsbild der Prostatitis identisch. Bei hartnäckigen und schweren Erkrankungen muß ein Samenblasenempyem in Betracht gezogen werden (transrektale Sonographie) und ggf. drainiert werden.
Zu (A)
Die auf die hintere Harnröhre begrenzte Entzündung (Urethritis posterior) ist ein seltenes Krankheitsbild des Kindesalters unklarer Ätiologie.
Zu (C)
Die Ureteritis ist eine Begleitentzündung der Harnleiter bei Pyelonephritiden oder Zystitiden, gelegentlich auch fortgeleitet von einem benachbarten Organ, z.B. bei Appendizits oder Morbus Crohn.
Zu (D) und (E)
Falsch.

Frage 6.40: Lösung B

Gegen Mykoplasmen wirken am besten **Tetrazykline**. Da der Keimnachweis von Mykoplasmen schwierig ist, wird man auch bei fehlendem Nachweis unspezifische Urethritiden bevorzugt mit Tetrazyklinen behandeln.

6.8 Hoden und Nebenhoden

Epididymitis (Nebenhodenentzündung) VI.6

Sie entsteht meist **kanalikulär deszendierend** aus einem Harnwegsinfekt oder einer Prostatitis; gehäuft bei Katheterträgern oder transurethraler Instrumentierung, seltener auch durch hämatogene oder lymphogene Streuung.
Die *akute* Epididymitis geht einher mit sich über Tage entwickelnden sehr starken Schmerzen im betreffenden Skrotalfach, ausstrahlend nach inguinal entlang des Funikulus; Fieber bis 40 Grad, stark dolente Schwellung des Nebenhodens mit zunehmender ödematöser Schwellung der Skrotalhaut.
Bei der *chronischen* Epididymitis finden sich derbe, mäßig druckdolente Indurationen des Nebenhodens, häufig resultierend aus einer nicht vollständig abgeheilten akuten Epididymitis.
Diagnose: Sie wird durch den klinischen Verlauf (Entwicklung, im Gegensatz zur Torsion, über Tage) und den Lokalbefund gestellt; häufig ist ein Harnwegsinfekt nachweisbar, im Blutbild und der BSG finden sich Entzündungszeichen.
Differentialdiagnostisch kommt die Nebenhodentuberkulose, Hodentumoren, Hodentorsionen oder die akute Orchitis in Betracht.
Therapie: Bettruhe, Kühlen und Hochlagern des Hodens, Antiphlogistika, Antibiotika, Infiltration des Samenstranges mit Lokalanästetika. Nach Abklingen der akuten Erkrankung sollte durch Uroflowmetrie und Urethrogramm eine evtl. ätiologisch verantwortliche **Harnröhrenstriktur ausgeschlossen werden.**

Frage 6.41: Lösung B

Zu (B)
Die Schilderung läßt auf eine **Epididymitis** schließen. Sie tritt meist nach der Pubertät auf, verläuft recht schmerzhaft, begleitet von Fieber und Schwellung des Nebenhodens. Häufig finden sich Harnwegsinfekte und Leukozyturie; im Blutbild fällt eine Leukozytose und BSG-Erhöhung auf.

6 Entzündungen

Zu (A)
Beim Erwachsenen findet sich eine **Orchitis** meist im Rahmen einer Mumps (Mumps-Orchitis; Anamnese). Der Palpationsbefund ist bei starker Schwellung und Schmerzhaftigkeit häufig nicht eindeutig. Hinweis auf eine Orchitis ist aber der fehlende pathologische Urinbefund; häufig ist keine Leukozytose, trotz hohem Fieber, nachweisbar; der Nachweis von Mumpsantikörpern erfolgt immunologisch.

Zu (C)
Samenstrangtorsionen treten meist vor der Pubertät auf; im Urin sind normalerweise keine Auffälligkeiten festzustellen.

Zu (D)
Der **Hodentumor** ist gekennzeichnet durch eine schmerzlose Schwellung, ohne Fieber und pathologischen Urinbefund; er stellt kein akutes Ergebnis dar.

Zu (E)
Die **Hydrocele funiculi spermatici** entwickelt sich langsam, ist nicht dolent; es besteht kein Fieber und kein pathologischer Urinbefund.

Frage 6.42: Lösung E

Zu (1)
Die Epididymitis entwickelt sich meist über mehrere Tage und führt zu einer **schmerzhaften Schwellung** des Nebenhodens.

Zu (2)
Bei zunehmender Entzündung kommt es zur Rötung und teigigen Schwellung der Skrotalhaut und auch zur Bildung einer symptomatischen **Hydrozele.**

Zu (3) und (4)
Fieber und **allgemeines Krankheitsgefühl** gehören zu den Symptomen.

Zu (5)
Ebenso **Schmerzen** im Verlauf des **Samenstranges.**

Frage 6.43: Lösung B

Zu (B)
Die Epididymitis entsteht meist **kanalikulär** im Rahmen einer Prostatitis, Urethritis, Harnwegsinfektion oder bei Katheterismus und transurethralen Operationen.

Zu (A) und (C)
Eine **hämatogene Streuung** ist nicht die Ursache.

Zu (D)
Eine Epididymitis kann im Rahmen eines Harnwegsinfektes auftreten, aber nicht typischerweise bei einer **akuten Zystitis.**

Frage 6.44: Lösung E

Zu (1)
Jede **infravesikale Obstruktion** begünstigt Harnwegsinfekte.

Zu (2)
Bei jeder Epididymitis sollte nach Abklingen des akuten Krankheitsbildes eine **Harnröhrenstriktur** ausgeschlossen werden. Besonders bei Harnröhrenstrikturen kommt es nämlich durch den hohen Miktionsdruck zum Einpressen von (infiziertem) Urin in den Ductus deferens und Nebenhoden.

Zu (3)
Harnwegsinfekte begünstigen die Epididymitis.

Zu (4) und (5)
Harnröhrenverletzungen (z.B. bei transurethralen Operationen) oder Dauerkatheter begünstigen die Nebenhodenentzündungen, da es entlang der mukopurulenten Membran zu einer raschen Keimbesiedlung von hinterer Harnröhre und Blase kommt.

Frage 6.45: Lösung E

Auf den **Hoden** greift eine **akute Epididymitis** nur selten über; allerdings ist die exokrine Funktion des betroffenen Hodens durch entzündliche Verklebungen im Nebenhoden oft beeinträchtigt (bei beidseitigem Auftreten: Verschlußazoospermie). Eine **primäre Orchitis** entsteht am häufigsten im Rahmen einer Mumps. Die meisten Entzündungen im männlichen Genitalbereich entstehen nicht hämatogen, sondern **kanalikulär**, von Harnröhre und Blase ausgehend (Epididymitis, Prostatitis). Somit sind beide Aussagen falsch.

Frage 6.46: Lösung D

Zu (1)
Typisch für eine **Nebenhodentuberkulose** ist eine derbe, sich schleichend entwickelnde indolente Induration des Nebenhodens.

Zu (2), (3) und (4)
Siehe Kommentar zu Frage 6.43 und 6.44.

Zu (5)
Zwischen **Harnleiterstein** und Epididymitis besteht kein Zusammenhang.

6.9 Urogenitaltuberkulose

Urogenitaltuberkulose

Die Urogenitaltuberkulose entsteht durch **sekundäre hämatogene Streuung** eines meist in der **Lunge** gelegenen **Primärherdes.** Sie manifestiert sich in der Niere und evtl. in der Prostata; kanalikulär deszendierend können Blase und Nebenhoden befallen werden.

Der Befall der **Nieren** ist vom Entstehungsmechanismus her doppelseitig, oft kommt es aber nur zur Manifestation in einer Niere: Bildung von Kavernen, Einschmelzungen und Infarzierungen; das Endstadium ist die **totale Verkäsung** der Niere (**Kittniere**).
Der **Ureter** wird kanalikulär deszendierend befallen; es bilden sich narbige Stenosierungen.
In der **Blase** kommt es im Frühstadium zur chronischen Zystitis, später entstehen Granulome und Tuberkel; Endstadium ist die Schrumpfblase.
Die **Prostata** wird knotig infiltriert mit Ausbildung von Verkalkungen und Kavernen; der **Ductus deferens** wird induriert, es kommt zur kavernösen Einschmelzung der Nebenhoden, evtl. mit Ausbildung von Skrotalhautfisteln.
Das klinische Bild entwickelt sich schleichend, mit einer Latenz bis zu 30 Jahren nach der primären Tuberkulose: subfebrile Temperaturen, Dysurie, Pollakisurie, chronische Epididymitis.
Diagnostik: Höchst tuberkuloseverdächtig ist der **Urinbefund**: massenhaft Leukozyten, steriler Urikult (sterile Leukozyturie). Im Thorax-Röntgenbild findet man häufig alte Tuberkel, im Ausscheidungsurogramm flaue Nierenparenchymverkalkungen, Prostataverkalkungen, Kelchdivertikel, Stenosen der Kelchhälse, Darstellung von Kavernen, Ureterstenosen, evtl. Schrumpfblase. Bewiesen wird die Tuberkulose durch den Nachweis einer Kultur von Tuberkelbakterien auf speziellen Nährböden (Urin, Ejakulat, Menstrualblut) oder durch histologische Sicherung.
Therapie: Eine **chirurgische** Behandlung ist erst nach begonnener tuberkulostatischer Behandlung und nur in bestimmten Fällen angezeigt, z.B. Nephrektomie einer funktionslosen Niere, Harnleiterneueinpflanzung bei Harnleiterstenosen, Blasenerweiterungsplastik bei Schrumpfblase.
Die **tuberkulostatische** Behandlung hat eine hohe Heilungsrate; initial wird für 6 Monate eine **Dreierkombination** (Streptomycin, Para-Aminosalizylsäure, Isoniazid, Rifampicin, Ethambutol) gegeben. Nach der Initialbehandlung ist über weitere 1½ Jahre die Gabe einer **Zweierkombination** (Isoniazid und Rifampicin bzw. Ethambutol) bzw. eines **Monopräparates** (Isoniazid) erforderlich.

Frage 6.47: Lösung B

Zu (B)
Die **Urogenitaltuberkulose** entsteht mit einer Latenz von 6 Monaten bis 30 Jahren aus einem **Herd einer Lungentuberkulose**.
Zu (A)
Eine **Intestinaltuberkulose** ist, seit die Tierbestände in der Landwirtschaft bei uns praktisch tuberkulosefrei sind, extrem selten geworden.
Zu (C) und (D)
Prostata und **Nebenhoden** werden kanalikulär, von der Nierentuberkulose ausgehend, befallen.

Frage 6.48: Lösung A

Zu (1)
Die Urogenitaltuberkulose macht **uncharakteristische Symptome** wie Dysurie, Pollakisurie, Abgeschlagenheit, Gewichtsverlust, Nachtschweiß.
Zu (2)
Auf 100000 Einwohner kommen in der Bundesrepublik etwa **3 Neuzugänge** an Urogenitaltuberkulose **pro Jahr**; sie spielt also durchaus noch eine Rolle.
Zu (3)
Die bis zur Diagnosestellung entstandenen **Schäden** (Nierendestruktion, Schrumpfblase) sind durch die tuberkulostatische Behandlung nicht reversibel. Obwohl nahezu jede Urogenitaltuberkulose mit Tuberkulostatika und ggf. operativer Sanierung geheilt werden kann, ist die möglichst frühzeitige Diagnosestellung wichtig.
Die **tuberkulostatische Behandlung** hat eine sehr hohe Heilungsrate, ist aber langwierig.
Zu (4)
Wird eine **primäre Lungentuberkulose** sorgfältig behandelt und Nachsorge betrieben, ist eine **sekundäre Urotuberkulose** nicht zu erwarten. Vielfach verläuft jedoch die Lungentuberkulose unbemerkt und erst die Urogenitaltuberkulose wird Jahre später bemerkt.

Frage 6.49: Lösung D

Zu (A)
Zu Beginn der Erkrankung kommt es zu entzündlichen Reizzuständen der Blase, bei weiterem Fortschreiten zur interstitiellen Entzündung und irreversibler Schrumpfblasenbildung. Die Symptome sind also **Pollakisurie** und **Nykturie.**
Zu (B)
Aufgrund der Entzündung kommt es zur **Mikrohämaturie.**
Zu (C)
Aufgrund der Entzündung entsteht eine Leukozyturie. Da der Keimnachweis der Tuberkulose nicht mit einfachen Kulturplatten zu führen ist, bezeichnet man dies als **sterile Leukozyturie.**
Zu (D)
Restharn tritt nicht auf.
Zu (E)
Auf dem Röntgenbild der Niere sieht man ab dem ulzerokavernösen Stadium meist flaue Kalkschatten oder **schalenförmige Verkalkungen.**

Frage 6.50 Lösung E

Eine Orchitis (Hodenentzündung) kann bei vielen Allgemeininfektionen wie Salmonella typhi, Tuberkulose, Lepra, Mumps oder auch Malaria auftreten. Die granulomatöse Orchitits geht mit dichter plasmazellulärer Infiltration einher. Daher berechtigt die ausschließliche Diagnose „granulomatöse Orchitis" nicht zur Einleitung einer Tuberkulosetherapie, da ein Großteil der Orchitiden anderer Genese sind. Beide Aussagen sind falsch.

Frage 6.51: Lösung E

Zu (1)
Eine chronische **Zystitis** ohne Keimnachweis ist suspekt auf eine Uro-Tb.
Zu (2)
Die **Mikrohämaturie** ist ein unspezifisches Symptom; wenn ein Tumor oder Steinleiden ausgeschlossen sind, muß auch an eine Tuberkulose gedacht werden.
Zu (3)
Indolente Nebenhodeninfiltrate, evtl. mit perlschnurartiger Verdickung des Ductus deferens, findet man bei der Urogenitaltuberkulose.
Zu (4)
Die Prostata ist bei der Urogenitaltuberkulose **derb induriert**; im Röntgenbild finden sich evtl. Verkalkungen.
Zu (5)
Im Skrotalbereich kann es, von den Nebenhoden ausgehend, zur **Fistelbildung** kommen.

F89
Frage 6.52: Lösung C

Zu (C)
Die Bilder zeigen eine **tuberkulöse Kittniere** als Endstadium der Nierentuberkulose. Das Nierenparenchym ist fast vollständig verschwunden, die Kelchhälse sind abgeschnürt; es liegen große verkäsende Kavernen vor. Das Hohlraumsystem hat seine normale Form vollständig verloren.
Zu (A)
Ein **Nierenkarzinom** wäre ein solider Tumor im Nierenparenchym.
Zu (B)
Auch **multiple Metastasen** können die Niere befallen, bieten aber ein ganz anderes Bild.
Zu (D)
Bei einer **pyelonephritischen Abszedierung** wäre Eiter im Nierenbeckenkelchsystem sowie in Abszessen zu sehen und keine Verkalkungen und Verkäsungen in Kavernen.
Zu (E)
Die **Gichtniere** entspricht einer Uratverstopfungsniere. Hier wären Kelche, Nierenbecken und Tubuli mit Uratkristallen verstopft.

F86
Frage 6.53: Lösung D

Zu (D)
Bei der **2-Gläser-Probe** wird die erste Urinportion aufgefangen, ihr Befund zeigt die Keimflora und Entzündungszeichen der Harnröhre (auch prostatische Harnröhre). Die zweite Urinportion entspricht dem sog. Mittelstrahlurin und zeigt den Befund der Blase. Der geschilderte Befund zeigt eine Enzündung (Leukozyturie) der Harnröhre und in geringem Ausmaß der Blase ohne Keimnachweis. Das retrograde Urethrogramm zeigt eine weite Harnröhre, ab Höhe des Colliculus seminalis sind multiple Kontrastmitteldepots im Bereich der Prostata zu sehen; die Blase selbst ist unauffällig. Die Verdachtsdiagnose lautet somit **kavernöse Prostatatuberkulose.**
Zu (A)
Eine **Harnröhrenstriktur** ist in der retrograden oder prograden Urethrographie als Einengung der Harnröhre zu erkennen. Sie liegt hier nicht vor.
Zu (B)
Nach **TUR-Prostata** sieht man im Bereich der prostatischen Harnröhre im Miktionszystourethrogramm oder retrograden Urethrogramm meist eine trichterförmige Höhlung mit klaffendem Blasenhals.
Zu (C)
Bei einer **Harnröhrenruptur** kommt es zur Extravasation des Kontrastmittels im Bereich der Harnröhre.
Zu (E)
Eine **granulomatöse Prostatitis** zeigt auf der Leeraufnahme häufig multiple Verkalkungen, in der retrograden Füllung jedoch keine Kavernen.

Frage 6.54: Lösung C

Zu (A)
Ein **kavernöses Hämangiom** würde angiographisch dargestellt werden.
Zu (B)
Die **Schistosomiasis** führt zu Blasenentzündungen (Sandkornzystitis), evtl. zu schalenförmigen Verkalkungen im Bereich der Blase und nicht der Prostata.
Zu (C)
Die Prostatakavernen sind typisch für die **Prostatatuberkulose.**
Zu (D)
Der Tastbefund des **Prostatakarzinoms** ist manchmal von einer Prostatatuberkulose nicht zu unterscheiden; Kavernen liegen aber beim Prostatakarzinom nicht vor.
Zu (E)
Die **Gonorrhöe** führt zu Harnröhrenstrikturen.

Frage 6.55: Lösung A

Zu (1)
An den Nieren ist das Stadium I der Uro-Tb (parenchymatöses Stadium) im Ausscheidungsurogramm oft nicht sicher erkennbar. Im Stadium II (ulzerokavernöses Stadium) zeigt das Ausscheidungsurogramm **Papillendefekte,** evtl. Kavernen und Kelchhalsstenosen.

Zu (2)
Falls eine **Nephrektomie** wegen Funktionslosigkeit einer Niere zur Diskussion steht, wird man vorher möglichst eine mehrmonatige tuberkulostatische Behandlung durchführen, also keine Frühnephrektomie.
Zu (3)
Der **Befall** der **anderen Niere** vollzieht sich bei der hämatogenen Streuung vom Primärherd aus, also nicht aszendierend von der Blase.

Frage 6.56: Lösung D

Zur **Frühnephrektomie** siehe Kommentar zu Frage 6.55 (2).
Von einer **einseitigen Nierentuberkulose** aus kann im Rahmen einer hämatogenen Streuung (Miliartuberkulose) auch die Gegenseite befallen werden.

Frage 6.57: Lösung E

Im Stadium I (parenchymatöses Stadium) liegen erst **geringe Schäden** an der Niere vor. Die **tuberkulostatische Behandlung** hat eine hohe Heilungsrate. In diesem Stadium wird auch ohne Nephrektomie eine Ausheilung der Tuberkulose möglich sein. Also sind beide Aussagen falsch.

Frage 6.58: Lösung C

Zu (A)
Die Diagnose Urogenitaltuberkulose wird gesichert durch **Kultur und Tierversuch** (Urin, Ejakulat, Menstruationsblut); gelegentlich auch histologische Diagnosestellung (z.B. Zufallsbefund im Nephrektomiepräparat).
Zu (B)
Die Urogenitaltuberkulose kann **bis zu 30 Jahre** nach der Primärinfektion auftreten.
Zu (C)
Vor einer Nephrektomie sollte eine stabile Konversion durch 3- bis 4monatige medikamentöse Behandlung erzielt werden. Auch die Operation wird unter intensiver **tuberkulostatischer Abschirmung** durchgeführt.
Zu (D)
In der Initialphase wird für 3 bis 4 Monate eine **Dreierkombination** eingesetzt, z.B. Isoniazid, Rifampizin und Ethambutol, danach für 7 bis 15 Monate Zweierkombination.
Zu (E)
Beim Mann gehört zur primären Diagnostik ein **retrogrades Urethrogramm**, um Prostatakavernen zu erfassen.

7 Tumoren
7.1 Nierenparenchym

Nierenkarzinom VII.1

Nierentumoren werden heute vielfach als Zufallsbefunde bei Sonographien entdeckt. Es handelt sich zu 80 Prozent um **Hypernephrome.** Das Adenokarzinom der Niere nimmt seinen Ursprung vom Tubulusepithel. Weitere histologische Formen sind Adenome, Hämangiome, Angiomyolipome, Fibrome, Neurofibrome.
Symptome:
Meist erst bei fortgeschrittenen Tumoren bemerkbar; Hämaturien, Flankenschmerzen, palpabler Tumor.
Diagnostik:
Sonographie, Ausscheidungsurogramm: Kugelige Verschattung, Vergrößerung der Nierenkontur, Verdrängung des Nierenbeckenkelchsystems. Die Diagnose wird gesichert durch **Computertomographie** oder in Ausnahmefällen durch die Angiographie (vaskularisierter Tumor mit pathologischen Gefäßen). Zur weiteren Diagnostik gehören Thorax-Röntgen (Lungenmetastasen), bei rechtsseitigen Tumoren Kavographie oder NMR zum Ausschluß eines Tumorzapfens in die Kava, bei Knochenschmerzen eine Knochenszintigraphie. In Abhängigkeit des Malignitätsgrades (G I–G III) und der Tumorausdehnung kann es frühzeitig zur **hämatogenen Metastasierung** in Lunge, Knochen und Leber kommen. Am häufigsten finden sich als erstes Metastasen in der **Nebenniere.**
Therapie:
Radikale Tumornephrektomie (Niere samt Fettkapsel und Nebenniere) ist Therapie der Wahl. Bei kleinen Tumoren oder befallenen Einzelnieren ist gelegentlich auch die lokale Tumorexstirpation möglich. Liegen Solitärmetastasen vor, sollte nach Tumornephrektomie die Metastasenchirurgie versucht werden. Eine wirksame **Chemotherapie** existiert z.Z. nicht; aufgrund der Geschlechtsverteilung (Frauen zu Männern gleich 1:2) werden palliativ hochdosiert Östrogene gegeben. Ein neuer Therapieansatz findet sich in der Behandlung mit **Interferonen** (Ansprechrate von etwa 30 Prozent). Kommt es bei einem inoperablen Tumor zu vital bedrohlichen Hämaturien, ist die **Embolisierung des Tumors** möglich.

Frage 7.1: Lösung E

Zu (2), (3) und (5)
Gebräuchliche Bezeichnungen für die maligne Geschwulst des Nierenparenchyms (das Nierenbecken-

karzinom ist ein eigenständiger Tumor und heißt Urothelkarzinom) sind **hypernephroides Karzinom, Nierenzellkarzinom** und **Grawitz-Tumor**.
Zu (1)
Das histologische Bild eines Hypernephroms kann auch einem Sarkom ähneln, dann würde man von einem **Nierensarkom** sprechen.
Zu (4)
Das **Angiomyolipom** ist eine gutartige Neubildung und ist im CT erkennbar durch Dichtewerte von −64 Hounsfield-Einheiten; es kann evtl. unter Erhaltung der Niere enukleiert werden.
Zu (6)
Das **Nebennierenkarzinom** ist ein eigenständiger Tumor und zum Teil hormonaktiv.

Frage 7.2: Lösung D

Zu (D)
Typisches (Spät-)Symptom des Hypernephroms ist die **schmerzlose Hämaturie**.
Zu (A), (B), (C) und (E)
Albuminurie und **Ödeme** sind Hauptsymptome bei Glomerulonephritiden; **Kreatininerhöhung** (bei Niereninsuffizienz) oder **Kalkschatten** im Lungen-Röntgenbild sind keine Symptome des Hypernephroms.

Frage 7.3 Lösung D

Zu (D)
Tritt beim Erwachsenen neu eine Varikozele links auf, muß immer an einen Nierentumor gedacht werden. Es liegt dann eine symptomatische Varikozele durch Abflußstörung der Vena spermatica vor. Unser Patient hat noch weitere Hinweise: Polyglobulie und Hyperkalzämie sind als paraneoplastische Syndrome anzusehen, die Leberfunktionsstörungen weisen auf das sogenannte Stauffer-Syndrom hin (siehe auch Kommentar zu Frage 7.5).
Zu (A) und (C)
Hierfür kein Anhalt.
Zu (B)
Lediglich ein sehr ausgedehnter linksseitiger Nierenbeckentumor könnte zur symptomatischen Varikozele führen, nicht dagegen zu den übrigen Zeichen.
Zu (E)
Thrombosen des Plexus pampiniformis findet man gelegentlich nach Herniotomien oder Varikozelenoperationen.

Frage 7.4: Lösung B

Entsteht im fortgeschrittenen Alter eine Varikozele, ergibt sich sofort der Verdacht, daß es sich um eine symptomatische Varikozele handelt. Ursächlich ist in erster Linie an einen Nierentumor oder retroperitoneale Lymphome zu denken. Grundsätzlich sollte beim Vorliegen einer Varikozele, unabhängig vom Lebensalter, immer durch Sonographie ein Nierentumor ausgeschlossen werden.
Zu (A)
Eine idiopathische Varikozele entleert sich im Liegen vollständig, da der venöse Abfluß frei ist.
Zu (B)
Dagegen entleert sich die symptomatische Varikozele im Liegen nicht oder nur geringfügig.
Zu (C)
Eine Flüssigkeitsansammlung in der Tunica vaginalis testis bezeichnet man als Hydrozele. Auch hier kann man idiopathische von symptomatischen (z.B. nach Epididymitis, Trauma, Hodentumor) unterscheiden.
Zu (D) und (E)
Falsch.

Frage 7.5: Lösung E

Zu (1)
Die **Polyglobulie** entsteht durch einen erhöhten Plasmaerythropoetinspiegel; nach Tumorentfernung Normalisierung.
Zu (2)
Unter **Stauffer-Syndrom** versteht man die Erhöhung der alkalischen Phosphatasen, Hypalbuminämie, Alpha-2-Hyperglobulinämie und Hypoprothrombinämie.
Zu (3)
Die **Hyperkalzämie** entsteht durch Parathormonähnliche Substanzen, die der Nierentumor freisetzt (paraneoplastisches Syndrom).
Zu (4)
Das **Conn-Syndrom** gehört zu den Nebennierentumoren.
Zu (5)
Der Tumor kann auch **Renin** produzieren, wodurch ein Anstieg des Blutdrucks bewirkt wird.

Frage 7.6: Lösung A

Zu (A)
Das Bild zeigt einen großen, Nierenparenchym, Nierenbecken und -kelche verdrängenden, graugelblichen Tumor mit einigen fibrotischen und gallertigen Bezirken; ein typisches Bild eines **Adenokarzinoms** der Niere.
Zu (B)
Die **chronische Pyelonephritis** führt zur Schrumpfniere.
Zu (C)
Bei einem großen **Niereninfarkt** wäre es zur Schrumpfung und Fibrosierung der Niere gekommen.

Zu (D)
Nierenamyloidose: Bei der Amyloidose kommt es zur Bildung von Amyloid in den Nieren (bei chronisch-entzündlichen Prozessen, der Tuberkulose, der chronischen Polyarthritis; auch idiopathisch). Die Nieren sind diffus mit Amyloid durchsetzt, die Schnittfläche ist oft hart, speckig und glänzend.
Zu (E)
Siehe Kommentar zu Frage 6.52.

Frage 7.7: Lösung C

Zu (C)
Das Bild zeigt einen großen soliden **Tumor** am oberen Nierenpol, der das Nierenparenchym zur Hälfte verdrängt hat (siehe auch Kommentar zu 7.6). Mikroskopisch sieht man im Wechsel helle (klare) sowie granulierte und dunkle onkozytäre **Adenokarzinomzellen.**
Zu (A)
Keine **Speicherkrankheit** der Niere.
Zu (B)
Das **Nephroblastom** (Wilms-Tumor) macht makroskopisch ein ähnliches Bild; mikroskopisch mischen sich epitheliale Tumorzellen mit dem Stroma, das auch mesenchymale Strukturen wie Muskulatur, Knorpel oder Fettgewebe enthalten kann.
Zu (D)
Das **Magenkarzinom** metastasiert primär in regionäre Lymphknoten, Leber, Netz, Peritoneum, Douglas-Raum, Ovarien und Lunge.

Frage 7.8: Lösung E

Zu (A)
Das Nierenzellkarzinom nimmt seinen Ausgang von Zellen des proximalen Tubulus. Die Adenokarzinomzellen besitzen ein an Glykogen und Lipiden reiches Zytoplasma.
Zu (B)
Hypernephrome besitzen ein spärliches, aber gut vaskularisiertes Stroma. Renovasographisch sieht man einen gefäßreichen Tumor.
Zu (C)
Durch Arrosion der Gefäße kann es sowohl zu Blutungen in den Tumor wie auch, bei Einbruch des Tumors in das Nierenhohlsystem, zu ausgedehnten Hämaturien kommen. Bei inoperablen Patienten kann man in solchen Fällen palliativ den Tumor angiographisch embolisieren.
Zu (D)
Durch die Pseudokapsel des Tumors kommt es erst bei fortgeschrittenem Lokalbefund (T2-3) zum Befall von Lymphknoten.
Zu (E)
Dagegen kann die hämatogene Metastasierung (Lunge) schon sehr frühzeitig erfolgen.

Frage 7.9: Lösung D

Zu (1)
Eine verkäsende **Nierentuberkulose** hat Kavernen; meist ist die ganze Niere durchsetzt.
Zu (2)
Das Bild zeigt ein typisches **Nierenzellkarzinom** (Hypernephrom): Großer knotiger Tumor mit Pseudokapsel, Schnittfläche graugelblich, hämorrhagisch, gallertiges Tumorgewebe, das Nierenparenchym zum Teil verdrängt.
Zu (3)
Falsch: Das Hypernephrom **metastasiert** bevorzugt **hämatogen.**
Zu (4)
Es **metastasiert** bevorzugt **in Lunge** und **Knochen.**
Zu (5)
Falsch: **Männer** sind doppelt so häufig betroffen wie Frauen; aus dieser Geschlechtsverteilung wurde die palliative Therapie mit hochdosiertem **Progesteron** abgeleitet.

Frage 7.10: Lösung E

Die beiden histologischen Präparate zeigen ein Nierenzellkarzinom: Das umgebende Nierengewebe wird von dem Tumor verdrängt, der Tumor ist durch eine bindegewebige Pseudokapsel scharf abgegrenzt. Es überwiegen (klare) Adenokarzinomzellen, daneben auch granulierte und dunkle onkozytäre Zellen.
Zu (1)
Das Nierenzellkarzinom wird nach seinem Differenzierungsgrad in G1 (hochdifferenziert), G2 (mitteldifferenziert) und G3 (niederdifferenziert) eingeteilt. Der Malignitätsgrad bestimmt im hohen Maß die Prognose.
Zu (2)
Das sogenannte Nierenrindenadenom muß, auch wenn es kleiner als 3 cm im Durchmesser ist, stets als kleines Adenokarzinom gewertet werden, das auch infiltrativ wachsen und metastasieren kann.
Zu (3)
Die hämatogene Metastasierung geschieht (unter Umgehung des Leberkreislaufs) häufig primär in die Lunge.
Zu (4)
Vor allem rechtsseitige Tumoren wachsen gern per continuitatem über die Vena renalis mit einem Tumorzapfen in die Vena cava. Daher gehört zur präoperativen Beurteilung eines rechtsseitigen Nierentumors stets der Ausschluß eines Tumorzapfens durch Sonographie, Computertomographie, NMR oder Cavographie.
Zu (5)
Die lymphogene Metastasierung befällt zunächst die Lymphknoten am Nierenstiel, die regionalen parakavalen, paraaortalen und iliakalen Lymphknoten. Zum Zeitpunkt der Diagnosestellung sind etwa 50% der Nierenzellkarzinome bereits metastasiert.

Frage 7.11: Lösung D

Bei **rechtsseitigen Hypernephromen** ist immer mit einem Wachsen per continuitatem des Tumors über die rechte, kurze Vena renalis in die Vena cava zu rechnen. Links sind **Tumorzapfen,** die bis in die Kava hineinreichen, sehr selten. Die Erkennung solch eines Kavathrombus ist aus operationstechnischen Gründen wichtig, da es sonst intraoperativ zur evtl. tödlichen Tumorembolie kommen kann. Die Beurteilung der Kava und Vena renalis erfolgt durch Sonographie, Computertomographie, Kernspintomographie und Kavographie.

Zu (D)
Das Röntgenbild zeigt einen **Füllungsdefekt** der Vena cava in Höhe des Eintritts der rechten Nierenvene durch einen **Tumorzapfen.**
Zu (B)
Einstromphänomene in die Vena cava können ähnliche Bilder machen, bestes Diagnostikum ist das NMR.
Zu (C)
Eine Kavographie wird unter Durchleuchtung durchgeführt; **Artefakte** können dadurch ausgeschlossen werden, da nie nur ein einzelnes Bild beurteilt wird.
Zu (E)
Keine **Impression** von außen.

[H 86]
Frage 7.12: Lösung C

Zu (C)
Die selben Bilder wurden bei der Frage 7.6 verwendet. Es liegt das typische Bild eines **Nierenzellkarzinoms** vor.
Zu (A)
An **Lipomen** findet man vor allem die Angiomyolipome in der Niere; sie sind kugelig, das Nierenparenchym verdrängend, kommen gehäuft beidseitig bei Pringle-Bourneville-Syndrom vor. Vom Karzinom unterschieden werden können sie angiographisch oder im CT (negtive Dichtewerte -70 HE).
Zu (B)
Es liegt ein Nierentumor und keine **Metastase** vor.
Zu (D)
Im Rahmen von **lymphogranulomatösen Erkrankungen** können auch die Nieren befallen sein; es liegt dann eine diffuse Durchsetzung der Nieren mit Tumorzellen vor.
Zu (E)
Das **Nephroblastom** tritt im Kindesalter auf.

[H 86]
Frage 7.13: Lösung E

Zu (A)
Nur etwa **2 Prozent** der Nierenzellkarzinome treten **beidseitig** auf; die Therapie kann hier die beidseitige Nephrektomie, unter Inkaufnahme der Dialysepflichtigkeit, sein. Bei kleineren Tumoren kommt der Versuch der organerhaltenden Tumorentfernung, zumindest auf einer Seite, in Betracht.
Zu (B)
Trifft nicht zu.
Zu (C)
Ca. 50 Prozent der Hypernephrome sind bereits bei Diagnosestellung **metastasiert;** erster Metastasierungsort ist die Nebenniere, die deshalb immer im Rahmen einer Tumornephrektomie mit entfernt wird.
Zu (D) und (E)
Die 5-Jahres-Überlebensrate beträgt etwa 50 Prozent, die **10-Jahres-Überlebensrate** etwa 25 Prozent.

Frage 7.14: Lösung C

Zu (1), (3) und (4)
Das **Hypernephrom, Chorionepitheliom** und die **Struma maligna** metastasieren bevorzugt hämatogen in die Lunge.
Zu (2)
Das **Zervixkarzinom** metastasiert lymphogen.
Zu (5)
Das **Ösophaguskarzinom** wächst rasch per continuitatem.

[F 86]
Frage 7.15: Lösung C

Siehe auch Kommentar zu Frage 7.14.

Zu (4)
Neu in dieser Frage ist das **Mammakarzinom,** das ebenfalls hämatogen in die Lunge metastasieren kann.

[H 84]
Frage 7.16: Lösung E

Bevorzugt in das Skelett metastasieren das **Schilddrüsenkarzinom, Mammakarzinom, Bronchialkarzinom** und **Hypernephrom.** Bei osteolytischen Metastasen mit unbekanntem Primärtumor sind immer die vorgenannten Organe abzuklären. Osteolytische Metastasen führen leicht zu pathologischen Frakturen.

[H 86]
Frage 7.17: Lösung C

Beim Vorliegen einer **Solitärmetastase** in der **Lunge** sollte nach der Tumornephrektomie versucht werden, thoraxchirurgisch die Lungenmetastase zu entfernen. Auch wenn diese nicht operabel ist, sollte bei einer geringen pulmonalen Metastasierung der **Nie-**

rentumor entfernt werden, da dem Patienten die Probleme des lokal wachsenden Tumors (Kavaverschluß, Infiltration des Tumors in die Leber) erspart bleiben und auch die spontane Regression von Metastasen nach der Entfernung des Primärtumors beschrieben ist. Das **Hypernephrom** spricht leider auf **keine bekannte Chemotherapie** an, Therapieansätze zeigen sich lediglich in immunologischen Behandlungen mit Interferonen und Interleukin 2, allerdings mit bislang geringen Ansprechraten.

7.2 Nierenbecken und Harnleiter

Nierenbeckentumoren VII.2

An den Nierentumoren hat das Nierenbeckenkarzinom einen Anteil von ca. 10 Prozent. Es geht vom Urothel aus. Histologisch sieht man selten Papillome, meist **Urothelkarzinome**, deren Malignität von hochdifferenziert (G I) bis anaplastisch (G III) reicht. Ätiologisch begünstigen das Nierenbeckenkarzinom chronische Infekte, verschiedene chemische Stoffe (Anilin-Farbstoffe, Tryptophan, Nikotinabbauprodukte, Phenazetin). Die **Metastasierung** erfolgt **lymphogen** und **kanalikulär**. Aufgrund der dünnen Wand des Nierenbeckens kann bereits frühzeitig eine Metastasierung auftreten.
Klinische Symptome:
Mikro- und Makrohämaturie, bei Abgang von Blutkoageln auch Nieren- und Ureterkoliken.
Diagnose:
Ausscheidungsurographie und retrograde Ureterographie: Füllungsdefekte im Nierenbeckenkelchsystem. In der Urinzytologie lassen sich Tumorzellen nachweisen.
Therapie:
Nephroureterektomie unter Mitnahme des Ureterostiums mit Blasenmanschette. Bei fortgeschrittenen Befunden **Chemotherapie** mit Methotrexat, Velbe, Epirubicin und Cisplatin.

Frage 7.18: Lösung D

Zu (D)
Karzinome des Nierenbeckens und Harnleiters gehen vom Urothel aus und sind **papilläre epitheliale Tumoren**.
Zu (A), (B) und (C)
Nierenbecken und Harnleiter sind vom Urothel ausgekleidet; es treten dort **Urothelkarzinome** und **Urothelpapillome** auf.

Frage 7.19: Lösung E

Tumoren der ableitenden Harnwege erzeugen häufig **keine Schmerzen;** typisch ist die **schmerzlose Hämaturie.** Beim Abgang von Blutkoageln kann es allerdings zu spastischen Wandkontraktionen des Harnleiters mit Koliken kommen.

Frage 7.20: Lösung A

Nierenbeckentumoren können, wenn sie bluten, ähnliche Symptome wie Nierenbecken- oder Harnleitersteine verursachen: **Druckgefühl** im Bereich der Flanken oder **Koliken** durch Verstopfung des Nierenbeckens oder Harnleiters mit Koageln.

Frage 7.21: Lösung E

Wenn im Ausscheidungsurogramm **Veränderungen des Nierenbeckenkelchsystems** vorliegen, z.B. Kontrastmittelaussparungen, Verdrängungen, Spreizungen oder Fehlen von Kelchen, Ausziehung der Kelchhälse, muß immer eine weitere Abklärung (durch Urindiagnostik, Zytologie, Sonographie, CT, gelegentlich auch Angiographie) erfolgen.

Zu (1)
Typisch für die **Tuberkulose** der Nieren sind Spreizungen und Ausziehungen der Kelche.
Zu (2)
Nierenzysten spreizen und deformieren die Kelche.
Zu (3)
Nierentumoren verdrängen Kelche (z.B. kann die untere Kelchgruppe im Ausscheidungsurogramm fehlen).
Zu (4)
Auch **Metastasen, Lymphome** oder **Pankreaszysten** können das Nierenbeckenkelchsystem deformieren.

Frage 7.22: Lösung E

Die bedeutsamste Untersuchungsmethode für die Diagnostik des Nierenbeckentumors dürfte die **retrograde Ureterographie** sein. Hierdurch und durch mit dem Ureterenkatheter aus der verdächtigen Niere entnommenen Urin (für die zytologische Untersuchung) wird der im Ausscheidungsurogramm entstandene Verdacht auf einen Nierenbeckentumor meist bewiesen. Die Angiographie ist zur Diagnostik des Nierenbeckentumors wertlos, da sich bei dem papillären Urotheltumor keine pathologischen Tumorgefäße darstellen lassen.

Frage 7.23: Lösung A

Zu (A)
Nierenbecken- und Harnleiterkarzinome werden therapiert durch die **Nephroureterektomie.** Da Urothelkarzinome gern multifokal auftreten und Absiedelungen im Ostium setzen, wird zur Sicherheit an der Eintrittsstelle des Harnleiters in die Blase eine Manschette mit entfernt. Reine Papillome (G 0) sind sehr selten.
Zu (B)
Die Entfernung der Niere allein wäre sinnlos; die **Bestrahlung** ist lediglich **palliativ.**
Zu (C)
Die **Zytostase** von Urothelkarzinomen nach dem MVEC-Schema hat eine Ansprechrate von ca. 75 Prozent, eine Heilungsrate von 35 Prozent und kommt nur palliativ oder adjuvant in Betracht.
Zu (D)
Röntgenbestrahlung nur palliativ bei inoperablen Befunden.
Zu (E)
Die **Harnleiterteilresektion** ist bei ausgedehnten Tumoren nicht möglich; sie kommt lediglich bei Einzelnieren und kleinen Harnleitertumoren in Betracht.

7.3 Blase

Blasenkarzinom VII.3

Es ist der zweithäufigste Tumor des Urogenitaltraktes, der Altersgipfel liegt zwischen dem 50. und 75. Lebensjahr, Männer überwiegen. Die Tumorentstehung begünstigen chronische Zystitiden mit Leukoplakien, karzinogene Stoffe wie Anilin-Derivate, Tryptophan, Zigarettenrauchbestandteile.
Typisches **Symptom** ist die schmerzlose Makrohämaturie; Dysurie und Pollakisurie treten erst bei größeren Tumoren auf.
Histologisch unterscheidet man die seltenen **benignen Papillome** von den **Urothelkarzinomen,** die nach Malignitätsgrad in G I–G III eingeteilt werden. Seltene Formen sind das Pflasterzellkarzinom, Adenokarzinome, Sarkome; bei Kindern das Sarcoma botryoides.
Das **Urothelkarzinom** wächst rasch **infiltrierend** in die **Blasenmuskulatur** (T 2) und **metastasiert in** die **Lymphknoten** (Fossa obturatoria, iliakale Lymphknoten).
Diagnose: Wichtigstes Diagnostikum ist die **Zystoskopie.** Zytologisch lassen sich im Urin abgeschilferte Tumorzellen nachweisen; zur weiteren Diagnostik der Tumorausbreitung gehört das Ausscheidungsurogramm (Stauung der Nieren, größere Blasentumoren sind als Kontrastmittelaussparung zu erkennen), Sonographie und CT (Lymphknotenbefall).
Therapie: Sie hängt ab von der Histologie des Tumors, dem Infiltrationsgrad und dem Alter des Patienten. Papillome und oberflächlich wachsende Tumoren können **transurethral reseziert** werden. Zur Rezidivprophylaxe ist die lokale Instillation von Zytostatika möglich. Infiltrierend wachsende Tumoren können nur durch die **totale Zystektomie** geheilt werden; falls eine große Operation für den Patienten ein zu hohes Risiko darstellt, kann palliativ transurethral der Tumor verkleinert werden. Zusätzlich existiert seit wenigen Jahren eine **effektive Chemotherapie** mit der Kombination von Methotrexat, Vinblastin, Cisplatin und Epirubicin.
Blasentumoren **rezidivieren häufig;** über Jahre hinaus ist eine engmaschige Nachsorge (Zystoskopie, Zytologie, Ausscheidungsurogramm) erforderlich.

Frage 7.24: Lösung E

Zu (1)
Ab mehr als 6 Zellschichten des Urothels spricht man von einem **Urothelkarzinom** (G I–III), bei weniger als 6 Zellschichten vom **Papillom** (G 0).
Zu (2)
Der **Altersgipfel** liegt im 6. bis 8. Lebensjahrzehnt.
Zu (3)
Durch die über den Urin ausgeschiedenen, im Zigarettenrauch enthaltenen Karzinogene steigt die Häufigkeit des Blasenkarzinoms beim **Zigarettenraucher** mit der Zahl der gerauchten Zigaretten bis etwa um den Faktor 3,5 an.
Zu (4)
80 Prozent der Tumoren sind am **Trigonum** und **Blasenboden** lokalisiert.

Frage 7.25: Lösung D

Zu (1) und (2)
Beim Blasenkarzinom beträgt das **Verhältnis** Frauen zu Männern derzeit **1:2.** Ursache ist der stärkere Nikotinabusus der Männer; die Frauen sind jedoch stark im Aufholen begriffen.
Das Blasenkarzinom tritt gehäuft bei der **Bilharziose** auf, ebenso wie beim chronisch entzündlichen Prozeß (Steine, Blasendivertikel).
Zu (4)
Je größer ein **Papillom** ist, desto größer wird die Wahrscheinlichkeit der malignen Entartung.

[H 86]
Frage 7.26: Lösung E

Zu (A)
Der **Altersgipfel** des Blasenkarzinoms liegt bei 65 Jahren; unter 45 Jahren findet man recht selten Blasenkarzinome, es handelt sich dann meist um starke Raucher.
Zu (B)
Jede **schmerzlose Hämaturie** ist verdächtig auf ein Blasen- oder Nierenkarzinom.
Zu (C)
Die **Harnzytologie** ist besonders geeignet um das Carcinoma in situ und wenig differenzierte Karzinome (G III) zu entdecken (lockerer Zellzusammenhang). Da sie nicht belastend ist, eignet sie sich gut zur Verlaufskontrolle und Früherkennung.
Zu (D)
Zystoskopie und histologische Untersuchung verifizieren das Blasenkarzinom.
Zu (E)
Oberflächlich wachsende Tumoren (T a, T 1) können **transurethral** kurativ entfernt oder **laserkoaguliert** werden.

[H 90]
Frage 7.27: Lösung C

Zu (C)
Die Bilder zeigen einen verzweigten papillären Tumor mit einem bindegewebigen Stiel. Die Schichtung der Urothelzellen ist weitgehend erhalten, es liegen jedoch 8–10 Zellschichten übereinander. Es liegt somit ein papilläres Harnblasenkarzinom vor.
Zu (A)
Von einer pseudopolypösen Hyperplasie der Harnblasenschleimhaut darf man nur sprechen, wenn maximal 6 Lagen gut differenzierter Zellen übereinanderliegen. Dieses gutartige Urothelpapillom stellt eine Ausnahme dar und macht weniger als 3% der Blasentumoren aus.
Zu (B)
Das Carcinoma in situ der Harnblase zeigt kein exophytisches Wachstum. Die Zellveränderungen weisen alle Charakteristika eines malignen Tumors auf, wie große Zellkerne mit hohem Chromatingehalt, prominente Nukleoli, erhöhte mitotische Aktivität. Die Zellanordnung ist unregelmäßig, ein invasives Wachstum fehlt jedoch. Wegen der fehlenden interzellulären Verbindung ist die aussagekräftigste diagnostische Untersuchung die Urinzytologie.
Zu (D) und (E)
Ein Nierenzellkarzinom oder tubuläres Adenokarzinom des Rektums liegt nicht vor.

[F 91]
Frage 7.28: Lösung B

Zu (A)
Einfache Plattenepithelmetaplasien ohne Atypien sind normale Epithelvarianten und finden sich bei älteren Frauen in bis zu 80%.
Zu (B)
Das histologische Bild zeigt jedoch schwere Dysplasien: Die Zellschichtung ist zwar erhalten, es zeigen sich jedoch Kernpolymorphien. Schwere Dysplasien sind als Präkanzerosen zu sehen.
Zu (C)
Ein Plattenepithelkarzinom liegt nicht vor (findet sich bevorzugt bei Blasensteinen, Bilharziose oder in Blasendivertikeln).
Zu (D)
Bei der chronischen unspezifischen Zystitis findet man im subepithelialen Bindegewebe lymphoplasmozytäre Infiltrationen.
Zu (E)
Normales Urothel besteht aus gleichmäßig geschichtetem Übergangsepithel von 3 bis 6 Zellagen, keine Variationen der Zellgröße, keine Hyperchromasie.

[H 91]
Frage 7.29 Lösung D

Zu (D)
Die histologischen Bilder zeigen Zellverbände von hoher Atypie, Kernpolymorphie; es liegt ein undifferenziertes Karzinom vor. Solche undifferenzierten Blasenkarzinome sind histologisch oft kaum von die Blase infiltrierenden undifferenzierten Prostatakarzinomen abzugrenzen. Heute kann man dann oft mit immunhistochemischen Färbungen die richtige Diagnose stellen, was wegen der unterschiedlichen Therapie von großer Bedeutung ist.
Zu (A)
Ein hochdifferenziertes Urothelkarzinom zeigt Übergangsepithel von mehr als 6 Zellagen mit Hyperchromasie und mitotischer Aktivität.
Zu (B)
Siehe Kommentar zu Frage 7.28 (C).
Zu (C) und (E)
Kein Adenokarzinom.

[F 84]
Frage 7.30: Lösung E

Zu (E)
Beta-Naphthylamin (Anilinfarbstoff) fördert als exogene Noxe das Auftreten des **Blasenkarzinoms**.
Zu (A)
Für das **Hämangioendothelsarkom** ist keine exogene Noxe bekannt.
Zu (B)
Pleuramesotheliome werden durch Asbestexposition verursacht.

Zu (C)
Strahlenexposition fördert **Leukämien**.
Zu (D)
Hautkrebs wird z.B. durch Ruß- oder UV-Strahlen-Exposition gefördert.

F 87
Frage 7.31: Lösung C

Papillome (G 0) der Harnblase sind aus differenziertem, **papillären Urothel** mit maximal 5 Zellagen aufgebaut. Sie sind als benigne anzusehen und metastasieren nicht. Sie neigen allerdings dazu, lokal zu rezidivieren und können bei zunehmender Größe auch maligne entarten.

F 87
Frage 7.32: Lösung D

Blasenkarzinome (G 3) sind undifferenzierte, **atypische Urothelverbände** mit Aufhebung der Epithelschichtung. Sie wachsen lokalaggressiv, metastasieren in Lymphknoten, weiter in Lunge und Leber, selten in das Skelettsystem.

Frage 7.33: Lösung D

Zu (A)
Harnleitersteine können Makrohämaturien hervorrufen, gehen üblicherweise aber mit Koliken einher.
Zu (B)
Eine unspezifische bakterielle **Zystitis** kann zu Hämaturien führen (hämorrhagische Zystitis), geht aber mit heftiger Dysurie und Pollakisurie einher.
Zu (C)
Neurogene Blasenentleerungsstörungen sind in keinem Zusammenhang mit der Hämaturie zu sehen, prädisponieren aber für rezidivierende Harnwegsinfekte.
Zu (D)
Schmerzlose Makrohämaturien sind in erster Linie verdächtig auf **Tumoren des Harntraktes**.
Zu (E)
Eine **Zystozele** ist eine Senkung der Blase im Rahmen des Descensus uteri; es besteht kein Zusammenhang mit Hämaturien.

Frage 7.34: Lösung D

Zu (D)
Hauptsymptom der Blasentumoren ist die **Hämaturie**.
Zu (A), (B) und (E)
Pollakisurie, Harnverhaltung und **Schmerz** (Dysurie) können auch, je nach Größe und Lokalisation des Blasentumors, wechselnd ausgeprägt sein, sind aber auch unspezifische Symptome bei anderen Erkrankungen des Harntrakts.
Zu (C)
Die **Leukozyturie** tritt bei Entzündungen auf.

F 90
Frage 7.35: Lösung A

Bei „Materialabgang im Urin" kommt differentialdiagnostisch neben einem Blasenkarzinom am ehesten eine Blasendarmfistel (Divertikulitis, Sigma-Rektum-Karzinom) in Betracht.

Zu (A)
Die histologischen Bilder zeigen Blasenschleimhaut mit Verdickung des Epithels und teils ungeordneter Zellschichtung. Ausgeprägte Zellatypien mit Anaplasien, Zellpolymorphien, teils Verringerung der Zellabstände, zum Teil Auflockerung; es liegt ein Urothelkarzinom vor.
Zu (B)
Das Bild zeigt kein normales Urothel.
Zu (C) und (D)
Chronische spezifische wie unspezifische Entzündungen können die Urinzytologie so verändern, daß ein Urothelkarzinom angenommen wird, nicht jedoch das histologische Bild.
Zu (E)
Das Rhabdomyosarkom ist ein Tumor des Kindesalters.

Frage 7.36: Lösung C

Zu (A)
Die **Zystographie** (Füllen der Blase mit Kontrastmittel) dient zur Beurteilung der Blasenkontur (Divertikel, Deszensus, Extravasat) oder zur Refluxbeurteilung.
Zu (B)
Ein **Ausscheidungsurogramm** wird nach der Diagnosestellung eines Blasentumors zur Beurteilung des Harntraktes benötigt.
Zu (C)
Wichtigste diagnostische Maßnahme ist die **Zystoskopie.**
Zu (D)
Die **bimanuelle rektale Untersuchung** ist zur Beurteilung der lokalen Infiltration des Blasentumors wichtig.
Zu (E)
Die **Lymphangiographie** dient der Beurteilung von Lymphknotenmetastasen und ist vielfach durch Computertomographie und NMR ersetzt.

Frage 7.37: Lösung A

Zu (A)
Da Blasentumoren häufig rezidivieren, muß in den ersten Jahren alle drei Monate, später alle 6 Monate, mit **Zystoskopie** und **Urinzytologie**, sowie gelegentlichen Ausscheidungsurogrammen nachuntersucht werden.
Zu (B)
Röntgenologisch zeigen sich nur größere und exophytisch wachsende Tumoren.
Zu (C)
Sonographisch sieht man ebenfalls nur größere und exophytisch wachsende Tumoren.
Zu (D)
Die **pedale Lymphographie** wurde früher zur Metastasensuche verwendet (heute ist sie durch CT und NMR ersetzt).
Zu (E)
Blutuntersuchungen zeigen kein Blasentumorrezidiv; es existiert kein brauchbarer Tumormarker.

7.4 Penis

Peniskarzinom VII.4

An bösartigen Tumoren findet man am Penis Plattenepithelkarzinome, Sarkome und das maligne Melanom. Die **Metastasierung** erfolgt über **inguinale,** später **iliakale** Lymphknoten. Begünstigt werden die Peniskarzinome durch **chronische Reizzustände** (Phimose, Balanitis, Smegmaretentionen).
Diagnose: Alle chronisch-entzündlichen Veränderungen an Glans und Präputium, insbesondere wenn bei Phimose das Präputium nicht zurückgestreift werden kann, sind verdächtig auf das Vorliegen eines Karzinoms. Ausschlaggebend für die Behandlung ist die histologische Sicherung und die **Ausdehnung des Lokalbefundes** (T1-Tumoren <2 cm Durchmesser, oberflächlich oder exophytisch wachsend, T2-Tumoren 2 bis 5 cm Durchmesser, T3-Tumoren >5 cm). Ein Lymphknotenbefall wird erfaßt durch Computertomographie und Sonographie; die Lymphographie erfaßt erst die iliakalen Stationen; zur Sicherung des ersten Metastasierungsortes kann die Biopsie der Lymphknoten an der Einmündungsstelle der Vena epigastrica in die Vena saphena magna erfolgen.
Differentialdiagnostisch kommt bei auffälligen Befunden am Penis ein tuberkulöses Ulkus, syphilitische Primäraffekte, Ulcus molle, Lymphogranuloma inguinale und Condylomata accuminata in Betracht.

Therapie: Lokale Exzision kleiner Tumoren oder Radiatio; größere Tumoren erfordern die partielle oder totale **Penisamputation;** die Chemotherapie bei fortgeschrittenen Karzinomen (Bleomycin) weist nur geringe Ansprechraten auf.

Frage 7.38: Lösung D

Zu (D)
Bei der **Phimose** prädisponiert die chronische Balanitis und Smegmaretention (kanzerogen) zum Peniskarzinom.
Zu (E)
Bei in der Kindheit **Zirkumzidierten** ist kein Fall von Peniskarzinom sicher belegt.
Zu (A), (B) und (C)
Kondylome, rezidivierender **Herpes genitalis** oder **Ulkus**bildungen bei **Leukosen** stehen in keinem Zusammenhang mit dem Auftreten eines Peniskarzinoms.

Frage 7.39: Lösung D

Zu (D)
Die inguinalen Lymphknoten werden vom Peniskarzinom als erstes befallen. Da Peniskarzinome häufig superinfiziert sind, kommt es unabhängig vom Tumor fast immer zu einer entzündlichen Lymphknotenschwellung, so daß die Diagnose des Lymphknotenbefalls meist nur durch die Biopsie möglich ist.
Zu (A), (B), (C) und (E)
Die Metastasierung erfolgt zunächst lymphogen, nach der ersten Lymphknotenstation weiter in die iliakalen, dann paraaortalen Lymphknoten. Beim Vorliegen von Metastasen ist die Prognose bei den geringen Ansprechraten der Chemotherapie (z.B. Bleomycin) als insgesamt sehr schlecht anzusehen.

Frage 7.40: Lösung E

Zu (A)
Die Entstehung eines Peniskarzinoms wird begünstigt durch chronisch entzündliche Prozesse, wie sie bevorzugt bei nicht reponibler Vorhaut ablaufen. Die Zirkumzision ist eine gute Prophylaxe für das Peniskarzinom, auch eine unsachgemäße Zirkumzision dürfte nicht gehäuft zum Peniskarzinom führen.
Zu (E)
Am häufigsten handelt es sich um Plattenepithelkarzinome, selten auch um Sarkome oder maligne Melanome am Penis.
Zu (B), (C) und (D)
Nicht dagegen um Adenokarzinome, Übergangszellkarzinome oder Urothelkarzinome.

[F90]
Frage 7.41: Lösung B

Zu (B)
Das Bild zeigt papillomatöse Knötchen am inneren Vorhautblatt, Sulcus coronarius sowie der Unterseite der Glans. Es handelt sich um das typische Bild von Condylomata acuminata. Sie werden hervorgerufen durch ein Papillomavirus, genitaler Fluor begünstigt das Wachstum. Therapie: lokales Touchieren mit 20 bis 25%iger Podophyllin-Lösung, elektrokaustische Behandlung, Beseitigung des Fluors.
Zu (A)
Condylomata lata finden sich bei der Lues. Sie sitzen breitbasig auf, haben ein deutliches Basisinfiltrat, fast immer sind die Leistenlymphknoten geschwollen.
Zu (C)
Das Peniskarzinom kann exophytisch oder endophytisch wachsen, meist exulzerierend und superinfiziert. In 50 bis 70% liegt eine Phimose vor. Bei jedem Zweifel ist eine histologische Differenzierung erforderlich.
Zu (D)
Die Erythroplasie Queyrat zeigt scharf begrenzte, wenig erhabene, leuchtend rote, blattartige Veränderungen mit lackartig glänzender oder samtartiger Oberfläche an Glans und innerem Präputialblatt.
Zu (E)
Heterotope Talgdrüsen (Fox-Fordyce-Krankheit) sind hautfarbene, flache bis halbkugelige Papeln.

[H 87]
Frage 7.42: Lösung D

Zu (A)
Das Bild zeigt kein **Ulkus.**
Zu (B)
Kondylomata sind exophytisch wachsende, meist multipel auftretende Warzen (Condylomata acuminata und Condylomata lata).
Zu (C)
Das **Lymphogranuloma venereum** spielt sich an Lymphknoten ab; an der Glans penis sind nur geringfügige Primärläsionen (kleine Bläschen) zu sehen.
Zu (D)
Das Bild zeigt ein **Plattenepithelkarzinom.** Der Befund eines Peniskarzinoms ist aber häufig auch ulzerierend, nekrotisierend und meist superinfiziert.
Zu (E)
Buschke-Löwenstein-Tumoren wachsen exophytisch.

[F91]
Frage 7.43: Lösung B

Zu (B)
Unter der Phimose ist der suspekte Befund zunächst weder direkt sichtbar noch direkt biopsierbar. Bei solch einem Befund muß in erster Linie an ein Peniskarzinom gedacht werden und umgehend die operative Freilegung (Zirkumzision), Biopsie und möglichst Schnellschnittuntersuchung durchgeführt werden.
Zu (A)
Die Untersuchung kann dann evtl. auch nur eine chronische Balanitis ergeben.
Zu (C), (D) und (E)
Diese Möglichkeiten sind eher unwahrscheinlich.

[F87]
Frage 7.44: Lösung B

Das Foto zeigt vermutlich ein **malignes Melanom;** die Frage zielt mehr auf das grundsätzliche diagnostische und therapeutische Vorgehen ab.

Zu (B)
Richtig ist die **vollständige Exzision** und histologische Untersuchung.
Zu (A)
Bei **Koagulation** eines suspekten Befundes hat man kein histologisches Substrat für die exakte Diagnose.
Zu (C)
Keine Therapie ohne Diagnose.
Zu (D)
Gerade pigmentierte, unregelmäßige Prozesse auf der Haut sind **malignomverdächtig.**
Zu (E)
Melanome entstehen auch an nicht-lichtexponierten Stellen.

[F84]
Frage 7.45: Lösung A

T 1- und T 2-**Peniskarzinome** (Ausdehnung weniger als 5 cm Durchmesser) können mit guten Ergebnissen mit externer **Hochvoltbestrahlung** oder mit der Iridium-192-Moulagen-Technik behandelt werden. Damit kann eine Penisamputation vermieden werden; lokale Komplikationen (Radionekrosen, Ödem) sind möglich. Ab T 3-Karzinomen ist die **Penisamputation** meist nicht zu umgehen.

[F86]
Frage 7.46: Lösung C

Zu (D)
Die **mesenterialen Lymphknoten** sind normalerweise nicht befallen.
Zu (E)
Dieser Punkt beschreibt den primären Metastasierungsweg des **Hodenkarzinoms,** rechts an der Einmündung der rechten Vena testicularis in die Vena cava, links an der linken Vena renalis.

7.5 Hoden, Nebenhoden

Hodenkarzinom VII.5

Die Hodenkarzinome machen 1 Prozent aller malignen Tumoren des Mannes aus; sie treten vor allem zwischen dem 20. und 40. Lebensjahr auf. Nächst den kindlichen Leukosen ist das Hodenkarzinom der Tumor mit der **höchsten Heilungsrate** bei frühzeitiger und konsequenter Therapie. Wichtigster **Prädispositionsfaktor** ist der **Kryptorchismus**; auch nach rechtzeitiger Behandlung des Kryptorchismus bleibt das Hodentumorrisiko erhöht. Mit Ausnahme des Chorionkarzinoms, das frühzeitig hämatogen metastasiert, ist für Hodentumoren die **lymphogene Metastasierung** typisch. Erste Lymphknotenstation (entlang der Vena testicularis): Infrahilär an der Einmündung der Vena testicularis. Der weitere Metastasierungsweg verläuft nach kaudal entlang den großen Gefäßen, absteigend und aufsteigend von suprahilär bis diaphragmal.
Die Hodentumoren werden in Seminome und die Gruppe der Nichtseminome eingeteilt.
Seminome:
Makroskopisch ein derb-elastischer Tumor mit Kapsel und einheitlicher weißlicher Struktur. Mikroskopisch sieht man großkernige, trabekulär angeordnete Seminomzellen mit Lymphozyteninfiltrationen im Stroma.
Mehrere Tumorarten bilden die Gruppe der „**Nichtseminome**":
Embryonalkarzinom:
Makroskopisch ein weicher, rundlicher Tumor mit blutigen Suffusionen auf der Schnittfläche. Mikroskopisch undifferenzierte epitheliale Zellverbände mit drüsenartigen Spalt- und Hohlräumen.
Chorionkarzinom:
Dieser **äußerst maligne** Tumor ist makroskopisch dem Embryonalkarzinom ähnlich, mikroskopisch sieht man mehrkernige Riesenzellen (Synzytiotrophoblasten) neben einkernigen Zytotrophoblasten.
Teratokarzinom:
Unregelmäßige Struktur (Aufbau aus allen drei Keimblättern); mikroskopisch undifferenzierte epitheliale Zellverbände mit drüsenartigen Hohlräumen.
Das reine **Teratom** ist ein homogener Tumor mit fibröser Kapsel; es enthält Muskel-, Knorpel-, Knochengewebe, gilt **beim Kind** als **benigne**.
Symptome: Typisch ist die **schmerzlose Hodenvergrößerung**. Gelegentlich macht sich als erstes eine Gynäkomastie bei choriogonadotropinproduzierenden Tumoren oder eine Pubertas praecox bemerkbar. Nicht selten treten als erstes auch allgemeine Zeichen des fortgeschrittenen Tumorleidens, wie Gewichtsabnahme, unklare Abdominalbeschwerden, Rückenschmerzen bei nicht selten nur geringem Befund am Hoden auf.
Diagnostik:
Jede palpatorisch auf ein Karzinom verdächtige Veränderung am Hoden (knotige, insbesondere schmerzlose Vergrößerung des Hodens) muß umgehend operativ von einem Leistenschnitt aus exploriert werden. Ein Teil der Hodentumoren produziert Tumormarker AFP, Beta-HCG, LDH. Hiermit, sowie durch Thorax-Röntgen, Computertomographie, Sonographie und NMR sowie Ausscheidungsurogramm (Harnleiterverlauf) wird das Ausmaß der Tumorausbreitung beurteilt.
Therapie:
Erster Schritt ist immer die **hohe Semikastration**. Seminome sind **strahlensensibel**; auch bei fehlendem Metastasierungsnachweis werden die ersten Metastasierungsstationen prophylaktisch bestrahlt, bei ausgedehnter Metastasierung kommt auch initial eine **Chemotherapie** in Betracht. Die Heilungsraten liegen insgesamt bei über 90 Prozent. Bei Nichtseminomen schließt sich, falls die Diagnostik keine ausgedehnte Metastasierung zeigt, die **retroperitoneale Lymphadenektomie** an, um Metastasen zu finden, bzw. zu entfernen. Finden sich Metastasen, weist eine **Polychemotherapie** hohe Heilungsraten auf. Die Gesamtheilungsrate liegt bei über 80 Prozent. Eine Ausnahme bildet das **Chorionkarzinom**, das bereits initial chemotherapiert wird und die **schlechteste Heilungsrate** hat. Bei Mischtumoren bestimmt immer der bösartigste Anteil des Tumors Therapie und Prognose.

Frage 7.47: Lösung D

Zu (A)
Skrotalhernien ziehen vom Leistenkanal ins Skrotum; der Hoden ist meist abgrenzbar und palpatorisch unauffällig.
Zu (B)
Bei der **Nebenhodentuberkulose** ist der Nebenhoden derb, knotig induriert; der Hoden selbst ist unauffällig.
Zu (C)
Nebenhoden- und Samenstrangzysten sind prall elastisch und kugelig; der Hoden ist unauffällig. Sonographisch sind diese Zysten gut darstellbar.
Zu (D)
Jede schmerzlose Vergrößerung des Hodens ist auf ein **Hodenkarzinom** verdächtig.
Zu (E)
Unter **Varikozele** versteht man den erweiterten Plexus pampiniformis. Zunahme des Befundes im Stehen, exprimierbar, meist wenig dolent.

Frage 7.48: Lösung B

Die häufigsten **Symptome des Hodentumors** sind
- schmerzlose Schwellung (2),
- derbe Konsistenz des Hodens (4), höckerige Oberfläche.

Zu (1)
Ein **schmerzhafter Samenstrang** findet sich bei einer Torsion oder Epididymitis.
Zu (3)
Eine **Begleithydrozele** kann gelegentlich Hodentumoren maskieren (Diagnostik mittels Sonographie).
Zu (5)
Eine **Infiltration** der Skrotalhaut durch den Hodentumor (T 4) ist selten.

[H 90]
Frage 7.49: Lösung E

Typisch für einen Hodentumor ist die schmerzlose, zunehmende Hodenvergrößerung.

Zu (A)
Hat man unter dem Gedanken einer Entzündung eine antibakterielle Behandlung begonnen, sollte bei jedem Zweifel an der Diagnose eine Freilegung erfolgen, da ein Tumor sich durchaus als Epididymitis maskieren kann.
Zu (B)
Eine transskrotale Hodenbiopsie ist bei einem Tumorverdacht ein Kunstfehler, da hierbei atypische Metastasierungswege eröffnet werden.
Zu (C)
Die Gefäßdarstellung ist nicht hilfreich.
Zu (D)
Bestätigt die Hodensonographie den Tumorverdacht, so sollte umgehend eine inguinale Freilegung des Hodens erfolgen.
Zu (E)
Die skrotale Ultraschalluntersuchung kann sehr häufig die Verdachtsdiagnose Hodentumor erhärten oder auch winzige, nicht palpable Tumoren aufzeigen. Die Hodensonographie gehört heute neben der körperlichen Untersuchung zur Primärdiagnostik.

Frage 7.50: Lösung C

Zu (A)
Die **Gynäkomastie** (Anschwellen der Brustdrüsen) entsteht durch einen hormonproduzierenden Hodentumor (z. B. Leydig-Zell-Tumor).
Zu (B)
Besonders die **schmerzlose Größenzunahme** ist verdächtig auf Hodentumoren.
Zu (C)
Blutiges Ejakulat (Hämatospermie) und **inguinale Lymphknotenpakete** sind nicht typisch für Hodentumoren.

Zu (D)
Hinter einer (symptomatischen) **Hydrozele** kann sich ein Hodentumor verbergen.
Zu (E)
Eine **Ureterverlagerung** im Ausscheidungsurogramm entsteht durch retroperitoneale Lymphome, typischerweise im oberen und mittleren Harnleiterbereich.

Frage 7.51: Lösung E

Jede **schmerzlose Größenzunahme** des Hodens und **Verhärtungen** sind (auch vor der Pubertät) verdächtig auf einen **Hodentumor** und müssen umgehend abgeklärt werden (Sonographie, Tumormarker, operative Freilegung). Auch eine dolente Schwellung, die bei der Diagnose Epididymitis oder Orchitis unter Therapie nach einigen Wochen nicht deutlich rückläufig ist, sollte beim Zweifel an der Dignität operativ freigelegt werden.

[F 91]
Frage 7.52 Lösung A

Zu (A)
Hodentumoren treten fast immer in der Altersgruppe zwischen dem 20. und 40. Lebensjahr auf, somit falsch.
Zu (B)
In 3 % kommt es zum bilateralen Auftreten, allerdings nur in 5 % zeitgleich. In 95 % später und zwar bis zu 20 Jahre nach Diagnose des Erstumors.
Zu (C)
95 % der Tumoren gehen von den Keimzellen aus, 3 % vom gonadalen Stroma (Leydig- und Sertoli-Zell-Tumoren), maligne Lymphome stellen etwa 2 % der Hodentumoren.
Zu (D) und (E)
Aufgrund der typischen lymphogenen Metastasierungswege muß die operative Freilegung von inguinal erfolgen.

Frage 7.53: Lösung B

Zu (B)
Der beschriebene Befund ist typisch für einen **Hodentumor.**
Zu (A)
Die **akute Orchitis** beim Jugendlichen oder Erwachsenen entsteht meist im Rahmen einer Mumps (Parotitis epidemica), die anamnestisch wenige Wochen zurückliegt. Der befallene Hoden ist stark dolent und geschwollen, es besteht hohes Fieber; begleitend kann auch eine Pankreatitis auftreten.
Zu (C)
Bei der **akuten Epididymitis** ist der Nebenhoden geschwollen, sehr dolent und oft vom Hoden schlecht

abgrenzbar; häufig besteht ein pathologischer Urinbefund (Bakteriurie, Leukozyturie) und Fieber.
Zu (D)
Bei der **Urogenitaltuberkulose** findet man derbe Indurationen im Bereich des Nebenhodens, die nur gering dolent sind; chronische Entwicklung.
Zu (E)
Bei der **Varikozele** sieht man erweiterte Venen des Plexus pampiniformis, Zunahme des Befundes im Stehen; Hoden und Nebenhoden sind palpatorisch unauffällig. Typische Symptome sind ziehende Schmerzen bei langem Stehen.

F 89
Frage 7.54: Lösung D

Zu (A), (B) und (C)
Bei jedem Verdacht auf einen Hodentumor ist ein transskrotales Vorgehen kontraindiziert, da hierdurch eine Metastasierung über atypische Lymphwege hervorgerufen würde **(kontaminiertes Skrotum)**. Somit ist die ultraschallgesteuerte **transskrotale Stanz- oder Saugbiopsie** falsch, ebenso die transskrotale **Probeexzision**.
Zu (D)
Einzig richtig ist die umgehende **inguinale Hodenfreilegung,** wobei zur Vermeidung einer Tumoraussaat eine Blutleere durch Abklemmen des Samenstranges während der Manipulationen hergestellt wird. Möglich ist bei diesem Operationsvorgehen auch die intraoperative Probeexzision suspekter Areale zur Schnellschnittuntersuchung.
Zu (E)
Ohne exakte Diagnose sollte keine zytostatische Therapie durchgeführt werden.

Frage 7.55: Lösung D

Maligne Hodentumoren sind das **Seminom, Teratokarzinom, embryonales Karzinom** und das **Chorionkarzinom**.

Zu (D)
Unter einem **Krukenberg-Tumor** versteht man Abtropfmetastasen eines Magenkarzinoms im kleinen Becken (bevorzugt ist das Ovar betroffen).

Frage 7.56: Lösung D

Zu (D)
Die primären **testikulären Metastasierungszentren** liegen **paraaortal und parakaval** unterhalb der Nierengefäße. Hierhin führen, entlang den spermatischen Gefäßen, die von den Hoden abführenden Lymphbahnen.
Zu (B)
Von hier aus können die **parailiakalen** Lymphknoten befallen werden.

Zu (A)
Später können auch **mediastinale Lymphome** entstehen (Diagnostik mittels CT von Thorax und Abdomen und NMR).
Zu (C)
Die **inguinalen** Lymphknoten kommen als Metastasenort nur in Betracht, wenn atypische Lymphabflußwege eröffnet wurden, z.B. durch skrotale Hodenbiopsie (sog. kontaminiertes Skrotum) oder bei einer massiv fortgeschrittenen Metastasierung.

Frage 7.57: Lösung B

Siehe auch Kommentar zu Frage 7.56.

Zu (B)
Das **Chorionkarzinom** metastasiert bevorzugt hämatogen und stellt den bösartigsten Hodentumor dar. Therapeutische Konsequenz der atypischen Metastasierung ist, daß Hodenkarzinome mit einem Chorionkarzinomanteil initial chemotherapiert und erst später lymphadenektomiert werden.

Frage 7.58: Lösung D

Siehe Kommentar zu Frage 7.56.

H 89
Frage 7.59: Lösung C

Das Seminom metastasiert lymphogen, der erste Metastasierungsort sind die Lymphknoten im Bereich des Nierenhilus auf der Seite des Hodentumors. Mit einer atypischen Metastasierung, z.B. in Leistenlymphknoten, ist dann zu rechnen, wenn durch vorhergegangene Skrotaloperationen oder eine skrotale Hodenfreilegung atypische Lymphwege eröffnet wurden. Mit einer primären hämatogenen Metastasierung ist nur beim Chorionkarzinom zu rechnen.

H 88
Frage 7.60: Lösung C

Zu (A)
Makroskopisch zeigt ein aufgeschnittenes **Seminom** eine gleichförmige, weißlich feste Struktur. Mikroskopisch sind die Seminomzellen großkernig, trabekulär angeordnet und von gleichförmigem Aussehen.
Zu (B)
Das **reife Teratom** zeigt makroskopisch feste, teils knorpelige Strukturen; mikroskopisch findet sich faserreiches Bindegewebe, glatte Muskelfasern, Knorpelinseln und differenzierte Drüsen mit hohem Zylinderepithel.

Zu (C)
Das gezeigte Bild stellt ein **malignes Teratom** dar. Typisch sind die makroskopisch uneinheitliche Farbe, teils zystischen Areale, kleine Einblutungen, weiche Konsistenz; histologisch sieht man undifferenzierte, epitheliale Zellverbände mit drüsenartigen Hohlräumen und erhebliche Zell- und Kernpolymorphie.

Zu (D)
Leydig-Zell-Tumoren sind makroskopisch solide, mit einer Kapsel versehene, weißliche bis gelbliche Tumoren. Mikroskopisch sieht man große zytoplasmareiche Epithelien, Zell- und Kernpolymorphie und Kernhyperchromasie.

Zu (E)
Das **Chorionkarzinom** ist makroskopisch von weicher Konsistenz, häufig mit Einblutungen; mikroskopisch sieht man mehrkernige Riesenzellen (Synzytioplasmen), daneben einkernige Zellen (Zytotrophoblasten) und vielfach große, mit Erythrozyten gefüllte Hohlräume.

Frage 7.61: Lösung D

Zu (2) und (3)
Tumormarker des **Teratokarzinoms** des Hodens sind das AFP und Beta-HCG.
Das AFP findet sich auch beim Leberzellkarzinom; beim reinen Seminom und beim Chorionkarzinom ist AFP nicht erhöht. Das Beta-HCG wird von synzytiotrophoblastischen Elementen des Tumors gebildet; es findet sich beim Beta-HCG-positiven Seminom, bei Mischtumoren und beim Chorionepitheliomen. Bis zu 90 Prozent der Patienten mit nicht-seminomatösen Hodentumoren weisen eine Erhöhung eines oder beider Tumormarker auf, was für die Therapie und Verlaufskontrolle wichtig ist.

Zu (1) und (4)
17-Ketosteroide und das Plasma-ACTH (adrenokortikotropes Hormon) stehen in keinem Zusammenhang mit Hodenkarzinomen.

Frage 7.62 Lösung B

Siehe auch 7.61. Da das β-HCG von den synzytiotrophoblastischen Zellen der Plazenta gebildet wird, ist es erhöht bei der Blasenmole (2) und dem malignen trophoblastischen Hodenteratom (5). Darüber hinaus gibt es auch β-HCG-positve Seminome.

Zu (1), (3) und (4)
Nicht bei diesen Tumoren.

Frage 7.63: Lösung C

Zu (1) und (2)
Seminome machen 35 bis 40 Prozent der Keimzelltumoren aus; sie treten ab der Pubertät meist zwischen dem **20. und 40. Lebensjahr** auf. Falls keine ausgedehnte Metastasierung vorliegt, besteht nach der **Semikastratio** die Behandlung in der **Strahlentherapie**. Bei großen retroperitonealen Metastasen oder suprahilärer Metastasen würde man initial allerdings auch eine Chemotherapie durchführen.

Zu (3)
Histologisch zeigt das Seminom eine **einheitliche Struktur**.

Zu (4)
Das reine Seminom produziert **keine Hormone**. Ist beim Seminom das Beta-HCG erhöht, so liegen Synzytiotrophoblasten im Tumor vor, die meist erst durch Spezialfärbungen dargestellt werden können (Beta-HCG-positives Seminom), oder es liegt ein Mischtumor mit teratoiden Differenzierungen vor (in etwa 15 Prozent). Die Prognose und Therapie richtet sich immer nach dem bösartigsten Tumoranteil.

Frage 7.64: Lösung D

Zu (A), (B) und (C)
Das Seminom tritt erst **nach der Pubertät** auf.

Zu (D)
Am häufigsten ist es bei **30- bis 50jährigen** zu finden.

Zu (E)
Selten finden sich Seminome auch bei **über 50jährigen**; hier findet man eine sog. spermatozytäre Form, die nur selten metastasiert.

Frage 7.65 Lösung C

Zu (C)
Bei konsequenter stadiengerechter Behandlung beträgt die Heilungsrate beim lokal beschränkten Seminom bis 100% bei retroperitonealer Metastasierung immer noch um 85%. Siehe auch Kommentar zu Frage 7.66.

Zu (A), (B), (D) und (E)
Auch Nicht-Seminome haben im Stadium I (T1/T2, N0, M0) eine fast 100%ige Heilungschance, jedoch entdeckt man weitaus mehr Tumoren als bei den Seminomen erst in fortgeschrittenen Tumorstadien. Bei minimaler retroperitonealer Metastasierung liegt die 5-Jahres-Heilungsrate bei 95%, bei Fernmetastasierung zwischen 30% und 50%.

Frage 7.66: Lösung A

Die **5-Jahres-Heilungsrate** beträgt bei Seminomen im Stadium I 94 bis 100 Prozent. Im Stadium II 70 bis 88 Prozent. Im Stadium III und IV (Lymphknotenmetastasen bds. des Diaphragmas, Lungenmetastasen) ca. 45 Prozent. Für die Prognose ist weiter wichtig, daß bei Diagnosestellung eines Seminoms in 75 Prozent der Fälle der Tumor auf den Hoden beschränkt ist

(Stadium I) und lediglich 20 Prozent subdiaphragmale Metastasen aufweisen. Zusätzlich ist das Seminom sehr **strahlen- und chemotherapiesensibel.**

Frage 7.67: Lösung D

Siehe Kommentar zu Frage 7.66.

[H 83]
Frage 7.68: Lösung D

Zu (D)
Das **Dysgerminom** ist ein Ovarialtumor, der von primitiven germinalen Zellen ausgeht und teils gutartig, teils bösartig ist. Bei Seminomen gleichen die Tumorzellen den Spermatogonien oder Keimzellen.
Zu (A)
Der **Leydig-Zell-Tumor** geht vom gonadalen Stroma aus, nicht von den Keimzellen.
Zu (E)
Ebenso geht der **Thekazelltumor** vom Stroma aus.
Zu (B)
Das **Gynandroblastom** ist ein sehr seltener Mischtumor aus Keimzellanteilen und Anteilen des gonadalen Stromas.
Zu (C)
Das **Arrhenoblastom** ist ein Ovarialtumor aus unreif gebliebenem Keimepithel.

Frage 7.69: Lösung E

Zu (A)
Bei Jugendlichen und jungen Erwachsenen überwiegen Teratokarzinome, embryonale Karzinome und Chorionkarzinome. Das Seminom wird in der Altersgruppe **zwischen 30 und 50** am häufigsten gefunden.
Zu (B)
Das Seminom wächst bei weitem nicht so aggressiv infiltrierend wie die **Nicht-Seminome.**
Zu (C)
Das Seminom metastasiert nicht so rasch wie die Nicht-Seminome und vor allem **nicht hämatogen** (wie z.B. das Chorionepitheliom).
Zu (D)
Das Seminom gehört zu den sehr **strahlensensiblen** Tumoren.

Frage 7.70: Lösung A

Das **Seminom** ist sehr **strahlensensibel.**
Zu (B), (C), (D) und (E)
Sind weniger strahlensensibel.

[H 91]
Frage 7.71: Lösung E

Zu (1)
Seminome haben eine weißliche, glatte homogene Schnittfläche.
Zu (2)
Altersgipfel der Seminome ist das 40. Lebensjahr.
Zu (3)
Seminome sind sehr strahlenempfindlich.
Zu (4)
Sie weisen mikroskopisch lymphozytäre Stromainfiltrationen auf.
Zu (5)
Sie metastasieren zunächst in die paraaortalen Lymphknoten.

[F 91]
Frage 7.72: Lösung B

Zu (B)
Bei etwa 15% der Seminome ist als Tumormarker β-HCG im peripheren Blut erhöht. Ob diese β-HCG-positiven Seminome eine eigene Einheit bilden und eine andere Prognose haben, ist noch nicht völlig klar.
Zu (A), (C), (D) und (E)
Falsch.

[H 85]
Frage 7.73: Lösung C

Zu (1)
Bei jedem Hodentumorverdacht wird der Samenstrang in Höhe des Leistenkanales freigelegt, eine Gefäßklemme zur Verhinderung der Tumoraussaat während der Freipräparation des Hodens angesetzt und nach bestätigter Tumordiagnose der **Hoden samt Samenstrang** am inneren Leistenring abgesetzt.
Zu (2)
Die Ausräumung der **retroperitonealen Lymphknoten** (RPLA, retroperitoneale Lymphadenektomie) wird bei den Nicht-Seminomen durchgeführt. Bei den Seminomen kommt sie lediglich bei ausgedehnter Metastasierung (Bulky-Tumor) in Betracht.
Zu (3)
Bei Seminomen im Stadium II wird das **Retroperitoneum** mit 30 bis 32 Gy bestrahlt.
Zu (4)
Im Stadium II ist keine **Chemotherapie** erforderlich; sie findet allerdings bei ausgedehnter Metastasierung eines Seminoms auch Anwendung.

Frage 7.74: Lösung C

Zu (1), (2) und (4)
Siehe Kommentar zu Frage 7.73.

Zu (3)
Retroperitoneale Metastasen lassen sich im CT erst ab einer Größe von wenigstens 1 cm nachweisen. Da das reine Seminom keine Tumormarker besitzt und die Bestrahlung des Retroperitonealraumes mit 30–32 Gy über 3–4 Wochen den Patienten wenig belastet, wird auch im Stadium I die Bestrahlung aus Sicherheitsgründen durchgeführt.

Frage 7.75: Lösung D

Zu (A) und (B)
Die alleinige Bestrahlung hätte das Risiko, daß Tumorzellen überleben und später erneut metastasieren können.
Zu (C)
Orchiektomie und **retroperitoneale Lymphknotenentfernung** ist die Standardtherapie bei den Nicht-Seminomen.
Zu (D)
Siehe Kommentar zu Frage 7.73 und 7.74.
Zu (E)
Die **inguinalen Lymphknoten** gehören nicht zu den Lymphabflußwegen des Hodens. Sie können allerdings primär befallen sein, wenn durch eine skrotale Voroperation atypische Lymphbahnen eröffnet wurden. Klinische Konsequenz: Bei Seminomen muß das Bestrahlungsfeld das Skrotum der Tumorseite einschließen, bei Nicht-Seminomen wird eine Hemiskrotektomie und inguinale Lymphadenektomie durchgeführt.

Frage 7.76: Lösung E

Ein Seminom im Stadium T 3, N 2, M 0 bedeutet: Der Tumor infiltriert den **Nebenhoden** (T 3), Es liegen **kontra-** oder **bilaterale** multiple regionäre **Lymphknotenmetastasen** vor (N 2), es wurden **keine Fernmetastasen** nachgewiesen (M 0). Die Bestrahlung umfaßt hier die ipsilateralen inguinalen, iliakalen und paraaortalen Lymphknoten, das Mediastinum und die supra- und infraklavikulären Lymphknoten.

Frage 7.77: Lösung C

Maligne Teratome treten am häufigsten im jungen Erwachsenenalter auf, d.h. um das 25. Lebensjahr; ihre Entstehung ist **nicht hormonabhängig**.

Frage 7.78: Lösung E

Auch Teratokarzinome sind strahlensensibel, doch ist in Deutschland die Strahlentherapie für diese Tumoren unüblich. Eine Strahlentherapie nimmt dem Knochenmark die Reserven für eine evtl. nötige Zytostase. Kleinere retroperitoneale Metastasen werden primär durch die retroperitoneale Lymphadenektomie (RPLA) entfernt, daran schließen sich 2 bis 4 Zyklen einer Polychemotherapie an. Bei ausgedehnter Metastasierung oder Chorionkarzinomen würde primär eine Polychemotherapie mit 2 Zyklen durchgeführt, dann anhand einer RPLA die Metastasen entfernt und nach dem histologischen Befund über die Notwendigkeit weiterer Chemotherapiezyklen entschieden. Die **Strahlensensibilität** von Teratomkarzinomen ist nicht so hoch, daß sie, wie Seminome, durch alleinige Bestrahlung sicher zerstört werden können.

Frage 7.79: Lösung B

Der geschilderte Fall beschreibt eine bei uns unübliche Therapie. Unklar ist, ob der retroperitoneale Lymphknotenstatus operativ oder konservativ überwacht wurde. Das überraschende Auftreten einer Lungenmetastase, nur 7 Monate nach Diagnosestellung des Hodentumors, zeigt, daß Therapie und Nachsorge offensichtlich nicht optimal waren. Die Fallbeschreibung soll sicher zeigen, daß Hodentumoren in die Hand des Urologen gehören.

Zu (1)
Zur weiteren Beurteilung der Metastase sollte eine zusätzliche Röntgenaufnahme im **frontalen Strahlengang**, sowie ein CT des Thorax, ggf. ein NMR, durchgeführt werden.
Zu (3)
Darüber hinaus sollten die **Tumormarker Beta-HCG und AFP** bestimmt werden.
Zu (2)
Die **Testosteronbestimmung** ist unsinnig.
Zu (4)
Die **Bronchoskopie** ist überflüssig.
Zu (5)
Die **Laparatomie,** ggf. die **bilaterale Lymphadenektomie** kommt, falls noch nicht durchgeführt, erst nach einer induktiven Chemotherapie, zur Reduzierung vorhandener retroperitonealer Metastasen, in Betracht.
Der zeitgemäße und korrekte Ablauf der Therapie wäre (gewesen): Bei der Diagnose Teratokarzinom des Hodens werden vor und nach der Semikastratio die Tumormarker bestimmt. Falls das Teratokarzinom markerpositiv ist, kann der Tumormarker zur Verlaufskontrolle verwendet werden. An die Hodenentfernung schließt sich, falls das CT des Abdomens keine ausgedehnte Metastasierung zeigt, eine modifizierte, schnellschnittgesteuerte RPLA an; falls Metastasen gefunden werden, schließt sich eine Polyche-

motherapie an. Tritt bei Metastasenfreiheit, z.B. 7 Monate nach Diagnosestellung eine Lungenmetastase auf, wären zur Abklärung Tumormarker, CT des Thorax, CT des Abdomens, NMR und danach eine intensive Chemotherapie erforderlich.

Frage 7.80: Lösung A

Zu (A)
Die **Chemotherapie** würde durchgeführt mit einer Dreier- oder Viererkombination von Zytostatika, z.B. Cisplatin plus Vinplastin plus Bleomycin oder Cisplatin plus Etoposid plus Bleomycin.
Zu (B)
Keine alleinige **Bestrahlung** der Metastasen.
Zu (C)
Ein Verzicht der Therapie ist bei den guten **Ansprechraten** der Zytostase nicht zu vertreten.
Zu (D)
Die Behandlung mit **Androgen** oder **Antiöstrogenen** ist sinnlos.
Zu (E)
Falls die Polychemotherapie konsequent durchgeführt wird, würde die zusätzliche Behandlung mit **Mistelpräparaten** nicht schaden.

Frage 7.81: Lösung A

Das Chorionkarzinom ist von den Hodenkarzinomen der malignste Tumor. Auch wenn **Lebermetastasen** vorliegen, besteht die einzige Heilungschance in einer aggressiven **Polychemotherapie.**

Frage 7.82: Lösung A

Zu (A)
Das Chorionkarzinom weist histologisch große erythrozytenhaltige Hohlräume, umgeben von dunklen, zytoplasmareichen, mehrkernigen Riesenzellen (Synzytiotrophoblasten) sowie helleren, einkernigen Zellverbänden (Zytotrophoblasten) auf.
Zu (B)
Der Dottersacktumor zeigt histologisch drüsenartige Hohlräume, überwiegend von flachen Epithelien ausgekleidet, Hyperchromasie und Polymorphie der Tumorzellkerne.
Zu (C)
Typisch für das Seminom sind neben den großkernigen trabekulären Seminomzellen dunkelkernige Lymphozyteninfiltrate.
Zu (D)
Das embryonale Karzinom zeigt undifferenzierte, epitheliale Zellverbände mit erheblicher Zell- und Kernpolymorphie.
Zu (E)
Der maligne Leydig-Zell-Tumor zeigt große zytoplasmareiche, alveolär formierte Epithelien mit Zell- und Kernpolymorphie.

7.6 Prostata

Prostataadenom VII.6

Bei 2/3 aller Männer kommt es nach dem 50. Lebensjahr zur Größenzunahme der Prostata durch **Proliferation der periurethralen Drüsen** und Vermehrung des fibromuskulären Gewebeanteils. Ursächlich scheint eine Verschiebung der **Östrogen-Androgen-Balance** die Prostatahyperplasie auszulösen. Die vergrößerte Prostata verdrängt den Blasenhals nach oben, das Rektum nach dorsal; es kommt zur infravesikalen Obstruktion mit sekundärer Hypertrophie der Detrusormuskulatur (Balkenblase, Pseudodivertikel), Restharnbildung, Stauung der oberen Harnwege, Niereninsuffizienz und Infektneigung.
Für die klinische Beurteilung wird die **Prostatahyperplasie** in **drei Stadien** eingeteilt:
- Stadium I: Lediglich Miktionsbeschwerden
- Stadium II: Zusätzliche Restharnbildung
- Stadium III: Zusätzlicher Aufstau des oberen Harntraktes.

Symptome:
Pollakisurie, Dysurie, Abschwächung des Harnstrahles, Nachträufeln, Nykturie. Ein Harnverhalt kann in jedem Stadium auftreten, oft nach dem Genuß von kalten alkoholischen Getränken. Bei großen Restharnmengen kommt es zur Überlaufblase (Ischuria paradoxa), Infektionen, Urämie und gehäuft zur Bildung von Blasensteinen.

Diagnostik:
Rektale Palpation: Die Prostata ist diffus vergrößert, prall elastisch, gut abgrenzbar. Die Größe der Prostata sagt jedoch nichts über den Grad der Obstruktion aus. Sonographisch kann die Größe der Prostata berechnet werden und der Restharn bestimmt werden. Das Ausscheidungsurogramm zeigt die Anhebung des Blasenbodens, die Kontur der Blasenwand (Divertikel), den Verlauf der prävesikalen Harnleiter oder eine Stauung des oberen Harntraktes.

Therapie:
Stadium I: **Konservativ** mit pflanzlichen Medikamenten und dekongestiven Maßnahmen.
Stadium II: Tritt Restharn über 60 ml bis 80 ml auf, muß eine **vollständige Blasenentleerung** erreicht werden. Beim inoperablen Patienten (Alter, Begleiterkrankungen) geschieht dies mittels transurethralem Dauerkatheter oder suprapubischem Katheter; in Ausnahmefällen, falls ein Katheter abgelehnt wird, kann die Vereisung der Prostata (**Kryochirurgie**) durchgeführt werden. Beim operablen Patienten wird bei kleineren Adenomen die **transurethrale Resektion,** bei großen Adenomen die **offene Prostataadenomektomie** durchgeführt.

Stadium III: Zunächst erfolgt die **Dauerkatheter-behandlung** mit freier Harnableitung, bis der obere Harntrakt entstaut ist; danach Vorgehen wie im Stadium II.

Frage 7.83: Lösung C

Zu (1)
Die benigne Prostatahyperplasie entsteht durch das Wachstum der **periurethralen Drüsen,** glatter Muskulatur und Bindegewebes. Die wachsenden periurethralen Drüsen verdrängen das eigentliche Prostatagewebe (Prostata propria) zur peripheren Pseudokapsel.
Zu (2)
Das Prostatakarzinom entsteht zu 95 Prozent aus der **peripheren Drüsenzone** (Pseudokapsel).
Zu (3)
Jede **infravesikale Obstruktion** (z. B. durch Prostataadenom, Sphinktersklerose, Beckenbodenspastik, Harnröhrenstriktur) bewirkt, daß die Muskelfasern des Detrusors hypertrophieren und schließlich als Balkennetz in der Blasenwand erkennbar werden (Balkenblase).
Zu (4)
Entsteht aufgrund der Obstruktion **Restharn,** ist die natürliche Selbstreinigung des Blase ausgeschaltet (Sumpf); es wuchern Bakterien, die zu aszendierenden Infekten (Zystopyelonephritis) führen.

Frage 7.84: Lösung E

Zu (1)
Siehe Kommentar zu Frage 7.83.
Zu (2)
Das **fibromuskuläre Stroma** hat einen Volumenanteil von etwa 60 Prozent an der Prostatahyperplasie und bedingt die feste Adenomkonsistenz.
Zu (3)
Die Ursache der Prostatahyperplasie ist letztendlich nicht geklärt. Bei ⅔ aller Männer kommt es nach dem 5. Lebensjahrzehnt zum Größenwachstum der Prostata. Man nimmt eine **Östrogen-Androgen-Imbalance** als auslösendes Moment an. Weiter spielen konstitutionelle (Pykniker, Plethoriker, Zyklothyme) sowie ethnographische Faktoren eine Rolle.
Zu (4)
Führt die Prostatahyperplasie zu großen Restharnmengen, kommt es zu einem Aufstau (normalerweise beider) Nieren. Dies kann im weiteren bis zur **Hydronephrose** führen. Eine lediglich einseitige Hydronephrose ist eher auf ein Prostatakarzinom verdächtig.

Frage 7.85: Lösung E

Zu (A)
Durch die infravesikale Obstruktion kommt es zu einer sekundären Urge-Symptomatik, die sich durch **Pollakisurie** und Harndrang, schon bei geringer Blasenfüllung, äußert.
Zu (B)
Dies führt auch zur **Nykturie.**
Zu (C)
Durch die Obstruktion entsteht eine **Abschwächung des Harnstrahles,** die sich durch verlängerte Miktionszeit und niedrigen Flow (ml/sec.) äußert.
Zu (D)
Die Miktion wird erst durch aktive Öffnung des Blasenhalses möglich; dies ist bei einer Prostatavergrößerung erschwert, daher das **langsame Ingangkommen** der Miktion.
Zu (E)
Auf die **Potenz** hat die Prostatahyperplasie keinen Einfluß.

Frage 7.86: Lösung C

Zu (A) und (E)
Die **Dialyse** ist hier überflüssig, da die postrenale Niereninsuffizienz kausal behandelt werden kann.
Zu (B)
Vor einer **transurethralen Resektion** sollten die Nieren entstaut sein, die Blasenkapazität und die Kreatininwerte auf ein normales Maß zurückgegangen sein.
Zu (C)
Dies wird ereicht durch die Harnableitung mittels eines **Blasenkatheters.** Nach der Entlastung geraten die Patienten häufig in eine mehrtägige Polyurie; in dieser Phase sind Elektrolyte und Flüssigkeitshaushalt zu bilanzieren.
Zu (D)
Eine **Nierenfistel** wäre eine der Kausalität (infravesikale Obstruktion) nicht entsprechende Lösung.

Frage 7.87: Lösung E

Zu (E)
Im Ausscheidungsurogramm sieht man eine erhebliche Anhebung des Blasenbodens, die kontrastmittelgefüllte Blase zeigt sich nurmehr als schmaler Saum oberhalb der stark vergrößerten intravesikal entwickelten Prostata. Der obere Harntrakt ist unauffällig; somit ergibt sich, zusammen mit der geschilderten Symptomatik, die Diagnose einer **Prostatahyperplasie;** da kein wesentlicher Restharn vorliegt, handelt es sich also um ein Prostataadenom Grad I.

Zu (A)
Blasensteine sind zum Teil auf der Leeraufnahme als kalkdichte Schatten zu erkennen; röntgen-negative Steine (aus Harnsäurekristallen) stellen sich als Kontrastmittelaussparung dar. Sonographisch sind sie durch die Schallauslöschung meist sehr gut erkennbar.
Zu (B)
Blasentumoren sind meist unregelmäßig begrenzte Kontrastmittelaussparungen; die exakte Diagnose erfolgt durch Zystoskopie und Urinzytologie.
Zu (C)
Ureterozelen sind ballonartige Vorwölbungen im Bereich der Ostien, die im Ausscheidungsurogramm mit Kontrastmittel gefüllt sind (Schlangenkopfphänomen).
Zu (D)
Die Anhebung des Blasenbodens ist glatt begrenzt, das **Prostatakarzinom** jedoch wächst meist asymmetrisch; durch Infiltration des Blasenbodens kommt es häufig zum ein- oder beidseitigen Nierenstau.

Frage 7.88: Lösung D

Zu (D)
Der Untersuchungsbefund zeigt das Bild eines typischen Prostataadenoms. Der Patient ist operabel; von den angegebenen Lösungen muß somit die **Adenomektomie** richtig sein. Hierbei wird, meist durch transvesikales Vorgehen, das Prostataadenom enukleiert, die Kapsel bleibt stehen. Anzumerken ist, daß mit Unterschieden von Klinik zu Klinik bis zu 99 Prozent der Prostataadenome durch die transurethrale Resektion behandelt werden.
Zu (A)
Die **Prostatabestrahlung** zielt auf die kurative Behandlung des auf die Prostata begrenzten Karzinoms ab.
Zu (B)
Die **Androgengabe** ist zur Behandlung des Prostataadenoms unsinnig und könnte okkulte Karzinomherde stimulieren.
Zu (C)
Die **Kryotherapie** (transurethrale Vereisung der Prostata) findet Anwendung bei inoperablen Patienten.
Zu (E)
Die **radikale Prostatavesikolektomie** findet nur Anwendung bei der Behandlung des Prostatakarzinoms.

F 85
Frage 7.89: Lösung D

Zu (D)
Zur **Schrumpfblase** kommt es z.B. nach Bestrahlung der Blase oder des kleinen Beckens (bei Blasenkarzinom oder gynäkologischen Tumoren), bei der Urogenitaltuberkulose, bei chronisch entzündlichen Erkrankungen (interstitielle Zystitis). Beim Prostataadenom tritt eher das Gegenteil ein, die Blase wird zunehmend ausgedehnt (bis zu 4 oder 5 Liter Fassungsvermögen).
Zu (A)
Bei großen Restharnmengen kommt es zum **Aufstau der Nieren** (Prostataadenom Grad III).
Zu (B)
Normalerweise entleert sich die Blase bei jeder Miktion vollständig. Kann die infravesikale Obstruktion nicht mehr durch erhöhten Miktionsdruck kompensiert werden, bildet sich **Restharn** (Prostataadenom II. Grades).
Zu (C)
Bei jeder infravesikalen Obstruktion hypertrophiert der Detrusor; es bilden sich **Trabekel.**
Zu (E)
Zwischen den Trabekeln wölbt sich aufgrund des hohen Miktionsdruckes und der unregelmäßigen Entstehung von Trabekeln die Blasenschleimhaut nach außen (= **Pseudodivertikel**).

H 84
Frage 7.90: Lösung C

Der Untersuchungsbefund zeigt bei dem operablen Patienten ein mäßig großes Prostataadenom. Therapie der Wahl ist die **transurethrale Resektion.** Bei der **Kryotherapie** wird mittels einer transurethral in die Prostata eingeführten Sonde das Innere der Prostata vereist; es wird später nekrotisch und stößt sich nach und nach ab. Da ein Teil des Adenoms vital bleibt, wächst es bald wieder nach. Das Abgehen der Nekrosen ist für den Patienten lästig, auch stellen die Nekrosen den idealen Nährboden für Infekte dar. Aufgrund der mechanischen Läsion der Harnröhre durch das Resektoskop kommt es bei einigen Prozent der Patienten zur Ausbildung einer **Harnröhrenstriktur.**

H 85
Frage 7.91: Lösung E

Indikation für eine **transurethrale Kryotherapie** ist die Inoperabilität des Patienten und sein Ablehnen eines suprapubischen oder transurethralen Katheters. In dem geschilderten Fall ist eine operative Behandlung möglich, z.B. die **offene Prostataadenomektomie.** Ein geübter Resekteur kann ein Adenom von 100 g aber auch transurethral operieren. Vorteil der transurethralen Operation für den Patienten ist eine kürzere Krankenhausverweildauer, kein Risiko von Wundheilungsstörungen oder Narbenbrüchen. Die Frage dreht sich um die drei Behandlungsmöglichkeiten Adenomektomie, TUR-Prostata, transurethrale Kryobehandlung. Die Kryobehandlung kommt grundsätzlich nur für inoperable Patienten in Betracht. Die Adenomektomie kommt nur bei großen Prostataadenomen in Betracht. Je nach Klinik etwa ab einem Gewicht von 60 g. Die **transurethrale Resektion** wird bei allen kleineren Adenomen durchgeführt. Sehr kleine Adenome und die sog. Blasenhalssklerose werden am besten nur eingekerbt (Blasenhalsinzision nach Turner-Warwick).

Frage 7.92: Lösung A

Zu (A)
Bei einem Adenom von 70 g steht die **Prostataadenomektomie** oder **transurethrale Resektion** zur Auswahl.
Zu (B)
Nur bei **Inoperabilität.**
Zu (C)
Ein transurethraler **Dauerkatheter** führt zur chronischen Urethritis, zu Harnröhrendivertikeln und Strikturen und chronischem Harnwegsinfekt. Er ist nur indiziert, falls der Patient nicht operabel ist.
Zu (D)
Ein **suprapubischer Katheter** wäre einem transurethralem Katheter vorzuziehen.
Zu (E)
Das Prostataadenom zeigt **keine Spontanremission.** Dagegen schwankt das Ausmaß der Obstruktion wegen der wechselnden Kongestion. Nach dem ersten Einmalkatheterismus bei Harnverhalt ist daher oft wieder Monate lang die spontane Miktion möglich.

Frage 7.93: Lösung C

Zu (1)
Durch den Wegfall der Obstruktion wird der **Flow** (Harnflußrate) verbessert.
Zu (2)
Bei der normalen **Ejakulation** schließt sich der innere Sphinkter, der Sphinkter externus öffnet sich und die prostatische Harnröhre wirkt als Propulsionskammer und bewirkt die Ejakulation nach außen. Nach Prostataadenomektomie und transurethraler Resektion klafft der Blasenhals, der Samenerguß findet häufig retrograd in die Blase statt (erste Urinportion danach trübe).
Zu (3)
Auf die **Erektion** haben transurethrale Prostataresektion und Adenomektomie keine nachteiligen Folgen.
Zu (4)
Eine **Ejaculatio praecox** hat mit TUR-Prostata oder Prostatektomie nichts zu tun.

Frage 7.94: Lösung D

Siehe Kommentar zu Frage 7.93.

Frage 7.95: Lösung B

Zu (A)
Sowohl nach TUR-Prostata als auch nach Adenomektomie kann es zur **retrograden Ejakulation** kommen (siehe vorhergehende Fragen).
Zu (B)
95% der **Prostatakarzinome** entstehen in der Außendrüse, die bei der TUR, wie auch bei der offenen Prostataadenomektomie, stehen bleibt. Diese Patienten können also später noch an einem Karzinom erkranken. Die rektal-digitale Erkennung des Prostatakarzinoms ist allerdings erschwert, da nach der Operation eine derbe Narbenplatte entsteht.
Zu (C)
Die **erektile Potenz** bleibt nach Op. erhalten.
Zu (D)
Wird bei der transurethralen Resektion distal des Colliculus seminalis reseziert, oder bei einer Schnittoperation grob manipuliert, kann der Sphinkter externus verletzt werden; dies führt zur **Harninkontinenz.**
Zu (E)
Die Ductus deferentes münden in den Colliculus seminalis; bei der Operation kann es zu einer retrograden Keimeinschwemmung in die Nebenhoden mit nachfolgender **Epididymitis** kommen. Daher führt man gerne vor der Adenomektomie eine Vasektomie durch.

Frage 7.96: Lösung D

Zu (B)
Die häufigste Form der Prostataadenomoperation ist die **transurethrale** Resektion.
Zu (A), (C) und (E)
Große Adenome können **suprapubisch transvesikal, retropubisch** oder auch **perineal** offen operiert werden.
Zu (D)
Der **transrektale** Zugangsweg ist nicht sinnvoll.

Prostatakarzinom VII.7

Das Prostatakarzinom ist das **häufigste Karzinom des Urogenitaltraktes** und der zweit- bis dritthäufigste maligne Tumor des Mannes. Der Altersgipfel liegt zwischen dem 70. und 80. Lebensjahr. Das Prostatakarzinom entsteht im eigentlichen Prostatagewebe (der chirurgischen Kapsel). Es handelt sich meist um **Adenokarzinome.**
Der Malignitätsgrad wird je nach Differenzierung von G I (gut differenziert) bis G III (wenig differenziert, anaplastisch) eingeteilt. Das Prostatakarzinom wächst **lokal destruierend** (obstruktive Miktionsbeschwerden, Infiltration des Blasenbodens mit Stauungsnieren, selten auch Infiltration des Rektums). Es **metastasiert** in die **iliakalen,**

sakralen und **lumbalen Lymphknoten;** die **hämatogene Aussaat** führt zu **osteoplastischen Metastasen,** bevorzugt in der Lumbalwirbelsäule, im Becken und proximalen Oberschenkel. Die Stadien T 1 und T 2 (Karzinom auf Prostata beschränkt) verursachen meist keine subjektiven Beschwerden. Bei zunehmendem Wachstum des Karzinoms (T 3/4, Ausbreitung über Kapsel, M 1) kommt es zu sich typischerweise rasch entwickelnden obstruktiven Miktionsbeschwerden, Harnverhaltung, Hämaturien, Hämatospermie, Anurie bei Ureterummauerung, Knochenschmerzen.
Diagnose: Am wichtigsten ist die rektale Palpation: Karzinomverdächtig sind **derbe Knoten,** die zu Beginn umschrieben und auf die Prostata begrenzt sind; bei fortgeschrittenem Stadium ist die Prostata nicht mehr abgrenzbar. Gesichert wird die Verdachtsdiagnose durch transrektale oder perineale **Stanz-** oder transrektale **Aspirationsbiopsie.** Zur Festlegung des Tumorstadiums wird die Ausscheidungsurographie, Sonographie, Knochenszintigraphie und Bestimmung der **Phosphatasen** (alk. Phosphatase und saure Phosphatase sind erhöht bei Knochenmetastasen; eine spezifischere Untersuchung ist das prostataspezifische Antigen) herangezogen.
Therapie:
Grundsatz: Das lokal beschränkte (T 1, T 2) Prostatakarzinom wird lokal behandelt, das fortgeschrittene systemisch. Auf eine kurative Behandlung im Stadium T 1 und T 2 zielt die **radikale Prostatektomie** ab; bei nicht operablen Patienten ist die Radiatio der Prostata möglich. Das fortgeschrittene Karzinom wird durch **Ausschaltung der Testosteronproduktion** (Orchiektomie, Östrogengabe oder LH-RH-Analoga) behandelt (palliativ). Beim Versagen der kontrasexuellen Behandlung wird die **Zytostase** mit Estramustinphosphat und Epirubicin eingeleitet. Als weitere palliative Maßnahme kommt zur Schmerzbehandlung die lokale Bestrahlung von Metastasen oder die systemische Gabe von Strontium- oder Yttriumnukleiden in Betracht.

Frage 7.97: Lösung B

Zu (A)
Der Altersgipfel des Prostatakarzinoms ist das **7. bis 8. Lebensjahrzehnt.**
Zu (B)
Das Prostatakarzinom entsteht zu 95% in der Pseudokapsel (= **Außendrüse** der Prostata).
Zu (C)
Prädilektionsort der Metastasierung ist das **Skelett,** wobei Beckengürtel, Wirbelsäule und knöcherner Thorax am frühesten befallen werden.
Zu (D)
Die **Mitosezeit** der Prostatakarzinomzellen ist sehr lange (30 Tage). Vielfach wird das Karzinom als Zufallsbefund in Operations- oder Autopsiepräparaten gefunden.
Zu (E)
G-III-Karzinome metastasieren viel rascher als gut differenzierte Karzinome.

Frage 7.98: Lösung E

Das Prostatakarzinom entwickelt sich nicht aus dem Prostataadenom. Das **Prostataadenom** entsteht in der **Innendrüse,** wohl ausgelöst durch eine Östrogen-Androgen-Imbalance. Das **Prostatakarzinom** dagegen entsteht in der **Außendrüse.**

Frage 7.99: Lösung D

Zu (D)
Zur körperlichen Untersuchung eines jeden Mannes muß die **rektale Palpation** der Prostata gehören, da hierdurch am einfachsten, billigsten und schnellsten ein Prostatakarzinom (beim Jugendlichen ist es das Prostatasarkom) im Frühstadium festgestellt werden kann.
Zu (A)
Das **Urogramm** gehört zur Beurteilung des Harntraktes, ist aber nur bei fortgeschrittenen Prostatakarzinomen (T-4-Tumor verursacht häufig Nierenstau) auffällig.
Zu (B) und (C)
Die **Phosphatasen** sind im Spätstadium (Metastasen) erhöht.
Zu (E)
Die **Urinzytologie** ist hier nicht aussagekräftig.

Frage 7.100: Lösung B

Unklare Knochenschmerzen sind beim Mann in fortgeschrittenem Alter ein Grund, an ein **Prostatakarzinom** zu denken. Die Erhöhung der sauren Phosphatasen, wie auch der alkalischen Phosphatasen weist auf ein Prostatakarzinom hin. Die BSG-Erhöhung ist unspezifisch. Metastasen im Becken und in der LWS sind Prädilektionsorte für ein Prostatakarzinom.
Zu (A), (C), (D) und (E)
Somit sind alle anderen, angegebenen Erkrankungen auszuschalten.
Das wichtigste und einfachste (vor Röntgen und Labor) ist natürlich der **Tastbefund** der Prostata.

Frage 7.101: Lösung B

Zu (B)
Nicht selten ist das Erstsymptom eines Prostatakarzinoms der durch ossäre Metastasen ausgelöste Rückenschmerz. Zu jeder körperlichen Untersuchung des Mannes sollte eine rektale Palpation der Prostata

gehören, da der Tastbefund insbesondere eines fortgeschritteneren Karzinoms im allgemeinen eindeutig und leicht zu erheben ist. Vor umfangreicher weitergehender Diagnostik (Metastasenbiopsie) sollte unbedingt die Prostata getastet werden.
Zu (A), (C) und (E)
Grundsätzlich kann das Beschwerdebild des metastasierenden Prostatakarzinoms einer Neuritis, einem Bandscheibenprolaps oder einer Spondylarthritis gleichen. Eine weitere Sicherung des Verdachts auf ein Prostatakarzinom können neben der rektalen Palpation die Tumormarker PAP und PSA erbringen.
Zu (D)
Auch mit 70 Jahren kommen noch Hodentumoren vor (vor allem spermatozytäre Seminome); sie sind aber selten.

Frage 7.102: Lösung E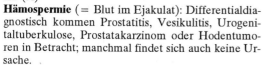

Zu (A)
Hämospermie (= Blut im Ejakulat): Differentialdiagnostisch kommen Prostatitis, Vesikulitis, Urogenitaltuberkulose, Prostatakarzinom oder Hodentumoren in Betracht; manchmal findet sich auch keine Ursache.
Zu (B)
Hämaturien treten gerne bei fortgeschrittenen Prostatakarzinomen auf.
Zu (C) und (D)
Die Erhöhung der **sauren Phosphatase** sowie **Kreuzschmerzen** sind Spätsymptome bei Metastasierung des Prostatakarzinoms.

Frage 7.103: Lösung B

Zu (1), (2) und (3)
Das Prostatakarzinom entsteht in der Außendrüse, die bei der Adenomenukleation und der TUR-Prostata immer stehen bleibt; daher sind **Vorsorgungsuntersuchungen** weiterhin notwendig.
Zu (4)
Prophylaktisch wird sicher keine **Kastration** erfolgen.

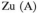
Frage 7.104: Lösung E

Zu (1)
Das Prostatakarzinom entsteht meist in der Außendrüse, weshalb es frühzeitig durch rektale Palpation und transrektale Stanzbiopsie erkannt werden kann.
Zu (2)
Primärer Metastasierungsort sind untere LWS und Beckenknochen.
Zu (3)
Nur beim auf die Prostata beschränkten Karzinom (evtl. auch noch beim Befall von nicht mehr als 3 Lymphknoten) ist die Heilung durch radikale Prostataektomie möglich. Die Behandlung fortgeschrittener Stadien ist dagegen stets nur palliativ.
Zu (4)
Das PSA (prostataspezifisches Antigen) ist ein nur beim Mann in den Prostatazellen gebildetes Glykoprotein. Sein Wert liegt in der Diagnosestellung und Verlaufsbeobachtung unter Therapie. So zeigt ein Absinken des PSA nach der radikalen Prostataektomie auf nicht meßbare Werte Tumorfreiheit an, ein erneutes Ansteigen das Rezidiv.
Zu (5)
Vor allem sich rasch entwickelnde obstruktive Miktionsbeschwerden weisen auf ein Prostatakarzinom hin.

Frage 7.105: Lösung C

Zu (C)
Das Präparat zeigt neben einigen reifen glandulären Strukturen Karzinom-Zellverbände mit hoher zellulärer Atypie und cribriformen Proliferationsmustern. Es liegt ein Prostatakarzinom von mittlerem bis geringem Differenzierungsgrad vor.
Zu (A)
Typisch für die granulomatöse Prostatitis sind erhebliche entzündliche Reaktionen mit Rundzellen und Riesenzellen vom Langhans-Typ. Die Unterscheidung von einem Karzinom kann jedoch auch histologisch schwierig sein.
Zu (B)
Bei der Adenomyomatose der Prostata sieht man herdförmige Drüsenwucherungen mit eng beieinanderliegenden Drüsen mit flachem Epithel, die teils zystisch erweitert sind, daneben Zwischengewebe aus glatter Muskulatur.
Zu (D)
Bei der eitrigen Prostatitis finden sich intraduktal sowie periduktal und interstitiell massive leukozytäre Infiltrationen mit Zerstörung von Drüsengängen.
Zu (E)
Eine Infarzierung würde Nekrosen, leukozytäre Reaktionen und Granulationsgewebe zeigen.

Frage 7.106: Lösung E

Zu (1), (2), (3) und (4)
98% der Prostatakarzinome werden als gewöhnliche Prostatakarzinome klassifiziert. Nach dem deutschen Prostatakarzinomregister Homburg/Saar unterscheidet man das **hochdifferenzierte** vom **wenig differenzierten Adenokarzinom** sowie das **kribriforme** und das **anaplastische Karzinom.**
Zu (5)
Etwa 2% der Prostatakarzinome gehören zu den speziellen Karzinomen, z.B. das **Plattenepithelkarzinom, endometroide** oder **verschleimende Karzinom.**

Frage 7.107: Lösung B

Zu (B)
Aufgrund des Abflusses der periprostatischen Venenplexus in das sakrospinale Abflußgebiet treten beim Prostatakarzinom bevorzugt Metastasen im Bereich der **Beckenknochen** (Os sacrum) und der **LWS** auf; die Metastasen sind meist **osteoplastisch**.
Zu (A), (C), (D) und (E)
Sind beim Prostatakarzinom in fortgeschrittenem Stadium auch möglich, als primärer Metastasierungsort jedoch untypisch.

[H 89]
Frage 7.108: Lösung E

Zu (A), (B), (C) und (D)
Findet man **Knochenmetastasen** bei einem okkulten Primärtumor, wird man nach folgenden Karzinomen forschen:
- **Bronchialkarzinom** (Thoraxröntgenaufnahmen),
- **Mammakarzinom** (Tastbefund, Mammographie),
- **Schilddrüsenkarzinom** (Szintigraphie, Sonographie),
- **Prostatakarzinom** (Tastbefund, Phosphatasen).

Zu (E)
Beim **Leberzellkarzinom** ist normalerweise nicht mit Knochenmetastasen zu rechnen.

[F 86]
Frage 7.109: Lösung E

Zu (1)
Die radikale **Prostatavesikulektomie** mit **pelviner Lymphadenektomie** hat die höchste Heilungsrate.
Zu (2)
Mit **ionisierenden Strahlen** kann das Prostatakarzinom perkutan bestrahlt werden, oder es könnten Radionuklide (Jod 125, Gold 198, Iridium 192) in die Prostata gespickt werden (interstitielle Radiotherapie).
Zu (3)
Die **Hormonbehandlung** durch Testosteronentzug (**Orchiektomie** oder LH-RH-Analoga) plus Östrogene oder Antiandrogene eignet sich zur Behandlung des fortgeschrittenen, lokal nicht behandelbaren Tumors. Die Behandlung zielt allein auf die Palliation der Tumorbeschwerden ab.
Zu (4)
Zytostatische Behandlung mit Estramustinphosphat (Kombination von Östrogen mit Stickstofflost) ist am verbreitetsten. Die Polychemotherapie (Cisplatin, Cyclophosphamid plus 5-Fluorouracil) ist für die meisten Prostatakarzinompatienten zu belastend. Rein palliative Schmerzbehandlung ist auch mit Einzelzytostatika wie Epirubicin, einmal pro Woche i. v., möglich.

[H 90]
Frage 7.110: Lösung D

Zu (D)
Die radikale Prostatektomie hat die höchste Heilungsrate bei dem auf die Prostata beschränkten Prostatakarzinom. Voraussetzung ist jedoch ein ausreichender Allgemeinzustand des Patienten für eine große Operation.
Zu (A)
Die Prostataadenomektomie ist die operative Enukleation des gutartigen Adenoms.
Zu (B)
Die transurethrale Resektion der Prostata muß aus anatomischen Gründen die karzinomtragende Kapsel stehenlassen. Allenfalls winzige Karzinome können transurethral operiert werden (inzidentelle Karzinome). Die von einigen Urologen propagierte radikale transurethrale Prostatakarzinomresektion (in mehreren Sitzungen) hat sich als Methode nicht allgemein durchsetzen können.
Zu (C) und (E)
Die medikamentöse Kastration (mit LH-RH-Analoga) wie auch die operative durch Orchiektomie kommt zur Behandlung des metastasierten Prostatakarzinoms oder bei eingeschränkt operablen Patienten (Alter, Allgemeinzustand) in Betracht.

Frage 7.111: Lösung C

Zu (A)
Die transvesikale **Prostataadenomenukleation** findet nur beim Prostataadenom Anwendung.
Zu (B)
Prostatakarzinome können auch **transurethral** reseziert werden, z.B. zur Behebung der infravesikalen Obstruktion. Eine kurative Behandlung ist aber aus anatomischen Gründen nicht möglich, da das Karzinom von der Prostatakapsel ausgeht, die bei der TUR nicht vollständig abgetragen werden kann. Die transurethrale Resektion hat nur bei winzig umschriebenen Prostatakarzinomen einen kurativen Aspekt.
Zu (C)
Siehe vorherige Fragen.
Zu (D) und (E)
Kastration und **Hormonbehandlung** sind lediglich palliative Therapien und fortgeschrittenen Karzinomen vorbehalten.

Frage 7.112: Lösung D

Zu (D)
Die radikale Prostatektomie ist indiziert bei **lokalen**, auf die Prostata beschränkten, Karzinomen (T 1/T 2, N 0, M 0). Eine weitere Voraussetzung ist die **Operabilität** des Patienten (Belastungs-EKG, Lungenfunktion) und eine ausreichende Lebenserwartung.

Zu (A)
Prostataadenome werden enukleiert oder transurethral reseziert.
Zu (B)
Eine **granulomatöse Prostatitits** kann medikamentös behandelt werden oder auch durch transurethrale Resektion gebessert werden.
Zu (C)
Eine **Prostatatuberkulose** wird tuberkulostatisch behandelt.
Zu (E)
Ein **Prostataabszeß** wird inzidiert (z.B. transurethral) und antibiotisch behandelt.

Frage 7.113: Lösung A

Zu (A)
Ein T-0-Karzinom (**inzidentelles Karzinom**) ist ein Prostatakarzinom, das nach TUR oder Adenomektomie im Präparat gefunden wurde, das sich also der rektalen Palpation entzogen hatte.
Zu (B)
Ein isolierter **kleiner Karzinomknoten** der Prostata entspricht einem T-1-Tumor.
Zu (C)
Eine **tastbare Infiltration** der Prostata findet man bei einem T-2-Karzinom (ausgebreitetes Karzinom mit oder ohne Ausdehnung bis zur Kapsel).
Zu (D)
Infiltration über die **Prostataorgangrenzen** hinaus findet man beim T-3-Karzinom.
Zu (E)
Ein Karzinom, das die Prostata mit der Umgebung fixiert (in Rektum, Blase oder Beckenboden infiltriert ist), entspricht einem T-4-Tumor.

8 Urolithiasis

8.1 Steinarten

Steinarten, Ätiologie VIII.1

Die Morbidität des Harnsteinleidens beträgt in Europa zwischen 1 und 10% der Bevölkerung. Prädisponierende Faktoren sind Klima, Rasse und Ernährung. Frauen sind doppelt so häufig betroffen wie Männer.
Steinarten:
70% **Kalziumoxalat**steine (hart, unregelmäßig, zackig, weißgrau bis braun, **röntgendicht**)
14% **Phosphat**steine (aufgerauhte oder glatte Oberfläche, bröckelig weiß bis braun, schwächer röntgendicht)
13% **Harnsäure**steine (rundlich, glatt, sehr hart, gelbgrau bis dunkelbraun, **nicht röntgenschattengebend**)
Selten sind Xanthin- und Cystinsteine (ca. 1%), häufig liegen Kalziumoxalat- und Phosphat-Mischsteine vor.
Ursachen: Bei Kalzium- und Phosphatsteinen findet sich meist keine organische Ursache der Steinbildung; bei Harnsäuresteinen liegt fast immer eine **Hyperurikosurie** vor, Cystin- und Xanthinsteine entstehen durch **Stoffwechselstörungen.**
Die **Steinbildung** wird durch zahlreiche Faktoren begünstigt: **Überschreitung der Sättigungsgrenze** bei der Ausscheidung steinbildender Harninhaltsstoffe, sei es durch zu geringes Harnvolumen, Verschiebung des Urin-pH's oder übermäßige Ausscheidung von Kalziumoxalat, Magnesium-Ammonium-Phosphat, Harnsäure, Cystin etc. Weiter begünstigen **Infekte** (Kristallisationskerne, pH-Verschiebung) oder **anatomische Faktoren** (Stenosen, Harnstase) die Konkrementbildung. Eine rezidivierende Harnsteinbildung erfordert die Abklärung metabolischer Ursachen, um ggf. bei einem primären Hyperparathyreoidismus, einer Hyperkalzurie, Oxalurie oder Zystinurie einen Kausaltherapieansatz zu finden.
Der **primäre Hyperparathyreoidismus** stellt eine Überproduktion von Parathormon durch Nebenschilddrüsenadenome dar. Das erhöhte Parathormon führt zur Kalziumfreisetzung aus den Knochen (Osteolyse) sowie zur Erhöhung der intestinalen Kalziumrückresorption. Daher kommt es zur vermehrten renalen Ausscheidung von Kalzium und Phosphat.
Die *klinischen Symptome* sind allgemeine Müdigkeit, Unwohlsein, muskuläre Hypotonie, psychoorganisches Syndrom, Knochenschmerzen mit pathologischen Frakturen, Polyurie, Polydipsie und gastrointestinale Beschwerden.
Laborchemisch findet sich eine Hyperkalzämie, Hypophosphatämie und Parathormonerhöhung; im Urin eine Hyperkalzurie und Hyperphosphaturie.
Radiologische Skelettveränderungen: Allgemeine Osteoporose, in den Nieren multiple Steinbildung, bis hin zur Nephrokalzinose. Läßt sich ein primärer Hyperparathyreoidismus nachweisen, kann durch Entfernung des Epithelkörperchenadenoms die Krankheit operativ saniert werden.

Frage 8.1: Lösung C

Zu (1)
70% der Harnsteine enthalten **Kalziumoxalat**, reine Kalziumoxalatsteine findet man in 36% der Fälle.
Zu (2)
Reine **Kalziumphosphat**steine machen nur 3,7% aus.

Zu (3)
Harnsäuresteine haben eine Häufigkeit von 8%.
Zu (4)
Zystinsteine existieren zu 1%.
Zu (5)
Magnesiumphosphatsteine machen 2,5% der Steine aus.

[H 91]
Frage 8.2: Lösung E

Die Frage ist ein bißchen tückisch, da unter chemische Bezeichnungen ein Mineralname gemischt wurde.
Zu (A), (B) und (D)
Sind zutreffende Charakterisierungen.
Zu (C)
Kalziumphosphatsteine, deren Mineralnamen Apatit, Brushit, Whitlockit sind.
Zu (E)
Struvit ist der Mineralname für Magnesiumammoniumphosphat. Die angegebenen Charakteristika sind falsch. Richtig wäre dieselben wie bei (C).

[F 89]
Frage 8.3: Lösung C

Zu (C)
Die **Zusammensetzung** von Harnsteinen kann durch naß-chemische oder exakter durch physikalische Methoden wie Infrarotspektroskopie, Thermoanalyse, Polarisationsmikroskopie und Röntgendiffraktion bestimmt werden.
Zu (A)
Die **Urinanalyse** erfolgt mikrobiologisch, zytologisch, laborchemisch sowie mikroskopisch.
Zu (B)
Blutseren werden laborchemisch und hämatologisch untersucht.
Zu (D)
Die **Spermaanalyse** erfolgt mikroskopisch, laborchemisch sowie mikrobiologisch.
Zu (E)
Prostatasekret wird mikroskopisch, mikrobiologisch und labortechnisch untersucht.

8.2 Ätiologie und Pathogenese

[F 91]
Frage 8.4: Lösung A

Zu (A)
Bei Harnwegsinfekten mit Keimen, die das Enzym Urease besitzen (Proteus, Pseudomonas, Serratien) wird der Urinharnstoff in Ammoniak und Bicarbonat umgewandelt. Dadurch kommt es zu einem Urin-pH um 7 und zur Bildung von sogenannten Infektsteinen, die meist Magnesiumammoniumphosphatsteine sind.
Zu (B)
Harnsäuresteine entstehen bei Hyperurikosurie.
Zu (C)
Cystinsteine entstehen bei Cystinurie.
Zu (D)
Xanthinsteine: Es sind lediglich 20 Fälle in der Weltliteratur (angeborener Xanthinoxidasemangel) bekannt.
Zu (E)
Kalziumoxalatsteine entstehen meist idiopathisch, wobei Harnwegsinfekte oder Abflußbehinderungen die Steinbildung generell fördern.

[H 88]
Frage 8.5: Lösung B

Siehe auch Kommentar zu Frage 8.4.

Zu (B)
Bei Harnwegsinfekte kommt es durch pH-Verschiebungen, ureasebildende Bakterien, morphologische Veränderungen am Nierenbeckenkelchsystem (chronische Pyelonephritis) zur Bildung von **Magnesiumammoniumphosphatsteinen,** die rasch an Größe zunehmen können.
Zu (A)
Harnsäuresteinträger sind gekennzeichnet durch Hyperurikämie, Hyperurikosurie, Säurestarre des Urins (pH 4,8–5,4).
Zu (C)
Cystinsteine entstehen bei Cystinurie (angeborene Stoffwechselstörung).
Zu (D)
Kalziumoxalatsteine haben eine mulktifaktorielle Genese.
Zu (E)
Xanthinsteine entstehen bei angeborenem Xanthinoxidasemangel. Durch das Fehlen des Enzyms wird der Abbau von Xanthin zur Harnsäure unterbrochen; es fällt Xanthin aus.

[H 85]
Frage 8.6: Lösung E

Generell begünstigen jede **Stase** im Harntrakt (Abflußbehinderung, Kelchdivertikel, chronisch-entzündliche Veränderungen im Nierenbeckenkelchsystem), Harnwegsinfekte und eine zu geringe Flüssigkeitsausscheidung die Harnsteinbildung.

Zu (1)
Bei der **renalen tubulären Azidose** (RTA, vererbbar) ist das Sekretionsvermögen der tubulären Zellen von H^+-Ionen eingeschränkt. Beim pH zwischen 6 und 7

fällt Kalziumphosphat aus; ein sicherer diagnostischer Hinweis ist ein konstanter Urin-pH über 6 (falls kein alkalisierender Harnwegsinfekt vorliegt).
Zu (2)
Entzündliche Veränderungen (Kristallisationsherde) und Abflußbehinderungen begünstigen die Harnsteinbildung.
Zu (3)
Man kann drei Formen der **Hyperkalzurie** unterscheiden: Absorptive Hyperkalzurie (übermäßige Resorption von Kalzium durch den Darm), renale Hyperkalzurie (tubuläre Rückresorption von Kalzium gestört, Calcium-Leak), knochenresorptive Hyperkalzurie (z.B. primärer Hyperparathyreoidismus).
Zu (4)
Hyperurikämie: Bei der Erhöhung des Blut-Harnsäure-Spiegels (nutritiv, Gicht, sekundär bei gesteigertem Gewebeabbau, Tumoren, Chemo- und Strahlentherapie) kommt es zur vermehrten Ausscheidung von Harnsäure (normal: Frauen bis 800 mg/Tag, Männer bis 750 mg/Tag). Bei Überschreiten der Löslichkeitsgrenze kommt es zum Ausfall von Uratkristallen, die zu Harnsäuresteinen oder zur Uratverstopfung der Niere führen können.
Zu (5)
Hyperparathyreoidismus: Das durch ein Adenom der Nebenschilddrüse vermehrt gebildete Parathormon verursacht eine erhöhten Knochenabbau und über die gesteigerte Synthese von 1,25-Dihydroxycholecalciferol eine gesteigerte intestinale Kalziumabsorption. Dies führt zur Hyperkalzurie und damit zur vermehrten Bildung von Kalziumsteinen.

[H 86]
Frage 8.7: Lösung E

Zu (1), (2), (3) und (4)
Zur Hyperkalzurie führen eine Reihe von Erkrankungen wie **Sarkoidose, Vitamin-D-Intoxikation, Immobilisationsosteoporose, paraneoplastischer Hyperparathyreoidismus** (z.B. beim Hypernephrom), osteolytische Knochenmetastasen, Plasmozytom, Morbus Paget, Hyperthyreose, Morbus Cushing.

[H 90]
Frage 8.8: Lösung C

Das durch das Adenom der Nebenschilddrüse vermehrt gebildete Parathormon bewirkt einen erhöhten Knochenabbau sowie eine gesteigerte Kalziumresorption. Dadurch kommt es zur vermehrten Kalziumausscheidung über die Niere.

[F 90]
Frage 8.9: Lösung A

Zu (A)
Beim primären Hyperparathyreoidismus kommt es zur Hyperkalzämie und Hyperkalziurie, das Phosphat im Serum ist erniedrigt, im Urin dagegen erhöht. Wegen der nahrungsbedingten Schwankungen ist eine mehrmalige Bestimmung der Werte erforderlich, ein weiterer wichtiger diagnostischer Parameter ist der Nachweis einer Parathormonerhöhung im Serum.
Zu (B), (C), (D), und (E)
Falsch.

[H 90]
Frage 8.10: Lösung D

Die Leeraufnahme zeigt beiderseits komplette Nierenbeckenkelchausgußsteine. Die Steine sind gut schattengebend. Die Kontrastmittelausscheidung zeigt beiderseits freien Abfluß über normal verlaufende Harnleiter, die Blase ist bis auf Luftüberlagerung unauffällig. Zu solchen Steinen kommt es besonders rasch, wenn ein Harnwegsinfekt mit ureasebildenden Keimen, z.B. Proteus oder Klebsiellen vorliegt.
Unabhängig von dieser Infektion muß jedoch die Ursache sowohl der Steinbildung wie auch des Harnwegsinfekts, ggf. auch erst nach erfolgter Steinsanierung, abgeklärt werden (z.B. subpelvine Stenose, Reflux, Blasenentleerungsstörung, infravesikale Obstruktion, Hyperparathyreoidismus).

[F 90]
Frage 8.11: Lösung A

Fremdkörper im Harntrakt (Katheter, innere Schienen) verkrusten nach einigen Wochen bis Monaten durch die Ausfällung von Kristallen an ihrer Oberfläche. Besonders rasch geschieht dies bei koexistenten Harnwegsinfekten.
Zu (1) und (2)
Bei den sogenannten Infektsteinen handelt es sich meist um Magnesiumammoniumphosphat- oder Kalziumphosphatsteine. Die Therapie besteht neben der rechtzeitigen Wechsel bzw. der Entfernung der Fremdkörper in der Ansäuerung des Urins. Bei pH-Werten unter 6 erhöht sich die Löslichkeit von Magnesiumammoniumphosphat, die Inkrustationsneigung nimmt ab, darüber hinaus wird das Wachstum vieler Bakterien gehemmt.
Zu (3)
Siliziumdioxid ist Quarz (kein Harnstein).
Zu (4) und (5)
Harnsäure- und Cystinsteine bilden sich bei der Hyperurikosurie bzw. Cystinurie, als Blasensteine aber selten.

[F 90]
Frage 8.12: Lösung E

Das spezifische Gewicht des Urins beträgt normalerweise 1009 bis 1024. Zur Steinmetaphylaxe sollte der Patient auf ein möglichst niedriges spezifisches Gewicht des Urins achten, z.B. ständig unter 1010. Insbesondere auch in den Nachtstunden sowie bei großer Hitze sollte auf eine ausreichende Trinkmenge geachtet werden und das spezifische Gewicht am besten mit einem Urometer kontrolliert werden.

Zu (A), (B), (C) und (D)
Alle angegebenen spezifischen Gewichte entsprechen hochkonzentriertem bzw. pathologischem Urin und sind somit falsch.

[H 90]
Frage 8.13: Lösung A

Zu (1)
Patienten, die an Cystinurie leiden, scheiden pro Tag zwischen 300 und 1000 mg der Aminosäure Cystin aus. Die Steinbildung hängt nicht von einer konstanten pH-Erhöhung ab. Einen ständig alkalischen Urin-pH findet man bei der renalen tubulären Azidose.
Zu (2)
Übersteigt die Cystinkonzentration 350 mg/l in alkalischem Urin, kommt es zur Überschreitung der Sättigungsgrenze und damit zur Steinbildung. Grundlage der lebenslangen Therapie sind daher die Steigerung der Urinausscheidung (bis 4 l pro Tag), die Alkalisierung des Harns (da sich die Cystinlöslichkeit bessert) sowie die Gabe von Vitamin C (3 bis 5 g pro Tag), um das schwer lösliche Cystin in das bessere lösliche Cystein überzuführen.
Zu (3)
Die Stoffwechselerkrankung manifestiert sich meist noch nicht im frühen Kindesalter.
Zu (4) und (5)
Die Cystinsteinbildung erfolgt unabhängig von Harnwegsinfekten oder morphologischen Harntraktanomalien.

[F 92]
Frage 8.14: Lösung C

Beim Harnwegsinfekt mit ureasebildenden Keimen (hier Proteus vulgaris) kommt es zur raschen Verkrustung von Kathetern, inneren Schienen oder zur Steinbildung. Es handelt sich um Magnesiumammoniumphosphatsteine (C). Die Kombination hoher Urin-pH und schnelle Bildung von Blasensteinen oder Inkrustationen deutet immer auf einen Infekt mit Ureasebildnern hin.
Zu (A), (B), (D) und (E)
Siehe auch Kommentar zu Frage 8.11.

[H 84]
Frage 8.15: Lösung E

Alle genannten Faktoren können zur **Kalziumoxalatsteinbildung** führen.

Zu (1), (2) und (4)
Siehe Kommentare zu Fragen 8.6 und 8.9.
Zu (3)
Die Oxalatausscheidung hängt zum einen von nutritiven Faktoren (oxalatreichen Nahrungsmitteln wie Spinat, Rhabarber und Schwarztee) zusammen, zum anderen kommt es zur **Hyperoxalurie**, wenn die enterale Fettresorption gestört ist (z.B. bei entzündlichen Darmerkrankungen, Resektion oder Ausschaltung des Dünndarms).

Frage 8.16: Lösung C

Zu (C)
Der primäre Hyperparathyreoidismus geht in 75 % mit einer **Urolithiasis** einher. Alle anderen Folgen des PHPT sind seltener zu beobachten.
Zu (A)
Unter **Nephrokalzinose** versteht man fächerförmige Verkalkungen in den Tubuli, wie man sie typischerweise bei der Markschwammniere, aber auch beim Hyperparathyreodismus findet.
Zu (B)
Am Skelett findet man die generalisierte Knochenentkalkung mit Zystenbildung (Osteodystrophia fibrosa cystica generalisata von Recklinghausen).
Zu (D)
Etwa 25 % der Patienten mit PHPT haben ein **Ulcus duodeni** oder **ventriculi**, weshalb bei rezidivierenden Ulzera auch nach einem Hyperparathyreoidismus gefahndet werden sollte
Zu (E)
Die Symptome der **hyperkalzämischen Krise** (seltenes Krankheitsbild) sind Inappetenz, Übelkeit, Erbrechen, Obstipation, Polyurie, Tachykardie, Kollapsneigung und Psychosen.

[H 87]
Frage 8.17: Lösung D

Bei der renalen tubulären Azidose kann man 2 Typen unterscheiden, nämlich die distale renale tubuläre Azidose (Typ 1) und die proximale tubuläre Azidose (Typ 2). Nur Typ 1 zeigt Steinbildung und ist somit für den Urologen interessant.

Zu (1)
Durch einen Urin-pH zwischen 6 und 7 kommt es zur Bildung von **Kalziumphosphatsteinen.**
Zu (2)
Es entsteht eine **metabolische Azidose** mit Hyperchlorämie, Hypokaliämie, Hypophosphatämie.

Zu (4)
Im Urin kommt es zur **Hyperkalzurie** und **Hyperphosphaturie**.
Zu (3)
Es entstehen **keine Harnsäuresteine**.
Zu (5)
Der **Urin-pH** ist größer als 5,3; auch unter Belastung mit Ammoniumchlorid fällt der Harn-pH nicht unter 5,4; damit ist die Diagnose renal tubuläre Azidose gesichert. Gefährlich ist der Ammoniumchloridbelastungstest allerdings bei bereits bestehender metabolischer Azidose oder Leberschäden.

[F 88]
Frage 8.18: Lösung D

Bei der renalen tubulären Azidose kommt es meist zur Bildung von **Kalziumphosphatsteinen.** Durch die gestörte Ausscheidung der H$^+$-Ionen wird ein **Urin-pH** von unter 5,4 nicht erreicht; also ist die zweite Aussage richtig.

[H 86]
Frage 8.19: Lösung B

Die renale tubuläre Azidose hat an den Steinleiden einen Anteil von 3–4%; es kommt meist zur Bildung von **Nierensteinen.** In Abhängigkeit vom Vererbungsgrad kann es bei Frühmanifestation im Kindesalter zu schwerer systemischer Azidose, Nephrokalzinose und progredienter Niereninsuffizienz kommen. Laborchemisch findet man eine **Hypokaliämie.** Die Verknüpfung ist jedoch falsch; Ursache der Steinbildung ist das Ausfallen von Kalziumphosphat im alkalischen Urin.

8.3 Nierenstein

Nierenstein VIII.2

Konkremente im Bereich der Nieren können *Kelchsteine, Nierenbeckensteine,* partielle oder komplette *Ausgußsteine* sein.
Ein Stein ohne Abflußbehinderung kann subjektiv ohne Beschwerden bleiben, gelegentlich bereitet er dumpfe Flankenschmerzen; bei Obstruktion können rezidivierende Koliken im Bereich des Nierenlagers auftreten. Gelegentlich kommt es zu Makrohämaturien, fast immer zur Mikrohämaturie. Konkremente als Fremdkörper begünstigen Infektionen; häufig treten rezidivierende Pyelonephritiden oder therapieresistente Harnwegsinfekte auf.
Die **Diagnose** ergibt sich aus der Anamnese (familiäre Urolithiasis, früheres Steinleiden, länger dauernde Immobilisation), dem Beschwerdebild (Koliken, dumpfe Flankenschmerzen, klopfschmerzhafte Nierenlager) und dem Urinbefund. Die Sonographie zeigt Konkremente ab einer Größe von 5 bis 10 mm sowie einen Stau durch die Dilatation des Nierenbeckenkelchsystems. Kalzium-Phosphat- oder Cystinsteine sind schattengebend, sie werden auf der Leeraufnahme erkannt, Harnsäuresteine sieht man im Ausscheidungsurogramm als Kontrastmittelaussparung.
Therapie: Ein ruhender Kelchstein ohne Beschwerden oder Harnwegsinfekte bedarf lediglich der regelmäßigen Kontrolle. Harnsäuresteine können durch konsequente Alkalisierung des Urins (Uralyt U), Förderung der Diurese und Senkung des Serum-Harnsäurespiegels mit Allopurinol aufgelöst werden; die Behandlung erstreckt sich allerdings über Monate. Bei Cystinsteinen (Stoffwechselerkrankung) muß lebenslang die Diurese erhöht werden (4–6 Liter) und die Ausfällung des Cystins durch Alkalisierung des Harns sowie Gabe von Vitamin C in hohen Dosen (verschiebt Redoxvorgang Cystein-Cystin auf die Seite des besser löslichen Cysteins) verhindert werden.
Kein Gebiet in der Urologie hat sich in den letzten Jahren derart gewandelt wie die Steintherapie.
Die **Nierensteinbehandlung** erfolgt durch neue technische Verfahren, die nachfolgend genauer dargestellt werden.
Gegenüber der Zeit vor ca. 1982 ist die Zahl der offenen Nierensteinoperationen um 99 Prozent zurückgegangen.
Die *Schnittoperation:* Eine Steinentfernung auf diese Art kommt noch gelegentlich in Betracht, wenn zugleich z.B. eine subpelvine Stenose operativ korrigiert werden muß.
Die *perkutane Nephrolitholapaxie:* Unter Durchleuchtung und Ultraschallkontrolle wird das Nierenbeckenkelchsystem in Lokalanästhesie anpunktiert. Der Punktionskanal wird mit Teleskopbougies erweitert, bis ein Arbeitsinstrument (ähnlich einem Zystoskop) in das Hohlsystem eingeführt werden kann. Unter Sicht werden nun die Konkremente **mechanisch** (Zange, Ultraschallsonde) **zertrümmert** und über den Kanal extrahiert. Anschließend wird wegen möglicher Blutungen für einige Tage eine Nephrostomie belassen. Mit dieser Technik können in besonderen Fällen auch Harnleiterabgangsstenosen erweitert oder Nierenbeckentumoren koaguliert oder gelasert werden.
Die *extrakorporale Stoßwellenlithotripsie (ESWL):* Durch Funkenentladung im Wasserbad oder piezoelektrische Elemente werden **Druckwellen** (sog. Stoßwellen) erzeugt, die mit Reflektoren in den Körper eingeleitet und auf den radiologisch oder sonographisch georteten Stein **fokussiert** werden. Hierdurch kann ein Großteil aller

Nierensteine so desintegriert werden, daß die Konkrementteilchen über den Harnleiter spontan abgehen können. Auch dieses Verfahren erfordert keine Narkose.
Bei großen Konkrementen oder zusätzlichen Abflußbehinderungen können perkutane Nephrolitholapaxie und ESWL kombiniert werden. Da beide Verfahren jederzeit wiederholbar sind, keine Narkose erfordern und keine gravierenden Nierenschäden (im Gegensatz zur Schnittoperation) hinterlassen, bedeuten diese neuen Behandlungsmöglichkeiten gerade bei der Rezidivhäufigkeit des Steinleidens und der in der überwiegenden Zahl **fehlenden kausalen Therapiemöglichkeit** einen großen Fortschritt, der viele Steinpatienten vor der terminalen Niereninsuffizienz bewahren wird.

Frage 8.20: Lösung D

Zu (D)
Durch orale Alkalizufuhr (Uralyt U) kann der Urin-pH in den alkalischen Bereich verschoben werden. Wird dies konsequent über Wochen bis Monate durchgeführt, können damit am besten **Harnsäuresteine** aufgelöst werden.
Zu (A)
Bei **Cystinsteinen** kann durch eine erhöhte Ausscheidung (Urinmenge 4 l/Tag), Alkalisierung des Urins und Überführung des schwer löslichen Cystin in das leichter lösliche Cystein (durch Vitamin C, Penicillamin oder Alphamerkaptopropionylglycin) die Steinbildung verhindert und können kleinere Steine evtl. aufgelöst werden.
Zu (B), (C) und (E)
Oxalat-, Phosphat- und **Karbonatsteine** können durch orale Medikation nicht aufgelöst werden. Struvit- und Apatitsteine können durch Spülung über perkutane Nephrostomien mit Renacidinlösung aufgelöst werden.

Frage 8.21: Lösung A

Siehe Kommentar zu Frage 8.20.

[H 87]
Frage 8.22: Lösung E

Therapieziel bei der Behandlung von Patienten mit **Harnsäuresteinen** ist die Senkung der Harnsäureausscheidung auf unter 0,5 g/Tag durch Allopurinol. Dies ist ein **Urikostatikum**. Urikosurika (Probenecid, Benzbromaron) dagegen erhöhen die Harnsäureausscheidung und können zu Harnsäurekonkrementen oder auch akut zur Uratverstopfungsniere führen. Beide Aussagen sind somit falsch.

Frage 8.23: Lösung C

Die ausgeschiedenen Salze kristallisieren nur aus, wenn eine bestimmte Sättigung erreicht wird. Die Löslichkeitsgrenze ist somit von der Konzentration und von dem Urin-pH abhängig. Grundlage der Steinprophylaxe ist die Steigerung der **Flüssigkeitsausscheidung** (C); wichtig ist somit nicht die Trinkmenge, sondern die Urinmenge. Zweckmäßigerweise wird vom Steinpatienten mehrmals am Tage das spezifische Gewicht des Urins mit dem Aräometer oder Papierstreifen kontrolliert.

Zu (A)
Bei der Harnsäurediathese ist es sinnvoll, **purinreiche Nahrung einzuschränken** (Innereien).
Zu (B), (D) und (E)
Es sollte lediglich exzessive **Kalziumzufuhr** (Milch) **vermieden** werden. Insgesamt sind diätetische Maßnahmen in Relation zum Aufwand nicht effektiv.

[H 85]
Frage 8.24: Lösung D

Die erste Aussage wurde als falsch angegeben, ist aber sehr unpräzise formuliert. Der Urin-pH soll zur **Harnsäuresteinauflösung** auf einen Wert von 6,2 bis 6,8 eingestellt werden. Falsch ist also, daß der „pH in den stark alkalischen Bereich verlagert werden muß". Oberhalb eines pH von 7 steigt die Phosphatausfällung und damit das Risiko der Bildung phosphathaltiger Steine stark an. Richtig ist, daß die **Löslichkeit der Harnsäure** im alkalischen Bereich zunimmt (die schlecht lösliche Harnsäure dissoziiert dann in das besser lösliche Harnsäureanion).

Frage 8.25: Lösung C

Optimal ist die Einstellung des **Urin-pH** beim Harnsäuresteinträger auf **6,2 bis 6,8**. Probleme machen Magenunverträglichkeit und Natrium- und Kaliumgehalt (Ödembildung) des Präparates Uralyt U. Falsch ist die zweite Aussage; die **Löslichkeit der Harnsäure** ist im sauren Urin schlecht.

[F 89]
Frage 8.26: Lösung A

Beide Satzteile sind richtig; man wird jedoch zunächst den Harnsäurespiegel im Blut und damit die Harnsäureausscheidung durch Xanthinoxidasehemmer senken. Eine Alkalisierung des Urins ist erst beim Auftreten oder Vorhandensein von Harnsäuresteinen indiziert (siehe auch Kommentare zu Frage 8.23 und 8.24).

[F92]
Frage 8.27: Lösung A

Zur Cystinsteinbildung kommt es bei der Cystinurie.
Zu (1)
Bei Gicht Harnsäuresteinbildung.
Zu (2)
Cystinose = Cystinspeicherkrankheit mit Ablagerungen von Cystin in Lymphknoten, Milz, Knochenmark, Nieren.
Zu (3)
Fanconi-Syndrom: obstruktive Uropathie, Nierendysplasie, Genitalhypoplasie, Hypospadie.
Zu (4)
Beim Knochenbau Bildung von kalziumhaltigen Steinen.

[F91]
Frage 8.28: Lösung E

Bei größerer Steinmasse (Steindurchmesser größer 2 bis 3 cm) können nach der ESWL die Steinfragmente ganze Harnleiterabschnitte verstopfen. Vorbeugend können vor der ESWL größerer Konkremte dünne, innere Schienen (Pigtail-Katheter) gelegt werden. Kommt es zur Ausbildung einer Steinstraße, muß diese beizeiten behoben werden, da zum einen nach etwa 2 Wochen die Desintegrate zunehmend impaktieren und zum anderen Komplikationen aus dem Nierenstau drohen. Alle Maßnahmen sind richtig!
Zu (1)
Bei einem instrumentellen Eingriff muß die Gerinnung in Ordnung sein; ein beginnendes septisches Geschehen kann sich durch Thrombozytenabfall (Thrombozytensturz) ankündigen.
Zu (2)
Möglichst resistenzgerechte Antibiose.
Zu (3)
Mißlingt dies oder droht eine Sepsis, wird zunächst eine perkutane Nephrostomie angelegt.
Zu (4)
Zunächst wird man versuchen, die Steinstraße mit Ureterenkathetern aufzulockern oder die Fragmente mit dem Ureteroskop zu entfernen.

[H91]
Frage 8.29: Lösung D

Der Patient hat ein Uricosuricum (Benzbromaron) genommen. **Uricosurica** erhöhen die **Harnsäureausscheidung** im Urin. Hierdurch kann es zur iatrogenen Steinbildung kommen.

Zu (D)
Unser Patient hat eine Harnsäureverstopfungsniere bds. Therapie ist das Alkalisieren des Urins, Diuresesteigerung, evtl. Legen von Ureterenkathetern.

Zu (A) und (B)
Ein **beidseitiger** arterieller oder venöser **Gefäßverschluß** ist ein recht ungewöhnliches Ereignis; gegen den arteriellen Verschluß spricht der nephrographische Effekt im Ausscheidungsurogramm.
Zu (C)
Symptome der **akuten Glomerulonephritis** sind Ödeme, rötlichbraune Urinverfärbung, Rückenschmerzen, evtl. Fieber.
Zu (E)
Bei der retroperitonealen Fibrose entwickeln sich die Beschwerden chronisch schleichend, im Ausscheidungsurogramm sieht man eine Ummauerung beider Harnleiter, es kommt nicht zur plötzlichen Oligo-Anurie.

8.4 Harnleiterstein

Harnleiterstein VIII.3

Tritt ein in der Niere entstandenes Konkrement in den Harnleiter ein, spricht man von einem Harnleiterstein, der zur typischen **Steinkolik** führen kann: Die klassische Steinkolik beginnt plötzlich mit krampfartigen Schmerzattacken, ausgehend von der Flanke und ausstrahlend in den tiefen Unterbauch entsprechend dem Ureterverlauf sowie in Genitale und Oberschenkelinnenseite. Ein prävesikales Konkrement erzeugt zudem Miktionsbeschwerden wie Dysurie und Pollakisurie. Während der Kolik krümmt sich der Patient und versucht, sich durch Bewegung Erleichterung zu verschaffen.

Diagnose:
Anamnese, frühere Steinabgänge, klopfschmerzhaftes Nierenlager; man findet fast immer eine Mikrohämaturie, gelegentlich treten auch Makrohämaturien auf. Je nach Ausmaß der Harnleiterobstruktion kommt es zur **Harnstauungsniere,** die am einfachsten sonographisch nachgewiesen werden kann. Die Röntgenleeraufnahme zeigt schattendichte Konkremente, wobei die Zuordnung zum Harntrakt aufgrund der häufigen Verkalkungen im kleinen Becken (Phlebolithe, Gefäße, Lymphknoten) nicht immer einfach ist. Das Ausscheidungsurogramm sollte wegen der Gefahr der Fornixruptur (Diuresesteigerung durch Kontrastmittel) erst im kolikfreien Intervall angefertigt werden. Hier zeigt sich nun der Stau im Nierenbeckenkelchsystem, eine verzögerte Kontrastmittelausscheidung (Spätaufnahmen); konkrementverdächtige Strukturen können dem Ureter zugeordnet werden, nichtschattengebende Steine sind durch den proximalen Aufstau ebenfalls lokalisierbar. Eine Leukozytose im Blutbild sowie eine BSG-Erhöhung weisen auf eine aszendierende Infektion mit der Gefahr der Pyonephrose hin.

Konservative Therapie:
Jedem Konkrement ist nach Form, Lage und Größe eine bestimmte spontane Abgangswahrscheinlichkeit zuzurechnen. Solange nicht Fieber, Leukozytose oder nicht kupierbare Koliken eine Intervention erzwingen, kann in etwa 80 Prozent ein Steinabgang durch Gabe von **Spasmolytika, abschwellender Medikation, Diuresesteigerung** und viel **Bewegung** erzielt werden. Harnsäuresteine können durch Alkalisierung des Harns aufgelöst werden, falls ein Abfluß neben dem Konkrement vorhanden ist.

Instrumentelle Therapie:
Die vor wenigen Jahren noch verbreitete operative Steinentfernung (Ureterolithotomie) ist fast vollständig durch schonendere Maßnahmen ersetzt worden, was insbesondere bei der Rezidivquote von 20 bis 30 Prozent des Steinleidens wichtig ist. Kleinere Konkremente können durch transurethral eingeführte und am Konkrement vorbeigeschobene **Zeiss-Schlingen** am wenigsten traumatisierend entfernt werden. Größere Konkremente können durch die **Ureterorenoskopie** entfernt werden: Nach Aufbougieren des sehr engen intramuralen Harnleiters läßt sich ein starres Instrument bis zum Konkrement heranführen. Der Stein kann nun entweder direkt extrahiert (Zange, Dormia-Körbchen) oder zerkleinert werden (Zange, Laser, Ultraschallsonde). Ein Teil der Steine kann auch in situ oder nach Reposition ins Nierenbecken durch die extrakorporale Stoßwellenlithotripsie desintegriert werden. Auch mit an den Stein herangeführten Laserfibren und hiermit erzeugten Stoßwellen können Harnleitersteine zerstört werden.

Frage 8.30: Lösung C

Zu (1), (3) und (5)
Der Harnleiter hat **drei physiologische Engen**, nämlich
- **Abgang** des Harnleiters aus dem **Nierenbecken**,
- an der **Gefäßkreuzung** (Vasa iliaca communes),
- **intramural** im Verlauf durch die Wand der Harnblase; dies ist meist die engste Stelle.

Zu (2) und (4)
Die **Vasa testicularia** bzw. **ovarica**, bzw. die **Arteria uterina** sowie der **Ductus deferens** engen den Harnleiter normalerweise nicht ein. Bei der Frau findet sich allerdings als seltenes Krankheitsbild das **Vena-ovarica-Syndrom**. Typischerweise auf der rechten Seite kommt es durch Ektasie der Vena ovarica zur Komprimierung des Harnleiters mit Stau der betreffenden Niere.

Frage 8.31: Lösung D

Ein ruhender Kelchstein oder Nierenbeckenstein verursacht normalerweise keine Koliken. Wenn ein Stein im Harnleiter unterwegs ist, kommt es durch die gesteigerte Harnleiterperistaltik, den Aufstau im Nierenbeckenkelchsystem und die lokale Irritation (Entzündung) zu meist sehr heftigen Koliken.

Zu (A)
Die Kolik kann ohne **Prodromalsymptome** (wie aus heiterem Himmel) einsetzen.

Zu (B)
Je tiefer der Stein im Harnleiter sitzt, desto mehr wechseln die Flankenschmerzen über in **ausstrahlende Schmerzen** in Leiste, Hoden oder Schamlippen der betreffenden Seite. Ein prävesikaler Stein verursacht meist auch Dysurie und Pollakisurie.

Zu (C)
Koliken können über Tage hin **rasch wieder auftreten.**

Zu (D)
Der Schmerz ist nicht dumpf, anhaltend und gleichbleibend. Der Kolikpatient wird „umhergetrieben", läuft hin und her, während der Patient mit einem akuten Abdomen versucht, ruhig zu liegen.

Zu (E)
Meist kommt es bei heftigen Koliken zu Übelkeit, Erbrechen und auch zum Subileus.

Frage 8.32: Lösung D

Eine Hydronephrose (Wassersackniere) entwickelt sich nach Monaten der Harnabflußbehinderung infolge der Druckatrophie des Nierenparenchyms.

Zu (A)
Ein **Ureterkarzinom** kann den Harnleiter okkludieren.

Zu (B)
Aufgrund der komplexen Embryogenese der Vena cava kann es beim Persistieren der rechten Vena cardinalis posterior zum **retrokavalen Ureterverlauf** mit Kompression und der Ausbildung einer Stauungsniere kommen.

Zu (C)
Die **Ureterozele** hat meist ein stenosiertes Ostium.

Zu (D)
Die **akute Einklemmung** verursacht einen Stau der Niere; wenn der Stau lange besteht, kommt es allerdings zur Druckatrophie des Nierenparenchyms. Endstadium ist die Hydronephrose.

Zu (E)
Bei der **retroperitonealen Fibrose** kommt es zur Einmauerung der Harnleiter in eine derbe bindegewebige Platte.

Frage 8.33: Lösung C

Zu (C)
Ein **intramural** sitzender **Harnleiterstein** verursacht typischerweise Blasenbeschwerden wie Dysurie und Pollakisurie; die Schmerzen können in Harnröhre, Glans oder Klitoris sowie in Hoden oder Schamlippen ausstrahlen.

Zu (A), (B) und (D)
Konkremente am **pyeloureteralen Übergang, oberen** oder **mittleren Harnleiterdrittel** verursachen Flankenschmerzen, wobei der Schmerz, je nach Höhe des Steines, mehr in die Flanke, den Mittel- oder Unterbauch projiziert wird.

Zu (E)
Die geschilderten Blasenbeschwerden weisen, vor allem wenn ein Harnleiterstein bekannt ist, darauf hin, daß das **Konkrement** unmittelbar **prävesikal** sitzt.

Frage 8.34: Lösung A

Die **akute Wandüberdehnung** des Hohlsystems führt vermutlich durch direkte Reizung der schmerzleitenden Fasern des Sympathikus zur Kolik. **Reflektorisch** wird der **Magendarmtrakt** in Mitleidenschaft gezogen. Es kommt zu Übelkeit, Erbrechen, Wind- und Stuhlverhalten, bis hin (insbesondere beim Kleinkind) zum **paralytischen Subileus.**

Frage 8.35: Lösung B

Zu (1)
Siehe auch Kommentar zu Frage 8.34. Häufig tritt die **Darmatonie** nach Abklingen der Harnleiterkolik auf, und kann dann ein akutes intraabdominales Geschehen vortäuschen; nicht selten werden Harnleitersteinpatienten appendektomiert.

Zu (2)
Eine **Mikrohämaturie** ist nahezu obligat bei Steinkoliken. Kommt es zur Makrohämaturie, sollte nach Abschluß der Steinbehandlung immer auch nach einem koexistenten Tumor (Blase, Niere) gefahndet werden.

Zu (3)
Eine **Anurie** tritt beim Harnleiterstein nur auf, wenn eine (funktionelle) Einzelniere betroffen ist, oder wenn z.B. Uratverstopfungsnieren beidseits vorliegen.

Zu (4)
Die **Beschleunigung der BSG** zeigt eine entzündliche Reaktion des Nierenparenchyms an (aszendierender Infekt) und ist im Zusammenhang mit einer Leukozytose immer ein Alarmzeichen.

Frage 8.36: Lösung B

80% aller Harnleitersteine gehen **spontan ab**. Die Wahrscheinlichkeit sinkt mit zunehmender Steingröße; bei Steinen von 9×5 mm gehen noch etwa 50 Prozent spontan ab, über 11×8 mm Größe wird der Spontanabgang unwahrscheinlich.

Zu (A)
Die **Ureterolithotomie** ist durch die Ureterorenoskopie und extrakorporale Stoßwellenlithotripsie nahezu vollständig verdrängt worden.

Zu (B)
Das geschilderte prävesikale Konkrement wird mit großer Wahrscheinlichkeit bei alleiniger **Diuresesteigerung** und **Spasmoanalgesie** abgehen.

Zu (C)
Aktives Vorgehen wird bei einem grundsätzlich spontan abgangsfähigen Konkrement nötig, wenn Leukozytose, Fieber oder medikamentös nicht kupierbare Koliken auftreten. Erste Wahl zur Therapie dieses Steines wäre eine **Harnleiterverweilschlinge.**

Zu (D)
Durch **Alkalisieren des Urins** können Uratsteine (nichtschattengebend) aufgelöst werden; hier liegt vermutlich kein Uratstein vor.

Zu (E)
Der Steinabgang wird gefördert durch **starke Diurese** (Infusionen, viel Trinken), **Spasmolytika** (z.B. Buscopan), **abschwellende Mittel** (z.B. Reparil® oder nichtsteriodale Antiphlogistika) und **viel Bewegung.** Um einem aszendierenden Infekt vorzubeugen, sollte ein Antibiotikum (z.B. Cotrimoxazol) gegeben werden.

Frage 8.37: Lösung B

Zu (A)
Blasensteine können mechanisch (Stein-Punch), elektrohydraulisch (Rivolit von Firma Wolf) oder mit Ultraschall zerstört werden.

Zu (B)
Zeiss-Schlinge: Zystoskopisch wird ein ca. 6 Charr. dicker Schlauch durch das Harnleiterostium bis über den Stein geführt und mittels eines innen verlaufenden Nylonfadens zu einer Schlinge verformt. Diese Schlinge liegt um das zackige, ca. 1 cm lange Konkrement. Sie wird in situ belassen und bahnt durch ihre Keilform dem Harnleiterstein einen Weg. Mit einem kleinen Gewicht daran, gehen meist nach 1 bis 3 Tagen, unter der Wirkung von Harnleiterperistaltik und Schwerkraft, Schlinge und Harnleiterstein ab. Von den Möglichkeiten der instrumentellen Steinentfernung (direktes Herausziehen eines Steines mit Dormia-Körbchen, Uretersteinschleuse, Ureterorenoskopie) stellt die Zeiss-Schlinge die am wenigsten traumatisierende Maßnahme dar.

Zu (C), (D) und (E)
Bei **höher sitzenden Steinen** (etwa ab mittlerem Harnleiterdrittel) passiert es oft, daß beim Legen der Schlinge der Stein in die Niere zurückgeschoben wird. Ungeeignet ist die Schlinge für **Nierenbeckensteine**.

[H 91]
Frage 8.38: Lösung B

Zu (A)
Die operative Harnleitersteinentfernung (Ureterolithotomie) kommt nur noch in ganz wenigen Fällen zur Anwendung, wenn alle anderen Therapieversuche erfolglos waren.
Zu (B)
Bei einem hochsitzenden Harnleiterstein ist heute die Methode der Wahl die ESWL, wobei die Desintegrationsrate am höchsten nach erfolgter Reposition ist. Wird ein Stein ohne Reposition im Harnleiter beschossen (Voraussetzung Ortbarkeit, kein ausgeprägter Stau oder Leukozytose), bleiben die Desintegrate oft im „Steinbett" hängen.
Zu (C)
„Schlingengerecht" sind Steine im unteren Harnleiterdrittel. Oberhalb davon sinken die Chancen einer Schlingenextraktion zunehmend.
Zu (D)
Die Ureterorenoskopie eines hochsitzenden Harnleitersteines beinhaltet zum einen ein hohes Traumatisierungsrisiko (langer Weg im Harnleiter) zum anderen ist die Wahrscheinlichkeit groß, daß der Stein oder Teile davon in das Nierenbecken hochgespült werden.
Zu (E)
In seltenen Fällen ist die perkutane Litholapaxie eines Steines in den ersten Zentimeter nach dem Harnleiterabgang möglich, tiefer jedoch nicht.

[F 85]
Frage 8.39: Lösung A

Bei einer **Harnleiterobstruktion** mit Fieber und Leukozytose droht eine **Urosepsis**. Nötig ist eine kausale Therapie, d.h. Beseitigung der Stauung. Die Antwort ist veraltet; **Ureterolithotomien** sind heute fast die seltensten Eingriffe in der Urologie.

Zu (A)
Die heutige Therapie wäre die **perkutane Nephrostomie** der gestauten Niere; nach Entfieberung, Steinentfernung durch Ureterorenoskopie oder extrakorporale Stoßwellenlithotripsie (in situ oder nach Reposition des Steines in das Nierenbecken). Eine gleichzeitige **antibiotische Behandlung** ist nötig.
Zu (B)
Die lediglich **symptomatische Therapie** (Antibiotika und Spasmolytika), ohne kausale Behandlung (Entlastung der Niere), kann rasch eine Pyonephrose mit einer erheblichen Schädigung der Niere nach sich ziehen.
Zu (C)
Benzbromaron, ein Uricosuricum, dient der Behandlung der **Hyperurikämie** und ist hier nicht sinnvoll.
Zu (D)
Da es sich um einen **hochsitzenden Harnleiterstein** handelt, ist die **Schlingenextraktion** problematisch, bei der beginnenden Urosepsis auch kontraindiziert. Falls keine Nephrostomie möglich ist (z.B. wegen einer Gerinnungsstörung), könnte allerdings versucht werden, die Niere mit einem Ureterenkatheter zu entlasten.
Zu (E)
Die **medikamentöse (Chemo-)Litholyse** ist nur möglich bei Cystinsteinen (mit D-Penicillamin, Alpha-Merkaptopropionylglycin) und bei Harnsäuresteinen (durch Alkalisierung). Dies dauert jedoch Wochen bis Monate; bei der drohenden Urosepsis muß sofort interveniert werden.

[F 88]
Frage 8.40: Lösung E

Dank perkutaner Nephrolitholapaxie, Ureterorenoskopie und extrakorporaler Stoßwellenlithotripsie muß, gegenüber vor 10 Jahren, nurmehr ca. 1% der Nieren- und Harnleitersteine operiert werden. Von den Harnleitersteinen gehen zudem 80% ohnehin spontan ab.

[H 89]
Frage 8.41: Lösung C

Die sonographisch nachgewiesene Dilatation des Nierenbeckenkelchsystems weist auf eine Abflußbehinderung hin. Wird der Harnleiter einer Einzelniere durch ein Konkrement vollständig verlegt, kommt es zur Anurie. Nach dem Urin-pH von 5,4 und dem fehlenden Steinschatten auf der Leeraufnahme ist ein Harnsäurekonkrement bei dieser Konstellation wahrscheinlich. Die Flankenschmerzen wie auch die Makrohämaturie sind unspezifische Symptome, die schon deutliche Kreatinin-Erhöhung weist auf die Dringlichkeit der Abklärung und Therapie hin.

Zu (A)
Bei einem embolischen Verschluß der rechten Nierenarterie wäre sonographisch keine Stauung nachweisbar.
Zu (B)
Ebenso nicht bei der akuten Glomerulonephritis.
Zu (C)
Im Zusammenhang mit den akut aufgetretenen Beschwerden ist ein Harnleiterkonkrement (Uratstein) am wahrscheinlichsten. Bei dem Kreatinin von 2,5 mg% wäre ein Ausscheidungsurogramm zur Lokali-

sation des Hindernisses möglich. Da eine komplette Anurie besteht, wäre jedoch eine retrograde Ureterographie mit Legen eines Ureterenkatheters zweckmäßiger, da hierdurch gleichzeitig auch der Abfluß wieder hergestellt wäre. Alternativ könnte auch eine Nephrostomie angelegt werden und im weiteren prograd das Abflußhindernis lokalisiert werden. Ist die Anurie durch Harnleiterschienung oder Nephrostomie behoben, könnte im weiteren versucht werden, die Uratkonkremente durch Alkalisierung des Urins aufzulösen.

Zu (D) und (E)
Uretertumor wie retroperitoneale Fibrose würden zwar ebenfalls zu Stauungsniere, evtl. auch mit Hämaturie, führen, die Symptomatik würde sich aber über einen längeren Zeitraum schleichend entwickeln.

8.5 Blasenstein

Blasenstein   VIII.4

Blasensteine entstehen fast immer durch **Blasenentleerungsstörungen** (Prostataadenom, neurogene Blase) und aufgrund der anatomischen Gegebenheiten überwiegend bei Männern. Besonders große Konkremente können entstehen bei dem Vorhandensein **ureasebildender Bakterien** (z.B. Proteus mirabilis).
Symptome:
Obstruktive Miktionsbeschwerden, Dysurie, Hämaturien, Harnwegsinfekte; typisch ist die stotternde Miktion bei Verlegung des Blasenhalses durch den Stein.
Diagnose:
Anamnese; sonographisch lassen sich Konkremente in der Blase gut darstellen, die Leeraufnahme und das Ausscheidungsurogramm zeigt schattengebende Konkremente oder durch die Kontrastmittelaussparung auch nichtschattengebende Konkremente.
Therapie:
Blasensteine können in fast allen Fällen **transurethral** zerstört werden. Eine Schnittoperation (Sectio alta) wird man nur durchführen, wenn z.B. ein großes Prostataadenom zur gleichen Zeit enukleiert werden soll. Wesentlich ist, nach der Steinentfernung die **Ursache der Steinbildung** zu **beheben,** z.B. bei einer neurogenen Blasenentleerungsstörung für Restharnfreiheit zu sorgen oder ein Prostataadenom zu operieren.

H 89
Frage 8.42: Lösung C

Zu (C)
Für die Entstehung von Blasensteinen ist fast immer eine Blasenentleerungsstörung (z.B. Prostataadenom, neurogene Restharnbildung) verantwortlich. Daher reicht zur Therapie nicht die Entfernung der Steine aus, sondern es muß danach eine restharnfreie Blasenentleerung (z.B. TUR Prostata, Einmalkatheterismus) erzielt werden.
Zu (A) und (B)
Weder eine Kalzium-Phosphor-Stoffwechselstörung noch Nieren- oder Harnleitersteine bilden eine wesentliche Voraussetzung für die Entstehung von Blasensteinen.
Zu (D)
Ein niedriger Urin-pH (Ansäuern) bremst eher das Größenwachstum von Blasensteinen.
Zu (E)
Am häufigsten wird zur Entfernung von Blasensteinen die mechanische oder elektrohydraulische Lithotrypsie angewandt. Große Steine müssen gelegentlich durch Sectio alta entfernt werden.
Chemolitholyse: Durch Spülung mit Renacidin-Lösung über perkutane Nephrostomien können Struwit- und Apatitsteine der Niere aufgelöst werden; wird für Blasensteine nicht angewendet.

Frage 8.43: Lösung E

Zu (1)
Wegen der Verletzlichkeit der Blasenschleimhaut kommt es zu **Mikro- und Makrohämaturien.**
Zu (2), (3) und (5)
Die Blase hat, unabhängig von der Art des Reizes, nur die Möglichkeit sich durch Schmerzen und Kontraktionen bemerkbar zu machen. Also führt ein Blasenstein zur **Pollakisurie,** zu **Unterbauchschmerzen** und zu **imperativem Harndrang.**
Zu (4)
Intermittierende Miktion beschreibt einen stotternden Harnstrahl. Verlegt der Blasenstein bei der Miktion den Blasenhals, wird der Harnstrahl unterbrochen; hüpft der Patient dann von einem Bein auf das andere, rollt der Stein zur Seite, und er kann wieder Wasser lassen.

9 Verletzungen
– Niere

Verletzungen, Niere IX.1

Meist werden die Nieren im Rahmen eines **Polytraumas** mitverletzt. *Offene* Nierenverletzungen (z. B. Schußverletzungen) und *isolierte* Nierenverletzungen sind selten, am häufigsten findet man *geschlossene* Nierenverletzungen, z. B. im Rahmen eines **stumpfen Bauchtraumas.** Es handelt sich meist um Biegungs-, Kompressions- oder Berstungsläsionen durch direkte oder indirekte Gewalteinwirkung.
Die klinische Einteilung erfolgt nach dem Schweregrad.
Kontusion: 65 bis 85 Prozent aller Nierenverletzungen weisen nur geringe Läsionen des Parenchyms und die Bildung eines subkapsulären Hämatoms auf.
Ruptur: Zerreißung von Parenchym und evtl. Hohlsystem; es entsteht ein perirenales Hämatom und evtl. Urinextravasation. Zerreißungs- und Berstungsverletzungen können bis zur völligen Organzertrümmerung reichen.
Nierenstielverletzung: Isolierte Arterien- oder Venenverletzungen sind möglich.
Symptome:
Insbesondere bei schweren Verletzungen sind Hämaturien nicht obligatorisch. Da sich Nierenverletzungen meist im Rahmen von Polytraumen ereignen, werden sie bei unzureichender Erstuntersuchung leicht übersehen.
Diagnostik:
Bei jedem Trauma mit möglicher Nierenläsion sollte eine Urinuntersuchung sowie Sonographie des Harntraktes obligat sein. Bei der Kontusion sieht man eine Auflockerung des Nierenparenchyms evtl. mit Einblutungen, bei schwereren Verletzungen subkapsuläre oder perirenale Hämatome. Das Ausscheidungsurogramm vermittelt ein gutes Bild von der Intaktheit des Hohlsystems (Kontrastmittelextravasation). Optimal für die Diagnostik des Nierentraumas ist die Kombination eines Computertomogramms mit Kontrastmittelgabe und folgendem Ausscheidungsurogramm.
Therapie:
Erster Schritt ist immer die **Schockbekämpfung,** antibiotische Abschirmung, Bettruhe und Überwachung des Patienten (Hb-Abfall, Bauchumfang, Ausmaß der Hämaturie). Bei jedem sonographisch auffälligen Nierenbefund sollte eine Computertomographie und ein Ausscheidungsurogramm angefertigt werden. Auch schwere Nierenverletzungen (subkapsuläre Hämatome,

kleinere perirenale Hämatome) können **konservativ** beherrscht werden. Voraussetzung ist allerdings eine **engmaschige** sonographische **Kontrolle** und exakte Verlaufsbeurteilung mittels CT. Um **Spätfolgen** (Hydronephrosen durch Narbenbildung, Abszesse, renaler Hypertonus) rechtzeitig zu erkennen, sind regelmäßige Nachuntersuchungen nach einem Nierentrauma nötig. Zwingt eine zunehmende Schockentwicklung, Hb-Abfall, Urinextravasation oder eine Nierenstielverletzung zur **operativen Intervention,** ist häufig eine **Nephrektomie** nicht zu umgehen.

F 89
Frage 9.1: Lösung D

Zu (D)
Am häufigsten wird der Harnleiter im Bereich des unteren Drittels bei **operativen Eingriffen,** wie z. B. Sigmaresektion, Rektumamputation, Wertheim-Operation verletzt. Auch durch die Urologen kommt es nicht ganz selten zu Harnleiterperforationen beim Hochführen von Schlingen oder der Ureterorenoskopie. Um über die anatomischen Gegebenheiten (Harnleiterverlauf, Ureter duplex etc.) informiert zu sein, sollte vor allen größeren Eingriffen im Unterbauch bzw. Retroperitoneum ein Ausscheidungsurogramm angefertigt werden. Dies verringert die Häufigkeit iatrogener Harnleiterläsionen entscheidend.
Zu (A)
Schußverletzungen oder Stichverletzungen können selten den Harnleiter betreffen.
Zu (B)
Beim **Harnleitersteintransit** kommt es nur zu winzigen Harnleiterverletzungen (Ödem, Mikrohämaturie); was allerdings beim Ausscheidungsurogramm während einer Kolik auftreten kann, ist die sog. Fornixruptur.
Zu (C)
Bei **Trümmerfrakturen des Beckens** kann auch einmal ein Harnleiter verletzt werden; häufiger sind hier Blasen- oder Harnröhrenverletzungen.
Zu (E)
Normalerweise entstehen bei **Laparoskopien** keine Harnleiterverletzungen.

F 84
Frage 9.2: Lösung E

Bei polytraumatisierten Patienten ist in 1–4 % mit Verletzungen des Urogenitaltraktes zu rechnen. Im Schockzustand verläuft die Symptomatik der Nieren- und Blasenverletzungen meist maskiert und wird häufig erst spät erkannt. Hinweise auf eine Verletzung des Harntraktes:
– Eine **Schwellung der Flankenregion** (1) bei retroperitonealen Blutungen (Nierenverletzungen).

- Bei **Beckenringfrakturen** und **Symphysenruptur** (2) kommt es zur Verletzung der Harnblase und der Harnröhre.
- Eine **Schwellung** und **Hämatombildung im Dammbereich** (3) weist auf eine extraperitoneale Blasenruptur oder Harnröhrenruptur hin. Wichtig in diesem Zusammenhang ist die rektale Untersuchung (Vorwölbung des Douglas-Raumes durch Hämatom, Dislozierung der Prostata).
- Eine **Hämaturie** (4) macht immer die Abklärung des Harntraktes (Sonographie, Ausscheidungsurogramm, retrogrades Urethrogramm, Zystogramm, evtl. Nieren-CT) erforderlich. Wichtig ist, daß auch schwerste Verletzungen des Harntraktes vorliegen können, ohne das eine Hämaturie auftritt; etwa 15% aller Nierenverletzungen weisen keine Hämaturie auf.

Frage 9.3: Lösung B

Selbst bei schwersten Verletzungen wie dem Nierenstielabriß kann eine Hämaturie fehlen. Auch bei fehlender Hämaturie muß daher an eine Nierenverletzung gedacht werden. **Nierentraumen** lassen sich in 4 Schweregrade einteilen:
- (A) Trauma der **Capsula fibrosa** ohne Parenchymbeteiligung,
- (B) Zerreißung des **Nierenparenchyms** ohne Hohlraumeröffnung,
- (C) Zerreißung des Nierenparenchyms mit **Hohlraumeröffnung**,
- (D) völlige **Zertrümmerung** der Niere.

Da die Nieren retroperitoneal unter der Thoraxapertur relativ gut geschützt liegen, sind Berstungsverletzungen und Stielabrisse eher selten.

[H 85]
Frage 9.4: Lösung A

Bei einem stumpfen Bauchtrauma (ohne Frakturen) kommt als Verletzung des Harntraktes eine **Nierenläsion** oder **Blasenruptur** in Betracht. Zur Diagnostik sind deshalb nötig:
- Sonographie (1) (zur Beurteilung der Intaktheit der Nieren, Blasenkontur, freie Flüssigkeit im Peritonealraum).
- Infusionsurogramm (2) zur Beurteilung von Psoasrandschatten, Nierenkontur, Intaktheit des Nierenbeckenkelchsystems, Kontrastmittelausscheidung, Harnleiterverlauf, retroperitonealen Hämatomen, Blasenkontur, Extravasation. Bei Verdacht auf eine Blasenläsion sollte noch ein Zystogramm angefertigt werden.

Zu (3) und (4)
Retrograde Pyelographie und **Urethrozystoskopie** sind als invasive Maßnahmen erst nach Vorliegen von Sonographie, Ausscheidungsurogramm, Zystogramm und retrogradem Urethrogramm und nur bei speziellen Fragestellungen angezeigt.

Frage 9.5: Lösung A

Zu (A)
Der **Nierenstielabriß** ist die vital akut bedrohlichste Nierenverletzung; er führt rasch und deshalb oft unerkannt zum Tode. Typisch ist die fehlende Hämaturie, im Urogramm ist die betroffene Niere stumm; klinisch besteht das Bild einer bedrohlichen inneren Blutung mit den Zeichen eines hämorrhagischen hypovolämischen Schocks, wie Blutdruckabfall und Kreislaufzentralisation.
Zu (B)
Das **subkapsuläre Hämatom** ist am besten sonographisch und im CT als mehr oder minder breiter Flüssigkeitssaum unter der Nierenkapsel zu erkennen. Im Ausscheidungsurogramm erscheint die betroffene Niere oft unauffällig; praktisch immer liegt eine Mikro- oder Makrohämaturie vor.
Zu (C)
Zur **intrapelvinen Harnröhrenruptur** kommt es bei Beckenfrakturen, wenn durch Verschiebung der Schambeinäste die hintere proximale, supradiaphragmale Harnröhre ein- oder abreißt. Diagnostikum ist die retrograde Urethrographie.
Zu (D)
Ein **intrarenales Hämatom** zeigt sich sonographisch als Auflockerung des Nierenparenchyms mit umschriebenen Einblutungen; im Ausscheidungsurogramm scheint die Niere vergrößert, die Ausscheidungsfunktion partiell verschlechtert. Die Einblutungen sind am besten im CT erkennbar.
Zu (E)
Beim **Ureterabriß** (sehr selten) käme es bei normaler Ausscheidungsfunktion der Niere zur retroperitonealen Kontrastmittelextravasation.

Frage 9.6: Lösung E

Zu (A), (B) und (E)
Siehe Kommentar zu Frage 9.5.
Zu (C)
Bei der völligen **Zertrümmerung der Niere** wird das klinische Bild, wie bei der Ruptur, vom Schweregrad der inneren Blutung und des Schockes bestimmt; es kommt zur Hämaturie, urographisch ist die Niere stumm oder zeigt diffuse Kontrastmittelextravasationen.
Zu (D)
Unter einer **Crush-Niere** versteht man ein renales akutes Nierenversagen im Rahmen eines Schockes beim Polytrauma.

Frage 9.7: Lösung B

Zu (2)
Durch perirenale Vernarbungen kann es nach ca. ½ bis ¾ Jahren nach einem Nierentrauma zu einem **Drosselungshochdruck** kommen. Im Blut sollte ein erhöhter Reninspiegel nachweisbar und die Hyper-

tonie sollte durch Saralasin (Angiotensin-2-Antagonist) beeinflußbar sein.
Zu (4)
Durch subpelvine Fibrosen kann es zur Harnstauungsniere bis hin zur **Hydronephrose** kommen.
Zu (1)
Hydroureteren ist kein gebräuchlicher Begriff; es gibt **Megaureteren,** die aber in keinem Zusammenhang mit einem Nierentrauma stehen.
Zu (3)
Nierenkarbunkel sind Abszesse im Parenchym und keine typische Spätkomplikation beim Nierentrauma. Dagegen kann es als Frühkomplikation der Nierenläsion zu Harnphlegmonen, paranephritischen Abszessen und sekundären Infektionen von Urinextravasaten kommen.
Zu (5)
Eine **Balkenblase** entsteht bei einer infravesikalen Obstruktion.

[H 91]
Frage 9.8: Lösung C

Zu (3)
Das Urogramm zeigt die linke Niere, Harnleiter und Blase unauffällig, rechts kommt das Nierenparenchym nur flau zur Darstellung, nur einzelne Kelche angedeutet, der rechte Harnleiter ist nach medial verdrängt, die Angiographie zeigt eine Nierenparenchymruptur (Berstung in zwei größere und mehrere kleine Teile).
Zu (1), (2) und (4)
Sind falsch.

[F 92]
Frage 9.9: Lösung B

Zu (A)
Harnleiterverletzungen, z.B. durch Beschleunigungstrauma mit extremer Lordose, verlaufen symptomarm, eine retroperitoneale Urinextravasation führt erst nach Tagen zu peritonitischen Zeichen.
Zu (B)
Typische Beschreibung einer intraperitonealen Blasenruptur.
Diagnostik: Urogramm, Urethro- und Zystogramm, Therapie: umgehende Revision.
Zu (C)
Beim supradiaphragmalen Harnröhrenabriß ist die Prostata nach kranial disloziert.
Zu (D)
Infradiaphragmaler Harnröhrenabriß: Hämatom perineal, skrotal und im Bereich des Penisschaftes.
Zu (E)
Bei einer Kontusion der Blase ohne Ruptur käme es zur Hämaturie.

– Blase

Blasenverletzungen　　　　　　　　　　**IX.2**

Offene Verletzungen entstehen durch Stich-, Schuß- oder Pfählungsverletzungen; bei *geschlossenen* Verletzungen muß man unterscheiden zwischen **intraperitonealen** und **extraperitonealen** Blasenrupturen oder Perforationen.
Entstehungsmechanismus: Unterbauchtrauma bei voller Blase, Beckenfraktur mit Spießungsverletzung durch Knochensplitter, iatrogen bei Operationen oder transurethralen Eingriffen.
Symptome: Hämaturie; bei *intraperitonealer* Verletzung steht die Bauchsymptomatik im Vordergrund, bei *extraperitonealer* Verletzung kommt es verzögert zur peritonealen Symptomatik.
Diagnose: Lokalbefunde, Zystogramm (Extravasation), Ausscheidungsurogramm zur Beurteilung des oberen Harntraktes.
Therapie: Mit Ausnahme kleinerer extraperitonealer Läsionen muß jede Blasenverletzung sofort **chirurgisch saniert** werden: Freilegung der Läsion, Übernähung, Drainage, Urinableitung über offenen Katheter für 10–14 Tage, breite antibiotische Abschirmung.

[H 87]
Frage 9.10: Lösung C

Zu (3)
Das Röntgenbild zeigt einen Abfluß des Kontrastmittels in die freie Bauchhöhle aus dem Bereich der unregelmäßig konfigurierten Blase. Typisch in diesem Zusammenhang ist, daß der Patient betrunken war; das Trauma dürfte mit voller Blase entstanden sein. Es liegt somit eine **Blasenruptur** vor.
Zu (1)
Ein **Ureterabriß** liegt nicht vor.
Zu (2)
Das **Blasendivertikel** stellt eine im Zystogramm oder Urogramm scharf begrenzte Ausstülpung der Harnblase dar.
Zu (4)
Ein **Blasenhalsabriß** zeigt sich im retrograden Urethrogramm und stellt eine extraperitoneale Läsion dar.

[H 84]
Frage 9.11: Lösung E

Die **intraperitoneale Blasenruptur** muß umgehend **operativ** revidiert werden (Übernähung, Drainage des Bauchraumes und Extraperitoneums), da sonst

[H 86]
Frage 9.12: Lösung D

Bei der Beckenfraktur kommt es im allgemeinen zu **extraperitonealen Blasenverletzungen** (z.B. Einspießungen von Knochenfragmenten), nicht dagegen zur intraperitonealen Blasenruptur.

[F 92]
Frage 9.13: Lösung E

Zu (A) und (B)
Bei Beckenringfrakturen kann es zu ausgedehnten **retroperitonealen Blutungen** kommen, auch zum **hämorrhagischen Schock.**
Zu (C)
Die Harnröhre ist in der Pars membranacea fest mit dem Diaphragma urogenitale verwachsen, zur Verletzung kommt es vor allem bei der vorderen Beckenringfraktur oder Symphysensprengung.
Zu (D)
Es kann zur intra- oder extraperitonealen Blasenruptur oder, durch Anspießung durch Knochenfragmente, zur Blasenverletzung kommen.
Zu (E)
Kaum zu rechnen ist dagegen mit einem Mesenterialeinriß (stumpfes Bauchtrauma).

[H 91]
Frage 9.14: Lösung B

Bei jeder Beckenringfraktur muß eine Verletzung von Harnröhre, Blase und evtl. Ureter in Betracht gezogen werden.
Neben der Palpation (E) (Abwehrspannung) und Sonographie (D) (intakte Blase, Hämatom) sollte eine retrograde Urethrographie (C) obligat sein. Falls es der Zustand des Patienten erlaubt (Polytrauma, Schock), sollte auch eine Urogramm (A) angefertigt werden.
Zu (B)
Falsch ist dagegen ein transurethraler Katheterismus. Hierdurch können kleine Läsionen verschlimmert werden, Hämatome infiziert und die Diagnostik erschwert oder verzögert werden.

[H 85]
Frage 9.15: Lösung E

Zu (1) (2), (3) und (4)
Bei der Beckenfraktur, insbesondere bei Beckenringfrakturen, kann es durch Knochenfragmente und Scherkräfte zu vorwiegend extraperitonealen Blasenläsionen kommen. Beim stumpfen Bauchtrauma bei voller Blase kann es zur intraperitonealen Blasenruptur kommen. Vor allem bei Symphysensprengungen muß man auf Harnröhrenabrisse und Prostatadislokation achten.

[H 88]
Frage 9.16: Lösung E

Zu (1)
Zur **intraperitonealen Blasenruptur** kommt es beim stumpfen Unterbauchtrauma bei voller Blase, nicht dagegen typischerweise bei Beckenringfraktur. Auch spontan intraperitoneale Blasenrupturen sind möglich (vorwiegend bei Alkoholabusus).
Zu (2) und (3)
Da der Blasenhals durch das Ligamentum pubovesicale an der Symphyse fixiert ist, kommt es bei Beckenringfrakturen (vor allem bei sog. Schmetterlingsfrakturen) zur **indirekten Harnröhrenruptur** (2) und zur **extraperitonealen Blasenruptur** sowie zu **retroperitonealen Hämatomen** (3).

[F 91]
Frage 9.17: Lösung D

Speziell bei Beckenringschmetterlingsfrakturen ist mit Harnröhrenläsionen (vor allem beim Mann) zu rechnen. Vor einer transurethralen Manipulation sollte ein Urethrogramm angefertigt werden (retrogrades Urethrogramm oder MCU). Bei einem Schockzustand ist zur Bilanzierung die Messung der Urinausscheidung nötig, die Entscheidung, ob ein transurethraler Katheter oder suprapubischer Katheter angelegt werden muß, wird der Urologe vom Ausmaß und Art der Harnröhrenverletzung abhängig machen.

– Harnröhre

Urethraverletzungen IX.3

Offene Verletzungen werden verursacht durch Pfählungs-, Stich- oder Schußverletzungen; häufiger sind jedoch *geschlossene* Verletzungen: **Direkte Gewalteinwirkung** auf den Damm mit Einklemmung oder Abriß der Harnröhre. Im Rahmen von Beckenfrakturen, vor allem bei Symphysensprengungen, kann es zur Zerreißung des Diaphragma urogenitale kommen, wobei die Prostata von der membranösen Harnröhre abgerissen wird. Am weitaus häufigsten sind *iatrogene* Harnröhrenverletzungen durch Katheterismus und transurethrale operative Eingriffe.

Symptome: Blutung aus der Harnröhre (nicht obligat), evtl. Harnverhalt und ein perineales Hämatom.
Diagnostik: Rektale Palpation: Beim Abriß der membranösen Harnröhre ist die Prostata nach kranial verlagert; grundsätzlich sollte vor Katheterisierungsversuchen ein **retrogrades Urethrogramm** angefertigt werden. Bei schweren Traumen erfolgt der Ausschluß von Verletzungen des oberen Harntraktes durch ein **Ausscheidungsurogramm.**
Komplikationen: Unbehandelt kann es durch Einschwemmung von Keimen zur **Sepsis** kommen, bei Verletzungen des Sphinkters zur **Inkontinenz** und vor allem in Kombination mit Beckentraumen auch zur **erektilen Impotenz.** Häufig kommt es später zu **Harnröhrenstrikturen.**
Therapie: Bei kleinen Läsionen antibiotische Abschirmung und suprapubische Harnableitung; bei Verletzungen der hinteren Harnröhre ist das wichtigste die **Hämatomdrainage**, die Harnableitung erfolgt suprapubisch, evtl. ist die Schienung der Harnröhre oder eine spätere rekonstruktive Plastik nötig.

Frage 9.18: Lösung D

Außer den offenen (penetrierenden) Harnröhrenverletzungen gibt es die geschlossenen Rupturen. Letztere können eingeteilt werden in distale (oder subdiaphragmale) und proximale (oder supradiaphragmale) Rupturen. Symptome der **subdiaphragmalen Rupturen** sind
– Blutung aus der Harnröhre (1), unabhängig von der Miktion,
– Hämatom im Dammbereich (3),
– Ausbildung eines Skrotal- oder Penishämatoms (4).

Zu (2)
Kommt es zur Verlagerung der Prostata und Harnblase nach kranial, liegt ein **supradiaphragmaler Harnröhrenabriß** vor. Typischerweise ist bei der rektalen Palpation die Prostata nach ventral oben disloziert oder nicht zu tasten; im Douglas-Raum ist ein Hämatom palpabel.

Frage 9.19: Lösung E

In der Vor-Antibiotika-Ära waren die **postgonorrhoischen** Harnröhrenstrikturen am häufigsten, heute sind es die **iatrogenen** Läsionen durch **transurethralen Katheterismus** oder **transurethrale Resektionen.** Generell kann es bei jeder Läsion der Harnröhre (durch Urethrozystoskopie, Katheter, Fremdkörper, Entzündung) zur Ausbildung einer Striktur kommen.

Frage 9.20: Lösung D

Zu (D)
Nach Beckenringfrakturen ist die häufigste Spätfolge im Harntrakt die Bildung von **Strikturen** im Bereich der Pars membranacea der Harnröhre. Weiter kann es durch Nervenläsionen und Gefäßverletzungen zur erektilen Impotenz kommen.
Zu (A) und (B)
Beckenphlegmone oder **Osteomyelitis** stehen meist nicht im Zusammenhang mit dem Urogenitaltrakt.
Zu (C)
Zur **Verschlußazoospermie** kommt es z.B. nach Epididymitiden und nicht bei Beckenfrakturen.
Zu (E)
Metusstenosen (Enge des Orificium externum urethrae) finden sich bei der Frau angeboren, beim Mann entstehen sie meist durch transurethrale Katheter; das Urethralsekret trocknet auf dem Katheter ein und verletzt dann den Meatus. Dies führt zur narbigen Enge. Vorbeugend ist die Katheterpflege; um den Katheter wird am Meatus ein Schleifchen gebunden und mit Kochsalzlösung feucht gehalten; hierdurch wird das Sekret aufgefangen und die Inkrustation verhindert.

10 Nebenniere

10.1 Operable Erkrankungen

Nebenniere X.1

Conn-Syndrom: Man muß unterscheiden zwischen *primärem* Aldosteronismus (aldosteronproduzierende Nebennierentumoren) und *sekundärem* **Aldosteronismus** bei Renin-Angiotensin-Überproduktion, nephrotischem Syndrom, Leberzirrhose oder Herzinsuffizienz.
Symptome: Müdigkeit, Hypertonie, Kopfschmerzen, Muskelatonie, Parästhesien und Paresen, Polyurie und Polydipsie.
Diagnose: Serologisch findet man eine Hypokaliämie, Hypernatriämie und Hypomagnesiämie, Aldosteron ist erhöht, es besteht eine verminderte Glukosetoleranz.
Mit bildgebenden Verfahren (Sonographie, Nebennieren-Phlebographie, Jod-131-Cholesterol-Szintigraphie und CT) lassen sich Tumoren ab etwa 1 cm Durchmesser darstellen.
Therapie: Bei primärem Hyperaldosteronismus und gesichertem Adenom (90 Prozent solitär, 10 Prozent multipel, gelegentlich auch im suprarenalen Fettgewebe gelegen) ist die **operative Entfernung** der betroffenen Nebennieren **(Adrenalektomie)** Therapie der Wahl.

Cushing-Syndrom: Es entsteht durch **Überproduktion von Glukokortikosteroiden.** Dies kann durch Störung des hypothalamisch-hypophysären Regulationsmechanismus, durch ektope ACTH-produzierende Tumoren oder durch Adenome oder Karzinome der Nebennierenrinde verursacht sein.
Klinische Symptome: Müdigkeit, Adynamie, Stammfettsucht, Striae, Vollmondgesicht, Hirsutismus, Hypertonie, Amenorrhoe, Hypogonadismus, endokrines Psychosyndrom.
Diagnostik: Im Blutbild Leukopenie und Eosinophilie; in der Serologie Hypokaliämie und Hypochlorämie, die Plasmakortikoide sind erhöht. Zur Unterscheidung hypothalamisch-hyperphysärer Formen von Nebennierentumoren dient die ACTH-Bestimmung, der Dexamethason-Test und der Insulinhypoglykämietest.
Bildgebende Verfahren: Im Ausscheidungsurogramm kann eine vergrößerte Nebenniere durch Verdrängung der Niere erkannt werden; außerdem stehen die selektive Darstellung der Nebennierenarterien und -venen, die Nebennierenszintigraphie und Computertomographie zur Verfügung. Eine operative Therapie ist bei gesichertem Nebennierenrindentumor möglich.
Phäochromozytom: Nebennierenmarktumor mit **Produktion von Katecholaminen.**
Symptome: Paroxysmale Hypertonie, anfallsweise Kopfschmerzen, Nervosität, Herzklopfen, Schwitzen, Müdigkeit, Hypovolämie, gelegentlich Diabetes mellitus.
Diagnose: Anamnese, paroxysmale hypertone Krisen; im Blutbild besteht eine Leukozytose, laborchemisch ist ein erhöhter Nüchtern-Blutzucker nachweisbar. Die Katecholamine werden zum Teil über den Urin als Vanillinmandelsäure, Metanephrin und Normetanephrin ausgeschieden und können quantitativ bestimmt werden.
Spezieller Test: Die Gabe von **Phentolamin** (Alpha-Rezeptorenblocker) führt zur protrahierten **Hypotonie**, mit **Tyramin** können **Hypertonien** ausgelöst werden.
Bildgebende Verfahren: Sonographie, CT, Arteriographie und Phlebographie der Arteria und Vena suprarenalis, Szintigraphie mit Jod-131-Jodobenzylguaniden.
Therapie: Adrenalektomie nach möglichst exakter Lokalisationsdiagnostik.

[H 84]
Frage 10.1: Lösung E

Zu (1) und (4)
Die **pyelonephritische Schrumpfniere** und die **Nierenarterienstenose** führen über den Renin-Angiotensin-Mechanismus zum Hypertonus. Besteht dieser noch nicht zu lange, normalisiert er sich nach einer Operation (Nephrektomie, Gefäßoperation).

Zu (2)
Beim **Conn-Syndrom** (primärer Hyperaldosteronismus) liegt in 100 Prozent eine benigne Hypertonie vor, die sich nach Entfernung des Nebennierenrindenadenoms normalisiert.
Zu (3)
Beim **Phäochromozytom** liegt eine paroxysmale Hypertonie mit plötzlichen systolischen Blutdruckanstiegen auf 200–350 mm Hg vor; nach Entfernung des Tumors normalisiert sich der Blutdruck.

[H 84]
Frage 10.2: Lösung B

Zu den Symptomen des **Conn-Syndroms** (primärer Hyperaldosteronismus) gehören
– erhöhter Blutdruck (A),
– Kopfschmerzen (C),
– Muskelschwäche (D),
– Polydypsie (E).
Ursächlich liegen dem Krankheitsbild schwere Elektrolytstörungen mit Hypokaliämie und Hypernatriämie zugrunde. Weitere häufige Symptome sind Lähmungen, Parästhesien und tetanische Anfälle.

Zu (B)
Striae rubrae distensae beobachtet man beim Morbus Cushing.

[H 84]
Frage 10.3: Lösung A

Zu (B), (C), (D) und (E)
Die häufigsten Symptome des **Phäochromozytoms** sind **Bluthochdruck, Kopfschmerzen, Schwitzen, Herzklopfen;** weiter auch Angstgefühl, Tremor, Erbrechen. Ursächlich liegt dem Krankheitsbild die erhöhte Ausschüttung von Noradrenalin und Adrenalin zugrunde.
Zu (A)
Der Hypertonus beim Phäochromozytom entsteht durch die periphere Vasokonstriktion. Das Blutvolumen ist um 20 % herabgesetzt; es besteht also **keine Plethora** (kein Volumenhochdruck).

[F 89]
Frage 10.4: Lösung C

Während der intraoperativen Manipulation kann es zu **hypertonen Krisen** kommen, da aus dem Tumor vermehrt Katecholamine ausgeschüttet werden können. Falsch ist also die zweite Aussage (es wird kein Renin freigesetzt). Ist das Phäochromozytom entfernt, kann durch den plötzlichen **Stopp der Katecholaminausschüttung** ein **hypovolämischer Schock** eintreten (Versacken des Blutes in der Peripherie). Deshalb muß der Blutdruck sorgfältig mit Alpharezeptorenblockern (Phenoxybenzamin) gesteuert und ggf. die Hypovolämie mit Bluttransfusionen abgefangen werden.

Frage 10.5: Lösung C

Zu (A)
Der Plasmacortisolspiegel hat normalerweise eine Tagesperiodik und wechselt zwischen 5 und 25 µg/ 100 ml; beim Morbus Cushing ist diese **Tagesperiodik** aufgehoben.
Zu (B)
In 80% findet sich bei Cushing-Patienten eine diabetische Stoffwechsellage; der Diabetes resultiert nicht aus einem Insulinmangel, sondern aus der **Überproduktion von Cortisol.** Er kann deshalb auch nicht durch Insulingabe beeinflußt werden.
Zu (C)
Falsch ist, daß bei einem Morbus Cushing durch den Lysin-Vasopressin-Test die ACTH- und Cortisolsekretion stimuliert werden kann. Der Lysin-Vasopressin-Test dient der Unterscheidung zwischen **hypothalamisch-hypophysärer** und **adrenaler Störung** als Ursache des pathologischen Plasmacortisolspiegels. Beim Nebennierenrindenadenom ist der Hypophysenvorderlappen supprimiert und das ACTH erniedrigt.
Zu (D)
Der **Dexamethasontest** mit 2 mg dient der Differenzierung eines Cushing-Syndroms von einer nicht suprarenal bedingten Adipositas. Dexamethason hemmt die ACTH-Produktion; normalerweise fällt der Ketosteroidspiegel nach Gabe von 2 mg Dexamethason unter 50 Prozent des Ausgangswertes; beim Morbus Cushing findet man nur einen geringen oder gar keinen Abfall.
Zu (E)
Es kommt häufig zur **Amenorrhoe** und zum **Hypogonadismus** durch die Wechselwirkung der Kortikosteroide mit den Sexualhormonen.

Frage 10.6: Lösung A

Zu (B), (C), (D) und (E)
Der hypothalamisch-hypophysär ausgelöste Morbus Cushing entsteht durch eine **Überproduktion von ACTH** in der **Hypophyse.** Richtig ist, daß beim Insulinhypoglykämietest der Cortisolspiegel nicht ansteigt; die negative Rückkopplung zwischen Cortisolspiegel und Hypothalamus/Hypophyse ist gestört, die zirkadiane Rhythmik der Cortisolsekretion ist aufgehoben. Typischerweise liegt beim hypothalamisch-hypophysären Morbus Cushing eine Hyperplasie beider Nebennieren vor.
Zu (A)
Für den **Suppressionstest** zur Unterdrückung der Freisetzung von ACTH werden wegen der stärkeren Wirkung **Glukocorticoide** verwendet.

Frage 10.7: Lösung E

Neben pharmakologischen Tests können Nebennierentumoren mit bildgebenden Verfahren dargestellt werden.

Zu (1)
Nebennierenszintigraphie: Radioaktiv markiertes Cholesterinderivat (131-Jod-markiertes Cholesterol) wird in der Nebenniere gespeichert.
Zu (2) und (3)
Mit der **Aortographie** und besser mit der **selektiven Nebennierenarterio- und -venographie** können Nebenniere und Umgebung dargestellt werden. Dies muß jedoch vorsichtig geschehen, da hierdurch hypertensive Krisen (beim Phäochromozytom) mit Kreislaufkollaps und Apoplex ausgelöst werden können. Bei der Phlebographie können, durch selektive stufenweise Blutnahmen aus der Höhe der Einmündung der jeweiligen Nebennierengefäße in die Vena cava, die Katecholaminkonzentrationen und damit die mögliche Lage von Phäochromozytomherden bestimmt werden.
Zu (4)
Das **CT** ist für die Lokalisationsdiagnostik bei Nebennierentumoren Untersuchung der ersten Wahl. Tumoren mit einem Durchmesser über 1 cm werden mit 90- bis 95prozentiger Sicherheit erkannt.
Zu (5)
Sonographisch können größere Nebennierentumoren erkannt werden.

11 Urologische Andrologie

11.1 Fertilitätsstörungen

Infertilität XI.1

Für die **Infertilität des Mannes** gibt es eine Reihe genetischer, endokriner und lokaler Ursachen; die Abklärung und Therapie ist meist schwierig und oft langwierig.
Ätiologie: Man kann zunächst unterscheiden zwischen primärer und sekundärer Hodeninsuffizienz, Verschluß des Ductus deferens sowie Ejakulationsstörungen.
Die **primäre Hodeninsuffizienz** kann angeboren vorliegen (Hypoplasie, Kryptorchismus), im Rahmen von Infektionskrankheiten (vor allem Mumps), durch Zirkulationsstörungen (Varikozele) und nach Traumen entstehen, oder radiologisch, toxisch oder medikamentös (Zytostatika) verursacht werden.
Zahlreiche IMPP-Fragen liegen zur Varikozele vor: Bei der **idiopathischen Varikozele** kommt es durch die hämodynamisch ungünstige, rechtwink-

lige Einmündung der linken Vena spermatica in die Vena renalis sowie durch Klappeninsuffizienz zur **Erweiterung des Plexus pampiniformis.** Dadurch kommt es zur Überwärmung des Hodens, was häufig zur Verschlechterung der exokrinen Funktion führt. Im Spermiogramm findet sich meist eine **Oligozoospermie.** Durch Unterbindung der Vena spermatica kann diese Störung behoben oder gebessert werden.

Zur **sekundären Hodeninsuffizienz** kommt es im Rahmen hypophysärer oder hypothalamischer Schäden, vermehrter Androgenproduktion durch Nebennierentumoren oder eines erhöhten Östrogenspiegels, z. B. im Rahmen von Lebererkrankungen.

Eine häufige Ursache ist der **Verschluß des Ductus deferens,** z. B. nach Traumen, iatrogen nach Operationen oder nach Epididymitiden. Auch bei normaler exokriner Hodenfunktion kann die Fertilität durch Störungen der Ejakulation herabgesetzt sein, z. B. bei multipler Sklerose, nach Sympathektomien, nach Operationen im kleinen Becken oder an der Prostata.

Diagnostik: Nach Anamnese und körperlichem Befund (Kryptorchismus, Varikozele, eunuchoider Hochwuchs etc.) ist das **Spermiogramm** die wichtigste Untersuchung; nach sexueller Karenz von 5 Tagen ist der Normalbefund: 2–6 ml Volumen, pH 7,2–7,8, 60–120 Mio. Spermien pro ml, von denen nach 1–2 Stunden 60 bis 95 Prozent gut beweglich sind. 70 bis 90 Prozent sind normal geformt. Der Fruktosegehalt des Ejakulats (normal 1200–4500 ng/ml) bestimmt die Stoffwechselaktivität der Spermien.

An **Hormonuntersuchungen** sind die Bestimmungen von LH, FSH, Testosteron, Östradiol und Prolaktin wichtig, evtl. auch Bestimmung des genetischen Geschlechts. Bei der Azoospermie muß auch die **Durchgängigkeit des Dujctus deferens** geprüft werden (Deferentiographie). Ergeben die genannten Untersuchungen kein klares Bild, muß zur Beurteilung der therapeutischen Aussichten eine **Hodenbiopsie** erfolgen.

Therapie: Bei der **primären Hodeninsuffizienz** Stimulierung der Spermiogenese durch Gonadotropine, Clomiphen, Vitamin E und A zur Verbesserung der Spermienmorphologie. Bei **sekundärer Hodeninsuffizienz** Gabe von Choriongonadotropinen oder LH-RH-Analoga. Bei **Verschlußazoospermien** kann gelegentlich durch eine Vasovasostomie oder Epididymovasostomie die Fertilität wiederhergestellt werden. Auch Störungen der Ejakulation können, z. B. durch Alpha-Adrenergika, angegangen werden.

F 84
Frage 11.1: Lösung E

Zu (1)
Siehe Kommentare zu Frage 11.6.
Zu (2)
Beim **Maldescensus testis** besteht zum einen eine Minderwertigkeit des Keimepithels, zum anderen verschlechtert sich die exokrine Funktion zunehmend, wenn die Behebung des Kryptorchismus zu spät erfolgt.
Zu (3)
Der **hypergonadotrope Hypogonadismus** ist ein Hodenschaden, bei dem LH/FSH gegenregulatorisch hoch sind.
Zu (4)
Die **Mumpsorchitis** führt in 50% zur Atrophie des betroffenen Hodens.

F 86
Frage 11.2: Lösung B

Zu (A)
Ein **Verschluß**, z. B. nach Epididymitis, führt zur Azoospermie.
Zu (B)
Die **Hydrozele** (Wasserbruch) ist, falls sie nicht sehr groß ist und lange besteht (Druckatrophie), keine Ursache für eine Infertilität.
Zu (C)
In den Leydig-Zellen erfolgt die Testosteronbiosynthese, zur postpuberalen Leydig-Zellinsuffizienz kann es beim Hodenschaden oder Hypophyseninsuffizienz kommen.
Zu (D)
Oligospermie (Ejakulatvolumen unter 2 ml) ist ein Symptom, keine Diagnose.
Zu (E)
Varikozelen können die Fertilität stören.

H 88
Frage 11.3: Lösung D

Zu (1)
Nur in 3% isoliert **rechtsseitig.**
Zu (2)
Bei über 90% der Varikozelenträger finden sich im Spermiogramm Veränderungen, die aber nicht immer zur **Infertilität** führen.
Zu (3)
In 80 bis 90% **linksseitig.**
Zu (4)
Insbesondere bei rechtsseitigen Varikozelen und Auftreten in fortgeschrittenem Lebensalter ist an einen **Nierentumor** zu denken.

[F89]
Frage 11.4: Lösung A

Zu (A)
Falsch ist, daß Varikozelen meist **rechtsseitig** sind.
Zu (B)
Die Varikozele nimmt typischerweise im Stehen zu und geht **im Liegen zurück** (Folge des hydrostatischen Druckes). Entsprechend verhalten sich auch die Beschwerden (Schweregefühl und Ziehen bei langem Stehen).
Zu (C)
Tritt eine Varikozele im Gefolge eines Nierentumors oder retroperitonealer Lymphknotenpakete auf, spricht man von einer **symptomatischen Varikozele**. Primär muß dann natürlich die Grunderkrankung behandelt werden.
Zu (D)
Varikozelen sind häufige Ursache der männlichen Infertilität (meist Oligozoospermie).
Zu (E)
Durch das rechtwinkelige Einmünden der linken Vena spermatica in die Vena renalis (hämodynamisch ungünstiger als rechts), sowie durch die Insuffizienz der Venenklappen, kommt es zur **Erweiterung des Plexus pampiniformis.**

[F87]
Frage 11.5: Lösung C

Varikozelen treten in 16% beidseitig auf, in 80 bis 90% **links.** Meist sind die Patienten groß, schlank und zeigen Zeichen einer allgemeinen Bindegewebsschwäche (Varicosis der unteren Extremität, Leistenhernien). Die zweite Aussage ist falsch; die rechte Vena spermatica mündet in die Vena cava, die linke Vena spermatica dagegen in die Vena renalis. Links sind durch das rechtwinklige Einmünden die **Abflußverhältnisse ungünstiger.**

[H87]
Frage 11.6: Lösung D

Zu (1)
Der **hydrostatische Druck** im Bereich der linken Vena testicularis ist höher als rechts, da die Vene weiter kranial (in die linke Vena renalis) mündet und durch die Rechtwinkligkeit der Einmündung die Abflußverhältnisse ungünstiger sind.
Zu (2)
Ausgeprägte Varikozelen sieht man häufig bei Patienten mit **Bindegewebsschwäche.**
Zu (3)
Die **mechanische Verlegung** des Vena testicularis (z.B. durch Lymphome, Nierentumor) würde zu einer symptomatischen Varikozele führen.
Zu (4)
Zusätzlich findet man in 10% eine **Venenklappeninsuffizienz,** in 55% das Fehlen der Venenklappen.

[F86]
Frage 11.7: Lösung D

Die **symptomatische Varikozele** (bei Nierentumor, Lymphomen) verlangt natürlich nach der Behandlung der Ursache. Da idiopathische Varikozelen bei etwa 11% der Männer vorliegen, muß auch nicht jede Varikozele behandelt werden (z.B. durch Ligatur, Embolisierung). Indikationen zur Behandlung sind Schmerzen durch die Varikozele, kosmetische Probleme, unerfüllter Kinderwunsch bei Spermiogrammauffälligkeiten, sowie bei Kindern eine prophylaktische Ligatur der Varikozele, falls sie schon vor der Pubertät deutlich zu sehen ist (selten). Die Varikozele führt recht häufig zur **Spermiogrammverschlechterung.** In Fertilitätssprechstunden hat ca. $\frac{1}{3}$ der Patienten eine Varikozele.

Frage 11.8: Lösung D

Vom **Klinefelter-Syndrom** sind 0,2% der männlichen Bevölkerung betroffen. Es stellt die häufigste Form des Hypogonadismus dar.

Zu (1)
Die **Hodenbiopsie** zeigt eine Hyperplasie der Leydig-Zellen mit atypischen Wucherungen, Degeneration der Tubuli und fehlende Spermatogenese.
Zu (2)
Patienten mit Klinefelter-Syndrom haben den **Karyotyp 47 XXY.**
Zu (3)
Beim Vorhandensein von XX-Chromosomen (Frauen, Klinefelter) findet man an den Zellkernen vieler Gewebe eine randständige Chromatinverdichtung (**Barr-Körper,** Sexchromatin). Die Antwort ist somit falsch; bei echten Klinefeltern findet man im Gegensatz zu XY-Männern in 10–40% der Zellkerne Barr-Körper.
Zu (4) und (5)
Typischerweise liegen **Gynäkomastie** und **kleine feste Hoden** vor; das Spermiogramm zeigt eine Azoospermie.

[H89]
Frage 11.9: Lösung E

Das Klinefelter-Syndrom (Karyotyp 47 XXY) zeigt typischerweise hypergonadotropen Hypogonadismus (A) (kleine Hoden, Androgenmangel, LH- und FSH-Erhöhung), Infertilität (B) (Azoospermie, fehlende Spermatogenese im Hoden), Hochwuchs und Gynäkomastie (D) durch Androgenmangel, nicht dagegen eine Pregnandiolerhöhung (D). Dieses Abbauprodukt von Progesteron ist z.B. bei dem adrenogenitalen Syndrom durch den Enzymdefekt der 21-Hydroxylase erhöht.

Frage 11.10: Lösung E

Zu (1), (3), (4) und (5)
Unter Hypogonadismus versteht man die Unterfunktion der Gonaden. Dies tritt primär oder sekundär im Rahmen zahlreicher Krankheitsbilder (z.B. bei Störung des genetischen Geschlechts, Synthesestörungen des Testosterons, Androgenresistenz, hypophysär etc.) auf. Bei **angeborenem** oder in der **frühen Kindheit** erworbenen **Hypogonadismus** kommt es zu mangelnder Entwicklung der sekundären Geschlechtsmerkmale (1) und des äußeren Genitales (3), die Haut ist wächsern blaß, der Haaransatz auffällig (4); durch den verzögerten Verschluß der Epiphysenfugen kommt es zum eunuchoiden Hochwuchs (5).
Zu (2)
Falsch sind die Klagen über **Verlust von Libido und Potenz** (da nie dagewesen).

H 86
Frage 11.11: Lösung E

Zu (1)
Erster Schritt beim Verdacht auf eine männliche Fertilitätsstörung wird immer die **Ejakulatuntersuchung** (Spermiogramm) sein. Nach 5tägiger Karenz sind die Normalwerte: Volumen 2–6 ml, Spermiendichte 60–120 Mio./ml, mehr als 50% lebende Spermien, 50% motile Spermien, überwiegend normal aussehende Spermien, pH 7,2–7,8.
Zu (2), (3) und (4)
Bei auffälligem Spermiogramm wäre der nächste Schritt die **Bestimmung von LH, FSH** (Hypophyse) und **Testosteron** (Leydig-Zellfunktion).
Zu (5)
Die **Hodenbiopsie** zeigt das Vorhandensein und die Qualität der Spermiogenese; steht aber als invasiver Eingriff am Ende der Abklärung.

F 85
Frage 11.12: Lösung C

Siehe auch Kommentar zu Frage 11.11.
Zu (1)
Eine **Hodenbiopsie** wird erforderlich, wenn aus Ejakulatbefunden, endokrinologischen, chromosomalen und immunologischen Untersuchungen noch kein klares Bild über die Ursache der Hodenfunktionsstörung zustande gekommen ist.
Zu (2)
Fruktose (in den Samenblasen gebildet) dient als Energiespender für die Spermatozoen; aus dem Abbau von Fruktose kann man auf die Motilität der Spermien schließen.
Zu (3)
Der **Testosteronspiegel** ist erniedrigt bei primärem oder sekundärem Hodenschaden (dann ist LH und FSH erhöht, hypergonadotroper Hypogonadismus) oder bei einer hypothalamisch-hypophysären Insuffizienz (hypogonadotroper Hypogonadismus).
Zu (4)
Die Bestimmung der Zahl der **Spermatozoen** in den Samenblasen ist nicht sinnvoll.

H 88
Frage 11.13: Lösung C

Siehe auch Kommentar zu Frage 11.11.
Zu (1), (3) und (5)
5 ml Ejakulatmenge, 60 Millionen Spermien mit 70prozentiger Motilität entsprechen einem **Normalbefund.**
Zu (2)
Eine Ejakulatmenge von 15 ml entspricht einer **Hyperspermie** (selten).
Zu (4)
Eine Zahl von 5 Millionen Spermien pro ml ist eine **Oligozoospermie.**

F 90
Frage 11.14: Lösung A

Zu (A) und (E)
Angegeben sind die Normalwerte des Spermiogramms sowie die übliche Karenzzeit.
Zu (B)
Subfertilität ist ein sehr vager Begriff.
Zu (C)
Hyperspermie bedeutet ein erhöhtes Ejakulatvolumen (normal 2 bis 6 ml) und ist sehr selten.
Zu (D)
Polyzoospermie bedeutet über 250 Mio. Spermien pro ml.

H 89
Frage 11.15: Lösung A

Zu (A)
Nach 1 bis 2 Stunden sind normalerweise 60 bis 95 Prozent der Spermien gut beweglich, nur 15 Prozent bewegliche Spermien würden einer Asthenozoospermie entsprechen.
Zu (B), (C), (D) und (E)
Richtig.

H 90
Frage 11.16: Lösung B

Zu (B)
pH-Werte von über 8 im Ejakulat findet man bei unspezifischen Entzündungen der Prostata und Samenblasen (Prostatovesikulitis). Zur weiteren Abklärung Ejakulat-Kultur.

Zu (A) und (E)
Beeinflußt den pH nicht.
Zu (C) und (D)
Beim Fehlen des Samenblasensekrets, z.B. durch Verschluß der Ductus ejaculatorii, kommt es zu pH-Werten unter 6,8. Mikroskopisch sieht man dann eine (Verschluß-)Azoospermie.

[H 84]
Frage 11.17: Lösung B

Normale Zeugungsfähigkeit liegt vor bei
- 60 Millionen Spermatozoen pro ml (1),
- 70 Prozent normaler Spermien (3),
- wenn nach 2 Stunden 80 Prozent der Spermien gut beweglich sind (6).

Zu (2)
20–30 Millionen Spermatozoen pro ml sind eine grenzwertige **Oligozoospermie**.
Zu (4)
1,5 ml Ejakulatmenge entspricht einer **Oligospermie**.
Zu (5)
Bei nur 40 Prozent gut beweglicher Spermien nach 2 Stunden spricht man von einer **Asthenozoospermie**. Durch die zunehmende Perfektion von Inseminationstechniken und Invitrofertilisation können heute auch mit einem hochpathologischem Sperma Kinder gezeugt werden. Meist liegt eine kombinierte Störung vor, die als OAT-Syndrom **(Oligo-Astheno-Terato-Zoospermie)** bezeichnet wird.

Frage 11.18: Lösung B

Zu (A) und (E)
Ein Sperma-pH-Wert unter 5,8 läßt auf das **Fehlen des Samenblasensekrets** (Mißbildung oder Verschluß des Ductus ejaculatorius) schließen.
Zu (B)
Eine Azoospermie ist das **Fehlen von Spermatozoen** im Ejakulat.
Zu (C)
Das **Unvermögen zur Ejakulation,** also Ejakulationsverlust oder retrograde Ejakulation, wird z.B. durch periphere Sympathikusblocker, Tetraplegie oder neurologische Erkrankungen verursacht.
Zu (D)
Nur **tote Spermatozoen** (Nekrozoospermie) werden z.B. immunologisch (Spermaantikörper) oder toxisch verursacht.

[F 90]
Frage 11.19: Lösung E

Die Induratio penis plastica ist die plattenförmige fibröse Verhärtung in der Tunica albuginea der Corpora cavernosa und führt bei Erektion zur Verkrümmung des Penis, die den Verkehr erschweren oder unmöglich machen kann. Es besteht keine Neigung zur malignen Entartung. Gelegentlich verschwinden die Plaques spontan. Falls keine Beschwerden bestehen, ist keine Behandlung erforderlich. Konservative Behandlung (Röntgenbestrahlung, Vitamin E-Präparate, Kaliumparaaminobenzoat (Potaba), Kurzwellen, Ultraschall, Kortison und Peroxinorm-Injektionen) haben insgesamt mäßige Erfolgsraten. Zur Behebung der Verkrümmung kann die Aufrichtungsoperation nach Nesbit oder Schröder-Esset durch Nähte auf der Gegenseite erfolgen, die chirurgische Exzision der Plaques ist problematisch und nur selten angezeigt.
Beide Aussagen sind falsch.

11.3 Sterilisierung des Mannes

[F 87]
Frage 11.20: Lösung C

Zu (A)
Die **subkapsuläre Orchiektomie** bds. dient der Behandlung des metastasierenden Prostatakarzinoms (Testosteronentzug durch Kastration).
Zu (B)
Die **Durchtrennung der Samenstränge** würde zur Hodenatrophie führen und käme einer Kastration gleich.
Zu (C)
In Lokalanästhesie wird durch jeweils eine kleine Hautinzision bds. der **Ductus deferens** dargestellt, ca. 2 cm **reseziert** und die Enden ligiert. Nach etwa 6 Wochen hat sich die männliche Adnexe völlig von Samenzellen gereinigt; der Mann ist steril.
Zu (D)
Die **Injektion von Gewebekleber** zur Sterilisation ist bei uns nicht gebräuchlich. In China ist die Sterilisation durch Injektion von Verödungsmitteln in den Ductus deferens gebräuchlich und stellt eine schnelle und elegante Möglichkeit zur Sterilisation dar.
Zu (E)
Die **Röntgenbestrahlung** mit 4 Gy würde zum temporären und partiell reversiblen Hodenschaden führen.

12 Urologische Erkrankungen der Frau

12.1 Bakteriurie

12.2 Erkrankungen der Harnwege in der Schwangerschaft

Urologische Erkrankungen der Frau   XII.1

Aufgrund der engen anatomischen Beziehungen zwischen äußerem und innerem Genitale und dem Harntrakt finden sich bei der Frau einige spezielle urologische Krankheitsbilder. So treten aufgrund der kurzen Harnröhre und der dadurch bedingten aszendierenden Keiminvasion **Zystitiden** und **Pyelonephritiden** bei Mädchen und Frauen weitaus häufiger und rezidivierender auf als bei Knaben und Männern. Eine pathologische Keimbesiedlung des Vulva- und Vaginalbereiches kann zum sog. **„Urethralsyndrom"** mit Dysurie, Pollakisurie und diffusen suprapubischen Schmerzen, bei unauffälligem Röntgen- und oft normalem Urinbefund, führen. In der **Schwangerschaft** kommt es durch Progesteron sowie die mechanische Kompression der Ureteren durch den graviden Uterus (vor allem rechtsseitig) physiologischerweise zu einer **Ektasie des Nierenbeckenkelchsystems** und des Harnleiters. Hierdurch, sowie durch pH-Verschiebungen des Harns, stellt die Pyelonephritis die häufigste Nierenerkrankung in der Schwangerschaft dar. Auch asymptomatische Bakteriurien, die sich bei 5–8% der Schwangeren finden, müssen daher antibiotisch behandelt werden. Die bevorzugten **Antibiotika** sind Penizilline mit breitem Spektrum, nach dem 4. Schwangerschaftsmonat auch Furadantin.

[F 85]
Frage 12.1: Lösung C

Zu (C)
Die Patientin klagt über schmerzhafte (Strangurie) und gehäufte (Pollakisurie) Miktion; der Befund zeigt einen lokalen entzündlichen Prozeß um die Harnröhrenmündung, der aus einer **chronischen Urethritis** oder **Vulvovaginitis** herrühren kann. Die Condylomata acuminata weisen auf ein chronisches Geschehen hin. Es bietet sich die Entnahme eines **bakteriologischen Abstriches** aus **Urethra** und **Zervix** an. Weiter muß aber auch nach Ursachen geforscht werden, die im gynäkologischen (Verwendung von Tampons, Intrauterinpessar, Manipulationen, hormonelle Faktoren) oder urologischen Bereich (z. B. Harnröhrendivertikel) liegen können.

Zu (A)
Ein **Ausscheidungsurogramm** kommt erst zur weitergehenden Diagnostik in Betracht.
Zu (B)
Die Condyloma sind nur die Folge des **chronisch entzündlichen Geschehens.**
Zu (D)
Bei einer pathologischen Keimbesiedlung von Vulva und Harnröhre wäre der **Mittelstrahlurin** nicht verwertbar. Bei der Frau sollte generell Katheterurin bevorzugt werden.
Zu (E)
Eine **Zystoskopie** gehört zur weitergehenden Untersuchung, falls sich mit weniger invasiven Maßnahmen keine Diagnose und erfolgreiche Therapie finden lassen.

[H 87]
Frage 12.2: Lösung B

Die Patientin von Frage 12.1 ist 9 Jahre älter geworden und hat noch dasselbe Problem; lediglich der Fluor hat seine Farbe von gelb-grün zu stark grün gewechselt. Meist liegen Mischinfektionen vor (Streptokokken, Staphylokokken, Escherichia coli, Enterokokken, Haemophilos vaginalis). Bei der grünlichen Farbe ist an Pseudomonas aeroginosa oder Proteus zu denken.
Zu (A)
Im **Nativpräparat** lassen sich Trichomonaden nachweisen.
Zu (B)
Durch den **bakteriellen Nachweis** der Infektionsart kann vor allem unterschieden werden zwischen einer spezifischen Infektion (Gonorrhoe), Trichomonaden und Mischinfekten.
Zu (C)
Siehe Kommentar zu Frage 12.1
Zu (D)
Mit der **Dunkelfelduntersuchung** lassen sich besonders gut Trichomonaden oder Treponema pallidum nachweisen; an letztere braucht bei der Symptomatik jedoch nicht gedacht werden.

[H 87]
Frage 12.3: Lösung B

Zu (A)
Falls die Schwangerschaft bekannt ist, spielt die **sonographische Bestimmung** des Schwangerschaftsalters bei der Behandlung der Pyelonephritis keine Rolle.
Zu (B)
Vor Beginn der antibiotischen Behandlung sollte eine **Urinkultur** mit **Resistenzbestimmung** angelegt werden; besonders, da das Spektrum der in der Gravidität anwendbaren Antibiotika beschränkt ist.

Zu (C)
Zusätzlich sollte eine **sonographische Nierenuntersuchung** erfolgen, um abzuschätzen, ob mit einem komplizierten Verlauf der Pyelonephritis (z.B. bei Stauungsniere in graviditate, bei bislang unbekannten Steinen, bei Nierenanomalien, z.B. kompensierte subpelvine Stenose) gerechnet werden muß.
Zu (D)
Ein **i.v.-Pyelogramm** ist wegen der Strahlenbelastung des Föten nicht möglich.
Zu (E)
Ein **Szintigramm** ist bei dieser Fragestellung nicht sinnvoll; es kommt bei entsprechender Indikation aber auch in der Schwangerschaft in Betracht.

[F89]
Frage 12.4: Lösung C

Zu (A)
Symptome einer **chronischen Zystitis** sind Dysurie und Pollakisurie; treten Fieber und BKS-Erhöhung auf, muß ein parenchymatöses Organ (Niere, Adnexe) beteiligt sein.
Zu (B)
Die **Glomerulonephritis** geht ohne Reizzustände der Blase einher und ist meist beidseitig.
Zu (C)
Typisch für die **chronische Pyelonephritis** ist der schleichende Verlauf, mit eher geringen subjektiven Beschwerden wie Flankenschmerzen, gelegentliche Dysurie, Inappetenz, Abgeschlagenheit und subfebrilen Temperaturen. Die BSG ist fast immer deutlich erhöht, die chronische Infektion hat zur hypochromen Anämie geführt. Durch den schleichenden Verlauf wird die chronische Pyelonephritis häufig erst erkannt, wenn schon erhebliche Nierenschäden vorliegen. Die einseitigen Nierenschmerzen lassen am ehesten an einen die chronische Entzündung unterhaltenen Prozeß (Stein, Stenose, Reflux) denken.
Zu (D)
Zystennieren sind anfälliger für chronische Infekte; eine infizierte Zyste würde aber ein akutes Krankheitsbild bieten.
Zu (E)
Symptome der **Nierenarterienstenose** sind der Hypertonus und evtl. Flankenschmerzen; nicht dagegen Blasenbeschwerden, Temperaturen, BSG-Erhöhung oder Anämie.

[H87]
Frage 12.5: Lösung C

Zu (A)
Falsch
Zu (B)
Bei gesunder Einzelniere ist das Risiko für die Mutter nicht wesentlich erhöht; jedoch ist wegen der Häufigkeit von Bakteriurien, Pyelonephritiden und möglichen Abflußbehinderungen in der Gravidität eine **besondere Kontrolle** der Niere angezeigt.
Zu (C)
Bei intakter Funktion der Einzelniere bestehen **keine Einwände** gegen eine Schwangerschaft; abzuraten wäre bei chronischer Niereninsuffizienz, chronischen therapieresistenten Pyelonephritiden oder chronischer interstitieller Nephritis.
Zu (D)
Zu einer **Verbesserung der Durchblutung** und Nierenfunktion kommt es in der Schwangerschaft nicht.
Zu (E)
Eine **Abruptio** ist nicht indiziert.

[F88]
Frage 12.6: Lösung B

Zu (B)
Die **Sonographie** ist, einfach und ohne Belastung, die erste diagnostische Maßnahme. Zu beachten ist allerdings, daß es mit zunehmender Schwangerschaft, vor allem ab der 24. Schwangerschaftswoche, zur physiologischen Ektasie von Nierenbecken und Harnleiter kommt. Dies hat hormonelle (Progesteron) und mechanische (physiologische Dextrorotation des Uterus, Kompression) Ursachen. Eine Kelchdilatation bis 1 cm Durchmesser im Sonogramm ist in der späten Schwangerschaft, vor allem rechts, ohne pathologische Bedeutung.
Zu (A), (C) und (E)
Urographie, Nierenszintigraphie und CT sind wegen der Strahlenexposition abzulehnen.
Zu (D)
Bei nachgewiesener Stauungsniere und zwingender klinischer Symptomatik (Fieber, Leukozytose, therapierefraktäre Koliken) ist ein **Ureterenkatheterismus** (ohne Röntgeneinsatz), z.B. zur inneren Harnleiterschienung, durchaus möglich, falls keine perkutane Nephrostomie vorgezogen wird.

[F87]
Frage 12.7: Lösung A

Zu (A)
Rückenschmerzen, Obstipation und (leichte) **Dysurie** sind unspezifische Beschwerden in der fortgeschrittenen Schwangerschaft. Der Urinbefund mit 10^6 Keimen entspricht einer signifikanten Bakteriurie, weist jedoch auf eine **Pyelonephritis** hin.
Zur Beurteilung der Schwere der Erkrankung sind nun weitere klinische Befunde wie Fieber, BSG, Leukozytenbefund, Keimidentifizierung und Sonographie der Nieren erforderlich.
Zu (B)
Gegen **Auflockerungserscheinungen der Symphyse** als Ursache der Beschwerden spricht der Urinbefund.

Zu (C) und (D)
Keine **Wehentätigkeit,** keine **obstipationsbedingten** Beschwerden.
Zu (E)
Es liegt ein Infekt vor. Verursachen die **mechanischen Auswirkungen** des graviden Uterus in der Schwangerschaft einen Stau der Harnwege (fast immer rechts), der Beschwerden verursacht, kann als Therapieversuch das Liegen auf der linken Seite empfohlen werden.

H 88
Frage 12.8: Lösung C

Unabhängig von der Schwangerschaft bedeutet die Kombination Schüttelfrost mit septischen Temperaturen, Leukozytose und Thrombozytopenie höchsten Alarm, da ein septisches Geschehen droht, sich zum septischen Schock (Thrombozytensturz) zu entwickeln.

Zu (C)
Bei der linksseitigen Flankensymptomatik muß in erster Linie eine **Urosepsis,** ausgehend von der linken Niere, in Betracht gezogen werden. Der erste diagnostische Schritt wären Urinstatus, Sonographie des Harntraktes und Anlage von Blutkulturen. Neben flankierenden Maßnahmen (Kreislaufüberwachung, Bilanzierung) muß umgehend auch eine möglichst kausale Therapie einsetzen.
Zu (A)
Ein **Blasensprung** verursacht keine septischen Temperaturen.
Zu (B)
Symptome der **Präeklampsie** sind Ödeme, Proteinurie, Hypertonie, Bewußtseinsstörungen, Oberbauchschmerzen; nicht dagegen Fieber, Leukozytose und Thrombozytopenie.
Zu (D)
Die **Lungenembolie** würde primär eine kardiopulmonale Symptomatik bieten.
Zu (E)
Die **Gallenblase** liegt rechts.

F 86
Frage 12.9: Lösung E

Ampicillin darf einer **stillenden Wöchnerin** durchaus gegeben werden. Wegen des Übertritts in die Muttermilch und möglichen Schäden des Kindes sind während der Laktation kontraindiziert: Tetrazykline, Chloramphenicol, Cotrimoxazol, Gyrasehemmer, Metronidazol, Nitrofurantoin und Sulfonamide. Durch Ampicillin wird das Neugeborene nicht gefährdet.

Frage 12.10: Lösung C

Bei 5–8% der Schwangeren findet man eine **asymptomatische Bakteriurie.** Im Gegensatz zur asymptomatischen Bakteriurie außerhalb der Schwangerschaft bedarf sie einer antibiotischen Behandlung, da sie unbehandelt in ca. 30% zu symptomatischen Infekten führt. **Keime** vermehren sich **im Urin von Schwangeren** doppelt so stark wie im Urin von Nicht-Schwangeren; unmittelbar postpartal noch stärker. Ursache dürfte die Verschiebung des Harn-pH, der höhere Gehalt der Aminosäuren, Kreatinin, Glukose und Laktose im Schwangeren-Urin sein. Falsch dagegen ist, daß Kolikeime anderenfalls die Plazenta durchwandern und den Fötus infizieren.

H 91
Frage 12.11: Lösung B

Zu (B)
Auch eine asymptomatische Bakteriurie sollte wegen der erhöhten Anfälligkeit für Pyelonephritiden in der Schwangerschaft behandelt werden.
Zu (A)
Unbedenklich sind in der Schwangerschaft Cephalosporine, Erythromycin, Etambutol und Penicilline. Für viele Antibiotika gibt es unterschiedliche Kontraindikationen, z.B. in der Embryonalzeit, Fetalperiode, den letzten vier Schwangerschaftswochen und sub partu.
Zu (C) und (D)
Falsch.
Zu (E)
Vor Therapie sollte immer eine Urinkultur angelegt werden, um resistenzgerecht behandeln zu können.

12.3 Harnwegsfisteln und Strikturen

Harnleiter-, Blasen-, Scheidenfisteln   XII.2

Vor allem bei gynäkologischen oder geburtshilflichen Operationen sowie als Spätfolge der Strahlentherapie im kleinen Becken können **Urogenitalfisteln** entstehen.
Ureterscheidenfistel: Typisches Symptom ist der **permanente Urinabgang** bei gleichzeitig **normaler Miktion.** Die Fisteln können auch als Nekrosefisteln 10–12 Tage nach einer Operation, z.B. Hysterektomie auftreten. Während der zystoskopische Blasenbefund unauffällig ist, sieht man im Ausscheidungsurogramm, mit eingelegten Tupfern in der Scheide, die ureterovaginale Fistel und die Kontrastmittelanfärbung der Tupfer. Bei Injektion von Indigokarmin färben sich die Vaginaltupfer blau an.
Therapie: Sie besteht meist in der **Neuimplantation** des betroffenen **Harnleiters** in die Blase in Psoas-Hitch-Technik oder unter Zuhilfenahme eines Blasenlappens nach Boari.

> **Blasenscheidenfisteln:** Leitsymptom ist die **Harninkontinenz;** erkannt werden die Fisteln zystoskopisch bzw. durch vaginale Untersuchung. Sehr kleine Fisteln lassen sich auch durch Füllung der Blase mit Indigokarmin von vaginal her sichtbar machen.
> Intraoperativ erkannte Fisteln können sofort verschlossen werden. Später erkannte und vor allem aktinische Fisteln können erst operativ angegangen werden, wenn die lokal entzündlichen Veränderungen abgeklungen sind, was 3–6 Monate, bei Strahlenfisteln auch 12 Monate dauern kann.

Frage 12.12: Lösung C

10 Tage nach der Hysterektomie liegt der Gedanke an eine iatrogene Läsion des Harntraktes nahe; bei dem Auftreten nach erst 10 Tagen dürfte keine direkte intraoperative Läsion vorliegen, sondern eine **Nekrosefistel.** Diese entstehen vor allem nach Denudationen und Störungen der Blutversorgung des Harnleiters, aber auch durch mangelhafte Drainage der postoperativ sekret- und hämatomgefüllten Hohlräume.

Zu (A)
Eine **Schließmuskelläsion** (die bei Hysterektomie praktisch nicht vorkommt) würde sich in einer Streßinkontinenz äußern.
Zu (B)
Bei einer großen **Blasenscheidenfistel** würde es zum ständigen Harnabgang kommen; da die Spontanmiktion erhalten ist, kann dies nicht vorliegen.
Zu (C)
Da die Spontanmiktion intakt ist und dennoch ständig Urin fließt, muß eine einseitige **Harnleiterscheidenfistel** vorliegen.
Zu (D)
Harnverhalte sind nach Hysterektomie wegen der möglichen Läsion der Nervenplexus im kleinen Becken möglich; die Symptome der **Überlaufblase** sind ständiges Harnträufeln, die Spontanmiktion ist nicht möglich und es besteht eine prallvolle Blase.
Zu (E)
Symptome der **Urge-Inkontinenz** sind imperativer Harndrang und Pollakisurie; nicht dagegen ständiger Urinabgang.

Frage 12.13: Lösung D

Bei der Strahlentherapie gynäkologischer Malignome kommt es ab einer Gesamtdosis von 3000 Rad wegen der engen anatomischen Beziehungen vor allem zu aktinischen Schäden im Bereich des Blasenbodens und der prävesikalen Harnleiter.

Zu (1)
Aktinische **Blasenscheidenfisteln** sind operationstechnisch besonders schwer zu beheben. Nach Auftreten der Fistel muß bis zur Konsolidierung der Nekrosen und Fistelränder abgewartet werden. Dies kann durchschnittlich ein Jahr dauern, bevor an einen operativen Verschluß gedacht werden kann.
Zu (2) und (3)
Ebenso können **Harnleiterscheidenfisteln** auftreten; am häufigsten sieht man postaktinische Stenosen, oft als Spätreaktion nach vielen Jahren. Wegen der schlechten Heilungstendenz im vorbestrahlten Gewebe, der Verwachsungen und der häufig bestehenden Strahlenschrumpfblase ist die operative Behebung problematisch. Bei Ureterscheidenfisteln und **prävesikalen Stenosen** kommt die Harnleiterneueinpflanzung in Betracht; zusätzlich ist immer mit einem Lokalrezidiv des bestrahlten Tumors zu rechnen, so daß diese Patienten ein besonderes Problem darstellen.
Zu (4)
Gelegentlich liegen in der Blasenwand **Endometrioseherde** vor; dies steht in keinem Zusammenhang mit einer Radiatio. Typisch für die (seltene) Blasenendometriose ist die Zyklusabhängigkeit von Dysurie oder Hämaturie. Die Diagnose erfolgt durch Laparoskopie, Zystoskopie und histologische Sicherung. Die Therapie ist medikamentös oder besteht in der Exzision der Herde.

Frage 12.14: Lösung D

Zu (A), (B) und (C)
Die angegebenen Untersuchungen **Spiegeleinstellung,** gynäkologische **Tastuntersuchung** und **Zystoskopie** gehören ebenso wie ein Ausscheidungsurogramm zum Untersuchungsgang bei einer Blasenscheidenfistel.
Zu (D)
Wenig belastend und zuverlässig kann man mit der **Blauprobe** (Indigokarmin) eine Blasenscheidenfistel von einer Ureterscheidenfistel unterscheiden. In die Vagina werden Tupfer eingelegt; nach i.v.-Gabe von Indigokarmin färben sich diese blau, während der Blasenurin klar bleibt. Füllt man die Blase mit blauem Farbstoff, kommt es zu keiner Anfärbung der intravaginalen Tupfer.
Zu (E)
Die **Urethrographie** (röntgenologische Darstellung der Harnröhre mit Kontrastmittel), bei der Frau mit Doppelballontechnik, dient der Darstellung von Harnröhrendivertikeln oder auch von seltenen Urethrascheidenfisteln.

Frage 12.15: Lösung E

Kommt es bei einer **Harnleiterscheidenfistel** zu einer gleichzeitigen Stenosierung und Stauung der Niere, wird nach 3 Monaten ohne Therapie eine Schädigung der Niere eingetreten sein. Falls möglich, wird man eine **Harnleiterneueinpflanzung** (Psoas-Hitch, Boari) versuchen oder temporär perkutan die Niere fisteln. Harnleiterscheidenfisteln heilen fast **nie komplikationslos** ab. Beide Aussagen sind somit falsch.

Frage 12.16: Lösung E

Ureterscheidenfisteln müssen praktisch immer **operativ** behandelt werden, soweit nicht besondere Gegebenheiten (schlechte Prognose, Inoperabilität) ein konservatives Vorgehen nötig machen. Bei Gesundheit der Gegenniere kommt, um die Frauen von dem ständigen Urinabgang zu befreien, dann aber immer noch die **Embolisierung** der betreffenden Niere in Betracht. Bei (funktionellen) Einzelnieren kann als palliative Maßnahme die **perkutane Fistelung** und **Harnleiterokklusion** angeboten werden. Werden Harnleiterläsionen intraoperativ erkannt, kann sofort eine Harnleiterneueinpflanzung in die Blase, bei hochgelegenen Harnleiterverletzungen auch eine End-zu-End-Anastomose, versucht werden. Bei innerhalb von 24 Stunden erkannten Läsionen sollte relaparotomiert werden; wird die Läsion später erkannt, müssen mindestens 6 bis 8 Wochen überbrückt werden, bevor eine Rekonstruktion versucht werden kann.

12.4 Inkontinenz

Harninkontinenz   XII.3

Urininkontinenz bedeutet **unfreiwilligen Urinabgang** und stellt lediglich ein Symptom und keine Diagnose dar.
Streßinkontinenz: Urinverlust bei intraabdomineller Druckerhöhung (Husten, Niesen, Laufen, Stehen) durch **inkompetenten Blasenverschluß.** Meist sind Frauen aufgrund einer **Schwäche des Beckenbodens** betroffen (z.B. postpartal, häufig kombiniert mit Descensus uteri; Zystozelen, Rektozelen).
Die Einteilung der Streßinkontinenz erfolgt in 3 Grade:
Grad I – Urinverlust bei schwerer körperlicher Belastung, Niesen, Husten

Grad II – Urinverlust bei leichter körperlicher Belastung, z.B. Laufen
Grad III – Urinverlust im Liegen.
Urge-Inkontinenz (Dranginkontinenz): Durch nicht unterdrückbare **Blasenmuskelkontraktionen** (Detrusorkontraktionen) kommt es zum Urinabgang.
Ätiologie: Die Ursache der *primären* Urge-Inkontinenz ist unbekannt; die *sekundäre* Urge-Inkontinenz tritt z.B. bei entzündlichen oder tumorösen Geschehen in der Blase, bei Zystitis etc. auf. Weitere Formen sind **Reflexinkontinenz** (s. Kap. 13 Neurogene Blasenentleerungsstörungen) und **Überlaufinkontinenz** (Urinträufeln bei maximal gefüllter Blase).
Diagnostik: Die Basisuntersuchung besteht in Sonographie der Nieren und Blase, Restharnbestimmung, Ausscheidungsurogramm, seitliches Zystogramm mit Markierung der Harnröhre zur Beurteilung von Deszensus und Harnröhren-Blasenwinkel, Ureterozystoskopie, Kalibrierung der Harnröhre, Urin- und Labordiagnostik (Infekt, Diabetes etc.); zur Differenzierung von Urge- und Streßinkontinenz dient die Zystotonometrie (Blasendruckmessung).
Therapie: Die *Urge*-Inkontinenz wird **medikamentös** behandelt (Dämpfung des Detrusors), die Streßinkontinenz **konservativ** durch Beckenbodengymnastik (Grad I) oder **operativ** (Grad II–III), z.B. durch Kolporrhaphie, Hysterektomie, Zügelplastiken; auch die Implantation von Sphinkterprothesen ist möglich.

Frage 12.17: Lösung E

Zu (1)
Ein verminderter **Schließmuskeltonus**, z.B. bei neurologischen Erkrankungen, führt zur Streßinkontinenz.
Zu (2)
Die **Beckenbodenschwäche** (z.B. nach mehreren Geburten) ist die häufigste Ursache der Streßinkontinenz.
Zu (3)
Die **Detrusorhyperreflexie** führt zur Urge-Inkontinenz.
Zu (4)
Urogenitalfisteln (meist iatrogen) bieten das Bild ständigen Urinabgangs.

Frage 12.18: Lösung A

Zu (A)
Der **Musculus detrusor vesicae** treibt durch aktive Kontraktion den Harn aus der Blase.

Zu (B)
Der **Sphincter externus** ist der äußere, willentlich kontrollierbare Schließmuskel.
Zu (C)
Der **Rhabdosphinkter** (Sphincter urethrae internus, Blasenhals) ist der innere, sich bei der Miktion (im Zusammenspiel mit dem Detrusor) reflektorisch öffnende Schließmuskel.
Zu (D)
Die **Beckenbodenmuskulatur** kann durch aktive Kontraktionen den Blasenverschluß unterstützen und hält vor allem die Blase und Harnröhre hoch im kleinen Becken.
Zu (E)
Mit der wichtigste Verschlußmechanismus resultiert aus der hohen **retropubischen Lage der Urethra**. Bei intraabdominaler Druckerhöhung (Husten, Pressen) kommt es, durch die Wirkung des Abdominaldruckes auf die hinter der Symphyse fixierten Urethra, zum passiven Verschluß der Harnröhre (Quetschhahnmechanismus). Dies ist in erster Linie bei Frauen wichtig. Bei Schwäche des Beckenbodens und Deszensus kommt es unter Belastung zum Tiefertreten der Blase, die Urethra hat kein Widerlager mehr; es resultiert beim Husten und Heben die Streßinkontinenz.

H 88
Frage 12.19: Lösung E

Die Streßinkontinenz wird in drei Schweregrade eingeteilt. Dies ist für die Therapieplanung von Bedeutung. Die **Streßinkontinenz Grad I** kann, vor allem bei jüngeren Frauen, oft durch gezielte Muskelübungen (Beckenbodengymnastik) behoben werden, während die **Streßinkontinenz Grad II und III** meist nur operativ zu beheben ist.

Zu (A)
Kommt es nur bei körperlicher Belastung wie Niesen, Husten, schwerem Heben, schwerer körperlicher Arbeit zum unwillkürlichen Urinabgang, spricht man von einer **Streßinkontinenz Grad I**. Das Lachen gehört nicht zu der Definition; es gibt aber die spezielle Form der Kicherinkontinenz.
Zu (B)
Die **Blasenfüllung** hat mit der Einteilung der Streßinkontinenz nichts zu tun.
Zu (C)
Bei Urinabgang auch im Liegen würde man von einer **Streßinkontinenz Grad III** sprechen. Wird dies angegeben, ist fast immer besonders sorgfältig nach einer extraurethralen Inkontinenz (z.B. Fisteln, Harnleiterektopie) zu forschen. Unwillkürlicher Urinabgang im Schlaf wird als Enuresis nocturna bezeichnet.

Zu (D)
Die Zunahme der unwillkürlichen Urinabgänge bei **Kälteexposition** weist auf eine Urge-Inkontinenz hin.
Zu (E)
Urinabgang bei leichter körperlicher Belastung, Laufen etc. ist eine **Streßinkontinenz Grad II**.

H 85
Frage 12.20: Lösung C

Zu (C)
Um eine Inkontinenz sicher einordnen zu können, sind eine Reihe von Untersuchungen nötig, an deren Ende die urodynamische Messung steht: Anamnese, körperlicher Status, neurologischer und gynäkologischer Status, Diabetesausschluß, Urinbefund, Urogramm, Miktionszystourethrogramm, seitliches Zystogramm mit Markierung der Harnröhre, Zystoskopie mit Kalibrierung der Harnröhre. Die **urodynamische Messung** mißt Abdominaldruck, Blasendruck und Aktivität des Beckenboden-EMG bei verschiedenen Blasenfüllungen und Miktion. Weiter kann direkt die Schließmuskelfunktion mit dem Urethradruckprofil gemessen werden. Die vorgestellte Untersuchung zeigt einen passiven Urinverlust beim Husten ohne unwillkürliche Detrusorkontraktionen; es liegt also eine **Streßinkontinenz** vor.
Zu (A)
Ein **vesikoureteraler Reflux** wird mit dem Refluxzystogramm nachgewiesen und steht in keinem Zusammenhang mit einer Inkontinenz.
Zu (B)
Die **Reflexinkontinenz** ist ein aktiver (Detrusorkontraktionen) Harnverlust bei unwillkürlicher Blasenkontraktion, ohne Harndrang, infolge einer Schädigung des oberen motorischen Neurons (neurologischer Status).
Zu (D)
Eine **Urge-Inkontinenz** ist gekennzeichnet durch ungehemmte Detrusorkontraktionen (z.B. bei Kältereiz, Husten, bestimmter Blasenfüllung) mit nicht unterdrückbarem Urinabgang.
Zu (E)
Bei einer **extraurethralen Inkontinenz** bestehen Fisteln, eine Harnleiterektopie oder Blasenekstrophie.

Frage 12.21: Lösung C

Identisch mit 12.20 (bis auf A).

Zu (A)
Unter einer **Ureterozele** versteht man eine kongenitale, ballonähnliche Ureterauftreibung im Ostienbereich. Der im Urogramm kolbig in die Blase ragende

distale Ureter sieht aus wie ein Schlangenkopf (Kobrakopfphänomen). Die Ureterozele ist mit einer relativen Stenose des Ostiums verbunden und enthält oft Steine; nicht selten ist die betroffene Niere gestaut. Die Diagnose erfolgt durch das Ausscheidungsurogramm und die Zystoskopie; falls eine Behandlung indiziert ist (Stauung, Steine, rezidivierende Harnwegsinfekte, Verlegung des Blasenlumens durch große Ureterozelen), können kleine Ureterozelen geschlitzt werden, große erfordern die Harnleiterneueinpflanzung.

Frage 12.22: Lösung E

Zu (A)
Detrusorinstabilität (nicht unterdrückbare Blasenkontraktionen bei der urodynamischen Messung) bezeichnet man als Urge-Inkontinenz. Hierbei können zwei Formen unterschieden werden: Die primäre Urge-Inkontinenz (eigenständiges Krankheitsbild unbekannter Genese), bei der es auf bestimmte Reize hin (Kälte, rasche Blasenfüllung, Blasendruckerhöhung durch Husten) zu nicht unterdrückbaren Blasenkontraktionen mit Urinabgang kommt. Zur sekundären Urge-Inkontinenz führen Entzündungen, Fremdkörper, Tumoren oder auch die infravesikale Obstruktion. Behebt man bei der sekundären Urge-Inkontinenz die Ursache, legt sich auch die Symptomatik.
Zu (B)
Die Streßinkontinenz geht **ohne Schmerzen** (Strangurie) einher.
Zu (C)
Harnverlust bei Harndrang ist typisch für die **Urge-Inkontinenz**; bei ständigem Harndrang kann auch eine Überlaufinkontinenz vorliegen.
Zu (D)
Eine **ektope Uretermündung** (am häufigsten in die Scheide) führt zum ständigen Urinträufeln. Bei nur geringer Urinproduktion der ektop mündenden Niere (Hydronephrose) kann der Verlauf sehr schleichend sein und die Diagnose über lange Zeit verborgen bleiben.
Zu (E)
Harnverlust bei körperlicher Belastung bedeutet **Streßinkontinenz** Grad I–II.

F91
Frage 12.23: Lösung A

Beim **Descensus vaginae** sinkt infolge der Schwäche des Beckenbodens Blase, Uterus und Scheide nach kaudal. Durch die verschlechterte Drucktransmission vom Abdomen auf die Harnröhre (Quetschhahnmechanismus) kommt es zur **Streßinkontinenz**. Da vordere Scheidenwand und Blasenwand fest verbunden sind, kommt es zur Bildung einer **Zystozele**. Alle Operationen zur Behebung der Streßinkontinenz zielen darauf ab, die Harnröhre in eine hohe retropubische Position zu bringen. Dies führt über die verbesserte Drucktransmission auf die Harnröhre und die Kompression der Harnröhre am Widerlager Symphyse wieder zur Kontinenz. Das gleiche Ergebnis ist mit so unterschiedlichen Verfahren wie Kolporrhaphie, Kolposuspension und Zügelplastiken zu erreichen. Bei einem Deszensus mit Streßinkontinenz wird man als ersten Schritt die Kolporrhaphie mit Hysterektomie vorschlagen. Falls es später erneut zur Streßinkontinenz kommt, kann dann z. B. eine Faszienzügelplastik Besserung bringen.

F87
Frage 12.24: Lösung A

Zu (A)
Die Urge-(Drang-)Inkontinenz ist der aktive Urinverlust, durch nicht unterdrückbare Detrusorkontraktionen bei **intaktem Harnröhrenverschlußmechanismus.**
Zu (B)
Der passive Harnverlust unter Belastung, bei **insuffizientem Harnröhrenverschlußmechanismus** (Beckenbodenschwäche), wird als Streßinkontinenz bezeichnet.
Zu (C)
Tröpfchenweiser Harnabgang bei prallvoller Blase = Überlaufblase.
Zu (D)
Der Urinabgang durch Fisteln entspricht der **extraurethralen Inkontinenz.**
Zu (E)
Der passive Urinabgang **ohne Harndranggefühl** liegt z. B. bei einer Streßinkontinenz Grad III vor.

H86
Frage 12.25: Lösung A

Man kann die motorische von der sensorischen Urge-Inkontinenz unterscheiden. Bei der **motorischen Urge-Inkontinenz** sind bei der urodynamischen Messung nicht unterdrückbare Detrusorkontraktionen nachweisbar, die zum **unwillkürlichen Urinabgang** führen. Bei der **sensorischen Urge-Inkontinenz** lassen sich diese Detrusorkontraktionen bei der urodynamischen Messung nicht nachweisen; der Patient unterliegt aber dem Zwang, Urin lassen zu müssen, d. h. bei urodynamisch **normaler Detrusorfunktion** kommt es zum unwillkürlichen aktiven Urinverlust (die Genese ist letztlich unklar).

Frage 12.26: Lösung C

Zu (C)
Neben der sekundären Urge-Inkontinenz kann man zwei Formen der primären Urge-Inkontinenz unterscheiden: die motorische und die sensorische Urge-Inkontinenz. Lassen sich bei der urodynamischen Messung bei bestimmten Reizen (Husten, Eiswasser) oder ohne Anlaß ungehemmte Detrusorkontraktionen nachweisen, liegt eine motorische Urge-Inkontinenz vor.
Zu (A)
Ein verspäteter Harndrang weist auf eine sensorische Störung für das Blasenfüllungsgefühl hin (z.B. bei diabetischer Polyneuropathie).
Zu (B)
Eine Hypotonie des Sphincter urethrae internus kann durch neurogene Läsionen oder medikamentös durch Alpha-Rezeptoren-Blocker verursacht werden und steht in keinem Zusammenhang mit der Urge-Inkontinenz.
Zu (D)
Ein positiver Urethra-Blasen-Druckgradient (Messung durch das Urethra-Druckprofil) schließt eine Streßinkontinenz aus.
Zu (E)
Kein Zusammenhang mit der Urge-Inkontinenz.

Frage 12.27: Lösung D

Urge-Inkontinenz und Descensus vaginae anterior stehen in keinem Zusammenhang. Dagegen kommt es beim Descensus vaginae anterior zur Schwächung des Quetschhahnmechanismus (Harnröhre gegen Symphyse), der wesentlich zur Kontinenz beiträgt. Hieraus resultiert die Streßinkontinenz. Im seitlichen Zystogramm mit Urethramarkierung kann man den posterioren urethrovesikalen Winkel bestimmen. Die zweite Aussage ist richtig.

Frage 12.28: Lösung C

Das wichtigste bei der **Inkontinenzbehandlung** ist die exakte Diagnose, da nur so ein guter Behandlungserfolg möglich ist. Meist liegen Mischformen und **Überlagerungen** mit anderen Krankheitsbildern vor. Ein Diabetes z.B. führt auch zur, die Blase betreffenden, Polyneuropathie, die Glukosurie zu Infekten, der diabetische Nierenschaden zur Polyurie. Wenn dies noch mit neurologischen Ausfällen durch einen Bandscheibenschaden verbunden ist und die Patientin einen leichten Deszensus sowie eine senilatrophe Urethritis durch Östrogenmangel hat, wird jedem klar, wie schwierig es sein kann, eine zutreffende Diagnose und eine erfolgversprechende Therapie zu finden. Die erste Aussage ist richtig, die zweite falsch: Die Streßinkontinenz wird operativ behandelt, die Urge-Inkontinenz **medikamentös**.

Frage 12.29: Lösung D

Bei einer **Inkontinenz** kommt immer vor der Behandlung die Diagnose. Der wesentliche Fortschritt in der Inkontinenzbehandlung in den letzten 20 Jahren liegt in der Vermeidung von Operationen, wo lediglich eine **medikamentöse Behandlung** in Frage kommt. Die Inkontinenz tritt typischerweise **beim Deszensus** auf; nur die zweite Aussage ist somit richtig.

Frage 12.30: Lösung A

Zu (1)
Detrusordämpfung: Parasympathikolytika bewirken eine Abschwächung der Detrusorkontraktionen (Nebenwirkung Obstipation).
Zu (2)
Detrusortonisierung durch Parasympathikomimetika, z.B. Ubretid (Nebenwirkung Bronchospasmus).
Zu (3)
Zur Senkung des Blasenauslaßwiderstandes (Blasenhalsdämpfung) dienen Alpharezeptorenblocker wie Dibenzyran (Nebenwirkung Blutdrucksenkung).
Zu (4)
Zur Tonisierung des Blasenhalses kommt es durch Alphasympathikomimetika.

13 Neuropathische Blase

Neurogene Blasenentleerungsstörungen XIII.1

Die Blase wird sympathisch, parasympathisch und somatisch innerviert. Die Koordination von Füllung, Blasenverschluß, Öffnung des Verschlußmechanismus und Entleerung durch Kontraktion des Detrusormuskels stellt einen komplizierten Reflexmechanismus dar; Störungen können alle Ebenen der Innervation in meist gemischter Form betreffen.

Ätiologie: Angeborene Rückenmarksmißbildungen, wie Spina bifida und Myelomeningozele, Schädigungen des ZNS (Hirnverletzungen, Rückenmarksverletzungen), periphere Nervenläsionen, entzündliche Prozesse oder Tumoren, vaskuläre Störungen des ZNS, Erkrankungen, wie Encephalitis disseminata (Blasenentleerungsstörung ist häufig Erstsymptom), Parkinson, diabetische und äthyltoxische Polyneuropathien.

Während die meisten genannten Störungen zu gemischten Bildern der Blasenentleerungsstörung führen, lassen sich anhand der Querschnittsläsionen die neurologischen Mechanismen halbwegs klar darstellen. Das **Miktionszentrum** liegt in den **Sakralsegmenten S2–S4**. Diese liegen in Höhe der Wirbelkörper BWS 12 bis LWS 1. Eine komplette Läsion *oberhalb* des Miktionszentrums führt zur sog. **Reflexblase**, eine Läsion *unterhalb* des Miktionszentrums zur **atonen, reflexlosen Blase**. Initial kommt es allerdings nach dem Trauma, unabhängig von der Höhe der Verletzung, zum **spinalen Schock** (schlaffe Lähmung); nach Wochen bis Monaten bildet sich dann, je nach Höhe der Läsion, die Reflexblase oder atone Blase aus.

Diagnostik: Ohne konsequente urologische Therapie sterben alle Patienten mit einer neurogenen Blasenentleerungsstörung an urologischen Komplikationen. Daher muß die Art und der Verlauf der Blasenentleerungsstörung erfaßt und regelmäßig kontrolliert werden (neurologischer Status, sonographische Restharnkontrollen; Blasenkonfiguration und Reflux durch Zystogramm und Miktionszystourethrogramm; oberer Harntrakt durch Ausscheidungsurogramm; die urodynamische Messung beurteilt Blasenfunktion und Miktionsdrücke). Aus der neurogenen Blasenentleerungsstörung resultieren **rezidivierende Harnwegsinfekte** mit Pyelonephritiden, Prostatitiden, Epididymitiden, Stauung der oberen Harnwege durch Reflux, Ausbildung von Hydronephrosen, was letztlich zur terminalen Niereninsuffizienz führt.

Therapie: Oberste Priorität hat die **Erhaltung der Nierenfunktion**. Im spinalen Schock erfolgt der intermittierende Katheterismus, in der Erholungsphase wird das Blasentraining (Triggern) angestrebt. Bei atoner Blase wird der Versuch unternommen, den Detrusor medikamentös zu kräftigen (Doryl®, Carbachol®). Bei der Beckenbodenspastik wird die Senkung des Auslaßwiderstandes medikamentös bewirkt. Auch die Implantation von Blasenstimulatoren oder die operative Sphinkterotomie sind möglich. Falls sich keine restharnfreie Miktion erzielen läßt ist der Selbstkatheterismus indiziert, falls eine Reflexblase zu unkontrolliert hohen Miktionsdrücken führt, kann eine supravesikale Harnableitung (z.B. Ileum-Conduit) nötig werden.

Frage 13.1: Lösung D

Als **Ursachen** der erworbenen neurogenen Blasenentleerungsstörungen kommen alle Erkrankungen in Betracht, die Nerven betreffen. Dies reicht von **zerebralen** Prozessen (Apoplex, Hirntumoren, Parkinson usw.) über **spinale** (Bandscheibenprolaps, Querschnittslähmungen, Tumoren, Entzündungen usw.) bis zur **Polyneuropathie** (Diabetes, toxisch) und peripheren Nervenläsionen (traumatisch, entzündlich).

Zu (1)
Die Langzeitüberlebensprognose des **Querschnittspatienten** hängt entscheidend von der Blasenfunktion ab. Früher starb die Mehrzahl der Querschnittsgelähmten an Nierenversagen (Stau und aszendierende Infekte durch die neurogene Blasenentleerungsstörung).

Zu (2)
Bei der **MS** (multiple Sklerose) kommt es sehr häufig zu Blasenentleerungsstörungen, die auch ein Frühzeichen sein können. Insbesondere bei jungen Frauen mit unklaren Miktionsproblemen muß differentialdiagnostisch immer eine beginnende MS in Betracht gezogen werden.

Zu (3)
Beim **M. Parkinson** kommt es häufig zur Detrusorinstabilität mit imperativem Harndrang (Urge-Inkontinenz). Wenn beim älteren Mann zusätzlich eine organische infravesikale Obstruktion (Prostata) mit Restharnbildung vorliegt, ist die Therapie äußerst problematisch, da unter Detrusordämpfung der Restharn zunimmt und bei einer Operation der Prostata eine Inkontinenz auftreten kann.

Zu (4)
Die **Spina bifida** ist eine angeborene Erkrankung, daher ist dieser Punkt falsch. Spina-bifida-Kinder haben fast immer äußerst problematische neurogene Blasenentleerungsstörungen.

Zu (5)
Auch bei entzündlichen Erkrankungen, wie der **Myelitis**, kann es zur neurogenen Blasenentleerungsstörung kommen.

[H 88]
Frage 13.2: Lösung D

Zur **Reflexblase** kommt es durch eine **obere neuromotorische Läsion;** das sakrale Miktionszentrum S2 bis S4 ist intakt und übernimmt die Kontrolle der Blasenfunktion (Entleerung bei bestimmtem Füllungszustand). Dies ist vom Patienten nur bedingt kontrollierbar (sog. Triggern).
Zu (A)
Bei einer Läsion in Höhe des **4. LWK** kommt es darauf an, ob das sakrale Miktionszentrum ausgeschaltet ist. Liegt die Läsion unterhalb des Miktionszentrums, kommt es zur schlaffen Blasenlähmung, anderenfalls zur Reflexblase.
Zu (B)
Bei der **infranukleären Läsion** (untere neuromotorische Läsion) kommt es zur schlaffen Blase. Es liegt eine Schädigung des peripheren Neurons vor.
Zu (C)
Bei der sehr seltenen **Conus-medullaris-Läsion** sind die sakralen Bahnen S2 bis S5 unterbrochen; es kommt zur Stuhl- und Harninkontinenz durch Ausfall der Schließmuskeln; die Blase selbst zeigt eine schlaffe Lähmung oder Mischformen.
Zu (D)
Bei einer Querschnittlähmung in Höhe des **5. BWK** liegt eine obere neuromotorische Läsion vor; es kommt zur Reflexblase.
Zu (E)
Ein **Harnröhrenabriß** gehört nicht zu den neurologischen Blasenentleerungsstörungen.

[F 89]
Frage 13.3: Lösung C

Bei einer **oberen neuromotorischen Läsion** kommt es zur Reflexinkontinenz.

Zu (A)
Die Blasenfüllung wird nicht bemerkt **(fehlender Harndrang).**
Zu (B)
Es kommt durch das intakte sakrale Miktionstrum zu **unwillkürlichen Blasenkontraktionen.**
Zu (C)
Der Reflexbogen des Nervus pudendus, der den **M. sphincter externus** versorgt, ist **intakt;** dieser Punkt ist somit falsch.
Zu (D)
Der **Blasenverschluß** ist **intakt.** Meist kommt es zur unausgeglichenen Miktion bei Beckenbodenspastik und Sphinkter-Detrusor-Dyssynergie. Hieraus resultieren hohe Miktionsdrücke; es entsteht das typische morphologische Bild der Trabekelblase mit Pseudodivertikeln. Da dies zur Restharnbildung, zu Nierenstau und Infekten führt, müssen diese Patienten regelmäßig urologisch kontrolliert werden, um ein Nierenversagen zu verhindern. Zur Behandlung kommen Miktionstraining (Triggern), medikamentöse Dämpfung des spastischen Beckenbodens, Sphinkterotomien, aber auch neurochirurgische Eingriffe in Betracht.
Zu (E)
Eine Reflexinkontinenz kann immer dann auftreten, wenn die **Läsion oberhalb des spinalen Miktionszentrums** (S2 bis S4) liegt, z.B. bei Meningomyelozelen, Trauma, Tumor, Diskusprolaps, Entzündungen, MS, Parkinson.

[F 86]
Frage 13.4: Lösung E

Der unwillkürliche Urinverlust ist lediglich das Symptom einer Vielzahl von Erkrankungen.

Zu (1)
Bei der **Beckenbodenschwäche** kommt es zur Streßinkontinenz.
Zu (2)
Bei **hoher Querschnittslähmung** (z.B. Brustwirbelkörperfrakturen) kommt es zur Reflexinkontinenz.
Zu (3)
Bei **Schädigung des sakralen Rückenmarks** S2 bis S4 wird das Miktionszentrum zerstört; es kommt zur schlaffen Blasenlähmung. Die Inkontinenz ist hier eine Überlaufinkontinenz.
Zu (4)
Eine **Blasenscheidenfistel** ist das Beispiel einer extraurethralen Inkontinenz mit ständigem Harnverlust.

[F 85]
Frage 13.5: Lösung E

Unwillkürlicher Urinverlust kann bei allen Formen der neurogenen Blasenentleerungsstörungen auftreten. Zu beachten ist, daß in der Praxis häufig gemischte Läsionen vorliegen: Harnblase und urethraler Verschlußmechanismus werden von vegetativen Nerven des **Sympathikus und Parasympathikus** versorgt, der willkürliche Musculus sphincter urethrae externus steht unter somatischer Innervation. Bei inkompletten Läsionen kommt es zu komplizierten Fehlfunktionen und Ausfallmustern. Die parasympathische Innervation des Detrusors entspringt den sakralen Miktionszentren S2 bis S4. Der Sympathikus (TH10 bis L2) innerviert den Detrusor über Betarezeptoren, den Blasenhals über Alpharezeptoren (Sphincter urethrae internus). Der Musculus sphincter urethrae externus wird vom Nervus pudendus (S2 bis S4) innerviert, der seinerseits sensomotorische Reflexbögen zum Nervus pelvicus besitzt. Aus der vegetativen Versorgung resultieren die Therapiemöglichkeiten mit Parasympathomimetika (z.B. Doryl® oder Cholinesterasehemmer wie Ubretid®) zur Tonisierung oder zur Senkung des infravesikalen Widerstandes mit Alpharezeptorenblockern (Phenoxybenzamin = Dibenzyran®).

[F89]
Frage 13.6: Lösung E

In der Phase des **spinalen Schocks** kommt es zur **atonen Blasenentleerungsstörung**. Die Behandlung sollte Infekte vermeiden und in möglichst physiologischem Wechsel Füllung und Entleerung der Blase nachahmen, um die autonomen Zentren zu aktivieren.

Zu (1)
Die **manuelle Kompression** erzeugt bei Beckenbodenspastik hohe Miktionsdrücke und entleert die Blase meist nicht vollständig; daher ist diese Methode in der Akutphase nicht geeignet.

Zu (2)
Ein **transurethraler Dauerkatheter** führt über die Schleimstraße (mukopurulente Membran) entlang des Katheters in jedem Fall zu Harnwegsinfektionen, die den Patienten erheblich gefährden.

Zu (3)
Die optimale Versorgung in der Phase des spinalen Schocks ist der **intermittierende sterile Katheterismus** mit Einmalkathetern. Auch über einen Zeitraum von vielen Jahren ist der sterile Einmalkatheterismus mit weniger Problemen behaftet als ein Dauerkatheter.

Zu (4)
Ein **suprapubischer Katheter** ist die zweitbeste Versorgungsmöglichkeit. Er vermeidet beim Mann die Harnröhrenläsionen des transurethralen Katheters und führt zu weniger Infekten. Darüber hinaus kann bei spontaner Miktion sehr einfach der Restharn kontrolliert werden. Nachteilig ist allerdings der Fremdkörperreiz, der Detrusorkontraktionen (sekundäre Urge-Inkontinenz) fördert; auf längere Sicht kommt es auch zu chronischen Harnwegsinfekten.

[F91]
Frage 13.7: Lösung D

Zu (1)
Bei der infranukleären Läsion kommt es zur schlaffen Blasenlähmung mit großen Restharnmengen.

Zu (2)
Auch bei fehlender Restharnbildung kann eine hyperreflexive Blase durch hohe Miktionsdrücke längerfristig die Nierenfunktion zerstören.

Zu (3)
Ein Dauerkatheter ist bei allen Formen die schlechteste Lösung.

Zu (4)
Siehe (2).

Zu (5)
Lassen sich hohe Miktionsdrücke nicht anders beherrschen (Einmalkatheterismus, medikamentös) kann eine Sphinkterotomie (mit dem Risiko der Inkontinenz) angezeigt sein.

[H91]
Frage 13.8: Lösung A

Zu (1)
Bei Hypertonie des Blasenhalses wirken Alphasympathikomimetika wie Dibenzyran.

Zu (2)
Sphinkter-Detrusor-Dyssynergie (Beckenbodenspastik bei Detrusorkontraktionen) kann mit Medikamenten, die den Blasenboden relaxieren (Lioresal, Dantamacrin) behandelt werden.

Zu (3)
Falsch, bei Detrusorhypoaktivität Gabe von Parasympathikomimetika (z.B. Ubretid).

Zu (4)
Bei Detrusorhyperaktivität Detrusordämpfung mit Parasympathikolytika (Spasuret, Vagantin).

[F87]
Frage 13.9: Lösung D

Zu (A), (B) und (D)
Siehe Kommentar zu Frage 13.6.

Zu (C)
In der Akutphase muß natürlich kein **Ileum-Conduit** angelegt werden. Bei der langfristigen Versorgung von Patienten mit neurogenen Blasenentleerungsstörungen hat die Erhaltung der Nierenfunktion uneingeschränkte Priorität. Ist die Blasenentleerung (Restharn, hoher Miktionsdruck) nicht anders unter Kontrolle zu bekommen (Medikamente, Sphinkterotomie, Blasenschrittmacher), kann durchaus auch eine supravesikale Harnableitung in ein postrenales Niederdrucksystem (z.B. Ileum-Conduit) nötig sein.

Zu (E)
Die sympathischen Impulse der Blase laufen über den **Nervus hypogastricus**; die Resektion ist somit keine sinnvolle Maßnahme.

Frage 13.10: Lösung A

Siehe auch Kommentar zu Frage 13.6.

Die **mehrfache tägliche Katheterisierung** wird in der akuten Phase vom Pflegepersonal durchgeführt, ist aber, falls als Dauerversorgung nötig, vom Patienten auch leicht selbst zu erlernen.

14 Urologische Notfallsituationen

14.1 Harnverhaltung – Anurie

Harnverhalt mech. - funkt. - neurogen **XIV.1**

Der Harnverhalt ist der häufigste **Notfall** in der Urologie. Es handelt sich um eine **Störung der Harnblasenentleerung** (volle Blase), im Gegensatz zur Anurie (hier ist die Urinproduktion bzw. der Urintransport von Niere zu Blase gestört.
Ursachen eines Harnverhaltes können *mechanische infravesikale* Obstruktionen (Phimose, Meatusstenose, Harnröhrenstriktur, Prostataadenom oder Prostatakarzinom), *funktionelle* **Obstruktionen** (Beckenbodenspastik) oder eine **Detrusorschwäche** (neurogen) sein.
Symptome sind meist unerträglicher Harndrang, Schmerzen im Unterbauch, evtl. tröpfchenweiser Urinabgang (Überlaufblase). Beim Prostataadenompatienten sind meist schon länger obstruktive Miktionsbeschwerden bekannt, Auslöser des Harnverhaltes ist hier oft übermäßiger Genuß kalter alkoholhaltiger Getränke.
Die **Diagnose** wird durch Palpation und Perkussion des Unterbauches gestellt (der häufigste **palpable Unterbauchtumor** des Mannes ist die volle Blase). Sonographisch kann die Blasenfüllung gut beurteilt werden und annäherungsweise nach der Formel Länge × Breite × Höhe durch 2 berechnet werden.
Die **Therapie** eines jeden Harnverhaltes ist die umgehende Entleerung der Blase durch transurethralen oder suprapubischen **Katheter.** Danach wird man die Ursache der Harnverhaltung zu klären versuchen, um den Patienten einer kausalen Therapie zuzuführen.

[H 87]
Frage 14.1: Lösung E

Als **Harnverhaltung** bezeichnet man die **Unfähigkeit, bei gefüllter Blase Urin zu lassen.** Dies geht meist mit Schmerzen im Bereich der Blase einher. Ab welcher Füllmenge Beschwerden auftreten, hängt von der Blasenkapazität ab, die von unter 100 ml (Schrumpfblase) bis zu mehreren Litern (Blasenatonie) variieren kann.

Zu (A)
Ist die Blase leer, ist eine **Anurie** anzunehmen.
Zu (B)
Ein Absinken der Urinproduktion unter 100 ml pro 24 Stunden bezeichnet man als **Anurie**.

Zu (C)
Eine Verminderung der Urinmenge auf 100 bis 400 ml/24 Std. bezeichnet man als **Oligurie**.
Zu (D)
Das völlige Fehlen der Urinproduktion ist eine **Anurie**.

[H 90]
Frage 14.2: Lösung C

Das Bild zeigt eine erhebliche Vorwölbung im Unterbauch, der Kreatininwert ist erhöht (normal 44 bis 80, 0,5 bis 0,9 mg%). Differentialdiagnostisch kommt ein gynäkologischer Tumor (Uterus, Ovar, Cyste) oder ein bei Frauen eher seltener Harnverhalt (prallvolle Blase) in Betracht.

Zu (A)
Bei dem stark erhöhten Kreatininwert verbietet sich ein Ausscheidungsurogramm.
Zu (B)
Die Bakterienresistenzbestimmung ist sicher zur Therapie des Harnwegsinfekts erforderlich, trägt aber nicht zur Klärung des Unterbauchbefundes bei.
Zu (C)
Erste diagnostische Maßnahme ist die Sonographie von Nieren und Blase. Gelegentlich ist die Unterscheidung einer großen Ovarialzyste von der vollen Harnblase nicht möglich, man könnte dann im weiteren einen transurethralen Katheter legen. Falls ein Harnverhalt (postrenale Anurie) vorlag, ist dies dann auch der erste Schritt der Therapie.
Zu (D)
Als erste diagnostische Maßnahme ist die Computertomographie zu aufwendig.
Zu (E)
Die Nierenszintigraphie beurteilt die Funktion der Nieren, ist aber zur raschen Abklärung der Anurie nicht hilfreich.

[H 91]
Frage 14.3: Lösung A

Zu (A)
Bei unklarer Unterbauchsymptomatik sollte immer auch nach Miktionsproblemen gefragt werden, ab einer Füllung von 250 ml ist die Blase meist gut palpabel. Beim Mann fortgeschrittenen Alters ist ein **Harnverhalt bei Prostataadenom** stets wahrscheinlich und tritt häufig auch im Zusammenhang mit anderen Erkrankungen auf.
Zu (B), (C) und (D)
Nicht seltenes Erstsymptom eines **kolorektalen Tumors** ist ein Ileus, hier steht jedoch ebenso wie beim **perforierten Appendix** oder **Mesenterialinfarkt** die Abdominalsymptomatik im Vordergrund.
Zu (E)
Nach der Pubertät werden **Hodentorsionen** immer seltener (angeborene Beweglichkeit des Hodens).

Beim 72jährigen ist damit nicht zu rechnen. Die Schmerzsymptomatik einer Torsion kann jedoch auch sehr heftig in Leiste und Unterbauch ausstrahlen, weshalb zur körperlichen Untersuchung immer die Palpation der Hoden gehört.

Frage 14.4: Lösung C

Zu (A)
Eine **Nierenkolik** geht mit Flankenschmerzen (ausstrahlend in Leiste, Hoden oder Labien) einher; bei prävesikalem Konkrement kommt es häufig zur Dysurie und Pollakisurie.
Zu (B), (D) und (E)
Kein Anhalt für diese Krankheitsbilder.
Zu (C)
Es handelt sich um eine **obstruktive Uropathie,** gemeint ist wohl Harnverhaltung, wofür die Symptome sprechen.

Frage 14.5: Lösung B

Zu (A)
Keine Symptome für **Herzrhythmusstörungen.**
Zu (B)
Bei zunehmender Füllung steigt die Blase aus dem kleinen Becken empor und kann bei massiver Füllung Nabelhöhe erreichen. Der häufigste **palpable Unterbauchtumor** beim Mann ist die volle Blase. Ab einer Füllung von ca. 300 ml ist sie durch **Perkussion** oder **Palpation** gut auffindbar.
Zu (C), (D) und (E)
Tragen nicht zur Klärung bei.

H 88
Frage 14.6: Lösung D

Zu (D)
Auch bei geringfügigen obstruktiven Miktionsbeschwerden kann es, z.B. nach Narkosen, langem Sitzen, Genuß von übermäßig viel kaltem Bier, zu Harnverhaltungen kommen. Häufig ist nach Einmalkatheterismus über Monate bis Jahre die spontane Miktion wieder möglich. Wiederholte Harnverhalte sind aber ein dringender Hinweis auf die Notwendigkeit der Behebung der infravesikalen Obstruktion. Beim erstmaligen Auftreten von Harnverhalt ist also ein **steriler Einmalkatheterismus** angezeigt.
Zu (A)
Als Überbrückung bis zu einer Operation kann ein 10 Charr. **suprapubischer Katheter** angelegt werden, zur Dauerversorgung eignet sich besser ein 14 Charr.-Katheter; dies ist hier jedoch nicht angezeigt.

Zu (B)
Es kann aber auch für einige Tage ein **transurethraler Dauerkatheter** eingelegt werden, der dann probeweise entfernt wird.
Zu (C)
Eine **Blasenpunktion** ist nur dann sinnvoll, wenn kein Katheter zur Hand ist.
Zu (E)
Falsch.

F 90
Frage 14.7: Lösung C

Der nicht überwindliche Widerstand weist auf eine Harnröhrenstriktur oder via falsa hin.

Zu (A), (D) und (E)
Weitere forcierte Katheterisierungsversuche oder Vorgehen mit Metallbougies können die Harnröhre erheblich verletzen. Dies kann akut zur Keimeinschwemmung (Urosepsis, Katheterfieber) führen.
Zu (C)
Der Patient leidet unter quälenden Schmerzen, daher sollte durch eine suprapubische Harnblasenpunktion der Urin abgelassen werden. Dies kann durchaus auch mit einer dünnen Kanüle erfolgen. Es dauert dann zwar einige Zeit bis z.B. mit einer 20-ml-Spritze 200 oder 400 ml Urin abgezogen sind, ist aber ungefährlicher als bei fehlenden Blutgerinnungswerten einen suprapubischen Katheter von 10 oder 15 Charr. anzulegen.
Zu (B)
Mußte wegen Nichtdurchführbarkeit einer suprapubischen Punktion (Adipositas, Marcumarisierung, ausgedehnte Narben im Unterbauch) eine Klinikeinweisung erfolgen, wird man dort sicher zuerst ein Urethrogramm anfertigen, bevor man entweder mit speziellen filiformen Kathetern oder urethrozystoskopisch versuchen wird, die Enge zu passieren.

H 86
Frage 14.8: Lösung D

Bei **Bewußtlosigkeit** kommt es meist zur **Störung der Blasenentleerung.** Bei der geschilderten Symptomatik wäre eine volle Blase das naheliegendste; zur Kontrolle der Ausscheidung sollte bei komatösen Patienten ohnehin ein Katheter gelegt werden.
Zu (D)
Die **volle Blase** ist leicht durch **Palpation, Perkussion** oder **Sonographie** zu erkennen.
Zu (A), (B), (C) und (E)
Die Lösungen zeigen ein anderes klinisches Bild und erfordern weitergehende Diagnostik, die ohne begründeten Verdacht nicht eingeleitet wird.

Nierenversagen/Anurie XIV.2

Eine Urinausscheidung unter 100 ml/24 Stunden bezeichnet man als Anurie, das vollständige Sistieren als komplette Anurie.
Die **Ursachen** können
- prärenal (Schockniere, Volumenmangel, Elektrolytstörungen, infektiös-toxisch),
- renal (akute Pyelonephritis und Glomerulonephritis, interstitielle Nephritis, endogen oder exogen toxisch) oder
- postrenal (Ureterverschluß, Stein, Tumor) sein.

Ist es einem Patienten nicht möglich, Urin zu lassen, ist der erste Schritt immer die **Unterscheidung** zwischen **Harnverhalt** (volle Blase) und **Anurie**. Ergibt die Überprüfung des Füllungszustandes der Blase (Sonographie, Katheter) die Diagnose einer Anurie, muß als nächstes unterschieden werden zwischen der postrenalen und der renalen oder prärenalen Anurie.
Bei der *postrenalen* Anurie liegt eine **Stauung des Nierenbeckenkelchsystems** vor, die in der Mehrzahl der Fälle am einfachsten sonographisch beurteilt werden kann.
Therapie: Liegt eine postrenale Anurie vor, kann bei ausreichender Nierenfunktion durch **umgehende Entlastung** der Nieren (Ureterkatheter, Nephrostomie) die Anurie zunächst symptomatisch therapiert werden; findet sich als auslösende Erkrankung z.B. ein Prostatakarzinom, Blasentumor oder Konkremente, kann sich daran eine kausale Therapie anschließen.
Ist eine postrenale Anurie ausgeschlossen, muß das gesamte Spektrum der renalen und prärenalen Ursachen abgeklärt werden, um einen Therapieansatz zu finden.

[F 84]
Frage 14.9: Lösung E

Zu (1)
Eine Anurie, z.B. bei **Knollenblätterpilzvergiftung**, ist das Beispiel eines prärenal ausgelösten, akuten Nierenversagens durch eine exogene toxische Ursache.
Zu (2)
Beim **Schock** kommt es durch eine Zirkulationsstörung in 85–90% der Fälle zur Oligoanurie mit Anstieg der Retentionswerte, zur Azidose und Hyperkaliämie.
Zu (3)
Anurische Verlaufsformen der **akuten Glomerulonephritis,** die zur Urämie führen, sind selten, aber möglich.

Frage 14.10: Lösung C

Zu (1)
Der **extrarenale Flüssigkeitsverlust** (z.B. Exsikkose bei Diarrhoe) ist ein Beispiel für ein prärenales Nierenversagen.
Zu (2)
Die **Tubulusnekrose** (z.B. bei Intoxikation) ist ein renales Nierenversagen.
Zu (3)
Die **doppelseitige Harnleiterblockierung** (z.B. bei einem Tumor im kleinen Becken, Morbus Ormond, oder auch iatrogen verursacht) ist ein postrenales Nierenversagen.
Zu (4)
Chronische Blasenentleerungsstörungen (z.B. durch Harnröhrenklappen, Harnröhrenstrikturen, Prostataadenom, Beckenbodenspastik) führen zum postrenalen Nierenversagen.

14.3 Akutes Skrotum

Akut aufgetretene Hodenschwellung XIV.3

Für eine plötzlich auftretende schmerzhafte Schwellung einer Skrotalhälfte kommen beim Kind in erster Linie die **Hodentorsion** und **Hernien** (offener Processus vaginalis) in Betracht, beim Jugendlichen zusätzlich die **Epididymitis**.
Am häufigsten wird in der Fragensammlung nach der Hodentorsion gefragt: Unter **Hodentorsion** versteht man die plötzliche Verdrehung des Hodens um die Längsachse. **Ursache** ist die zu weit angelegte Tunica vaginalis und die abnorme Beweglichkeit des Hodens durch ein langes Mesorchium. Häufig aus dem Schlaf heraus kommt es bei plötzlicher Kontraktion des Musculus cremaster zur Torsion.
Symptome: Typisch ist das plötzliche Auftreten sehr starker Schmerzen, die zu Ohnmachtsanfällen, Übelkeit und Erbrechen führen können. Betroffen sind überwiegend Kinder bis zur Pubertät. Durch die Torsion kommt es zur Strangulation der Blutgefäße des Hodens mit nachfolgendem Anschwellen der Skrotalhälfte.
Für die **Diagnosestellung** ist am wichtigsten die Anamnese (plötzlicher Beginn). Der betroffene Hoden ist stark druckdolent, steht höher als der kontralaterale; der Nebenhoden ist evtl. ventral tastbar. Prehn-Zeichen: Hodenhochstand mit bläulicher Verfärbung und Schwellung des Skrotums. Nach wenigen Stunden kommt es zu so starker Anschwellung, daß die Abgrenzung von Hoden und Nebenhoden unmöglich wird.
Differentialdiagnostisch kommt in erster Linie die **inkarzerierte Hernie** in Betracht.

Bei der **akuten Epididymitis** ist der Krankheitsbeginn über Stunden oder Tage typisch; ein Hochheben des Hodens lindert die Schmerzen, während sie bei der Torsion zunehmen; außerdem tritt die Epididymitis üblicherweise erst ab der Zeit der Pubertät auf. Wichtig ist, daß bei jedem Verdacht einer Hodentorsion eine umgehende Klinikeinweisung mit sofortiger operativer Revision und Retorquierung erfolgt. **Nach etwa 6 Stunden ist der Hoden irreversibel geschädigt.** Läßt sich eine Hodentorsion nicht sicher ausschließen, sollte man deshalb die Leiste freilegen; auch eine inkarzerierte Hernie kann vom gleichen Zugang aus versorgt werden.

Da die Torsionsneigung durch die oben geschilderte Entwicklungsanomalie gegeben ist, sollte der kontralaterale Hoden später prophylaktisch pexiert werden.

Frage 14.11: Lösung C

Zu (A)
Die (idiopathische) **Varikozele** macht sich meist erst nach der Pubertät bemerkbar.
Zu (B)
Die **Epididymitis** kommt meist erst nach der Pubertät vor.
Zu (C)
Bei jeder akut auftretenden Schwellung des Hodens bei Kindern muß möglichst rasch eine **Hodentorsion** (6-Stunden-Grenze) ausgeschlossen werden. Dies ist nicht selten nur durch operative Exploration möglich.
Zu (D)
Maligne Hodentumoren sind bei Kindern sehr selten; etwas häufiger finden sich reife Teratome des Hodens, die vor der Pubertät als benigne gelten, jedoch eine hohe Semikastration erfordern.
Zu (E)
Die **Orchitis** ist bei Kindern selten; nach der Pubertät kommt es am häufigsten zu einer Orchitis im Rahmen einer Mumpserkrankung. Hierbei kann es auch zu einer Mumpspankreatitis kommen.

Frage 14.12: Lösung A

Man kann die inkomplette 180°-Torsion (Nebenhoden steht vorn) von der kompletten (360°, 720°) Torsion unterscheiden. Bei einer kompletten intravaginalen Torsion sistieren Blutzufuhr wie auch -abfluß, vor allem dadurch, daß es zum ischämischen Anschwellen des Hodens innerhalb der festen Tunica vaginalis kommt. Dem Hoden wird jede Blutzirkulation abgeschnürt, so daß dopplersonographisch keine Strömungssignale mehr registriert werden.

Frage 14.13: Lösung C

Zu (1)
Eine **Epididymitis** wird konservativ mit Bettruhe, Hochlagerung des Hodens, Doxycyclin, Antiphlogistika sowie Harnableitung des Urins mittels eines suprapubischen Katheters behandelt; sie kommt bei Kindern sehr selten vor.
Zu (2)
Eine **Orchitis** findet man am häufigsten im Rahmen einer Mumps; sie ist bei Kindern selten und wird konservativ behandelt.
Zu (3)
Eine **Hodentorsion** muß umgehend operativ behoben werden; es erfolgt also die sofortige Klinikeinweisung.
Zu (4)
Die **Hydrozele** (Wasserbruch) entsteht beim Kind meist durch einen offenen Processus vaginalis. In den ersten Lebensmonaten kann abgewartet werden, ob sich der Processus vaginalis noch spontan verschließt; später wird eine Operation um so dringlicher, je praller sich die Hydrozele füllt (häufig Ventilmechanismus).
Zu (5)
Eine **inkarzerierte Hernie** muß umgehend revidiert werden. Bei akut aufgetretener schmerzhafter Hodenschwellung kommt differentialdiagnostisch beim Kind in erster Linie eine Hernie, ein offener Processus vaginalis mit Hydrozele sowie eine Torsion in Frage. Das operative Vorgehen (Darstellung von Leistenkanal und Hoden) ist bei allen drei Erkrankungen nahezu identisch.

Frage 14.14: Lösung C

Zu (1)
Der **maligne Hodentumor** ist typischerweise schmerzlos.
Zu (2)
Bei der **Epididymitis** ist der Nebenhoden geschwollen, stark dolent, die Skrotalhaut gerötet.
Zu (3)
Bei der akuten **Orchitis** ist der Hoden geschwollen, stark dolent.
Zu (4)
Die **idiopathische Hydrozele** ist typischerweise schmerzlos; allenfalls durch ihre Größe kann sie ziehende Beschwerden verursachen.
Zu (5)
Die **Samenstrangtorsion** des Jugendlichen (wie des Erwachsenen) ist extrem schmerzhaft und kann oft kaum durch Palpation untersucht werden.

[F 90]
Frage 14.15: Lösung C

Da bereits **intrauterine Hodentorsionen** beschrieben sind, muß auch bei einem Neugeborenen mit einer Hodentorsion gerechnet werden. Der körperliche Untersuchungsbefund läßt häufig keine Unterscheidung zwischen einer Skrotalhernie und einer Torsion zu.
Zu (A)
Der Befund ist im Skrotum, somit ist es keine Leistenhernie; allenfalls wäre eine **Skrotalhernie** möglich.
Zu (B)
Eine **Hydrozele** entsteht beim Kleinkind immer aus einem offenen Processus vaginalis und zeigt keine livide Verfärbung.
Zu (C)
Die derbe Schwellung, wenig verschiebliche Haut und livide Verfärbung sprechen für eine **Hodentorsion.**
Zu (D) und (E)
Orchitis und **Varikozele** kommen bei dem Neugeborenen nicht in Betracht.

[F 84]
Frage 14.16: Lösung D

Zu (D)
Die Beschreibung trifft das klinische Bild einer **Hodentorsion:** Sie tritt vorwiegend bei Kindern auf, verursacht plötzliche, starke Schmerzen, Schwellung des Hodens und ist kaum zu untersuchen. Wegen des rasch einsetzenden Ödems sind Hoden und Nebenhoden oft nicht zu unterscheiden, das Prehn-Zeichen ist negativ, Fieber fehlt (die ersten Stunden).
Zu (A)
Nebenhodenentzündung: Nicht plötzlich auftretend, selten bei Kindern, oft mit Fieber einhergehend, das Prehn-Zeichen ist positiv, oft besteht ein pathologischer Urinbefund.
Zu (B)
Leistenhernie: Oft bestehen schon längere Zeit Leistenschmerzen; bei Inkarzeration entsteht oft ein ähnliches Bild wie bei der akuten Torsion, häufig mit Bauchsymptomatik (Abwehrspannung, Erbrechen) einhergehend.
Zu (C)
Hydrozele: Keine akute Symptomatik, nicht stark dolent.
Zu (E)
Varikozele: Meist erst nach der Pubertät, nicht plötzlich auftretend, nicht stark dolent, Hoden und Nebenhoden sind palpatorisch unauffällig; Zunahme des Befundes im Stehen, Rückgang im Liegen.

[F 91]
Frage 14.17: Lösung E

Zu (A), (B) und (C)
Beim Kind und Jugendlichen muß bei jeder plötzlichen schmerzhaften Skrotalschwellung eine Hodentorsion (Verdrehung innerhalb oder außerhalb der Hodenhüllen) angenommen werden. Die Hydatidentorsion (Verdrehung eines Appendix testis oder epididymis) verläuft mit einer weniger dramatischen Symptomatik (über mehrere Tage protrahiert).
Zu (D)
Ab der Pubertät treten auch Epididymitiden auf, der Beginn ist eher schleichend, die Symptome bei ausgeprägter Epididymitis sind stark geschwollenes, sehr druckdolentes, gerötetes Skrotum. Oft ist ohne operative Freilegung beim Jugendlichen die Unterscheidung zur Torsion nicht möglich.
Zu (E)
Die Varikozele verursacht chronisch ziehende Schmerzen, kein akutes Skrotum.

[H 91]
Frage 14.18: Lösung C

Die Abbildung zeigt eine stark geschwollene linke Skrotalhälfte. Bei starker Schmerzhaftigkeit kann oft palpatorisch der Hoden nicht mehr vom Nebenhoden abgegrenzt werden. Bei plötzlich einsetzender Symptomatik muß immer eine **Hodentorsion** (C) angenommen werden.
Zu (A)
Bei einer Leistenhernie ist ein offener Leistenkanal palpabel, bei Inkarzeration jedoch oft nicht wegen Schmerzen von einer Torsion abgrenzbar.
Zu (B)
Eine Hydrozele entwickelt sich langsam und ist meist schmerzlos.
Zu (D)
Postpubertär treten Orchitiden gelegentlich im Zusammenhang mit einer Mumps auf (Anamnese). Entwicklung meist über mehrere Tage, Fieber.
Zu (E)
Eine Varikozele verursacht nur leichte, ziehende Schmerzen.

[H 91]
Frage 14.19: Lösung A

Zu (A)
Bei jedem Verdacht auf eine Torsion muß umgehend der Hoden freigelegt werden.
Zu (B) und (C)
Andere Maßnahmen verzögern die Retorquierung und führen zum Verlust des Hodens.

Zu (D)
Im Rahmen der Hämophilie kann es zu Einblutungen in das Skrotum kommen, hier wäre natürlich die gezielte Gabe von Gerinnungsfaktoren nötig.
Zu (E)
Jeder unklare Befund am Hoden (Torsion, Hernie) muß umgehend operativ überprüft werden.

[F 87]
Frage 14.20: Lösung E

Es handelt sich um die Beschreibung einer **Torsion:** Alter des Kindes, akut aufgetretene, starke Schmerzen, Schwellung; bei längerem Bestehen der Torsion kann auch Fieber auftreten. Erforderlich ist die sofortige **operative Revision.** Eine Epididymitis ist beim Kind eher selten.

[H 85]
Frage 14.21: Lösung C

Zu (A)
Mit zunehmendem Alter des Kindes wird eine akute Epididymitis wahrscheinlicher; beim 20jährigen überwiegen bei akuten Hodenschmerzen die Epididymitiden. Gegen eine **Epididymitis** spricht die heftige Symptomatik und das sehr plötzliche Eintreten.
Zu (C)
Nach der Beschreibung ist eine **Torsion** wahrscheinlich: Plötzlich aufgetretene, sehr heftige Schmerzen, Hochstehen des Hodens, der äußerst druckschmerzhaft ist; mit der Diaphanoskopie wird eine Flüssigkeitsansammlung (Hydrozele) erkannt.
Zu (B)
Neben der idiopathischen Hydrozele gibt es **symptomatische Hydrozelen,** z.B. nach Trauma, Entzündung oder beim Tumor; eine Hydrozele entwickelt sich langsam, die Diaphanoskopie ist positiv.
Zu (D)
Eine **Orchitis** entwickelt sich langsamer, dabei besteht typischerweise Fieber.
Zu (E)
Übelkeit und Brechreiz lassen an eine **inkarzerierte Hernie** denken; das operative Vorgehen ist das gleiche wie bei der Torsion.

[H 84]
Frage 14.22: Lösung D

Zu (A)
Typisch ist der **akute heftige Schmerz.**
Zu (B)
Nach der Torsion steht der **Hoden höher.**
Zu (C)
Häufig tritt **Übelkeit** und **Erbrechen** auf; es kann auch Kollapsneigung bestehen.

Zu (D)
Der Verdacht auf eine Hodentorsion rechtfertigt die **sofortige operative Freilegung.**
Eine postive **Diaphanoskopie** zeigt eine Flüssigkeitsansammlung in den Hodenhüllen; dies tritt als idiopathische oder symptomatische Hydrozele, z.B. beim Trauma, Entzündungen, Hoden- oder Hydatidentorsionen, auf.
Zu (E)
Bei der akuten Epididymitis lindert Hochlagern des Hodens die Schmerzen, nicht dagegen bei der Hodentorsion (Prehn-Zeichen).

[F 86]
Frage 14.23: Lösung C

Zu (C)
Die Fallbeschreibung zeigt alle typischen Merkmale einer **Hodentorsion:** Jugendliches Alter, plötzliches Auftreten, heftiger Schmerz im rechten Hoden, stark dolent, kein Fieber, kein pathologischer Urinbefund. Es besteht kein Zusammenhang mit Waldlauf, Abendessen; die Übelkeit und Ausstrahlung der Schmerzen in den Unterbauch sind durch die Heftigkeit des Schmerzes erklärt.
Zu (A)
Nicht zur **Epididymitis** passen das plötzliche Auftreten und Fehlen von Fieber; bei einer Epididymitis ist häufig der Urinbefund positiv (Leukozyturie, Bakterien).
Zu (B)
Eine **Spermatozele** verursacht keine akuten Beschwerden.
Zu (D)
Nicht zur **Orchitis** paßt das plötzliche Auftreten und Fehlen von Fieber.
Zu (E)
Ein **Skrotalhämatom** sollte ein Trauma in der Anamnese bieten.

[F 86]
Frage 14.24: Lösung B

Zu (B)
Falls eine Hodentorsion nach Anamnese und Befund nicht sicher auszuschließen ist, und der Beginn der Symptomatik erst wenige Stunden zurückliegt, muß schnellstmöglichst der **Hoden freigelegt** werden.
Zu (A)
Bettruhe und **Antibiotikatherapie** sind bei der Epididymitis indiziert.
Zu (C)
Die **Retorquierung** muß bis 6 Stunden nach Beginn der Torsion erfolgt sein; die Operation am nächsten Morgen ist zu spät.
Zu (D) und (E)
Falls eine Torsion vorliegt, ist der betreffende Hoden beim Abwarten nach 6 Stunden irreversibel geschädigt und kann später nurmehr entfernt werden.

14.4 Priapismus

F 86
Frage 14.25: Lösung E

Beim **Priapismus** ist das Corpus spongiosum urethrae typischerweise nicht betroffen; lediglich das **Corpus cavernosum** ist maximal **blutgefüllt,** nicht dagegen die Glans. Die Miktion ist normalerweise nicht beeinträchtigt; beide Aussagen sind somit falsch.

H 86
Frage 14.26: Lösung E

Führt die **konservative Behandlung** des Priapismus nicht innerhalb einiger Stunden zum Erfolg, muß operativ ein Shunt gelegt werden, z.B. durch Stanzung der Corpora cavernosa mit einer Biopsienadel oder Anlegen eines **cavernosospongiösen** oder **saphenocavernösen Shunts.** Mit zunehmender Verbreitung der Schwellkörperautoinjektion (SKAT) zur Behandlung der erektilen Impotenz, kommt es gehäuft zu prolongierten Erektionen, die in einen Priapismus übergehen können. Prolongierte Erektionen durch Injektion von gefäßaktiven Substanzen können in der Anfangsphase recht gut mit Gegenmitteln behandelt werden (z.B. Suprarenin).

H 91
Frage 14.27: Lösung A

Unter idiopathischem Priapismus versteht man eine Dauererektion, für deren Pathogenese es derzeit keine Erklärung gibt. Im Gegensatz dazu gibt es Priapismen auch bei Leukämien, Sichelzellanämie, im Rahmen entzündlicher Erkrankungen, medikamentös (SKAT, Sympathikomimetika, Dialysepatienten). Jeder länger bestehende Priapismus führt zur Thrombosierung der Schwellkörper. Nach Spülung der Schwellkörper mit Heparinlösung wird z.B. ein Shunt zwischen Corpora cavernosa und Glans penis (Corpus spongiosum) gelegt, um den Blutabfluß zu ermöglichen. Außer der Stanzung mit einer Tru-Cat-Nadel sind auch oft operative Shunt-Verbindungen zwischen Vena saphena magna Corpus cavernosum möglich. Beim nicht idiopathischen Priapismus muß zusätzlich auch versucht werden, die auslösende Ursache zu therapieren.

H 85
Frage 14.28: Lösung E

Auch hier sind beide Aussagen falsch: Kommt es nach kurzem Versuch konservativer Behandlung nicht zum Verschwinden des Priapismus, muß **operativ** vorgegangen werden. Die schmerzhafte Dauererektion läßt auch ohne Behandlung nach einigen Tagen bis Wochen wieder nach. Der **Therapieerfolg** wird an dem Erhalt der **Potentia coeundi** gemessen. Bei konservativer Behandlung liegt dieser Erfolg bei etwa 30%, bei operativer Behandlung beträgt die Potenzerhaltungsquote allerdings auch nur 50%. Kommt es später zur erektilen Impotenz oder Penisdeviationen, kann dem Mann immer noch mit Penisprothesen geholfen werden.

F 84
Frage 14.29: Lösung C

Besteht eine **prolongierte Erektion** über mehr als 7 bis 8 Stunden, kommt es zur zunehmenden **Thrombosierung** der Schwellkörper.

Zu (C)
Nach einer Zeit von 24 Stunden sollte möglichst bald eine **Shunt-Operation** erfolgen.
Zu (A)
Eine **Peridualanästhesie** als alleinige Therapie reicht nicht aus, ist aber als flankierende Maßnahme zur länger dauernden Schmerzausschaltung günstig.
Zu (B)
Ein **Kompressionsverband** alleine reicht nicht aus.
Zu (D) und (E)
Schlaftherapie und **systemische Fibrinolyse** sind nicht geeignet.

14.5 Paraphimose

F 89
Frage 14.30: Lösung C

Unter **Paraphimose** versteht man die **zirkuläre Einengung** im Bereich des Sulcus coronarius bei reponierter, zu enger Vorhaut. Es kommt durch die Abschnürung von Venen und Lymphgefäßen zur ödematösen Schwellung, bis hin zu **Nekrosen** distal des Schnürrings.

Zu (A)
Im **Frühstadium** kann häufig, nach **Kompression** des Ödems, **manuell** die Vorhaut reponiert werden. Nach Abklingen der Schwellung sollte später aber eine Zirkumzision angeraten werden, da sonst die Paraphimose wieder auftreten kann.
Zu (B)
Unbehandelt kann es zur **Gangrän der Glans** und auch zum Harnverhalt kommen.
Zu (D)
Durch den Schnürring mit Ödembildung kommt es zur **venösen Abflußbehinderung.**
Zu (E)
Die Paraphimose verursacht meist **heftige Schmerzen.**

Zu (C)
Die glandulokavernöse Stanzanastomose findet Anwendung bei der Behandlung des Priapismus. Bei der Paraphimose kann zunächst nach **Injektion von Hyaluronidase** (Kinetin) versucht werden, die Vorhaut zu reponieren; mißlingt dies, muß der Schnürring (in Lokalanästhesie) längsinzidiert werden.

14.7 Urosepsis

Uroseptischer Schock   XIV.4

Unter einer Urosepsis versteht man eine massive hämatogene **Streuung meist gram-negativer Keime,** ausgehend von einem **septischen Herd** des Urogenitaltraktes. Es handelt sich meist um Erreger wie Escherichia coli (60–70%), Proteus mirabilis, Streptococcus faecalis, Pseudomonas, Klebsiellen. Vor allem bei Patienten mit schlechtem Allgemeinzustand, hohem Alter, Diabetes, konsumierenden Erkrankungen oder immunsuppressiver Behandlung kann es rasch zur Ausbildung eines septischen Schocks kommen.
Zeichen des Schocks sind:
– therapierefraktäre Hypotonie,
– ungenügende periphere Zirkulation,
– Oligurie bis Anurie,
– metabolische Azidose,
– Thrombozytopenie und
– Agranulozytose.
Die **Behandlung** besteht in allgemeinen Maßnahmen der Schockbekämpfung und breiter antibiotischer Abschirmung. Am wichtigsten ist jedoch die **lokale Sanierung** des septischen Herdes (z.B. Entlastung einer Steinpyonephrose, Inzision eines Abszesses etc.). Kommt es im Verlauf einer fieberhaften Erkrankung zu Zeichen einer Sepsis, ist eine umgehende stationäre Behandlung erforderlich, da die Ausbildung eines septischen Schocks binnen Stunden erfolgen kann und trotz intensivmedizinischer Behandlung eine hohe Sterblichkeit aufweist.

[F 88]
Frage 14.31: Lösung E

Als **Urosepsis** wird eine von den Harnwegen ausgehende Sepsis bezeichnet. Unter allen septischen Erkrankungen beträgt der Anteil der Urosepsis 50–70%. Es liegt eine **Bakteriämie** mit überwiegend **gramnegativen Keimen** vor. Kommt es zum septischen Schock, so beträgt trotz moderner Behandlung die Sterblichkeit über 50%.
Typische **Befunde** beim uroseptischen Schock sind:
– Schüttelfrost (1)
– Durch den Endotoxinschock kommt es anfangs zur peripheren Vasokonstriktion, meist folgt rasch ein Abfall des peripheren Widerstandes mit Versakken des Blutes in die Peripherie und **Hypotonie** (2).
– Durch die zirkulatorische Störung kommt es zur **Azidose** (3), der Laktatabbau in der Leber und die Nierenfunktion sind beeinträchtigt.
– Regelmäßig kommt es zur Verbrauchskoagulopathie; ein Thrombozytenabfall (Thrombozytensturz) (4) ist typisch für den septischen Schock und bedeutet höchsten Alarm.

Frage 14.32: Lösung B

Kommt es zur Ausbildung eines **septischen Schockes,** besteht eine **hohe Mortalität.** Zur Behandlung sind neben internistischen Maßnahmen wie Antibiotikagabe, Antikoagulanziengabe, Diureseunterhaltung, Kreislaufsubstitution, Azidosetherapie etc., die Beseitigung der Sepsisquelle am wichtigsten (z.B. Entlastung eines gestauten Harntraktes oder Drainage eines paranephritischen Abszesses). Ein **gestauter Harntrakt** ist besonders gefährdet für bakterielle Infekte; wenn der Urin nicht abfließt (Selbstreinigung), kommt es zur raschen Keimvermehrung und zur Ausbildung eines **Empyems** (Pyonephrose). Die Verknüpfung beider Sätze ist jedoch falsch.

[F 88]
Frage 14.33: Lösung A

Bei bekanntem Steinleiden sind Fieber und Schüttelfrost ein Alarmzeichen; die einseitigen Flankenschmerzen können auf einen Stau der linken Niere hinweisen.
Zu (A)
Der Patient sollte rasch in eine Klinik eingewiesen werden, da sich eine **Urosepsis** rasch entwickeln und zu einem potentiell tödlichen Schock führen kann.
Zu (B)
Die angeführten Untersuchungen sind allgemeiner Art; zur Diagnosefindung reichen sie nicht. Parallel zur Suche der Sepsisursache (Status, Sonographie, Röntgen) müssen die wichtigsten **Laborparameter** beobachtet werden. Wichtig ist auch die Anlage von **Blutkulturen.**
Zu (C)
Ergibt sich der Verdacht auf einen Harnleiterstein (Flankenschmerzen), sind Fieber und Schüttelfrost Grund für eine rasche Klinikeinweisung. Eine **Hämaturie** ist in diesem Zusammenhang ein unspezifisches Symptom.
Zu (D)
Ein **Ausscheidungsurogramm** ist bei eher geringen Flankenschmerzen nicht kontraindiziert. Kontraindikationen für ein Ausscheidungsurogramm sind Status colicus, Kreatinin über 5 mg/dl, eine Jodallergie oder das multiple Myelom (relativ).
Zu (E)
Die **perkutane Nierenbiopsie** findet Anwendung bei der Differenzierung nephrologischer Erkrankungen.

Bildanhang

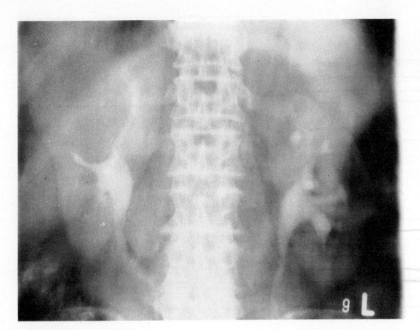

Abb. 1 zu Frage 3.17

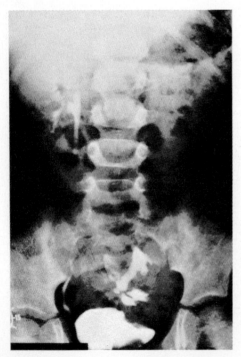

Abb. 2 zu Frage 3.19

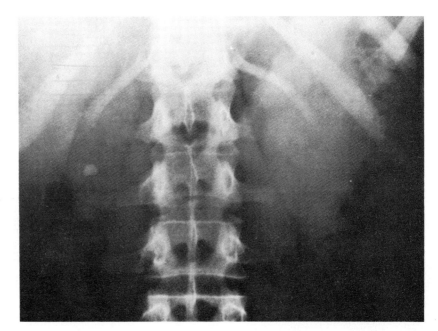

Abb. 3 zu Frage 3.20

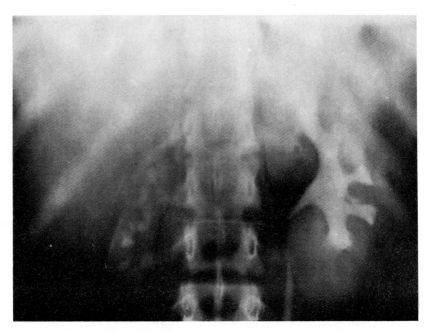

Abb. 4 zu Frage 3.20

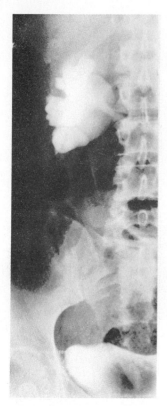

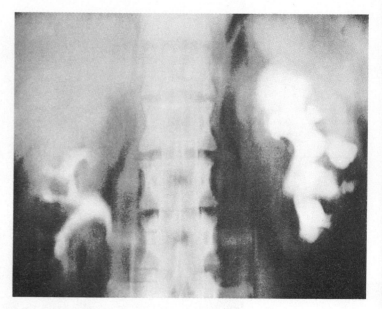

Abb. 6 zu Frage 3.22

Abb. 5 zu Frage 3.21

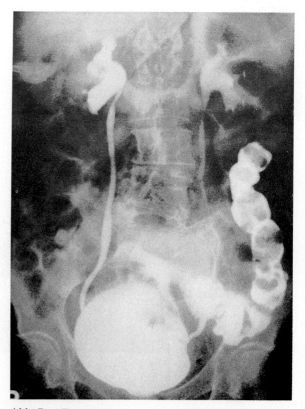

Abb. 7 zu Frage 3.24

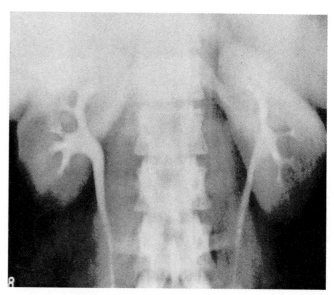

Abb. 8 zu Frage 3.25

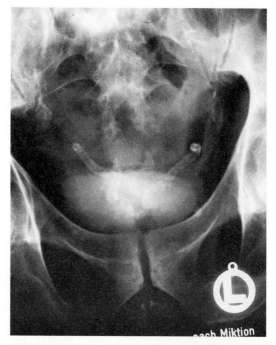

Abb. 9 zu Frage 3.32

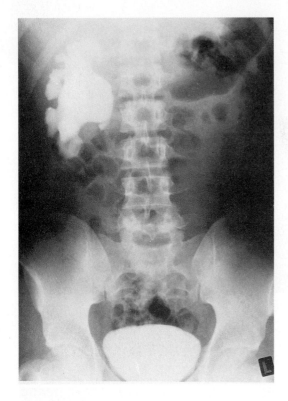

Abb. 10 zu Frage 3.33

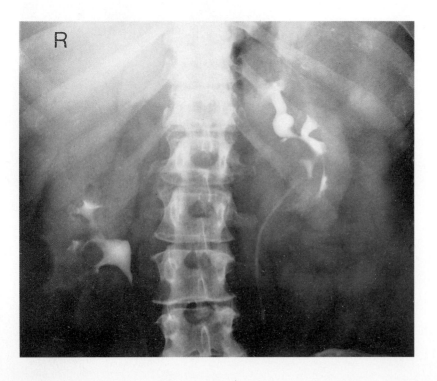

Abb. 11 zu Frage 3.37

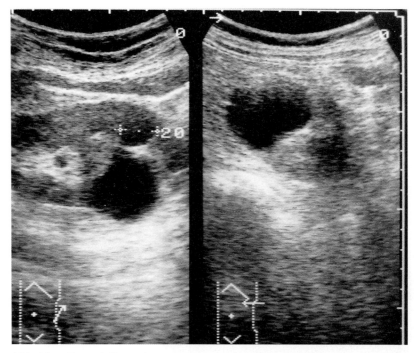

Abb. 12 zu Frage 3.37

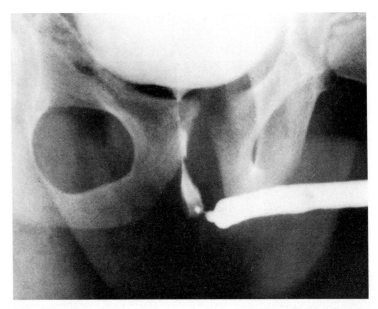

Abb. 13 zu Frage 3.39

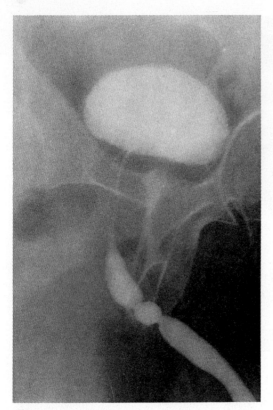

Abb. 14 zu Frage 3.41

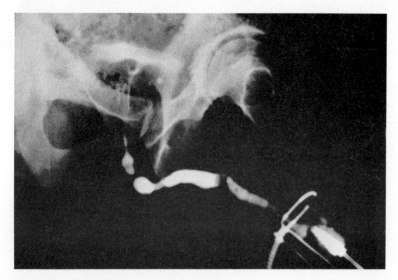

Abb. 15 zu Frage 3.42

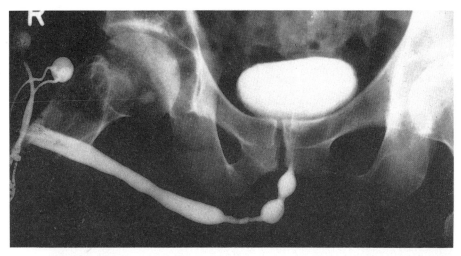

Abb. 16 zu Frage 3.43

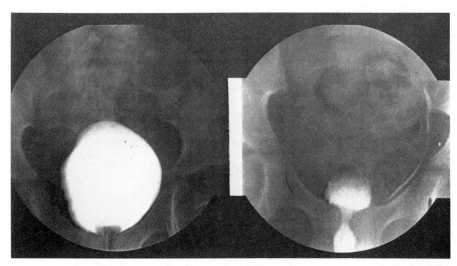

Abb. 17 zu Frage 3.44

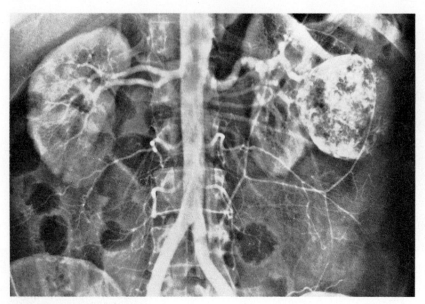

Abb. 18 zu Frage 3.45

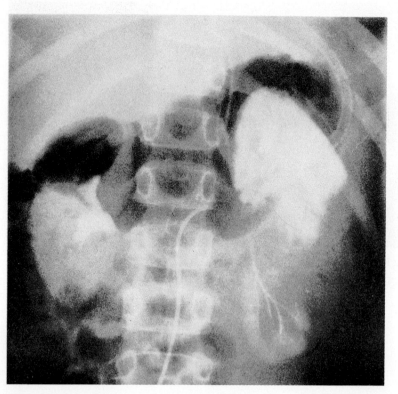

Abb. 19 zu Frage 3.46

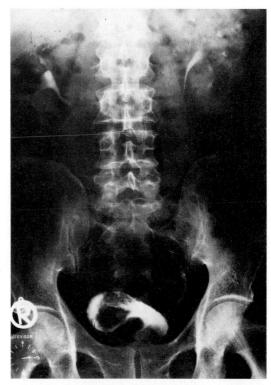

Abb. 20 zu Frage 3.63

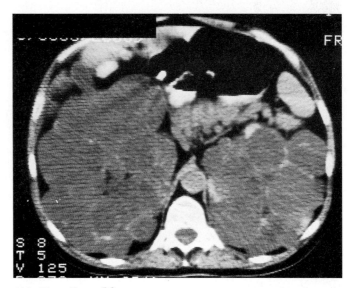

Abb. 21 zu Frage 5.8

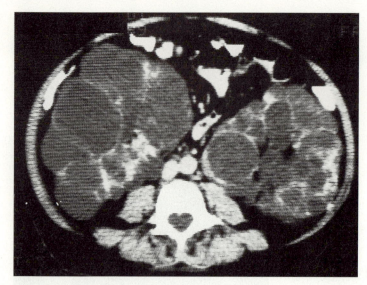

Abb. 22 zu Frage 5.8

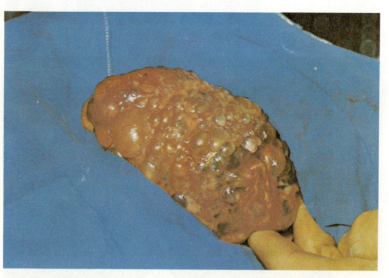

Abb. 23 zu Frage 5.9

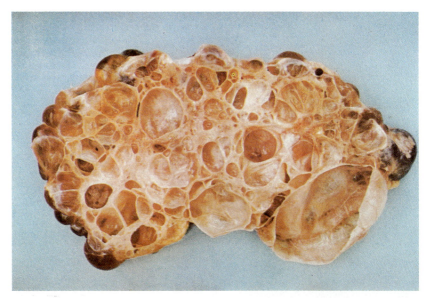

Abb. 24 zu Frage 5.10

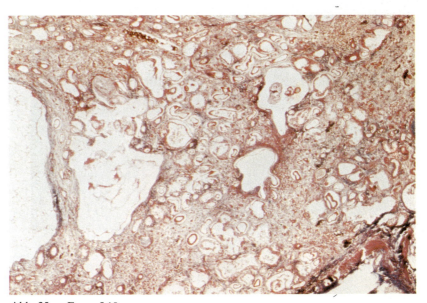

Abb. 25 zu Frage 5.10

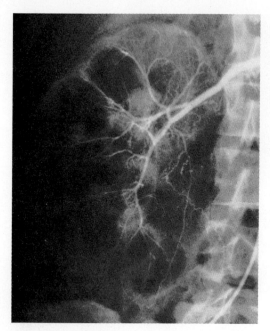

Abb. 26 zu Frage 5.11

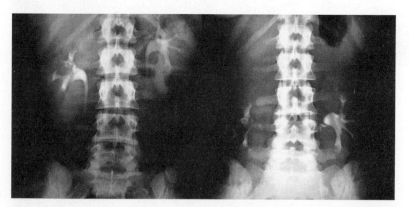

Abb. 27 zu Frage 5.20

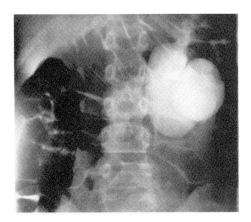
Abb. 28 zu Frage 5.21

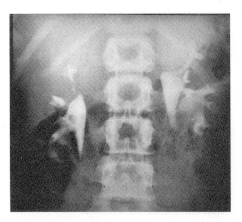
Abb. 29 zu Frage 5.21

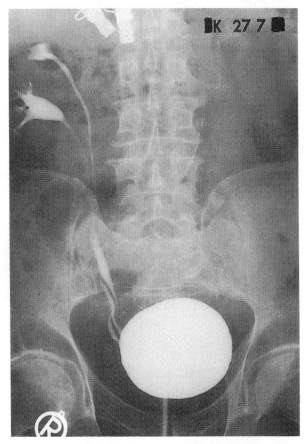
Abb. 30 zu Frage 5.26

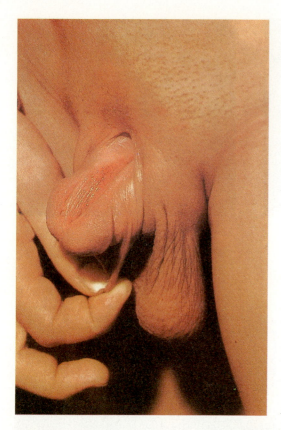

Abb. 31 zu Frage 5.36

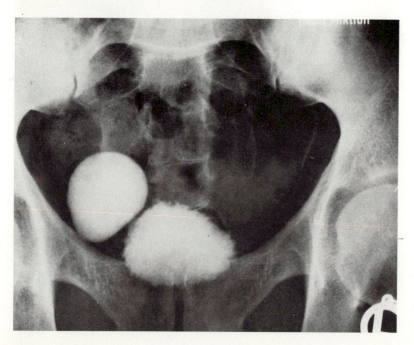

Abb. 32 zu Frage 5.37

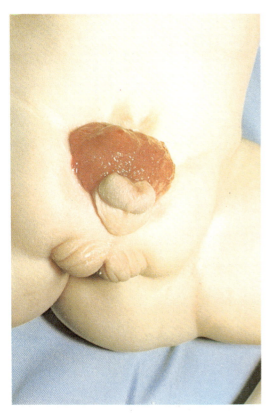

Abb. 33 zu Frage 5.40

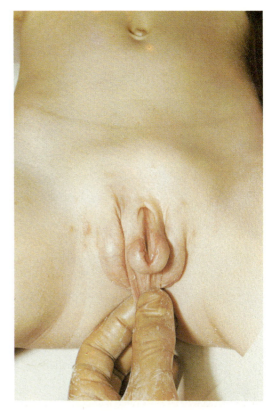

Abb. 34 zu Frage 5.41

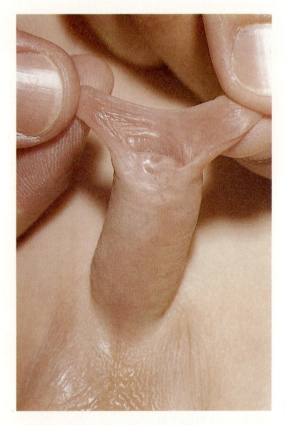

Abb. 35 zu Frage 5.42

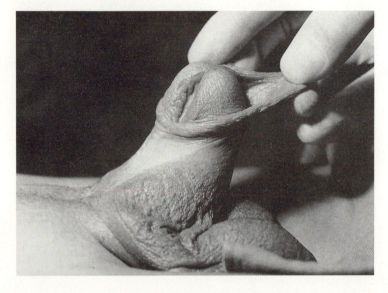

Abb. 36 zu Frage 5.43

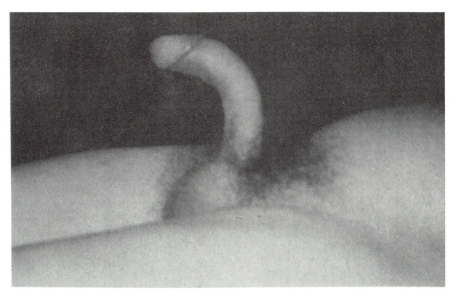

Abb. 37 zu Frage 5.51

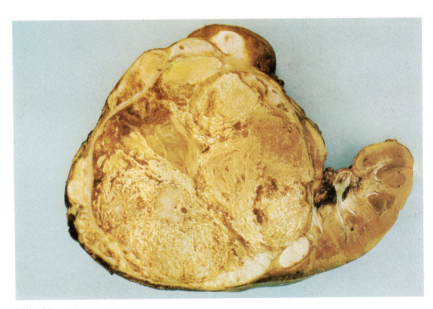

Abb. 38 zu Frage 5.73

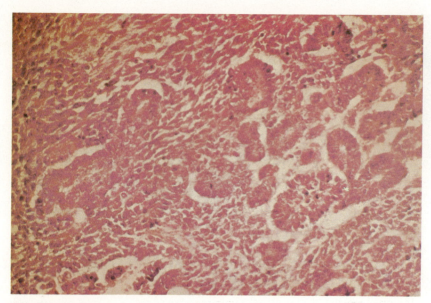

Abb. 39 zu Frage 5.73

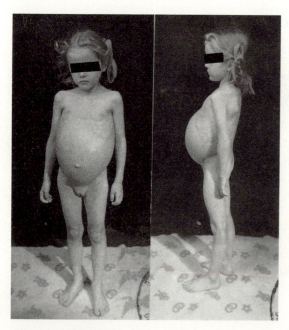

Abb. 40 zu Frage 5.74

Abb. 41 zu Frage 5.79

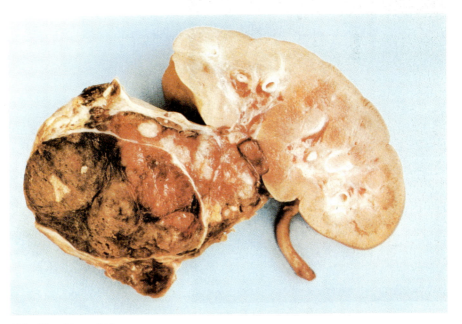

Abb. 42 zu Frage 5.79

Abb. 43 zu Frage 5.80

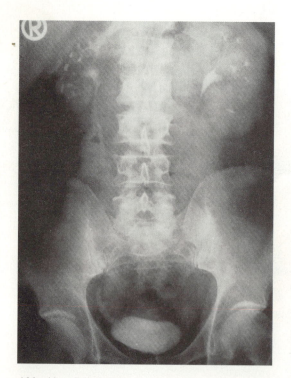

Abb. 44 zu Frage 6.10

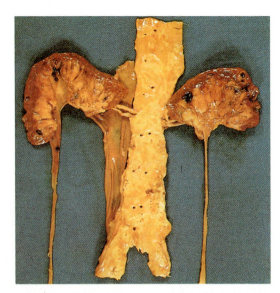

Abb. 45 zu Frage 6.11

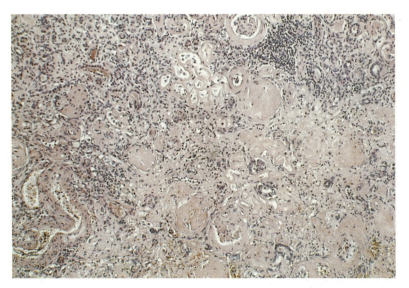

Abb. 46 zu Frage 6.11

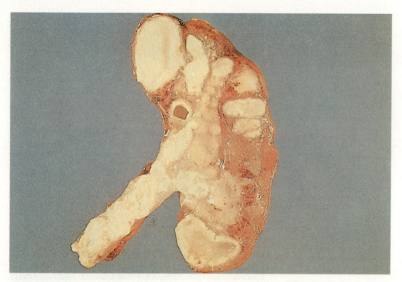

Abb. 47 zu Frage 6.52

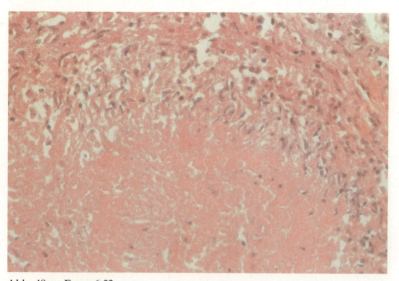

Abb. 48 zu Frage 6.52

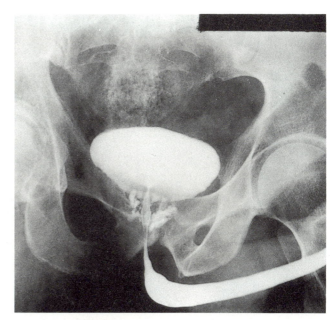

Abb. 49 zu Frage 6.53

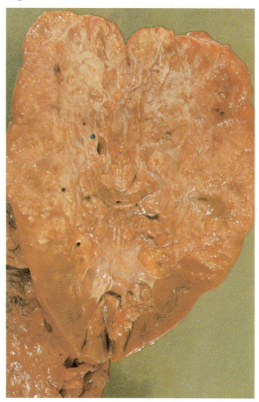

Abb. 50 zu Frage 7.6

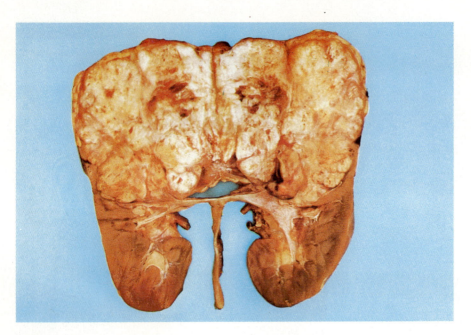

Abb. 51 zu Frage 7.7 und 7.12

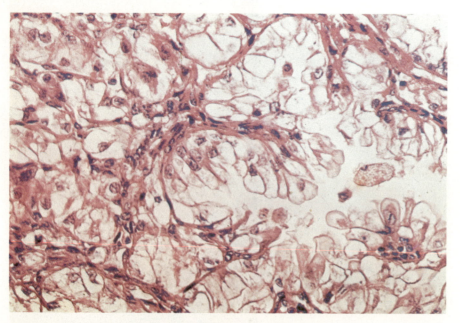

Abb. 52 zu Frage 7.7 und 7.12

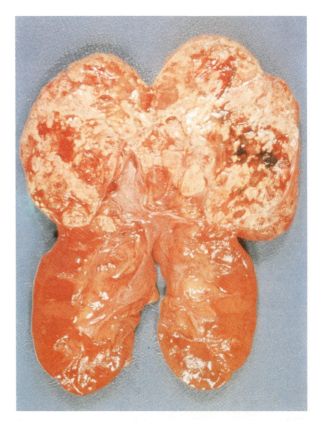

Abb. 53 zu Frage 7.9

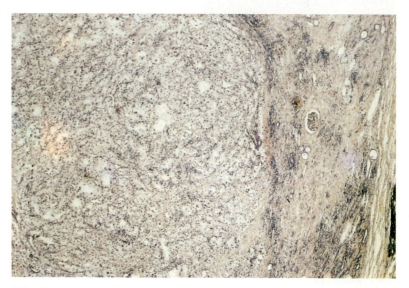

Abb. 54 zu Frage 7.10

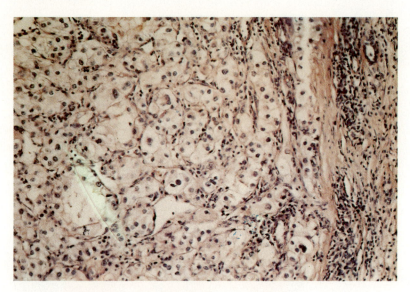

Abb. 55 zu Frage 7.10

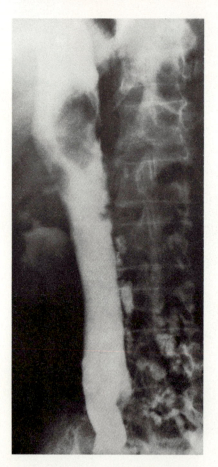

Abb. 56 zu Frage 7.11

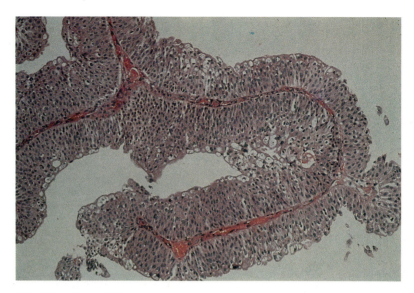

Abb. 57 zu Frage 7.27

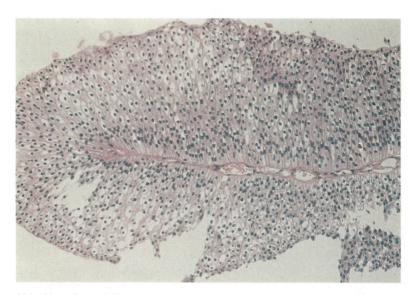

Abb. 58 zu Frage 7.27

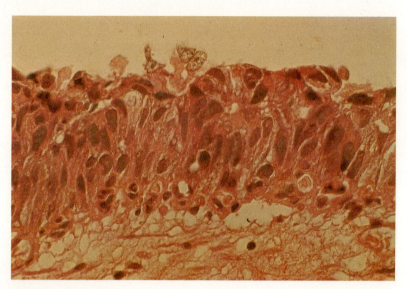

Abb. 59 zu Frage 7.28

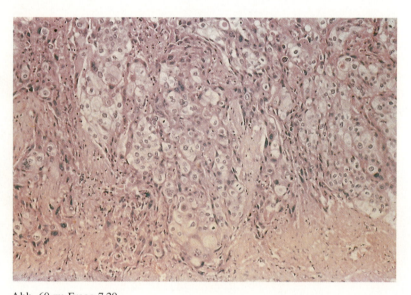

Abb. 60 zu Frage 7.29

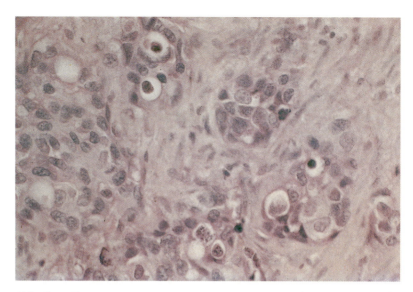

Abb. 61 zu Frage 7.29

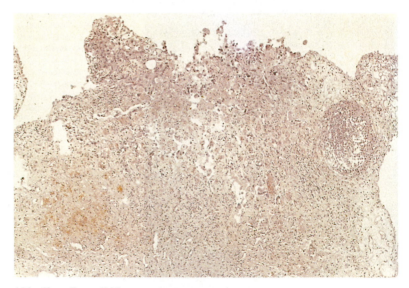

Abb. 62 zu Frage 7.35

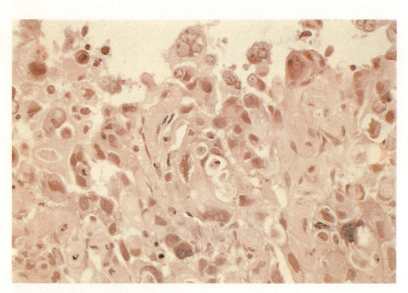

Abb. 63 zu Frage 7.35

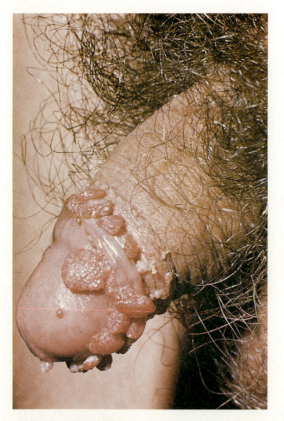

Abb. 64 zu Frage 7.41

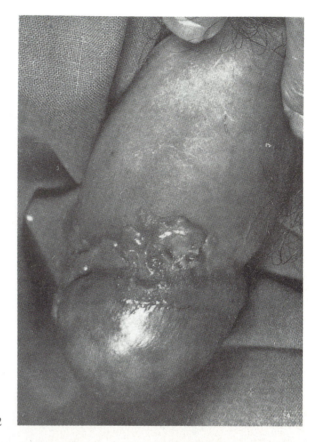

Abb. 65 zu Frage 7.42

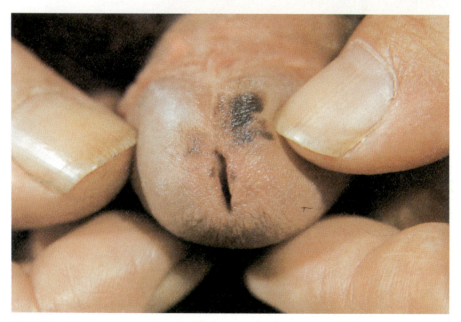

Abb. 66 zu Frage 7.44

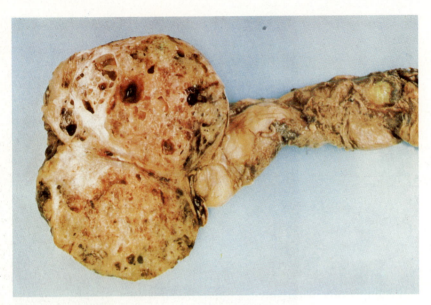

Abb. 67 zu Frage 7.60

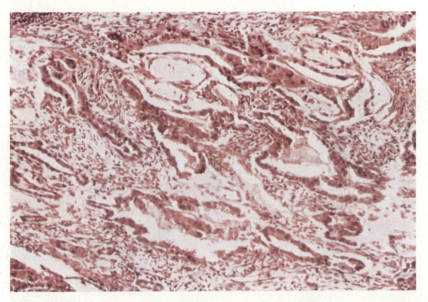

Abb. 68 zu Frage 7.60

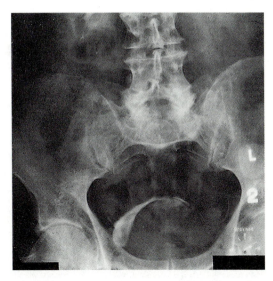

Abb. 69 zu Frage 7.87

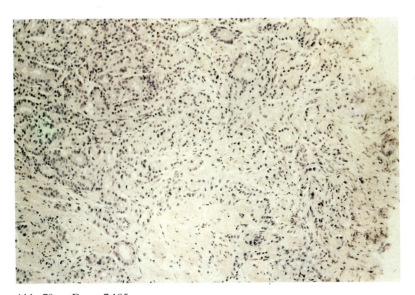

Abb. 70 zu Frage 7.105

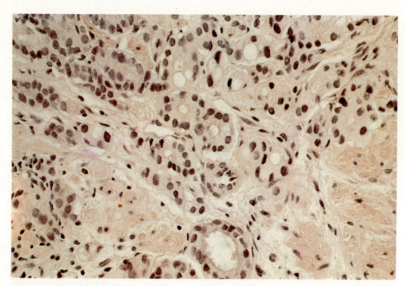

Abb. 71 zu Frage 7.105

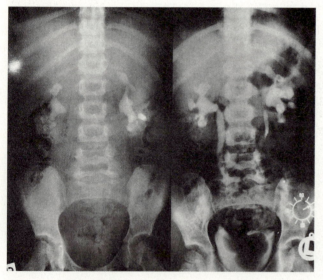

Abb. 72 zu Frage 8.10

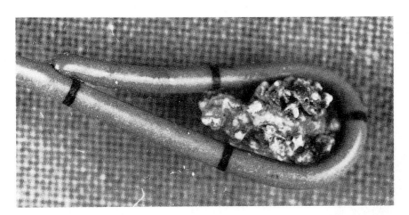

Abb. 74 zu Frage 8.37

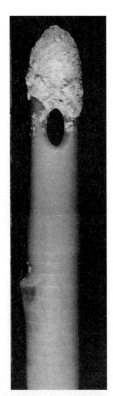

Abb. 73 zu Frage 8.11 und 8.14

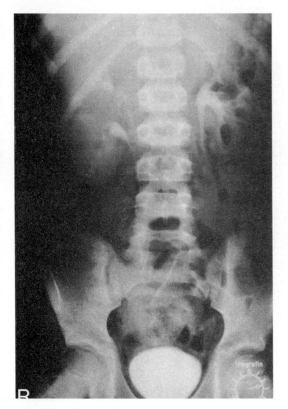

Abb. 75 zu Frage 9.8

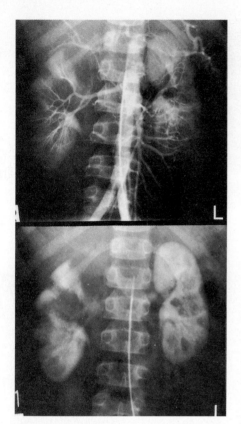

Abb. 76 zu Frage 9.8

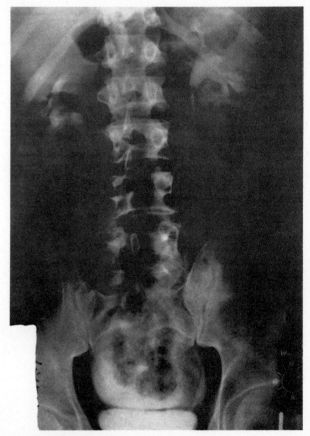

Abb. 77 zu Frage 9.10

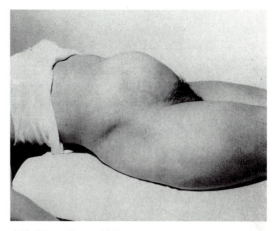

Abb. 78 zu Frage 14.2

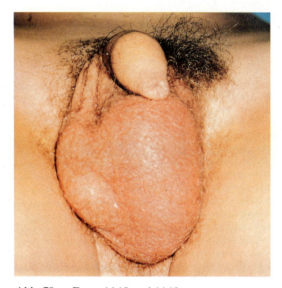

Abb. 79 zu Frage 14.18 und 14.19

Anhang I
Examen Herbst 1992
Fragen

H 92
1.28 Welche Erkrankung ist die häufigste Ursache der terminalen Niereninsuffizienz?

(A) Pyelonephritis
(B) Glomerulonephritis
(C) Ureterabgangsstenose
(D) polyzystische Nierendegeneration
(E) Nierenkarzinom

H 92
3.68 Die Ausscheidungsurographie

(1) kann bei Harnblasenurothelkarzinomen Hinweis auf Urothelkarzinome des oberen Harntraktes geben
(2) ermöglicht stets die sichere Unterscheidung zwischen Nierenkarzinom und Nierenabszeß
(3) gibt auch einen Hinweis zur Ausscheidungsfunktion der Nieren
(4) läßt sich bis zu einem Serumkreatininwert von 884 µmol/l (100 mg/l) problemlos diagnostisch verwenden

(A) Keine der Aussagen 1–4 ist richtig.
(B) nur 3 ist richtig
(C) nur 1 und 3 sind richtig
(D) nur 3 und 4 sind richtig
(E) 1–4 = alle sind richtig

H 92
4.11 In Ihre hausärztliche Betreuung kommt ein Patient, bei dem vor 5 Wochen im Krankenhaus eine suprapubische Harnblasenpunktionsfistel angelegt worden ist. Bei der Untersuchung finden Sie den Katheter mit Nähten fixiert vor; Fistelkanal und Nahtstellen sind unauffällig.

Wegen der Harnableitung sollten Sie

(A) dem Patienten von der Körperreinigung durch Duschen dringend abraten (große Infektionsgefahr)
(B) den Patienten dazu anhalten, wenig zu trinken (Reduzierung der Beanspruchung des Drainagesystems)
(C) dem Patienten zwecks Infektionskonkrement-Prophylaxe ein Medikament zur Harnalkalisierung verordnen
(D) den Patienten zu einem ca. 5 Monate späteren Termin wieder in die Praxis bestellen, um dann den 1. halbjährlichen Katheterwechsel durchzuführen
(E) Keine der Aussagen (A)–(D) trifft zu.

H 92
5.82 Bei einem 66jährigen Patienten mit chronisch rezidivierenden zystitischen Beschwerden ist eine Miktionszystourethrographie (siehe Abbildung Nr. 80 des Bildanhangs) durchgeführt worden.

Welche Diagnose ist am wahrscheinlichsten?

(A) Doppelblase
(B) ektope Ureterozele
(C) altes, in die Harnblase perforiertes Sigmadivertikel
(D) blutige Blasentamponade
(E) kongenitales Solitärdivertikel der Harnblase

H 92
5.83 Bei ihrem 8 Wochen alten Sohn fand die Mutter eine Schwellung in der rechten Leiste, die das Kind bisher kaum beeinträchtigte, sich beim Schreien stärker vorwölbt und im Schlaf fast vollständig verschwindet.

Es handelt sich am ehesten um:

(A) offenen Processus vaginalis
(B) erworbene Leistenhernie
(C) Hydrocele testis
(D) Hydrocele funiculi spermatici
(E) Hodentumor

H 92
5.84 Als klinisch häufigster Harnblasentumor im Kindesalter findet sich ein

(A) Übergangszellkarzinom
(B) Neurofibrom
(C) Rhabdomyosarkom
(D) Hämangiom
(E) Hamartom

H 92
6.59 Bei der Sektion fanden sich verkleinerte Nieren mit der in Abbildung Nr. 81 des Bildanhangs dargestellten Oberflächenveränderung.

Welche Diagnose ist zutreffend?

(A) pyelonephritische Schrumpfniere
(B) hämorrhagischer Niereninfarkt
(C) Arteriolosklerose
(D) Eklampsie-Niere
(E) Miliartuberkulose

■1.28 B   ■3.68 C   ■4.11 E   ■5.82 E   ■5.83 A   ■5.84 C   ■6.59 C

[H 92]

6.60 Bei einem 34jährigen ägyptischen Patienten mit Makrohämaturie wurde eine diagnostische Zystoskopie mit Biopsie durchgeführt. Das Biopsat zeigt im Schleimhautstroma ausgedehnte Herde, wie in Abbildung Nr. 82 des Bildanhangs dargestellt.

Welche Diagnose trifft zu?

(A) Tuberkulose
(B) Urozystitis bei Bilharziose
(C) Morbus Hodgkin
(D) Fremdkörpergranulome
(E) Lymphangiosis carcinomatosa

[H 92]

6.61 Ist es gefährlich, bei der akuten bakteriellen Prostatitis Prostataexprimat zu gewinnen?

(A) Ja, hauptsächlich weil die Prostataexpression zu einer deutlichen Erhöhung des prostataspezifischen Antigens (PSA) führen würde.
(B) Ja, insbesondere weil durch die Prostataexpression eine akute Harnverhaltung provoziert würde.
(C) Ja, weil es durch die Prostataexpression zu diffuser Keimaussaat mit der Gefahr der Urosepsis kommen kann.
(D) Nein, die Expression der akut entzündeten Prostata ist eher nützlich, da durch diese Maßnahme das Prostatavolumen verkleinert wird.
(E) Nein, im Gegenteil: die Prostataexpression gehört zur Standardtherapie der akuten Prostatitis.

[H 92]

6.62 Ein 50jähriger Patient kommt wegen seit einigen Monaten zunehmender Pollakisurie und Algurie in die Praxis.

Urinbefunde: aus der Objektträgerkultur (Uricult®) ergibt sich eine Keimzahl von 10^3/ml; Leukozyten $30 \cdot 10^6$/l. Rektale Palpation: Prostata derb, höckerig, mit Knotenbildung. Das retrograde Urethrogramm (siehe Abbildung Nr. 83 des Bildanhangs) zeigt einen subvesikal gelegenen kontrastmittelgefüllten Hohlraum. Die Harnblase stellt sich klein dar.

Welche Verdachtsdiagnose beschreibt die Krankheitserscheinungen am besten?

(A) einschmelzendes Prostatakarzinom (Stadium T4)
(B) Tuberkulose im Bereich der Adnexe
(C) Doppelblase
(D) Abszesse der Glandulae urethrales (Littré-Drüsen)
(E) Samenblasenabszeß

[H 92]

7.114 Harnblasenkarzinome sind

(1) in ca. 50% der Fälle Übergangskarzinome
(2) in ca. 50% der Fälle Plattenepithelkarzinome
(3) in ca. 50% der Fälle Adenokarzinome

(A) Keine der Aussagen 1–3 ist richtig.
(B) nur 1 ist richtig
(C) nur 3 ist richtig
(D) nur 1 und 2 sind richtig
(E) nur 1 und 3 sind richtig

[H 92]

7.115 Bei welchem der aufgeführten Hodentumoren ist eine Erhöhung von humanem Choriongonadotropin im Serum am ehesten zu erwarten?

(A) malignes Teratom vom intermediären Typ
(B) undifferenziertes malignes Teratom
(C) trophoblastisches malignes Teratom
(D) klassisches Seminom
(E) spermatozytäres Seminom

■6.60 B   ■6.61 C   ■6.62 B   ■7.114 A   ■7.115 C

[H 92]
7.116 In welcher aus den folgenden Lokalisationen zeigen sich beim Prostatakarzinom gewöhnlich die ersten Fernmetastasen?

(A) Knochen
(B) Lunge
(C) Leber
(D) Gehirn
(E) Rektum

[H 92]
7.117 Das Prostatakarzinom wird diagnostisch gesichert mittels

(A) rektaler Palpation
(B) Prostatabiopsie
(C) röntgenologischer Urethrographie
(D) Urethroskopie der prostatischen Harnröhre
(E) Bestimmung des C-reaktiven Proteins (CRP)

[H 92]
8.44 Bei einem 4jährigen Jungen mit Pyelonephritis wird wiederholt eine Harnwegsinfektion mit Proteus vulgaris festgestellt. Urographisch zeigt sich ein Ausgußstein (siehe Abbildung Nr. 84 des Bildanhangs).

Welche Steinartdiagnose ist in erster Linie zu erwarten?

(A) Struvit
(B) Harnsäure
(C) Xanthin
(D) Zystin
(E) Oxalat

[H 92]
12.32 Im folgenden wird der angestrebten Wirkung auf den Harnblasendetrusor bzw. Harnblasenhals jeweils ein Pharmakon zugeordnet, mit dem dieser Effekt erreicht werden soll.

In welchen Fällen ist die Medikamentenwahl im Prinzip zweckentsprechend?

(1) Detrusor-Dämpfung: Parasympathomimetikum
(2) Detrusor-Tonisierung: Parasympatholytikum
(3) Blasenhals-Dämpfung: α-Sympatholytikum
(4) Blasenhals-Tonisierung: α-Sympathomimetikum

(A) nur 1 und 2 sind richtig
(B) nur 1 und 3 sind richtig
(C) nur 2 und 4 sind richtig
(D) nur 3 und 4 sind richtig
(E) 1–4 = alle sind richtig

[H 92]
13.11 Es werden verschiedene Formen neurogener Harnblasenfunktionsstörungen unterschieden.

Welche der folgenden Angaben charakterisieren die autonome Blase („Lower Motor Neuron Lesion")?

(1) schlaffer Detrusor
(2) spastische Reflexblase
(3) kein Harndrang
(4) erhebliche Restharnbildung

(A) nur 1 ist richtig
(B) nur 2 ist richtig
(C) nur 3 und 4 sind richtig
(D) nur 1, 3 und 4 sind richtig
(E) nur 2, 3 und 4 sind richtig

■7.116 A   ■7.117 B   ■8.44 A   ■12.32 D   ■13.11 D

Anhang I
Examen Herbst 1992
Kommentare

Frage 1.28: Lösung B

Von 1 Mio. Einwohnern gelangen jährlich etwa 60 Personen in eine terminale Niereninsuffizienz.
Zu (B)
In etwa 50% sind Glomerulonephritiden Ursache der terminalen Niereninsuffizienz.
Zu (A)
Chronische Pyelonephritiden sind Ursache in etwa 20%.
Zu (D)
Die polyzystische Nierendegeneration haben etwa 8% der terminal niereninsuffizienten Patienten.
Zu (C) und (E)
Ureterabgangsstenosen und Nierenkarzinome sind weit seltener Ursache einer terminalen Niereninsuffizienz.

Frage 3.68: Lösung C

Zu (1)
Hinweise auf einen Uroheltumor des oberen Harntraktes sind im Ausscheidungsurogramm nicht schattengebende Kontrastmittelaussparungen. Differentialdiagnose: nicht schattengebende Steine, Koagel. Weitere Diagnostik: Urinzytologie, retrograde Darstellung, CT.
Zu (2)
Das Ausscheidungsurogramm ermöglicht keine sichere Unterscheidung zwischen Nierenkarzinom und Abszeß. Der weiteren Beurteilung dient die Kontrolle der Atemverschieblichkeit der Nieren im Veratmungspyelogramm oder bei der sonographischen Untersuchung sowie die Computertomographie. Gelegentlich ist auch eine Angiographie erforderlich.
Zu (3)
Die Kontrastmittelanreicherung gibt nur einen groben Hinweis auf die Ausscheidungsfunktion der Nieren. Zur genauen Beurteilung der seitengetrennten Nierenleistung ist die Nierenfunktionsszintigraphie exakter.
Zu (4)
Ab einem Serumkreatininwert von etwa 35 mg/l wird die Kontrastmittelausscheidung im Urogramm zunehmend flauer, bei einem Kreatinin von 100 mg/l ist ein Urogramm kontraindiziert und sinnlos.

Frage 4.11: Lösung E

Zu (A)
Die Eintrittsstelle des suprapubischen Katheters sollte täglich naß gesäubert werden, da andernfalls der Punktionskanal verkrusten und sich entzünden kann. Am einfachsten geschieht dies durch Duschen oder Baden.

Zu (B)
Damit der Katheter nicht inkrustiert und verstopft, sollte auf eine ausreichende Trinkmenge (über 1,5 bis 2 l) geachtet werden.
Zu (C)
Zur Infektprophylaxe sollten der Harn angesäuert (nicht alkalisiert) oder niedrig dosiert Antibiotika (Furadantin, Sulfonamide) gegeben werden.
Zu (D)
Die Katheterwechsel sollten alle 4 (Latex) bis 6 (Silikon) Wochen erfolgen.

Frage 5.82: Lösung E

Zu (E)
Auf der schräg angehobenen Aufnahme sieht man neben der Blase kugelig prall ein kongenitales Solitärdivertikel. Die Blase ist glatt konturiert (keine Balkenblase), so daß ein Divertikel aufgrund einer infravesikalen Obstruktion ausscheidet.
Zu (A)
Gibt es nicht.
Zu (B)
Im Zystogramm würde sich eine größere Ureterozele als kugelige Kontrastmittelaussparung in der Blase darstellen. Mündet der Ureter nicht an typischer Stelle, spricht man von einer ektopen Uretermündung.
Zu (C)
Sigmadivertikel können in die Blase perforieren und zur Blasen-Darmfistel führen. Klinik: Pneumaturie, Fäkalurie, Harnwegsinfekt. Diagnostik: Koloskopie, Zystoskopie. Radiologisch sind diese Fisteln meist nicht gut darstellbar.
Zu (D)
Blasentamponade (Blut- oder Schleimklumpen in der Blase, die nicht über die Harnröhre abgehen) würde sich radiologisch als bizarre Kontrastmittelaussparung darstellen.

Frage 5.83: Lösung A

Zu (A)
Es liegte ein offener Processus vaginalis vor. Typischerweise nimmt die Schwellung beim Pressen oder Schreien zu und geht in Ruhe zurück. Es handelt sich um eine angeborene offene Verbindung zwischen Bauchraum und Hoden.
Zu (B)
Ein offener Processus vaginalis entspricht einer indirekten Hernie. Jedoch ist die Ursache nicht eine Schwäche der Bauchwand, sondern Ursache ist die mangelhafte Verklebung des Processus.
Zu (C)
Die Flüssigkeitsansammlung in den Hodenhüllen (Hydrocele testis) resultiert beim Kind fast immer aus einem offenen Processus vaginalis, beim Erwach-

senen dagegen meist aus einer Resorptionsstörung der Tunica vaginalis testis (z.B. postentzündlich, posttraumatisch). Daher werden Hydrozelen beim Erwachsenen durch Skrotalschnitt und Raffung oder Abtragung der Hydrozelenwand operiert, beim Kind ist entscheidend, durch einen Leistenschnitt den Leistenkanal darzustellen und einen offenen Processus vaginalis zu ligieren.
Zu (D)
Kommt es zu einer abgekapselten Flüssigkeitsansammlung im Verlauf des Processus vaginalis, spricht man von einer Hydrocele funiculi spermatici.
Zu (E)
Liegt nicht vor.

H 92
Frage 5.84: Lösung C

Zu (C)
Die Inzidenz von Rhabdomyosarkomen beträgt etwa 7 auf 1 Mio. Kinder, davon entfallen etwa 15% auf Harnblase und Prostata. Erstsymptome sind Hämaturie, Harnverhaltung und ein suprapubisch tastbarer Tumor.
Zu (A)
Urothelkarzinome kommen im Kindesalter fast nicht vor.
Zu (D)
Hämangiome finden sich gelegentlich angeboren in der Blasenwand und können zu heftigen Hämaturien führen.
Zu (B) und (E)
Keine Blasentumoren.

H 92
Frage 6.59: Lösung C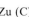

Zu (C)
Das Bild zeigt eine kleinhöckerige Nierenoberfläche, die aus einer degenerativen vaskulären Nephropathie (Arteriosklerose) resultieren dürfte.
Zu (A)
Die pyelonephritische Schrumpfniere weist eine grobhöckerige Oberfläche auf.
Zu (B)
Bei einer hämorrhagischen Infarzierung wäre die Niere blutig imbibiert und schwarz-blau.
Zu (D)
Bei einer Eklampsie kommt es zur Ödembildung, Proteinurie und Hypertonie, die Nierenoberfläche ist makroskopisch unauffällig.
Zu (E)
Im Zuge der hämatogenen Einstreuung von Tuberkelbakterien kommt es in der Rindenzone der Niere zu miliaren Tuberkeln, die vernarben oder zu Konglomerattuberkeln verschmelzen.

H 92
Frage 6.60: Lösung B

Zu (B)
Als primäre Veränderung an der Blase finden sich in der Submukosa, vorwiegend im Bereich des Trigonums, sogenannte Bilharziome, die im endoskopischen Bild wie Tuberkel imponieren. Die direkte Diagnose ist möglich durch den Nachweis von Schistosomataeiern mit Endstachel durch Bopsie (Bild) oder durch den Nachweis im frisch gelassenen Urin. Darüber hinaus gibt es eine Reihe von serologischen Tests.
Zu (A)
Eine Tuberkulose kann auch durch das histologische Bild und den direkten Nachweis von Tuberkeln diagnostiziert werden, liegt aber hier nicht vor.
Zu (D)
Um die Schistosomataeier herum kommt es auch zu Entzündungsreaktionen, die zur Schrumpfblase und zur Harnleiterstenosierung führen können.
Zu (C) und (E)
Kein Malignom.

H 92
Frage 6.61: Lösung C

Zu (C)
Bei einer akuten Prostatitis oder Prostataabszeßbildung kann es bei grober rektaler Palpation zur diffusen Keimaussaat kommen. Es besteht damit die Gefahr einer Urosepsis. Die rektale Palpation der Prostata bei einer akuten Prostatitis muß auf das Nötigste beschränkt werden.
Zu (A)
Nach Manipulationen an der Prostata (Palpation, PE) kann es zum kurzzeitigen PSA-Anstieg kommen, der aber ungefährlich ist.
Zu (B)
Nach rektaler Palpation bei einer Entzündung kann es durchaus zum Harnverhalt kommen, weit gefährlicher ist jedoch die Urosepsis.
Zu (D) und (E)
Falsch.

H 92
Frage 6.62: Lösung B

Zu (B)
Auf eine Tuberkulose weisen hin: sterile Leukozyturie, kleine Blasenkapazität (tuberkulöse Schrumpfblase), schleichende Entwicklung der Beschwerden über Monate. Das retrograde Urethrogramm, das zur vollständigen Tuberkulosediagnostik gehört, zeigt kontrastmittelgefüllte Kavernen im Bereich der prostatischen Harnröhre. Es liegt mit großer Wahr-

scheinlichkeit eine Urogenitaltuberkulose vor. Zur weiteren Diagnostik: Direktpräparate und Tuberkulosekulturen.
Zu (A)
Der rektale Palpationsbefund (derb, höckerig) kann durchaus zusätzlich den Ausschluß eines Prostatakarzinoms durch Biopsie nötig machen, das Urethrogramm mit Kavernenbildung ist aber typisch für die Urogenitaltuberkulose.
Zu (C)
Gibt es nicht.
Zu (D)
Die Littre-Drüsen liegen distal der Prostata.
Zu (E)
Samenblasenabszeß: sehr selten, nicht im Urethrogramm darstellbar.

Frage 7.114: Lösung A

Blasenkarzinome sind in 80% Übergangszellkarzinome, in etwa 20% Pflasterzellkarzinome. Die Adenokarzinome der Blase stellen mit 0,5–2% eine Rarität dar.

Frage 7.115: Lösung C

Zu (C)
Beim trophoblastischen malignen Teratom kommt es durch die β-HCG produzierenden Synzytiotrophoblasten zu besonders hohen β-HCG-Werten (bei exzessiver Metastasierung bis zu Werten von 20 Mio. und mehr Einheiten).
Zu (A), (B), (D) und (E)
Bei den übrigen Tumoren kann es auch zu β-HCG-Erhöhungen mit allerdings meist niedrigeren Werten kommen, siehe auch Antwort zu Frage 7.62.

Frage 7.116: Lösung A

Zu (A)
Erste Lymphknotenstationen des Prostatakarzinoms sind die Fossa obturatoria und die iliakalen Lymphknoten, Fernmetastasen befallen zuerst die Knochen (vor allem LWS, Becken, Femur).
Zu (B), (C) und (D)
Lungen-, Leber- und Hirnmetastasen sind beim Prostatakarzinom eher selten.
Zu (E)
Eine lokale Infiltration des Rektums (T4) wird gelegentlich beobachtet.

Frage 7.117: Lösung B

Zu (B)
Ein Prostatakarzinom sollte immer histologisch gesichert werden, normalerweise durch Stanzbiopsie der Prostata. Bei unauffälliger Prostata, aber nachgewiesener Metastasierung kann gelegentlich auch eine Knochenbiopsie zum histologischen Nachweis nötig werden.
Zu (A)
Die rektale Palpation kann durchaus zur Verwechslung mit chronischer Prostatitis, Verkalkungen oder Indurationen nach TUR-Prostata führen.
Zu (C), (D) und (E)
Nicht geeignet zur Diagnostik des Prostatakarzinoms.

Frage 8.44: Lösung A

Zu (A)
Die Leeraufnahme zeigt einen vollständig das rechte Nierenbeckenkelchsystem ausfüllenden Ausgußstein, das Urogramm zeigt noch gute Funktion der rechten Niere und eine unauffällige linke Niere. Bei den Keimen handelt es sich um Ureasebildner, es liegt ein Infektstein, am ehesten aus Struvit, vor.
Zu (B), (C), (D) und (E)
Harnsäuresteine, Cystinsteine sowie Oxalatsteine stehen primär nicht im Zusammenhang mit Harnwegsinfekten.

Frage 12.32: Lösung D

Siehe Frage und Antwort 12.31
Es wurden lediglich die Begriffe, die ohnehin leicht verwechselt werden können, verschieden zusammengestellt.

Frage 13.11: Lösung D

Bei einer unteren neuromotorischen Läsion (unterhalb des Miktionszentrums) kommt es zur schlaffen Blasenlähmung (1), fehlendem Harndrang (3), Restharnbildung (4).
Zu (2)
Bei der oberen neuromotorischen Läsion kommt es dagegen zur spastischen Reflexblase (kleine Kapazität, Trabekulierung der Blasenwand, reflektorische Entleerung der Blase unter hohem Miktionsdruck auf verschiedene Reize hin).

Anhang I
Examen Herbst 1992
Bildanhang

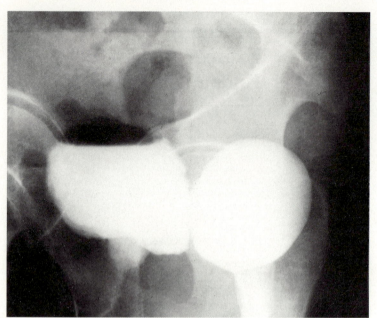

Abb. 80 zu Frage 5.82

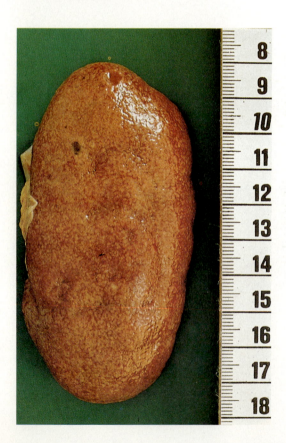

Abb. 81 zu Frage 6.59

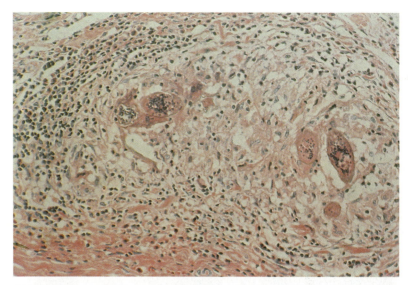

Abb. 82 zu Frage 6.60

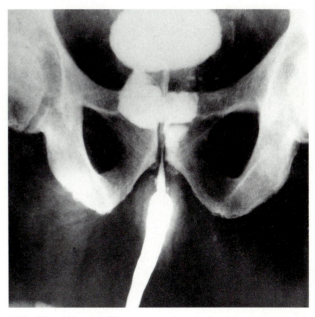

Abb. 83 zu Frage 6.62

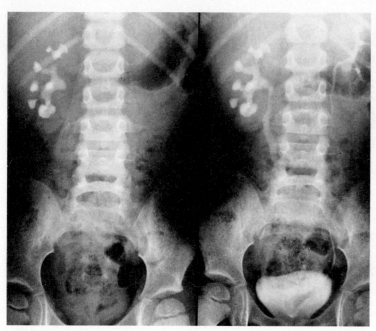

Abb. 84 zu Frage 8.44

Anhang II
Examen Frühjahr 1993
Fragen

s. gelbe Reihe
(ab März 93!)

F 93
2.20 Bei der Überlaufblase kommt es trotz maximal gefüllter Harnblase typischerweise nur tropfenweise zu Urinabgängen,

weil

bei der Überlaufblase die Harnblase den Harnröhrendruck trotz heftiger Detrusorkontraktionen nicht überwinden kann.

F 93
2.21 Welche der folgenden Aussagen zu Miktionsauffälligkeiten treffen zu?

(1) „Schmerzen bei der Miktion" wird als Algurie bezeichnet.
(2) Eine Blasen-Darm-Fistel kann zur Pneumaturie führen.
(3) Pollakisurie ist definiert als Ausscheidung einer Urinmenge von mehr als 2 Litern in 24 Stunden.
(4) Das Vorliegen einer Algurie läßt sich nur durch den Nachweis von Diatomeen (Kieselalgen) im Urinsediment beweisen.

(A) nur 1 ist richtig
(B) nur 2 ist richtig
(C) nur 1 und 2 sind richtig
(D) nur 1, 2 und 3 sind richtig
(E) nur 2, 3 und 4 sind richtig

F 93
2.22 Einseitige starke Koliken können auftreten infolge von

(1) Nierenzellkarzinom
(2) Harnleiterstein
(3) Nierenpapillennekrose

(A) nur 2 ist richtig
(B) nur 1 und 2 sind richtig
(C) nur 1 und 3 sind richtig
(D) nur 2 und 3 sind richtig
(E) 1–3 = alle sind richtig

F 93
5.85 Ein 12jähriges Mädchen kommt zur Untersuchung wegen Harninkontinenz (tagsüber und nachts) seit frühester Kindheit. Das Kind hat Miktionen in normalen Abständen. Unmittelbar nach restharnfreier Miktion beginnt das Harnträufeln wieder.

Es handelt sich wahrscheinlich um eine

(A) Streßinkontinenz
(B) neurogene Blasenfunktionsstörung
(C) Ischuria paradoxa
(D) ektope Uretermündung
(E) chronische interstitielle Zystitis mit Schrumpfblase

F 93
5.86 Welche Aussage über Leistenhernien trifft **nicht** zu?

(A) Beim weiblichen Säugling können sich neben Darm- und Netzanteilen auch Tube und Ovar im Bruchsack befinden.
(B) Direkte Hernien sind im Säuglingsalter seltener als indirekte Hernien.
(C) Bei den direkten Hernien wird der Bruchsack vom Processus vaginalis gebildet.
(D) Bei direkten Hernien liegt die Bruchpforte medial der epigastrischen Gefäße.
(E) Bei einem manifesten indirekten Leistenbruch im Kleinkindesalter besteht Einklemmungsgefahr.

F 93
6.63 Zystoskopisch wurden bei einem 40jährigen Patienten „herdförmige Schleimhautveränderungen" gefunden. Die daraus entnommenen Probeexzisate zeigen charakteristische histologische Veränderungen, die in Abbildung Nr. 85 des Bildanhangs dargestellt sind.

Es handelt sich höchstwahrscheinlich um eine Cystitis

(A) emphysematosa
(B) follicularis
(C) cystica
(D) tuberculosa
(E) bei Bilharziose

■2.20 C   ■2.21 C   ■2.22 E   ■5.85 D   ■5.86 C   ■6.63 C

6.64 Welche Aussage trifft **nicht** zu?

Bei der äußerst schmerzhaften, hochfieberhaften akuten Epididymitis (ohne Abszedierung) des jungen Mannes sind folgende Maßnahmen angezeigt:

(A) Verordnung von Bettruhe
(B) Hochlagerung des Skrotums
(C) sofortige einseitige Orchiektomie
(D) antibiotische Behandlung
(E) Infiltration des Samenstrangs mit einem Lokalanästhetikum

6.65 Es handelt sich um einen 45jährigen Patienten mit mikrobiologisch nachgewiesener Nierentuberkulose.

Aufgrund der radiologischen Untersuchung (siehe Abbildung Nr. 86 des Bildanhangs) läßt sich die Diagnose folgendermaßen präzisieren:

(A) Initialstadium der Nierentuberkulose ohne röntgenologische Veränderungen
(B) ulzerokavernöses Stadium der Nierentuberkulose
(C) tuberkulöser Ureterverschluß mit hydronephrotischer Sackniere
(D) tuberkulöse Kittniere
(E) tuberkulöse Pyonephrose bei funktionsloser Niere

6.66 Welche Aussage trifft **nicht** zu?

Bei der Schistosomiasis urogenitalis (urogenitalen Bilharziose) ist mit folgenden Befunden zu rechnen:

(A) aus Eiern geschlüpfte Mirazidien im Blut
(B) Schistosoma-Eier im Urin
(C) Leukozytose
(D) kalkdichte Verschattungen im Bereich der Harnblase auf der Übersichtsröntgenaufnahme
(E) Harnstauungsniere

7.118 Beim testikulären Seminom treten die ersten Metastasen typischerweise nicht in den Leistenlymphknoten auf,

weil

das testikuläre Seminom zuerst meistens hämatogen metastasiert.

7.119 In welcher der folgenden Charakterisierungen ist dem Stadium der benignen Prostatahyperplasie (übliche Drei-Stadien-Einteilung) **keine** in das Stadium gehörende oder hier mögliche klinische Symptomatik zugeordnet?

(A) Stadium I: beginnende Dekompensation des Detrusors mit Restharn von ca. 150 ml
(B) Stadium I: Dysurie, Nykturie
(C) Stadium II: akute Harnverhaltung
(D) Stadium III: Harnverlust bei Überlaufblase
(E) Stadium III: Niereninsuffizienz

7.120 Welche Aussage trifft **nicht** zu?

Wird bei der rektalen Palpation ein derber Knoten in der Prostata festgestellt, so kann dabei charakteristischerweise als Ursache vorliegen:

(A) Prostatakarzinom
(B) granulomatöse Prostatitis
(C) Prostatasteine
(D) Prostatatuberkulose
(E) mit septischen Temperaturen einhergehender Prostataabszeß

Antwort	Aussage 1	Aussage 2	Verknüpfung
A	richtig	richtig	richtig
B	richtig	richtig	falsch
C	richtig	falsch	–
D	falsch	richtig	–
E	falsch	falsch	–

■6.64 C   ■6.65 B   ■6.66 A   ■7.118 C   ■7.119 A   ■7.120 E

F 93
7.121 Das Prostatakarzinom

(1) ist in Deutschland der häufigste maligne Tumor des über 70jährigen Mannes
(2) entsteht überwiegend in den zentralen periurethralen Drüsenabschnitten
(3) wird in manchen Fällen erst durch Symptome der Wirbelsäulenmetastasen entdeckt
(4) kann histologisch nur sehr schwer diagnostisch gesichert werden
(5) erfährt durch Androgenentzug eine Verlangsamung seines Wachstums

(A) nur 2 und 4 sind richtig
(B) nur 1, 2 und 3 sind richtig
(C) nur 1, 3 und 5 sind richtig
(D) nur 1, 3, 4 und 5 sind richtig
(E) 1–5 = alle sind richtig

F 93
8.45 Die beste Methode der Steinmetaphylaxe ist bei allen Harnsteinarten die Harndilution.
Die Flüssigkeitszufuhr soll dabei so bemessen sein, daß das spezifische Gewicht des Harns, über das sich der Patient mit dem Urometer selbst orientieren kann, einen Schwellenwert nicht übersteigt.

Dieser Schwellenwert beträgt

(A) 1025
(B) 1030
(C) 1035
(D) 1040
(E) Keine der Angaben (A)–(D) trifft zu.

F 93
10.8 Welche Aussage über Phäochromozytome trifft **nicht** zu?

(A) Sie sind meistens benigne.
(B) Sie verursachen häufig vegetative Erscheinungen.
(C) Die präoperative Behandlung erfolgt mit Alpharezeptorenblockern.
(D) Beim einseitigen Phäochromozytom der Nebenniere ist die Funktion der kontralateralen Nebennierenrinde stark supprimiert.
(E) Die operative Entfernung des Phäochromozytoms stellt eine kurative Therapie dar.

F 93
11.21 Die idiopathische Varikozele stellt eine absolute Operationsindikation dar,

weil

die idiopathische Varikozele die Gefahr der Entstehung eines malignen Hodentumors sehr stark erhöht (im Vergleich zum Gesunden 15mal höheres Tumorrisiko).

F 93
11.22 Welche der folgenden Aussagen zur Ejakulat-Untersuchung treffen zu?

(1) Der Begriff Hypospermie bezeichnet ein Ejakulat mit einer durchschnittlichen Spermienlänge von weniger als 2 Mikrometern.
(2) Der Begriff Aspermie bezeichnet ein Ejakulat mit ausschließlich toten Spermien.
(3) Asthenozoospermie ist gekennzeichnet durch gesteigerte Motilität der Spermien im Ejakulat.
(4) Bei der Kryptozoospermie finden sich nur vereinzelt Spermien im Ejakulat.
(5) Bei $5 \cdot 10^6$ Spermien pro ml Ejakulat liegt eine Oligozoospermie vor.

(A) nur 2 und 3 sind richtig
(B) nur 4 und 5 sind richtig
(C) nur 1, 4 und 5 sind richtig
(D) nur 2, 4 und 5 sind richtig
(E) nur 3, 4 und 5 sind richtig

F 93
11.23 Ein Mann ist als normal zeugungsfähig anzusehen bei

(1) 10–20 Millionen Spermatozoen/ml im Spermiogramm
(2) 70% normalen Spermien im Spermiogramm
(3) 1,5 ml Ejakulat
(4) 50% gut beweglichen Spermien (2 Stunden nach Masturbation) im Spermiogramm

(A) Keine der Aussagen 1–4 ist richtig.
(B) nur 2 ist richtig
(C) nur 1 und 3 sind richtig
(D) nur 3 und 4 sind richtig
(E) nur 1, 2 und 4 sind richtig

■7.121 C ■8.45 E ■10.8 D ■11.21 E ■11.22 B ■11.23 B

11.24 Als Folgeerscheinung bei Diabetes mellitus werden beobachtet:

(1) Neuropathie vom Multiplex-Typ
(2) proximale Beinmuskelparesen
(3) Potenzstörung

(A) nur 3 ist richtig
(B) nur 1 und 2 sind richtig
(C) nur 1 und 3 sind richtig
(D) nur 2 und 3 sind richtig
(E) 1–3 = alle sind richtig

14.34 Bei einem 65jährigen Patienten stellt man während der Operation einer Hernia inguinalis indirecta am Bruchsack ventromedial eine verdickte Wand fest.

Es handelt sich am ehesten um:

(A) Morbus Ormond
(B) Gleitbruch mit retroperitonealen Bruchanteilen
(C) Blasendivertikel
(D) Varikozele
(E) offenen Processus vaginalis

14.35 Als ätiologische Faktoren des Priapismus kommen in Betracht:

(1) Sichelzellanämie
(2) Leukämie
(3) Autoinjektionsbehandlung wegen erektiler Impotenz

(A) nur 1 ist richtig
(B) nur 2 ist richtig
(C) nur 1 und 2 sind richtig
(D) nur 1 und 3 sind richtig
(E) 1–3 = alle sind richtig

14.36 Als Ursache für eine Urosepsis kommt charakteristischerweise **nicht** in Betracht:

(A) infizierte Harnstauungsniere
(B) Prostatitis
(C) Nierenkarbunkel
(D) tuberkulöse Kittniere
(E) iatrogene Infektion infolge instrumentellen Eingriffs

Antwort	Aussage 1	Aussage 2	Verknüpfung
A	richtig	richtig	richtig
B	richtig	richtig	falsch
C	richtig	falsch	–
D	falsch	richtig	–
E	falsch	falsch	–

■11.24 E   ■14.34 B   ■14.35 E   ■14.36 D

Anhang II
Examen Frühjahr 1993
Kommentare

[F 93]
Frage 2.20: Lösung C

Der Urinabgang bei der Überlaufblase erfolgt passiv, d.h. nicht durch aktive Detrusorkontraktionen, sondern durch Erreichen der Kapazität. Der erste Teil der Frage ist korrekt, der zweite Teil dagegen falsch.

[F 93]
Frage 2.21: Lösung C

Zu (1)
Algurie sind Schmerzen bei der Miktion.
Zu (2)
Eine Blasen-Darmfistel kann zum Übertritt von Luft in den Harntrakt führen und damit zur Pneumaturie. Weitere Symptome sind häufig Fäkalurie, Harnwegsinfekte. Nachweis radiologisch, cystoskopisch oder orientierend durch das Erscheinen oral gegebener Mohnkörner im Harn.
Zu (3)
Pollakisurie ist gehäufte Miktionsfrequenz, gesteigerte Harnmenge dagegen Polyurie.

[F 93]
Frage 2.22: Lösung E

Jede Abflußbehinderung im Harnleiter, wie z.B. Blutgerinnsel beim Nierenzellkarzinom (1), ein Harnleiterstein (2) oder abgestoßene nekrotische Papillen (3) bei der Phenacetinniere, können zu Koliken führen.

[F 93]
Frage 5.85: Lösung D

Zu (A)
Bei der Streßinkontinenz kommt es z.B. beim Husten, Niesen, Pressen zum unwillkürlichen Urinabgang, sehr selten schon im Kindesalter.
Zu (B)
Neurogene Blasenfunktionsstörungen können verschiedenartige, auch wechselnde Erscheinungsbilder bieten.
Zu (C)
Ischuria paradoxa: Überlaufblase, prallvolle Blase, tröpfchenweise Urinabgang, keine normale Miktion.
Zu (D)
Bei ständigem Harnträufeln bei zugleich erhaltener Spontanmiktion kommt neben einer Harnleiterscheidenfistel (in Anamnese Op oder Geburtstrauma) ein ektop mündender Harnleiter in Betracht.
Zu (E)
Chronische Interstitielle Cystitis (Erkrankung des Erwachsenenalters): Pollakisurie, Dysurie.

[F 93]
Frage 5.86: Lösung C

Zu (A)
In den häufig weiten Bruchsack können neben Darm (rechts Appendix, links Sigma), Netz, auch Tube und Ovar eintreten.

Zu (B) und (C)
Ursache dieser Hernie ist nicht eine Muskelschwäche, sondern das unzureichende Verkleben eines Processus vaginalis, daher liegen fast immer indirekte Hernien vor, Bruchsack ist der Processus vaginalis.
Zu (D)
Bei indirekten Hernien zieht der Bruchsack über die epigastrischen Gefäße, bei der direkten Hernie liegt die Bruchpforte medial davon.
Zu (E)
Bei jedem Leistenbruch besteht Einklemmungsgefahr.

[F 93]
Frage 6.63: Lösung C

Beim Mann sind Zystitiden weit seltener als bei der Frau, so daß im Zweifelsfalle immer eine Zystoskopie mit ev. Probeexzisionen durchgeführt werden sollte (um kein Karzinom zu verschleppen).
Zu (A)
Emphysematöse Zystitis: kein geläufiger Begriff.
Zu (B)
Cystitis follicularis: durch Hyperplasie der Schleimhautlymphfollikel charakterisierte Blasenentzündung.
Zu (C)
In der Schleimhaut sieht man bei regelrechtem Urothel stecknadelkopfgroße Ödembläschen und Hypervaskularisierung (Cystitis cystica)
Zu (D)
Bei Urotuberkulose bullös ödematöse Zystitis mit umschriebenen Hämorrhagien, Knötchenbildung und Schleimhautulzerationen.
Zu (E)
Bilharziose: submuköse, tuberkelartige Knötchen neben papillären Veränderungen und Sandbelag der Schleimhaut (Sandkornzystitis)

[F 93]
Frage 6.64: Lösung C

Die Therapie der akuten Epididymitis umfaßt Bettruhe, Hochlagern des Skrotums und Kühlung, Antibiose und ggf. Infiltration des Samenstranges mit Lokalanästhetika, eventuell auch noch suprapubische Harnableitung mit Cystofix.
Zu (C)
Eine Hodenentfernung kommt erst in Betracht, wenn der Befund abszediert.

[F 93]
Frage 6.65: Lösung B

Zu (A)
Falsch, da schon ausgeprägte radiologische Veränderungen vorliegen.
Zu (B)
Das Urogramm zeigt rechts eine unauffällige Niere, links ist das Parenchym verschmälert, Kelchhalsste-

nosen und Abschnürungen des zugehörigen Kelches, Verdrängung und Aufspreizung der Kelche, es liegt somit das ulzerokavernöse Stadium der Nierentuberkulose vor.
Zu (C), (D) und (E)
Im weiter fortgeschrittenen Stadium zeigt die Leeraufnahme meist flaue Verkalkungen. Erst Stunden nach intravenöser Kontrastmittelgabe kommt es zur schwachen Darstellung einzelner erweiterter und unregelmäßig begrenzter Hohlraumabschnitte. Bei retrograder Darstellung ist der Harnleiter hochgradig eingeengt und unregelmäßig konturiert (liegt nicht vor).

Frage 6.66: Lösung A

Zu (A) und (C)
Neben unspezifischen Entzündungszeichen und Leukozytose lassen sich im Blut noch serologische Tests durchführen, dagegen keine Miraziden nachweisen.
Zu (B)
Schistosoma-Eier lassen sich im Urin nachweisen.
Zu (D) und (E)
Die chronisch entzündlichen Reaktionen führen zu radiologisch nachweisbaren Verkalkungen der Blasenwand, zystoskopisch dem Bild der Sandkornzystitis und zu Harnstauungsnieren.

Frage 7.118: Lösung C

Wie die meisten Hodentumoren metastasiert auch das Seminom lymphogen zunächst in das primäre Metastasierungszentrum retroperitoneal in Höhe der Nierengefäße. Der erste Teil der Frage ist somit richtig, der zweite falsch: primär hämatogen metastasiert nur das Chorionkarzinom.

Frage 7.119: Lösung A

Falsch ist (A): beginnende Dekompensation des Detrusors mit Restharn von 150 ml ist Stadium II, die übrigen Zuordnungen sind richtig.

Frage 7.120: Lösung E

Zu (A)–(D)
Jede Verhärtung kann einem Karzinom oder auch einer chronischen Entzündung entsprechen und muß meist bioptisch abgeklärt werden (Prostata PE)
Zu (E)
Typisch für einen Prostataabszeß ist ein stark druckdolenter, prominenter, prall elastischer, fluktuierender Knoten an der Prostata.

Frage 7.121: Lösung C

Zu (1), (3) und (5)
Das Prostatakarzinom ist der häufigste Tumor des alten Mannes. Rückenschmerzen sollten immer Anlaß sein an ein Prostatakarzinom zu denken, ein großer Teil der Karzinome wird erst bei schon fortgeschrittener Metastasierung entdeckt. Die palliative Behandlung durch Hormonentzug spricht meist rasch und gut an, leider zeitlich fast immer befristet.
Zu (2) und (4)
Das Prostatakarzinom entsteht in den peripheren Drüsenanteilen und kann daher gut palpiert und durch Biopsie histologisch gesichert werden.

Frage 8.45: Lösung E

Die Werte von (A)–(D) zeigen mit 1025–1040 hochkonzentrierten Urin, der zur Steinmetaphylaxe nicht geeignet ist. Verdünnter Harn sollte ein spezifisches Gewicht von 1005–1010 haben.

Frage 10.8: Lösung D

Zu (A)
90% der Phäochromozytome sind benigne.
Zu (B)
Symptome sind Tachykardie, Tremor, Schweißausbrüche, Angstzustände und abdominale Symptome.
Zu (C)
Die Patienten haben durch die Katecholaminwirkung einen Hypertonus sowie eine maskierte Hypovolämie. Der plötzliche Stop der Katecholaminzufuhr durch Entfernung des Tumors kann einen hypovolämischen Schock hervorrufen. Daher ist präoperativ die Behandlung mit Alpha-Rezeptorenblockern (Phenoxybenzamin) erforderlich.
Zu (D)
Falsch, das Phäochromozytom ist ein Tumor des Nebennierenmarks.
Zu (E)
Die Prognose des operativ entfernten benignen Phäochromozytoms ist gut.

Frage 11.21: Lösung E

Beide Fragenteile sind falsch. Die idiopathische Varikozele stellt immer eine relative Operationsindikation dar, z.B. kosmetisch, zur Fertilitätsverbesserung, prophylaktisch bei ausgeprägten Befunden bei Kindern. Bei einer symptomatischen Varikozele muß die Grunderkrankung behandelt werden. Eine ausgeprägte Varikozele führt oft zur Oligoasthenoteratozoospermie, erhöht aber nicht das Risiko der Entstehung eines malignen Tumors.

Frage 11.22: Lösung B

Zu (1)
Hypospermie bezeichnet ein Ejakulatvolumen von unter 2 ml.
Zu (2)
Aspermie bedeutet das Fehlen des Samenergusses (z.B. bei retrograder Ejakulation).
Zu (3)
Asthenozoospermie bezeichnet verringerte Motalität der Spermien.
Zu (4) und (5)
Bei der Kryptozoospermie sind die wenigen Spermien erst im Zentrifugat nachweisbar. Bei 5 Millionen Spermien/ml spricht man von einer Oligozoospermie.

Frage 11.23: Lösung B

Zu (1)
10–20 Millionen Spermien/ml sind auch eine Oligozoospermie.
Zu (2)
Einzig 70% normal geformte Spermien entsprechen normaler Zeugungsfähigkeit.
Zu (3)
1,5 ml Ejakulat ist eine Oligospermie.
Zu (4)
Nur 50% bewegliche Spermien sind eine Asthenozoospermie.

Frage 11.24: Lösung E

Neben der Neuropathie (1) und den Beinmuskelparesen (2) betreffen den langjährigen männlichen Diabetiker (3) Potenzstörungen. In Abhängigkeit der Dauer und der Führung des Diabetes stellt sich eine erektile Impotenz ein. Neben straffer Diabetesführung und Vermeidung zusätzlicher Noxen (Rauchen) kommt zur Therapie z.B. die Schwellkörperautoinjektion (SKAT) oder mechanische Erektionshilfen (Vakuumpumpen) zur Anwendung.

Frage 14.34: Lösung B

Zu (A)
Beim M. Ormond handelt es sich um retroperitoneale Bindegewebsplatten, die die großen Gefäße und die Harnleiter ummauern.
Zu (B)
Zieht ein Leistenbruch entlang des Samenstranges über die epigastrischen Gefäße, so liegt eine indirekte Hernie vor. Sind an der Bruchwand Organe des Bauchraums fixiert, liegt ein Gleitbruch vor. Diese Bruchanteile müssen sorgfältig abpräpariert und in die Bauchhöhle reponiert werden, bevor der Bruch verschlossen wird.
Zu (C)
Ausstülpungen der Harnblase (Divertikel, Blasenohr) können in Kontakt mit einer Leistenhernie treten und dann akzidentell bei der Herniotomie eröffnet werden.
Zu (D)
Als Varikozele bezeichnet man erweiterte Venen des Plexus pampiniformis im Samenstrang.
Zu (E)
Hat sich ein offener Processus vaginalis nicht verschlossen, so liegt eine angeborene indirekte Leistenhernie vor (Kindesalter).

Frage 14.35: Lösung E

Man kann einen idiopatischen Priapismus von einem symptomatischen unterscheiden, z.B. bei erhöhter Verklumpungsneigung des Blutes bei Sichelzellanämie (1) oder Leukämie (2).
Zu (3)
Zur Zeit ist die häufigste Ursache von prolongierten Erektionen und Priapismen die Autoinjektionsbehandlung bei erektiler Impotenz. Besteht nach Injektion der SKAT-Medikamente die Erektion länger als 4–6 Stunden sollte ein Gegenmittel gespritzt werden um der Thrombosierung der Schwellkörper zuvorzukommen.

Frage 14.36: Lösung D

Zu (A)
Bei einer infizierten Harnstauungsniere oder einem Nierenkarbunkel reicht die antibiotische Abschirmung nicht, es muß vielmehr der Stau behoben werden bzw. der Abszeß drainiert werden.
Zu (B)
Bei einer heftigen fieberhaften Prostatitis sollte zusätzlich zur Antibiose der Harn suprapubisch abgeleitet werden, weiter muß sorgfältig auf eine Abszeßbildung geachtet werden.
Zu (D)
Die tuberkulöse Kittniere führt nicht zur Urosepsis, da der chronisch entzündliche Prozeß sich selbst isoliert (Autonephrektomie).
Zu (E)
Am häufigsten kommt es infolge instrumenteller Eingriffe zur Urosepsis. In der Harnröhre liegt unmittelbar unter der dünnen Schleimhaut das gut durchblutete Corpus spongiosum. Wird mit Katheter oder Instrument bei mangelhafter Asepsis die Schleimhaut lädiert kommt es zur Keimeinschwemmung in die Blutbahn (Katheterfieber).

Anhang II
Examen Frühjahr 1993
Bildanhang

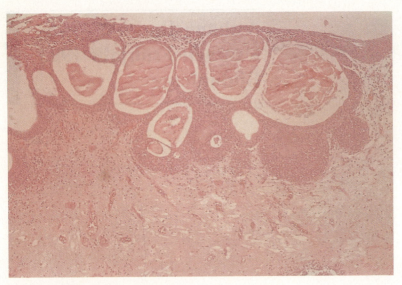

Abb. 85 zu Frage 6.63

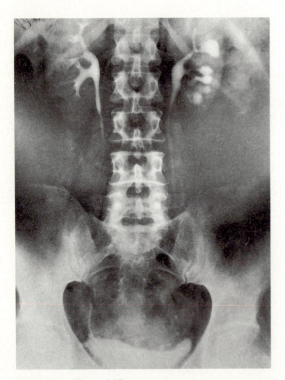

Abb. 86 zu Frage 6.65